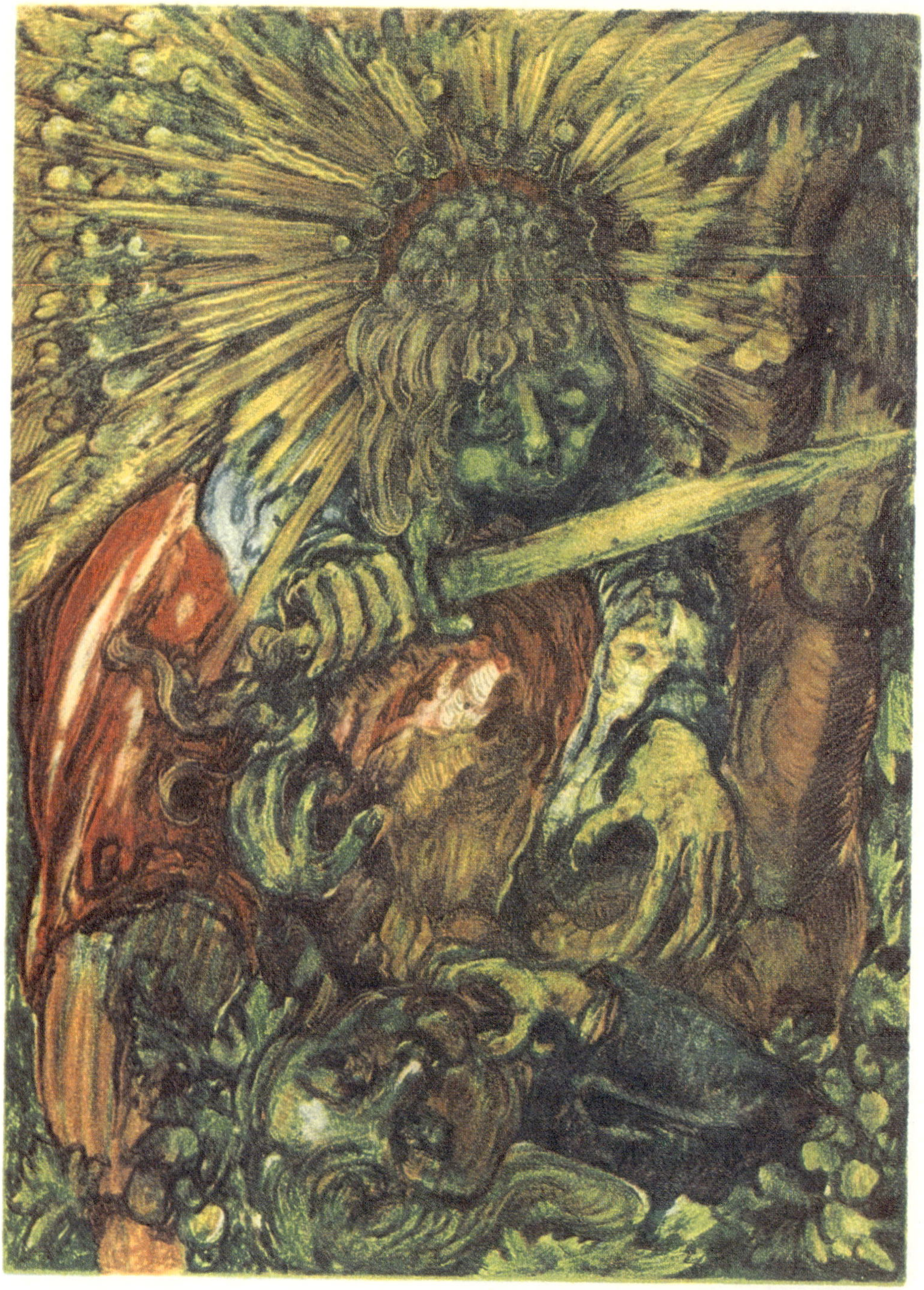

Fall 244. Abb. 167. Der Würgengel (Buntstift). 29 × 40

Hans Prinzhorn

Bildnerei der Geisteskranken

Ein Beitrag zur Psychologie und Psychopathologie der Gestaltung

Vierte Auflage

Mit einem Geleitwort von Gerhard Roth

Springer-Verlag Wien New York

Printed in Germany

Druck: Druckhaus Beltz, D-69494 Hemsbach
Umschlagentwurf: Prof. Tino Erben, A-1010 Wien
Das Bild auf dem Schutzumschlag ist dem Buch entnommen: Tafel VII
Gedruckt auf säurefreiem, chlorfrei gebleichtem Papier-TCF

Mit 187 zum Teil farbigen Abbildungen im Text und auf 20 Tafeln vorwiegend aus der Bildersammlung der Psychiatrischen Klinik Heidelberg.

ISBN 3-211-82590-8 Springer-Verlag Wien New York
ISBN 0-387-82590-8 Springer-Verlag New York Wien

ISBN 3-540-12964-2 3. Aufl. gebundene Ausgabe. Springer-Verlag Berlin Heidelberg New York Tokyo
ISBN 0-387-12964-2 3rd ed. hard cover. Springer-Verlag New York Heidelberg Berlin Tokyo

Geleitwort
zu
Hans Prinzhorn – Bildnerei der Geisteskranken

Hans Prinzhorns Buch über die Bildnerei der Geisteskranken erschien 1922 zum ersten Mal im Springer Verlag. Es beruht auf einer ursprünglich kleinen Sammlung von 127 Objekten des damaligen Leiters der Heidelberger Klinik Professor Wilmann, die Prinzhorn von 1919 bis 1921 auf mehr als 5000 vergrößerte (ein zuletzt riesiges Material, das er überdies noch inventarisierte und ordnete). Es handelt sich dabei um Bilder, Skulpturen, Textilien und Collagen aus verschiedenen europäischen Ländern, die größtenteils im Zeitraum zwischen 1890 und 1920 spontan und oft unter widrigen Umständen entstanden waren. Weder waren es Ergebnisse von Beschäftigungstherapien, noch hatten sie in Ärzten ihre geistigen Väter. Psychopharmaka spielten bei der Behandlung der Patienten damals keine Rolle. „Wir haben es ... mit einem historisch klar determinierten Material zu tun, das früher oder später – geschweige denn heute – in unmittelbar vergleichbarer Form nicht hätte entstehen können", schreibt Hans Gercke. Und weiter: „Sie ist ... auch nicht die Folge einer durch Prinzhorn getroffenen ... Auswahl, denn Prinzhorn hat ... etliches in seine Sammlung aufgenommen, dessen künstlerische Bedeutung er damals noch gar nicht erfassen konnte."

Hans Prinzhorn wurde 1886 in Westfalen geboren. Er war der Sohn eines Papierfabrikanten und hatte – wie er selbst schreibt, „kein heimeliges Gefühl zu irgendeinem Menschen, am wenigsten zur Mutter, keine Regung zutraulicher Art einer liebkosenden Hand entgegen ... Die selbstgerechte, väterliche Strenge ... lähmte mich, reizte zur Opposition und Kritik". Er wuchs mit vier Geschwistern in Wien auf, studierte Psychologie, Philosophie und Kunstgeschichte und promovierte 1908. Anschließend absolvierte er eine Gesangsausbildung in London. Seine besondere Vorliebe galt Schubert und Mozart. 1913 begann er ein Medizinstudium in Freiburg, 1919 legte er sein zweites Doktorat in Heidelberg ab. Er verließ die Stadt jedoch im Jahr 1921, noch vor Erscheinen seines berühmten Buches. (Um so erstaunlicher die große Sammlung, die er hinterließ – darüber hinaus hatte er in diesen

2 Jahren das vorliegende, 350 Seiten umfassende Werk „Bildnerei der Geisteskranken“ verfaßt.) Als nächstes arbeitete er an der psychiatrischen Klinik „Weißer Hirsch“ in Dresden. Zu diesem Zeitpunkt war er zum zweiten Mal geschieden. Dieser (10 Jahre dauernden zweiten) Ehe entstammten zwei Töchter. 1924 eröffnete er eine psychotherapeutische Praxis in Frankfurt am Main. Er war jetzt ein erfolgreicher Gelehrter und Schriftsteller. Zu seinem Freundeskreis zählten Thomas Mann, Gerhart Hauptmann und der Philosoph und Psychologe Ludwig Klages. Klages, der eine Grundlage der Charakterkunde verfaßte, sowie die wissenschaftliche Graphologie begründete, beeinflußte ihn nachhaltig (wie sonst nur Friedrich Nietzsche).

Prinzhorns Zimmer in Frankfurt sei mit Druckfahnen, Manuskripten und Briefen überfüllt gewesen, heißt es, er habe seine dritte Frau und eine Sekretärin mit Schreibarbeiten beschäftigt und Vortragsreihen am Rundfunk und an der Universität gehalten, ohne eine akademische Laufbahn anzustreben. Die zahlreichen Bücher, die er in den folgenden Jahren verfaßte, sind zum Großteil vergessen. 1929 unternahm er eine Vortragsreise in die USA, anschließend hielt er sich in Mexiko zu Rauschgiftstudien auf. Offenbar war er auf der Suche nach dem Spirituellen. In der Folge übersiedelte er nach Paris, wo er Texte von Andre Gide übersetzte. Die letzten Jahre seines Lebens waren zunehmend von Schwermut geprägt. Er hatte seine Stimme verloren, „vermutlich wegen einer psychogenen Störung“. Auch seine dritte Ehe war gescheitert. Er flüchtete in den Schwarzwald, zuletzt wohnte er bei einer Tante in München, wo er 1933 im Alter von 47 Jahren an Typhus starb.

Prinzhorns Leistung beruht auf einer unkonventionellen Methode, die er bei der Analyse und Deutung der Bilder Geisteskranker anwendete: Er betrachtete die Werke nicht nur als exotische Ergebnisse kranker Geister, die „die Welt“ (was immer man darunter verstehen mag) verzerrt wahrnahmen und wiedergaben, ähnlich unmündigen Kindern, sondern er nahm die fremden Abbilder an und ernst. „Unser Verfahren unterscheidet sich nur dadurch von den üblichen psychologisch erklärenden, daß wir uns entschlossen dem fremden Sinn hingeben, uns damit erfüllen lassen und erst dann Wort und Satz dafür suchen – anstatt vorsichtig von außen mit wohlerprobten Kategorien heranzutreten und von vorneherein zu fragen, ob jener andere sich so oder so ... verhalte.“ Auf diese Weise gelangte er zu dem Ergebnis: „Wo immer man vergleichend psychologisch eindringt, löst sich das sicherste schizophrene Symptom auf in Elemente, die in nicht-schizophrenen seelischen Zusammenhängen zur Genüge vorkommen“.

Hermann Hesse verglich Prinzhorns Buch – verführt durch das einprägsame Wortspiel, mit *Des Knaben Wunderhorn* (der Sammlung alter deutscher Lieder von Achim von Arnim und Clemens von Brentano): „So wie die Verrücktheit in einem höheren Sinn der Anfang der Weisheit ist,“ schrieb er, „so ist die Schizophrenie der Anfang aller Kunst, aller Phantasie. Sogar Gelehrten haben dies schon erkannt, wie man zum Beispiel in *Des Prinzen Wunderhorn* nachlesen mag, jenem entzückenden Buch, in welchem die mühevolle und fleißige Arbeit eines Gelehrten durch die geniale Mitarbeit einer Anzahl von Verrückten und in Anstalten Eingesperrter geadelt wird“. Größer ist die Ähnlichkeit des Prinzhorn-Buches allerdings zu einem anderen Unternehmen, dem der Brüder Grimm und ihren grimmigen, phantastischen, schrecklichen, schönen Märchen.

Die zehn künstlerischen Patienten, die unter der Bezeichnung „Irre“ ihr Dasein fristeten und in Prinzhorns Buch im Kapitel „Zehn Lebensläufe schizophrener Bildner“ aus der

Sicht des Psychiaters geschildert werden, kennt man heute kaum mehr. Kein Zweifel, ihre Bilder und Skulpturen waren existentielle Dokumente aus der Welt ihrer geistig-seelischen Erkrankungen und Leiderfahrungen – und zweifellos waren häufig Umwelt, Kindheit, das Eingesperrtsein, Vorurteile der Zeit, Klischees, religiöse Verstrickung, sexuelle Wünsche und Phobien das Motiv. Darüber hinaus aber handelte es sich um die Sichtbarmachung innerer Prozesse, bei denen – wie beim Ausbruch eines Vulkans, die (gewohnte) Wirklichkeits-Landschaft von der glühenden Lava aus den tiefen Untergrund-Schichten (dem Unterbewußtsein), überströmt wird.

Zahlreiche Maler haben sich schon lange vor Prinzhorns Buch mit den nicht sichtbaren Vorgängen des menschlichen Denkens, dem Wahn, der Vision und dem Traum auseinandergesetzt: Hieronymus Bosch, Pieter Breugel, Francisco Goya etwa, William Blake und Johann Heinrich Füssli, Giovanni Battista Piranesi oder Odilon Redon – doch Prinzhorns Sammlung war die erstmals sichtbare Urmaterie, aus der diese Kunst entstanden war. Manche Maler verloren auf der Suche nach der inneren Wirklichkeit selbst den Verstand, wie Richard Dadd, der seinen Vater erstach und nach einer wüsten Flucht in einer Heilanstalt starb, oder die beiden Maler der Strindberg-Generation: Carl Fredrik Hill und Ernst Josephson. Hill verschwand 1879 mit 29 Jahren bis 1883 hinter Hospitalmauern, die restlichen 28 Jahre seines Lebens wurde er, der als wahnsinnig galt, privat gepflegt. Josephson wurde 1888 eingeliefert und befand sich die letzten 15 Jahre in privater Pflege. Nach der heutigen Terminologie waren sie „schizophren".

Van Gogh und Edvard Munch gelten trotz ihrer Anstaltsaufenthalte nicht als „geisteskranke Künstler", auch nicht James Ensor, der „an schweren psychischen Störungen litt". Der Schweizer Adolf Wölfli (15 Jahre später geboren als Josephson und Hill) ist wohl der eindruckvollste und bekannteste „Anstaltskünstler". Er schuf sein gesamtes Werk im Irrenhaus Waldau in Bern bis zu seinem Tode im Jahr 1930. Der Psychiater Walter Morgenthaler widmete Wölfli eine bahnbrechende Monographie, die ein Jahr früher als Prinzhorns Buch erschien („Ein Geisteskranker als Künstler" – Berlin/Leipzig 1921).

Trotz der wunderbaren Aloise Corbaz und der eindrucksvollen Auguste Forestier, trotz des erstaunlichen Heinrich Anton Müller und des verblüffenden Louis Soutter, trotz August Walla oder Johann Hauser, selbst trotz des berühmten Schröder-Sonnenstern ist Adolf Wölfli, Dichter, Maler, Komponist, der Inbegriff des „schizophrenen Künstlers" geblieben. An eine Bemerkung von Elka Spoerri anknüpfend über Wölflis Monograph und Psychiater Morgenthaler, der auch den Dichter Robert Walser 1929 „kurz entschlossen und zeitknapp, wie eben ein überlasteter Psychiater" in die Anstalt Waldau einwies, muß die Frage gestellt werden, was an der Diagnose „Ein Geisteskranker als Künstler" stimmt und wie oft nicht gerade die Psychiatrie aus einem Künstler einen Geisteskranken gemacht hat.

Prinzhorns Buch ist ein Atlas, der die Quellen der Schöpfung im weiten Kontinent des Unterbewußtseins zwischen Längen- und Breitengraden zu verzeichnen sucht. Nicht nur Sophie Taeuber und Jean Arp wurden von der „Bildnerei" beeinflußt oder beeindruckt, auch Alfred Kubin schrieb darüber: „... wir standen vor Wundern des Künstlergeistes, die aus den Tiefen jenseits alles Gedanklich-Überlegten heraufdämmern und Schaffen und Anschauen beglücken müssen." Und er meinte über Franz Pohl: „Unzweifelhaft eine geniale Begabung, eine außerordentliche Kraft der Erfindung in Farbe und Ton ... unerhörte

Farbsymphonien ... phantastisch-visionäre Dinge ... ganz fabelhaft wird es uns aber zu Mute, sobald diese Gemälde an den besten Leistungen großer Künstler gemessen werden können. Ich entsinne mich besonders des Würgeengels. Man faßt sich an den Kopf bei dem Gedanken, daß dies ein Irrer gemacht haben soll, diese höchste Ökonomie der Farbe! ... Und nicht mehr lassen mich die Dinge los." Paul Klee zeigte Prinzhorns Buch seinen Besuchern, deutete auf bestimmte Abbildungen und bemerkte: „Das ist ein guter Klee". Er war davon überzeugt, schreibt Stefanie Poley, Kinder, Geisteskranke und Primitive hätten einen direkten Einblick in ein ‚Zwischenreich', das zwischen der mit unseren Sinnen wahrnehmbaren Welt und der dem Glauben zugänglichen Welt" läge. Auch Werke Picassos und Salvadore Dalis weisen mehr oder minder deutliche Spuren der Lektüre von Prinzhorns „Bildnerei" auf. Von den Pariser Surrealisten berichtet Werner Spies, daß das Buch in den zwanziger Jahren sogar „ihre Bibel" gewesen sei. Max Ernst, der sich intensiv damit beschäftigte, brachte es 1922 aus Köln kommend nach Paris mit. Und Jean Dubuffet, der für eine Kunst plädierte, die sich nicht aus der Kultur entwickelt, schrieb mehr als 25 Jahre später in seinem Aufsatz „ART BRUT: Vorzüge gegenüber der kulturellen Kunst.": „Geisteskrankheit entlastet den Menschen, gibt ihm Flügel und befördert offenbar seine seherischen Gaben; fast die Hälfte der Objekte in unserer Ausstellung sind Werke von Insassen psychiatrischer Kliniken. Dennoch sehen wir keinen Grund – wie es andere tun –, eine spezielle Abteilung für sie einzurichten. Alle Beziehungen (und sie waren zahlreich), die wir zu unseren Kollegen mit der Schellenkappe hatten, haben uns überzeugt, daß die Mechanismen des künstlerischen Schaffens, die sie zur Verfügung haben, bei ihnen ganz genau die gleichen sind wie bei jedem sogenannten Normalen; übrigens scheint uns diese Unterscheidung zwischen normal und anormal nicht recht faßbar zu sein. Wer ist denn normal? Wo ist der normale Mensch? Zeigen sie ihn uns! Der künstlerische Schöpfungsakt, der mit so extremer Anspannung einhergeht, und das hohe Fieber, das ihn begleitet, können sie überhaupt normal sein? Und schließlich sind die Krankheiten des Geistes außerordentlich verschieden – es gibt fast so viele Krankheiten, wie es Kranke gibt –, und es scheint uns sehr willkürlich, alle zusammen in dieselbe Scheinkategorie names Krankheit zu stecken. Wir sind der Ansicht, daß die Wirkung der Kunst auf uns in allen Fällen die gleiche ist, und daß es ebensowenig eine Kunst der Geisteskrankheiten gibt, wie eine Kunst der Magenkranken oder der Kniekranken."

Die Infragestellung der Psychiatrie weist bereits auf Michel Foucaults Untersuchungen „Psychologie und Geisteskrankheit" (1954) und „Wahnsinn und Gesellschaft" (1961) hin, auf Ronald D. Laings „Das geteilte Selbst" (1960) und „Phänomenologie der Erfahrung" (1967) oder Pierre Bertaux' 1978 in deutsch erschienene Hölderlin-Biographie, die den Krankheitsbegriff „Schizophrenie", die Sicht der Psychiatrie auf die sogenannten „Geisteskranken", und schließlich die normative Psychiatrie selbst in Frage stellen. In Italien schrieb der Psychiater Franco Basaglia nicht nur die antipsychiatrischen Werke „Die negierte Institution" (1971) und zusammen mit seiner Frau Fanca Basaglia Ongaro 1972 „Die abweichende Mehrheit", sondern er war auch der Wegbereiter eines Gesetzes, das schon 1978 vorschrieb, die Behandlung psychiatrischer Patienten solle ambulant erfolgen. Als Basaglia nach Triest berufen wurde, hatte das psychiatrische Krankenhaus 1.250 Betten; alle Patienten lebten in geschlossenen Abteilungen, die meisten trugen Anstaltskleidung. Binnen kurzem wurden 200 Patienten entlassen, die Bettenzahl 1974 auf 810 reduziert, Außenabteilungen gegründet. (Freilich erlebte das Experiment nach Basaglias Tod 1980 schwere Rückschläge.)

In Österreich fand, förderte und untersuchte der Kunsthistoriker und Psychiater Leo Navratil auf den Spuren Prinzhorns Arbeiten schizophrener Künstler in der Anstalt Gugging, wo er als Primarius arbeitete. Er verschaffte Künstlern wie dem Dichter Ernst Herbeck oder den Malern Johann Hauser, August Walla, Oswald Tschirtner und Johann Fischer ein eigenes, offenen Haus im Anstaltsbereich und schrieb die grundlegenden Untersuchungen „Schizophrenie und Sprache" (1968) und „Schizophrenie und Kunst" (1972). Die Arbeiten „geisteskranker" Künstler waren Inspirationsquellen für Arnulf Rainer, Peter Pongratz und Franz Ringel, Ernst Jandl, Friederike Mayröcker oder dem Verfasser selbst.

Bekanntlich wurde Prinzhorns Werk auch umgedeutet: Die Nazis – wie sollte es anders sein – verwendeten zum Vergleich zwei Abbildungen aus der „Bildnerei" für ihre selbstentblößende, mittlerweile zur trauriger Berühmtheit gelangte Ausstellung „Entartete Kunst", als „Beweis" für die Verabscheuungswürdigkeit moderner Kunstwerke und die Scharlatanerie ihrer Schöpfer. (In diesem Zusammenhang standen auch die Bücherverbrennungen jüdischer oder revolutionärer Künstler, die Verfolgung von Homosexuellen und „Asozialen", die Festnahmen und Hinrichtungen von Wehrdienstverweigerern und das Vergasen von Juden, Zigeunern und Geisteskranken. Die Verwandtschaft der Verfolgten liegt auf der Hand: Es waren die Außenseiter einer von einer zweifelhaften Norm geprägten Gesellschaft.)

Prinzhorn selbst war in seinem Buch auf die Gleichschaltung „Künstler, der malt wie ein Geisteskranker, ist geisteskrank" längst eingegangen. „Es ist nämlich oberflächlich und falsch, aus Ähnlichkeit der äußeren Erscheinung Gleichheit der dahinterliegenden seelischen Zustände zu konstruieren", schrieb er in der Bildnerei. „Der Schluß: Dieser Maler malt wie jener Geisteskranke, also ist er geisteskrank, ist keineswegs beweisender und geistvoller als der andere: Pechstein, Heckel und andere machen Holzfiguren wie Kamerunneger, also sind sie Kamerunneger. Wer zu so einfältigen Schlüssen neigt, hat keinen Anspruch, ernst genommen zu werden". Er versuchte darüber hinaus, die Verwandtschaft zwischen dem schizophrenen Weltgefühl und der „modernen" Kunst zu interpretieren: „... beim Schizophrenen ein schicksalmäßiges Erleben. Ihm legt sich die Entfremdung der Wahrnehmungswelt als ein grauenhaftes, unentrinnbares Los auf, gegen das er oft lange ankämpft, bis er sich fügt und langsam in seiner wahnhaft bereicherten autistischen Welt heimisch wird. Hier beim Künstler unserer Tage geschah die Abwendung von der einst vertrauten und umworbenen Wirklichkeit zwar im besten Falle auch unter einem Erlebniszwang, aber immerhin mehr oder weniger als ein Akt, der auf Erkenntnis und Entschluß beruhte. Sie geschah in Folge quälender Selbstbesinnung, weil das überkommene Verhältnis zur Umwelt zum Ekel wurde, und ist daher oft getragen von Zweifeln, bösem Gewissen und Ressentiment. ... Wir fühlen überall eine triebhafte Neigung zu Nuancen, die uns bei Schizophrenen geläufig sind. Daraus erklärt sich die Verwandtschaft der Produktion, daraus die Anziehungskraft unserer Bildwerke".

Die Sammlung Prinzhorn verdankte ihr Weiterbestehen über die Zeit des Nationalsozialismus hinaus vermutlich dem Umstand, daß der damalige Leiter der Heidelberger Klinik als Obergutachter bei der Durchführung des Euthanasieprogrammes tätig war und die Werke als Beweis für das „minderwertige Erbgut", das es auszumerzen galt, aufbewahrte.

(Wie ja auch die SS in Prag Unmengen geraubter jüdischer Kultgegenstände für die Nachwelt hortete, als „Nachweis für eine nicht mehr existierende Rasse“, oder im Warschauer Ghetto das „menschenunwürdige Verhalten der Juden“ zu Propagandazwecken gefilmt wurde.)

Prinzhorns „Bildnerei der Geisteskranken“ hat etwas geleistet, was man von Büchern zumeist vergeblich verlangt: Es hat gesellschaftlich verändernd gewirkt. Nicht nur die Sicht der Psychiatrie auf „die Geisteskranken“, auch die Sicht vieler Künstler auf die Wirklichkeit und die Kunst selbst und nicht zuletzt unsere eigene Sicht auf die Wirklichkeit haben sich seither gewandelt. Unvorstellbar, wieviele „imaginäre Prinzhorn-Sammlungen“ bis dahin zerstört wurden oder wieviele Bilder von sogenannten Irren nie das Weiß, Gelb oder Braun eines Papiers erblickten, unvorstellbar, was durch Unverstand, Intoleranz, Hochmut, Angst und Abscheu vernichtet wurde. Aber selbst der vergleichsweise fragmentarische Rest, in den uns die Prinzhorn-Sammlung Einblick gewährt, erbringt den Nachweis der Wirklichkeit einer *eigenständigen* Welt in den von uns als geisteskrank bezeichneten Menschen, die trotz des Zwanges der Hospitalisierung weiter und weiter in ihnen existiert. Und es beweist die Brüderlichkeit von angeblich Gesunden und „Geisteskranken“, die beide – unabhängig voneinander und doch gemeinsam – sogar in Augenblicken tiefer Verzweiflung, den schöpferischen Funken in sich verspüren, als eine Urchiffre der menschlichen Seele.

Gerhard Roth

VORWORT

Der Mängel dieser Arbeit wird sich nicht leicht jemand klarer bewußt sein als der Verfasser. Darum sei in dies Vorwort einige Selbstkritik geflochten.

Zwei methodisch reine Lösungen unseres Themas gäbe es: einen naturwissenschaftlich beschreibenden Katalog der Bildwerke nebst einer klinischen und psychopathologischen Darstellung der Fälle. Oder aber eine durchaus metaphysisch verankerte Untersuchung über den Vorgang der bildnerischen Gestaltung. Darin würden die psychologisch erschlossenen Ausnahmewerke und die ihnen zugrunde liegenden Ausnahmezustände als eine Spielart menschlicher Entäußerung in ein Gesamtbild des Seins unter dem Begriffe eines ursprünglichen Gestaltungsdranges eingeordnet, hinter dem nur noch ein allgemeines Ausdrucksbedürfnis als triebhafte Grundlage zu finden wäre. Kurzum, eine solche Untersuchung stünde völlig jenseits von Psychiatrie und Ästhetik im Reiche phänomenologisch erschauter Seinsformen. — Was zwischen diesen beiden reinen Lösungen liegt, muß notwendig Stückwerk sein und sich gegen die Gefahren der Zersplitterung ständig wehren. Reine Materialüberlieferung, novellistische Ausmalung des Details, Prinzipienfragen, das sind die Klippen. Leicht wären sie zu vermeiden, wenn man sich einer festen Methodik bedienen könnte. Aber die Probleme eines neuen, wenigstens nie ernsthaft bearbeiteten Grenzgebietes trotzen jeder Methodik eines Fachgebietes. So blieb, mit der Einsicht, daß wir die ideale Bearbeitung dieses Gebietes noch nicht zu leisten vermögen, Materialsammlung und Beschreibung aber keinen geistigen Eigenwert in sich tragen, nur eines übrig: im Hinblick auf die letzten metaphysischen Wertungen einstweilen aller fachmäßig oder durch die Tradition einzelner Kulturkreise begründeten Wertungen sich zu entäußern. Indem man nicht als Verteidiger irgendeines Standpunktes auftritt, begibt man sich zwar des Beifalles jeder Partei und fordert verschärfte Kritik heraus. Da aber hier wirklich nichts bewiesen und nichts gelehrt werden soll, so schien es wichtiger, sich möglichst reiner Unvoreingenommenheit zu befleißigen und die methodischen und weltanschaulichen Hintergründe so offen durchblicken zu lassen, daß jedermann sich über die „persönliche Gleichung" des Verfassers klar sein muß.

Wie sorgsam aber das Werten im Geiste irgendwelcher Normen vermieden wurde, so wird doch dem Kundigen kaum entgehen, daß diese oft anarchisch anmutende Hingabe an Kleinstes wie an Größtes im Namen des einen Leitbegriffes „Gestaltung" dennoch auf neu zu errichtende Normen hinblickt. Zu so weitausholender Darstellung gab vielleicht gerade den stärksten Antrieb die Vorausschau auf eine Zeit, die sich wieder um Normen bemühen wird. Die könnten vor doktrinärer Enge bewahrt werden, wenn sie sich auch an diesen neuen Bildwerken erproben müssen. Sollen wir den Angelpunkt unserer Betrachtungsweise noch näher bezeichnen, so erinnern wir an Tolstojs Auffassung der Kunst, der es entsprechen würde, wenn wir hinter der ästhetisch und kulturell zu bewertenden Schale des Gestaltungsvorganges einen allgemein menschlichen Kernvorgang annehmen. Der wäre in seinem Wesen der gleiche in der souveränsten Zeichnung Rembrandts und in dem kläglichsten Gesudel eines Paralytikers: Ausdruck von Seelischem. Vielleicht muß man der ästhetischen und kulturellen Zugänge zu Gestaltetem völlig sicher sein, um zu verstehen, wie jemand alles Wertens ledig solchen äußersten Wertgegensätzen bedingungslos sich hinzugeben vermag. Denn beileibe nicht dürfte man eine pharisäische oder banausische Auslegung des Satzes dahinter suchen: es ist hier kein Unterschied — —.

Heidelberg, Oktober 1921.
Dresden-Weißer Hirsch, Februar 1923. Der Verfasser.

INHALTSVERZEICHNIS

C. Die Bildwerke

EINLEITUNG

I.

Von „Irrenkunst“ hat die Öffentlichkeit in letzter Zeit einige Male gehört, von „Kunst der Geisteskranken“, von „pathologischer Kunst“ und von „Kunst und Wahnsinn“. Wir verwenden alle diese Ausdrücke nicht gern. Das Wort Kunst mit seiner festen affektbeladenen Bedeutung schließt ein Werturteil ein. Es hebt gestaltete Dinge vor ganz ähnlichen heraus, die als „Nichtkunst“ abgetan werden. Da nun die Bildwerke, um die es sich handelt, und die Probleme, zu denen sie führen, durchaus nicht wertend gemessen, sondern psychologisch erschaut werden, so schien es passend, den sinnvollen, aber nicht gerade üblichen Ausdruck: „Bildnerei[1] der Geisteskranken“ für das außerhalb der psychiatrischen Fachwissenschaft bislang fast unbekannte Gebiet festzuhalten. Gemeint ist damit alles, was Geisteskranke an räumlich-körperlichen und flächenhaften Gebilden im Sinne der Kunst hervorbringen.

Die Mitteilungen über solche Arbeiten Geisteskranker, die bisher veröffentlicht wurden[2], waren meist nur für Psychiater bestimmt und bezogen sich auf wenige Fälle, wie sie im Laufe der Jahre jedem Psychiater einmal begegnen. Ausblicke auf allgemeine Probleme enthält besonders die auch außerhalb der Fachliteratur häufig erwähnte Studie von Mohr[3]. Stets wurde mit Bedauern eine Sammlung großen Stils vermißt, die erst Gelegenheit bieten würde, Fragen aller Art an reichem Vergleichsmaterial zu untersuchen, wodurch allein man der Gefahr entginge, aus wenigen zufällig gefundenen Einzelfällen vorschnell zu verallgemeinern. Solche Einzelfälle sind wohl in jeder älteren Heilanstalt bekannt. Vielfach haben sie Anlaß gegeben, ein kleines Museum zu begründen, oder sie sind den schon bestehenden Museen angefügt worden, in denen Brotknetereien, Papierklebereien, Ausbrechinstrumente und Abgüsse von abnormen Körperbildungen ein wenig im Stile alter Raritätenkabinette zur

Schau stehen. Manche älteren Psychiater besitzen auch kleine Privatsammlungen. Das scheint in Frankreich besonders üblich zu sein. Lombroso[4] hatte seinerzeit wohl die größte Sammlung zustande gebracht. Er berichtet von 57 bildnerisch tätigen Kranken, unter denen freilich manche Künstler waren. Umfangreichere Sammlungen wurden ferner in der Anstalt Waldau bei Bern von Morgenthaler (77 Fälle), in Konradsberg bei Stockholm von Gadelius und in London von Hyslop angelegt, wobei man sich allerdings auf das zufällig in der eigenen Anstalt vorhandene Material beschränkte.

Die Bildersammlung der Psychiatrischen Klinik in Heidelberg dagegen verwirklicht jenen von Fachgenossen oft geäußerten Wunsch: wir haben Arbeiten von rund 450 Fällen mit gegen 5000 Nummern aus Deutschland, Österreich, Schweiz, Italien, Holland vereinigt und stehen mit dem übrigen Ausland, auch über See, in Verbindung. Es ist nicht übertrieben, wenn wir behaupten, daß dieses Material allen vernünftigen Anforderungen entspricht und für jede Fragestellung eine Fülle von geeigneten Studienobjekten bietet. Den Ausbau gedenken wir vor allem nach der internationalen Seite weiter zu betreiben. Bis auf wenige Ausnahmen haben alle Fachgenossen, zu denen wir in Beziehung standen, die gemeinsame Sache über ihre Besitzerfreude gestellt — die freilich gerade bei den Ausnahmen durch Unkenntnis des eigenen Besitzes noch suspendiert war. Dafür wird den Stiftern mit uns jeder Besucher und gar jeder Bearbeiter der Sammlung dauernd Dank wissen. Die Katalogisierung, auch nach formalen und inhaltlichen Spezialgesichtspunkten, ist durchgeführt. Von allen wichtigeren Fällen liegen die Krankengeschichten für wissenschaftlichen Gebrauch in Abschriften bereit. Auch das Vergleichsmaterial aus verwandten Gebieten (Bildnerei der Kinder, der Primitiven, gesunder Erwachsener u. a. m.) wächst langsam an. Leicht kann die Sammlung der Mittelpunkt und die tragfähige Grundlage für zahlreiche psychopathologische Probleme werden, die seit Jahrzehnten in steigendem Maße Psychiater, Psychologen und Kunsttheoretiker gefesselt haben, und heute wohl durch die Entwicklung der Zeitläufte auf dem Gipfel des Spannungszustandes angelangt sind[5].

Über Art und Herkunft unseres Materials sei hier nur soviel gesagt: Es handelt sich fast ausschließlich um Arbeiten von Anstaltsinsassen, also von Menschen, an deren Geisteskrankheit kein Zweifel möglich ist; und zweitens um spontane Arbeiten dieser Kranken, die ohne jede Aufforderung von irgendeiner Seite aus eigenem Bedürfnis entstanden sind; und es handelt sich drittens ganz überwiegend um Kranke, die im Zeichnen, Malen usw. ungeübt waren, also außer ihrer Schulzeit keine Unterweisung genossen hatten. Demnach bilden den Inhalt der Sammlung hauptsächlich: spontan entstandene Bildwerke ungeübter Geisteskranker.

II.

Man kann diese Bildwerke unter sehr verschiedenen Gesichtspunkten betrachten. Am nächsten liegt der psychiatrische, dem Milieu entsprechend. Und es ist ganz natürlich, daß dieser die ersten Studien[6] beherrscht, wobei ebenso natürlich der Versuch gemacht wird, diagnostisch verwertbare Merkmale an Bildwerken verschiedener Kranker herauszufinden. Das geht im Groben. Aber wer eine Diagnose ohne dies Hilfsmittel nicht stellen kann, wird sie mit ihm ganz gewiß nicht leichter stellen. Und der Prozentsatz der zeichnenden Kranken ist sehr klein. In den neueren Lehrbüchern der Psychiatrie nehmen kurze Charakteristiken der verschiedenartigen Zeichenweisen schon einen festen Platz ein. Da wird besonders die mechanische, treue Kopie des Idioten und des Epileptikers, die unordentliche, unrastige, unsaubere Schmiererei des Manischen, die plumpe Verzerrung bei Neigung zum Obszönen in den Arbeiten des Paralytikers u. a. m. zutreffend geschildert und dann betont, daß weitaus am ergiebigsten die Schizophrenen in dieser Hinsicht sind. Die .Phantastik, Unsinnigkeit, Inkohärenz, Stereotypie, Iteration usf. in ihren Bildwerken zwingt immer wieder dazu, gerade in den schizophrenen Produktionen eine noch unbenutzte Quelle psychiatrischer Erkenntnis zu sehen. Die vorliegenden Veröffentlichungen zeigen, daß eine Prüfung der Bildwerke in der Art, wie man den Kranken selbst flüchtig exploriert, nicht viel Aufklärung bringt. Man findet in den Bildern einige typische Symptome wieder, wie sie das Kompendium lehrt, etwa Stereotypien, wenn das gleiche Motiv sich einige Male wiederholt, Kontamination oder Verschmelzung, wenn ein Tierleib einen Menschenkopf trägt oder umgekehrt. Man kann leicht eine große Menge solcher Tatsachen sammeln, die hauptsächlich beweisen — was nicht anders zu erwarten ist —, daß solche Symptome gleichartig in verschiedenen Ausdrucksgebieten vorkommen. Klinisch ließe sich im Anschluß daran untersuchen, ob die Kranken, die zum Produzieren neigen, auch sonst gemeinsame Züge irgendwelcher Art erkennen lassen, ferner die Abhängigkeit des Produzierens von Stimmungsschwankungen, und umgekehrt seine Wirkung auf die Stimmung — jede solche exakte klinische Beobachtung eines produzierenden Kranken wäre höchst wertvoll. Leider liegt bislang noch nichts Derartiges vor, und eine solche Studie würde außerordentliche Anforderungen nicht nur an die Geduld, sondern mehr noch an Umsicht und Verständnis des Beobachters stellen. Nur wer das ganze Problemgebiet beherrscht, ist fähig dazu.

Eine vergleichende psychopathologische Bearbeitung verschiedener Bildwerke im Zusammenhang mit den Krankengeschichten ihrer Verfasser ist an dem heute vorliegenden Material aussichtsreicher. Nur bestehen dieselben Bedenken, daß den Bildwerken aus Unkenntnis vom Wesen des Gestaltens durch schematisches Abfragen Gewalt angetan wird. Wir sind also der Meinung, daß die besten psychiatrischen und psychopathologischen Methoden nicht davor schützen, aus diesem ihnen heterogenen Material unsinnige Schlüsse zu ziehen.

Von den außerpsychiatrischen Gesichtspunkten sind es zwei, die vor solchen Trugschlüssen schützen können und die genau so materialgemäß sind wie die psychiatrischen. Diese Bildwerke sind Gestaltungsversuche, das haben sie psychologisch mit der „Kunst" gemein. Wir sollten also in kunsttheoretischen Fragen, besser gesagt, in der Psychologie der Gestaltung, einige Erfahrung besitzen. Ferner wurde von je die überraschende Ähnlichkeit dieser Bildwerke mit den Gestaltungen der Kinder und der Primitiven hervorgehoben — daraus erwächst die Verpflichtung, nachzuprüfen, worin denn die Ähnlichkeit besteht, was ihr psychologisch zugrunde liegt, was andererseits den Unterschied ausmacht. Und daher müssen wir auch vergleichend psychologisch oder völkerpsychologisch gewappnet an diese Probleme herantreten. Schließlich ist wiederholt betont worden, zu der Kunst der jüngsten Zeit stünden die Werke unserer Geisteskranken in noch näherem Verhältnis als zu irgendeinem anderen Vergleichsgebiet. Ja, diese Beziehungen erregen gegenwärtig weit mehr die Teilnahme der Öffentlichkeit als die der nächsten Fachwissenschaften. Dabei haben aber unsere Bemühungen, die Gefahr sensationeller Ausbeutung zu verhindern, überall volles Verständnis gefunden, so daß man darin auch als Skeptiker den Beweis dafür erblicken muß, wie tief diese angeregte Wißbegier wohl in treibenden Kräften unserer Zeit verankert ist. Wir stehen nicht an, zu bekennen, daß wir die aktuelle Bedeutung ziemlich hoch einschätzen, die eine gründliche, zu ernsthafter Selbstbesinnung zwingende Darlegung unseres Problemgebietes gewinnen kann, wenn sie den rechten Ton trifft. Und diese Meinung vermögen wir nicht nur mit guten Gründen, sondern auch mit gewichtigen Stimmen Gleichgesinnter zu stützen.

Aus diesen Überlegungen ist eines wohl deutlich geworden: welche außerordentlichen Schwierigkeiten sich einer methodisch durchsichtigen Darstellung unseres Materials und der in ihm steckenden vielgliedrigen Probleme entgegenstemmen. Vergebens suchen wir einen festen Standpunkt in einer der Fachwissenschaften — jedesmal würden dogmatische Fragen sich aufdrängen, die uns zu eng scheinen. Und die letzten begrifflichen Gegensätze auf den beiden zuständigen Gebieten lassen uns auch noch im Stich: weder der Gegensatz Krank—Gesund noch der Gegensatz: Kunst—Nichtkunst ist anders als dialektisch eindeutig. Vielmehr findet der Empiriker, wenn er rückhaltlos ehrlich ist, nur polare Gegensätze mit zahllosen Übergängen, die er eindeutig benennen kann, aber nur in Anlehnung an eine jetzt und hier gerade herrschende Kulturkonvention, die ihm vielleicht in ihrer Beschränktheit quälend klar ist.

In solchem Dilemma wählten wir als Richtpunkt einen psychologisch möglichst zentral gelegenen Begriff, der sich schon dem sogleich zu entwickelnden Hauptproblem (künstlerische Gestaltung und Weltgefühl des Geisteskranken) nähert, nämlich eben den der Gestaltung. Dieser ist daher theoretisch so weit zu fundieren, als es zur Verständigung nötig scheint. Und somit können wir als das Ziel dieses Buches, seinem Untertitel entsprechend nur angeben, daß es als Beitrag zu einer künftigen Psychologie der Gestaltung ein Grenzgebiet lebendig darstellen soll. Zu diesem Zwecke soll einerseits das Material unserer Sammlung möglichst in allen Haupttypen zur Geltung gebracht und andererseits die Fülle der Probleme mindestens so weit übersichtlich ausgebreitet werden, daß der Gesamteindruck künftigen Arbeiten die Orientierung erleichtert. Wieweit unsere Schlüsse aus den überall nachprüfbaren Tatsachen schon als Lösungen von Problemen gelten dürfen, wird sich erst erweisen müssen. Daß eine richtige klare Fragestellung oft wertvoller ist als eine halbklare, obzwar richtige Antwort, gilt uns für ausgemacht. So bemühten wir uns mehr um jene als um endgültig klingende Formulierungen für Erkenntnisse, die noch nicht spruchreif schienen. Vielfach wird nur uraltes, für unser Zeitalter verschollenes Wissen wieder hell. Das mag manchen mehr freuen als der immerhin selbsttäuschungsverdächtige Erwerb „neuen“ Wissens.

III.

Daß Geisteskranke überhaupt hier und da seltsam fesselnde Werke zeichnen, malen und schnitzen, war bislang außerhalb psychiatrischer Fachkreise wenig bekannt. Was man davon wußte, ging vorwiegend auf Lombroso zurück, der solche Arbeiten in seinen Schriften erwähnt. Aber bei ihm geht diese Tatsache unter in den Bemühungen, die krankhaften Seiten des Genies nachzuweisen. So hat er wohl durch seine wirkungsvollen und noch dem plattesten Verständnis zugänglichen Schriften das Schlagwort „Genie und Irrsinn“ auf der ganzen Erde eingebürgert. Aber damit ist in das allgemeine Wissen nur die unklare Vorstellung eingefügt, als ob Genies leider mehr oder weniger wahnsinnig zu sein pflegten, selbst wenn sie allgemein bewunderte oder gar klassische Werke geschaffen hätten, und daß man ihnen die krankhaften Eigenheiten eben nachsehen müsse, da sie nun einmal irgendwie zwangsläufig mit ihren Fähigkeiten zusammenhingen. Daß er dabei in der Diagnose Epilepsie häufig irrte, geht nur den Fachmann an. Epilepsie stand damals, nicht zum wenigsten durch Lombrosos eigene Forschungen, ein wenig in Mode, wie heute die Schizophrenie. Wir gehen hier nur von der Tatsache aus, daß bis heute das Grenzgebiet zwischen Psychiatrie und Kunst noch unter der Nachwirkung des Schlagwortes „Genie und Irrsinn“ steht.

Ob Lombroso mehr Zustimmung oder mehr Widerspruch hervorgerufen hat, läßt sich schwer beurteilen. Jedenfalls müßte man die Stimmen wägen und nicht zählen. Denn seine Botschaft fiel auf guten Boden bei allen, denen künstlerische Produktion eine lästige Nebenerscheinung bedeutet in der sonst so folgerichtigen Entwicklung der Menschheit vom armen, unpraktischen und abergläubischen Wilden zum reichen, zweckmäßig und hygienisch lebenden Tatsachenmenschen der Neuzeit. Dagegen wehrten sich aufs heftigste gegen solche psychologisch mehr als harmlosen und in jedem Sinne unkritischen Verallgemeinerungen alle die, denen die geistigen Werte gestalteter Werke so hoch standen, daß ihnen deren Urheber dadurch sozusagen jenseits von „Gesund“ und „Krank“ gerückt waren. Und ihr Widerwillen verschärfte sich durch den Beifall jener anderen Gruppe seelischer Antipoden.

Als es dann gar noch Mode wurde, in „Pathographien“ eine Art Krankheitsgeschichte bedeutender Persönlichkeiten zur Ergänzung ihrer Lebensgeschichte anzulegen, wuchs sich die Abneigung der geistig führenden Schicht gegen jede Art Vermischung von psychiatrischer und normalpsychologischer Betrachtungsweise zu einem gereizten Haßgefühl aus, das sich nun gegen die Psychiatrie als solche richtete. Spuren davon finden sich in der Literatur reichlich. Und man kann unseren Stand nicht frei von Schuld sprechen. Wenn ein so gescheiter und auch ernsthaft kultivierter Mann wie Möbius in völlig pretentiöse Plattheiten sich verlor und ganz unbefangen Krankheitssymptome in Nietzsches Werken dort beginnen ließ, wo sein eigenes Verständnis versagte — was will man da von Durchschnittsköpfen erwarten. Es ist nicht zu verwundern, daß bei allen derartigen Versuchen, große Persönlichkeiten mit psychiatrischem Maße zu messen, einer regelmäßig als zu kurz befunden wird: der Messende. Die unlösbaren Schwierigkeiten jedes solchen Unternehmens spielen nicht etwa nur in der Sphäre von Taktfragen, sondern es geht bei solchem Messen irgendwie um ein Ringen zwischen geistigen Potenzen — daß hierbei diejenige des kritisch Prüfenden je überlegen wäre, ist kaum zu erwarten.

Einen objektiven Wert hat die psychiatrische Untersuchung produktiver Menschen nur, wenn diese unzweifelhaft geisteskrank waren und ihre Werke auch bei Kundigen lebhaft umstritten sind. Dann kann man zu der erwünschten psychologischen Klärung verhelfen, indem man Unverständliches etwa auf psychiatrisch Bekanntes zurückzuführen vermag. Ist das Werk Gemeingut geworden und der Schaffende sicher geisteskrank gewesen (wie bei Hölderlin), so kann man immerhin noch aus psychiatrischer Erfahrung Tatsachen von psychologischem Wert beibringen. Läßt sich aber ein Psychiater bereit finden, ein umstrittenes Werk dadurch zu klären, daß er den ihm sonst unbekannten Autor in den Verdacht der Geisteskrankheit bringt, so handelt er fahrlässig und dumm, er sei sonst, wer er wolle.

Mögen auch bei neueren Arbeiten auf pathographischem Gebiet durch Überwiegen der theoretisch psychopathologischen Gesichtspunkte über die historisch-biographischen die peinlichen Seiten jeglicher derartigen Betrachtung gemildert sein — überwinden lassen sie sich für das Gefühl des Kulturmenschen niemals. Denn für ihn wird selbst die plumpe „sichere Tatsache" einer Geisteskrankheit nur einen Lebensfaktor unter anderen bedeuten, der wie alle anderen nur vom Werke aus zu werten ist. Ist das Werk gestaltet und lebt in anderen — was verschlägt es, ob die als Kulturfaktor winzige Gruppe von Psychiatern nachweisen kann, der Schöpfer müsse wenigstens nach seinem Tode die und die Diagnose tragen vor allem Volke? Taugt aber das Werk nichts und ist der Autor gesund — wer hat dann etwas gewonnen?

Trotz all dieser schwierigen Verwicklungen und trotz aller Empfindlichkeit gegen die Meinung des Psychiaters umkreist der Kulturmensch in Gedanken unermüdlich das Problem, das durch Lombrosos Schlagwort nur verdunkelt wurde: wenn die Alten von dem heiligen Wahnsinn sprachen, der den Dichter in der Intuition befällt, wenn sie Ekstasen, ein Außersichsein kultivierten, und wenn sie Irre heilig hielten — so muß doch ein tief Gemeinsames in allen diesen Formen des „Wahnsinns" stecken, oder wir müßten uns denn vermessen, jenen einen Mangel an wesenhafter Erkenntnis vorzuwerfen, die etwa durch exakte

Methoden zu vertiefen wäre. Und wenn andererseits heute zahlreiche seelische Zustände, die durch Jahrtausende als Kulturfaktoren höchsten Ranges galten, als krank entlarvt werden, so muß bei dieser methodisch einwandfrei durchgeführten Entlarvung doch irgend etwas im Ansatz falsch sein, oder mindestens muß etwas Wesentliches verlorengehen bei dieser Betrachtungsweise. In der Tat hat sich aus solchen unruhigen Erwägungen heraus die allgemein gesteigerte Neigung, sich über psychopathologische Fragen zu unterrichten, besonders lebhaft dem alten Kernproblem zugewandt: sind denn wirklich bei stichhaltiger psychologischer Rückführung auf das Wesentliche jene Ausnahmezustände irgendwie verwandt — der künstlerische Inspirations- und Gestaltungsvorgang einerseits und andererseits das Weltgefühl des Geisteskranken?

In dieser allgemeinen Fassung nun verliert das Problem allerdings sehr viel von seiner verletzenden Schärfe, weil es unpersönlich geworden ist. Und diese psychologische Frage nach den Beziehungen zweier seelischer Zustandsformen, die einst einander ähnlich schienen und jetzt einander fremd sein sollen — die ist der fernste Richtpunkt unserer Untersuchungen.

IV.

Unsere Darstellung soll vom Material ausgehen. Die Bildwerke sollen nicht nach einem festen Maßstabe gemessen und geprüft werden. Sondern so vorurteilslos, wie irgend möglich, wollen wir sie schauend zu erfassen suchen, und analysieren, was wir erschauen. So ernsthaft wir auf eine vorurteilslose Betrachtung ausgehen, so überlassen wir uns doch keineswegs der Illusion, als sei solchem Bemühen etwas wie eine voraussetzungslose Betrachtung möglich. Wir schicken daher in einem theoretischen Teil kurz voraus, was uns an psychologischen Grundlagen für jede Betrachtung von Bildwerken gesichert erscheint. Wie schon angedeutet, steht der Begriff der Gestaltung mehr als in den meisten kunsttheoretischen Erörterungen für uns im Mittelpunkte. Und zwar letzten Endes nicht aus einem psychologischen, sondern aus einem metaphysischen Grunde. Weil wir nämlich das Leben überhaupt als eine Hierarchie von Gestaltungsvorgängen auffassen, und nur auf solcher Grundlage zu stichhaltigen Wertungen irgendwelcher Art glauben gelangen zu können. Indem wir die psychologischen Wurzeln des Gestaltungstriebes beim Menschen aufsuchen, erkennen wir in dem Ausdrucksbedürfnis das Zentrum der Gestaltungsimpulse, die aber aus dem ganzen Umkreise des Seelischen genährt werden. Von diesem

Mittelpunkte aus werden die Gestaltungstendenzen entwickelt, deren mannigfache Mischung die Art des entstehenden Bildwerks bestimmt. Entscheidend bleibt aber die Grundlage, daß alles Gestaltete Ausdrucksbewegungen des Gestalters verkörpert, die als solche unmittelbar, ohne Zwischenschaltung eines Zweckes oder sonst einer rationalen Instanz erfaßbar sind. Wenn auch bis heute die Theorie der Ausdrucksbewegungen nur in der Graphologie zu einem System geführt hat, so hängt doch für eine fruchtbare Erforschung bildnerischer Tätigkeit viel davon ab, wieweit es gelingt, solche Erfahrungen auch hier nutzbar zu machen. Nur dann nämlich wäre es möglich, geistige Störungen aus Bildwerken sicher zu erkennen. Was wir in dieser Hinsicht beibringen können, sind erste Anfänge. Es fehlt durchaus an Vorarbeiten. Und das ist sachlich bedingt. Gehören doch dazu seltene instinktmäßige Fähigkeiten und viel Erfahrung und Kritik. Obendrein stehen solche Forschungen heute nicht hoch im Kurs, weil sie eben nicht auf exakt Meßbares ausgehen.

Die kurze Vergegenwärtigung einer Theorie der Gestaltung in ihren Hauptzügen wird ergänzt durch den Abschnitt über „Anschauungsbild und Gestaltung“, der wiederum nur Notwendigstes zu erfassen versucht. Wir versprechen uns von dieser Vorbereitung als Gewinn, daß man unser Bestreben, unvoreingenommen, ohne formulierte Fragen, und zunächst ohne Wertung an jegliches Gebilde heranzutreten, darnach eher gelten lassen oder gar annehmen wird. Unsere Einstellung hat stets einen im weitesten Sinne phänomenologischen Zug, wenn sie auch nicht geradezu mit der strengen Methodik Husserlscher Prägung in Beziehung gebracht werden soll. Aber letzten Endes suchen auch wir nicht psychologische Erklärungen, sondern Wesensschau.

V

Die beiden Hauptteile bedürfen kaum der Einführung. Aus unseren Vorbemerkungen ergibt sich ganz natürlich, daß wir das Material nach gestaltungspsychologischen Gesichtspunkten entrollen werden und daß wir ferner mit solchen Stücken beginnen werden, bei denen wir Aussicht haben, sie in ihrem Wesen zu erfassen. Das sind die einfachsten, in denen wenige Tendenzen noch sozusagen nackt sich verkörpern. Von dort werden wir zu komplizierteren Werken aufsteigen, und immer uns klar zu werden trachten, welche seelischen Impulse neu auftreten. Nachdem wir so von Kritzeleien aus die beiden Hauptrichtungen bildnerischer Gestaltung, Ordnungs- und Abbildetendenz, überschaut haben, lernen wir in der Sphäre gesteigerter Bedeutsamkeit rätselhafte, symbolschwere, unheimliche Bildwerke mannigfachster Art kennen. In den zehn schizophrenen Meistern gipfelt die Besprechung des Materials. Denn mit ihnen treten an die Stelle anonymer Bildwerke solche, deren Zusammenhang mit dem lebendigen Urheber an Hand ausführlicher Lebensgeschichten klargelegt wird.

Damit ist das Material unter Berücksichtigung aller wesentlichen psychiatrischen und kunsttheoretischen Gesichtspunkte ausgebreitet, so daß die grundsätzlichen Erwägungen des dritten Teils, die nach einer Zusammenfassung vor allem Vergleichsmaterial als Klärungsmittel benutzen, sich lediglich auf bekannten, nachprüfbaren Tatsachen aufbauen.

THEORETISCHER TEIL

DIE PSYCHOLOGISCHEN GRUNDLAGEN DER BILDNERISCHEN GESTALTUNG

I. Metaphysischer Sinn der Gestaltung.

Im Sinne des Vorworts müssen wir gestehen, daß wir von einer Fiktion ausgehen: der metaphysische Sinn bildnerischer Gestaltung sei als bekannt vorausgesetzt. Tatsächlich ist er keineswegs bekannt, wie die Bemühungen der philosophischen Ästhetik beweisen, sondern ein Spielball weltanschaulicher Meinungen. Wir deuten daher nur die Richtung an, in der wir ihn zu erschauen meinen: nicht in einer Nachahmung der Natur, nicht in einer Illusion, nicht in einer Verschönerung des sonst unerträglichen Lebens und nicht in den möglichen erzieherischen Nebenwirkungen. Jede Zwecksetzung ist dem Wesen der Gestaltung fremd, wie berechtigt sie immerhin soziologisch im Zusammenhang des Lebens sein mag. Vielmehr suchen wir den Sinn alles Gestalteten eben in der Gestaltung selbst. Wir glauben Vollkommenheit eines Werkes nicht anders ausdrücken zu können als: höchste Lebendigkeit in vollendeter Gestaltung. Jede andere Wertung bedient sich weitverzweigter kultureller Hilfsgesichtspunkte. Dadurch ist der Begriff der „Kunst" völlig farblos geworden und für grundsätzliche Diskussionen wegen seiner affektiv überbetonten Vieldeutigkeit kaum mehr verwendbar. Die Hauptzüge des gestalteten Werkes glauben wir schon in dem auf seine wesentlichen Faktoren zurückgeführten Gestaltungsvorgang aufweisen zu können, wo sie als bestimmt umschreibbare seelische Funktionen psychologisch sehr wohl zu erfassen sind. In diesem von den individuellen Zügen und von jeder Bindung an sekundäre Instanzen gereinigten Vorgang glauben wir uns auch des metaphysischen Sinnes der Gestaltung zugleich zu bemächtigen, der im Zusammenhang des kulturellen Lebens durch äußere Zwecksetzung zumeist verhüllt wird.

Im Lichte dieses Grundgedankens sind alle psychologischen Einzelerwägungen zu betrachten, die nunmehr sich auf den Wurzelbereich der bildnerischen Gestaltung richten. Es gilt die Tendenzen aufzuzeigen, die in dem allgemeinen, noch nicht näher bestimmten Gestaltungsdrange zusammenwirken. Welches Gewicht man den einzelnen Tendenzen grundsätzlich beimißt, hängt von verschiedenen, vorwiegend weltanschaulichen Bedingungen ab. Auch wird in jedem Bildwerke die Wirkung der einzelnen Komponenten verschieden sein. Jede kann überwiegen, jede verschwinden. Daß die sechs zu beschreibenden Wurzelgebiete jedesmal in Frage kommen, daß man niemals aus einem einheitlichen Triebe das Ganze ableiten kann, das ist die Meinung.

Man könnte einwenden, solche theoretischen Erwägungen würden den Gang einer durch das Material bestimmten Untersuchung nur belasten und aufhalten. Indessen sind sie tatsächlich von entscheidender Bedeutung für die Auswertung dieses Materials und keineswegs so geläufig, daß man sich einfach auf sie beziehen dürfte. Wir gewinnen durch die Klarlegung umschriebener Gestaltungstendenzen und ihrer Zuordnung im „normalen“ Gestaltungsvorgang eine Handhabe für alle künftigen Wertungen unserer Bildwerke. Statt auf vage Eindrücke angewiesen zu sein, werden wir fremdartige Züge im Bereich einer Gestaltungstendenz aufzeigen — statt einer Störung schlechthin werden wir eine bestimmte seelische Funktion als gestört nachweisen können.

II. Das Ausdrucksbedürfnis und der Schematismus der Gestaltungstendenzen.

Das vieldeutige Gebiet der Ausdrucksbewegungen haben Piderit, Darwin, Wundt, später Croce und Kohnstamm dargestellt. In der allgemeinen Psychiatrie hat sich durch Kraepelin der Brauch eingebürgert, die Störungen der Ausdrucksbewegungen als eine Gruppe für sich zu behandeln. Eine geschlossene Ausdruckslehre hat jedoch erst Klages begründet, dem wir uns hier in wesentlichen Stücken anschließen[7]. Ausdrucksbewegungen haben danach die Eigenart, Seelisches so zu verkörpern, daß es uns unmittelbar, im Miterlebnis gegeben ist. Träger von Ausdrucksvorgängen kann jede motorische Entladung nicht nur im Bereich des willkürlichen Bewegungsapparates sein, sondern ebenso auch im Bereich des vegetativen Systems, also etwa eine reflektorische Erscheinung wie das Erröten. Von der zielstrebigen Armbewegung, der Gebärde, die von Freude oder Zorn hervorgerufen wird, bis zur „Lautgebärde“ des Wortes, zum Niederschlag in der Schrift und im Bildwerk — überall erfassen wir schlicht miterlebend, nicht etwa auf rationalem Gebiet über Assoziationen, Individuell-Seelisches.

Mögen Ausdrucksbewegungen auch in allen Lebensäußerungen eine Rolle spielen — sie können an jeder automatischen, oder Trieb- oder Willkürbewegung als eine Seite erscheinen, um mit Wundt zu reden — so gibt es doch ein großes Gebiet, das nur von diesen Ausdruckstatsachen her völlig überschaubar ist: das Reich der Gestaltung, zumal der künstlerischen Gestaltung. Während nämlich im Reiche des Erkennens mittels Begriffsbildung ein Gegenstand durch meßbare Eigenschaften eindeutig beschrieben und in seinen wichtigsten materiellen Faktoren getroffen werden kann, versagt diese allein objektiv genannte Betrachtungsweise, sobald es sich um Ausdruckstatsachen handelt. Man mag einzelne einfachere Ausdruckskomponenten immerhin mit Apparaten einfangen — etwa den Schriftdruck mit Kraepelins Schriftwage — je tiefer das Ausdrucksphänomen im Individuum verankert ist und je höher es als ein Gestaltetes steht, desto machtloser findet sich der mit Maß und Begriff Erkennende ihm gegenüber. Nur ein Narr wird sich einreden, er könne das, was am Tone eines Geigers wesenhaft ist, durch akustische Messung von Schwingungszahlen und Klangfarben bestimmen. Oder gar den Ausdrucksgehalt eines späten, in tiefen Farben glühenden Bildes von Rembrandt durch Nachprüfung mit der Farbenskala.

Wir schließen also zusammen und stellen in Gegensatz zu der Sphäre der meßbaren Tatsachen das Reich der Ausdruckstatsachen, in dem Seelisches unmittelbar erscheint und ohne Zwischenschaltung eines intellektuellen Apparates ebenso unmittelbar erfaßt wird. Und alle Ausdrucksbewegungen sind als solche keinem anderen Zweck wesenhaft unterworfen als dem einen: Seelisches zu verkörpern und damit die Brücke zu schlagen vom Ich zum Du. Daß dies mit Freiheit und Vollkommenheit geschehe, macht offenbar ihren Eigenwert aus. Dazu gehört, daß die Bewegung tatsächlich erfüllt sei mit dem Seelischen, dessen Ausdruck sie ist, und ferner, daß sie bestimmt, womöglich eindeutig gestaltet sei. Die Tendenz aller bewußten Ausdrucksgestaltung: zur Vollendung in der Form zu gelangen, begreift diese beiden Komponenten in sich. Wir finden die Ansätze dazu schon unter ganz einfachen Umständen: beim Kinde, das im Verlauf seines Spieles einen lustigen Tanz erfindet oder eine Kritzelei auf der Tafel entwirft, die dem intimen Kenner sehr wohl nach ihrem Ausdruckswert deutbar ist[8]; beim Primitiven, der in seiner Tanzmaske irgendwie sein von magischen und dämonischen Vorstellungen erfülltes Weltgefühl zum Ausdruck bringt und ähnlich bei zahllosen Vorgängen, in denen Seelisches Gestalt gewinnt. Wollen wir uns nun nicht darauf beschränken, die sichtbaren Niederschläge solcher Ausdrucksvorgänge deskriptiv zur Kenntnis zu nehmen, sondern psychologisch in diese Vorgänge selbst eindringen, so müssen wir den Antrieb, um nicht zu sagen die Kraft, benennen, die darin erscheint. Wir sprechen also von einer Tendenz, einem Drang, einem Bedürfnis zum Ausdruck des Seelischen und meinen damit jene triebhaften Lebensvorgänge, die an sich keinem außerhalb ihrer selbst liegenden Zweck unterworfen, sondern sich selbst genug nur auf Gestaltung ihrer selbst gerichtet sind. Eine theoretische Begründung dieser Meinung kann hier auch im Umriß nicht versucht werden, weshalb wir vorziehen, diese Sätze einfach als zentralen Beziehungspunkt aller Untersuchungen dieses Buches hinzustellen. Auch diese Auffassung vom Wesen der Gestaltung fußt wesentlich auf Klages. Eine Darstellung, die den weitverzweigten Einzeltatsachen künstlerischer Gestaltung in diesem Sinne gerecht würde, gibt es noch nicht, doch wächst neuerdings die Neigung für eine solche Betrachtungsweise.

Mit gutem Grund wird in diesem Zusammenhange auf das substantiell Seelische, das in Ausdrucksphänomenen sich verkörpert und Gestalt gewinnt, nicht eingegangen. Denn dieses umfaßt ohne Ausnahme alles, was irgend in der Seele aktuell werden kann. Welche Rangordnung man den verschiedenen Sphären seelischen Erlebens zuerkennt, das ist wiederum, vom Standpunkte der Gestaltung aus gesehen, durchaus sekundär und von ethischen Maßstäben abhängig. Immerhin sei, um Mißverständnissen zu begegnen, hier noch einmal eigens betont, daß hier nur von unserem Zentralproblem der Gestaltung aus alles dargestellt wird. Dieses würde nicht voll zur Geltung kommen, wenn wir den Verlauf des Gestaltungsvorganges in einem Individuum zugrunde legten und in dem Chaos individuellen Erlebens zunächst sichten wollten, was für künftiges Gestalten wesentlich wäre.

In dem Ausdrucksbedürfnis besitzt alles Seelische gleichsam ein Vehikel, mit dem es aus der persönlichen Enge in die Weite des allgemeinen Lebens gelangt und im Gleichklang mit anderen Menschen sich objektiviert. Aber was wir damit als Ausdrucksbedürfnis benennen, ist ein dunkler triebhafter Drang, der an sich keine eigene Form der Entladung besitzt, wie der Trieb im engeren Sinne. Vielmehr ist er darauf angewiesen, sich anderer triebhafter Äußerungsweisen zu bedienen, die bereits auf bestimmte Verwirklichungsarten angelegt sind Insofern unterscheidet er sich eben von den gerichteten Trieben. Die gehen ihrem Wesen nach auf eindeutige Betätigungen aus, sie sind immanent zweckhaft: Spieltrieb, Nachahmungs-, Geschlechtstrieb. Das Ausdrucksbedürfnis ist nur als allgegenwärtiges Fluidum zu begreifen, wie der Eros. Darum kann man niemanden auch nur von der Existenz eines derartigen Fluidums überzeugen, der es nicht aus unmittelbarem Erleben kennt. Und darum begnügen wir uns mit diesen Hinweisen und wenden uns lieber den Bahnen zu, auf denen es sich kundtut. Dem Ausdrucksbedürfnis, das sich selbst genug in der Gestaltung gipfelt, stehen, wie eingangs schon erwähnt, sämtliche Bewegungsarten und ihre Niederschläge als Bahnen seiner Selbstdarstellung zur Verfügung. Wir beschränken uns hier, da es uns ja nur um die bildnerische Gestaltung zu tun ist, auf jene Äußerungsformen, die sich in der körperlich-räumlichen Sphäre optischer Anschaulichkeit auswirken. Was wir zu benennen trachten, sind wiederum die Wurzelbereiche dieser Äußerungsformen in der Sphäre der vitalen Vorgänge, wobei wir auf wohleingebürgerte Bezeichnungen stoßen. Dabei sind wir uns voll bewußt, dem fließenden lebendigen Geschehen einen Schematismus aufzulegen, glauben aber mit diesem Schema (s. u.) eine Art Hierarchie der triebhaften Gestaltungsgrundlagen zu geben, die Wesenhaftes verdeutlicht.

Eng benachbart dem zentralen Ausdrucksbedürfnis und ihm darin verwandt, daß sie noch kaum durch Objekte determiniert sind, scheinen nur zwei solcher Triebe, Dränge, Bedürfnisse (auf die Wahl des Wortes kommt hier wenig an) nämlich der Spieltrieb und der Schmucktrieb. Beide hat man denn auch gern als Ursprungsgebiet der Gestaltung angesprochen. Ausdrucksbedürfnis, Spieltrieb und Schmucktrieb schießen zusammen in dem Gestaltungsdrang, der nun rein, ohne irgendeine Bindung an formale Tendenzen, in den objektfreien ungeordneten Kritzeleien (vgl. S. 57) sich niederschlägt. Diese selten beachteten, an sich wertlosen zeichnerischen Produkte genauer zu analysieren, ist aus theoretischen Gründen recht lohnend, wie wir zeigen werden. Bemächtigt sich die Ordnungstendenz, der wir wiederum triebhafte Bedeutung zusprechen, der Formelemente einer solchen Kritzelei, so sind schon die wesentlichen Komponenten von Ornamentik und Dekoration gegeben, während der von der Theorie allzusehr mißbrauchte Nachahmungstrieb zur abbildenden Darstellung führt. Unter dem Symbolbedürfnis begreifen wir alles das, was das primitive Denken von dem auf rationale wissenschaftliche Erkenntnis gerichteten unterscheidet. Der ganze Umkreis magischer Denkweise gehört dahin, die ja — wie man heute wieder zu bemerken beginnt — keineswegs den „Pri-

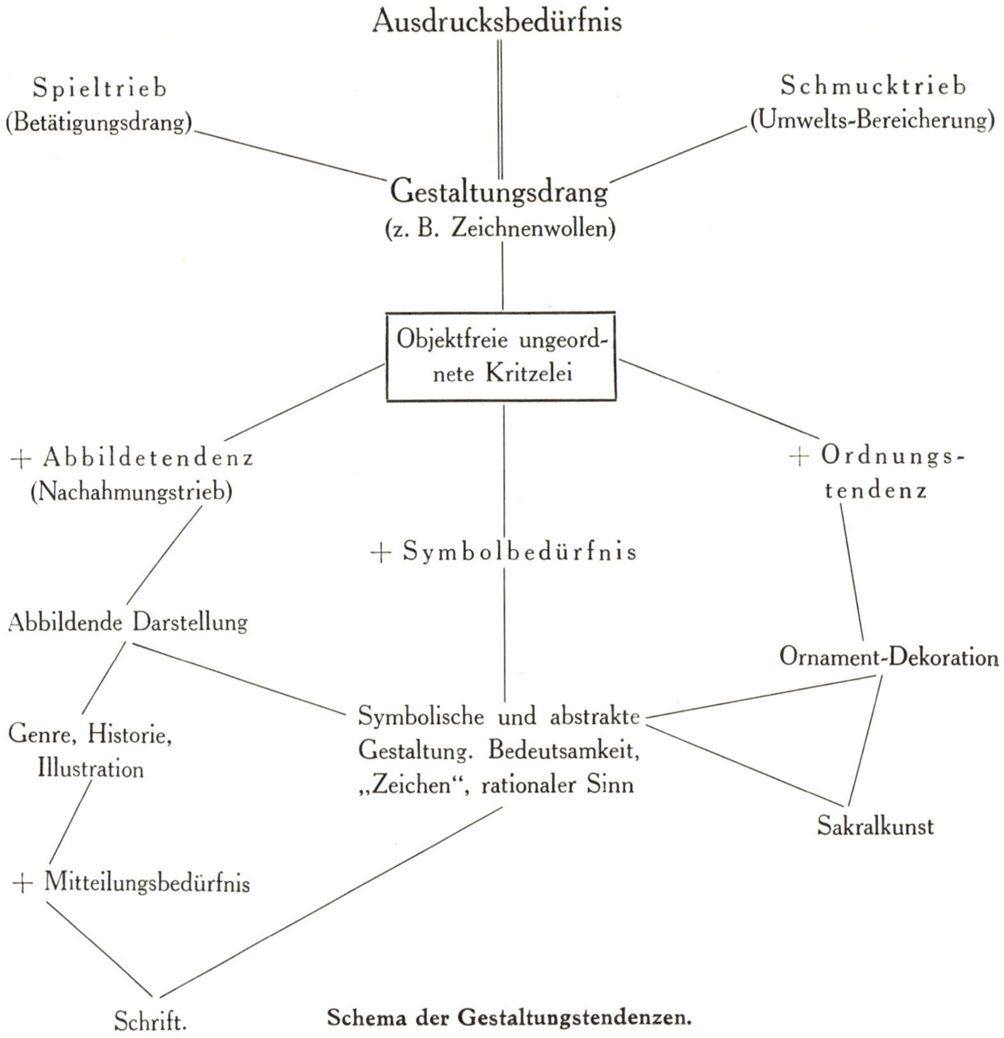

Schema der Gestaltungstendenzen.

mitiven" vorbehalten ist, sondern auch heute ihre Macht noch nicht verloren hat, und in der Kirche zumal unter anderem Namen offiziell gepflegt wird (vgl. S. 37 f.). Abstrakte symbolische Darstellungen können rein aus den Formelementen der Kritzelei und dem Symbolbedürfnis abgeleitet werden, wenn sie sich auch meist mit Ordnungstendenz verschwistern (z. B. in der Sakralkunst) und dann auch Abbilder bald einbeziehen. — Daß ein sonst neutrales „Zeichen" Bedeutungsträger für einen Sinn wird, der nicht anschaulich mitgegeben ist, sondern in Abkommen und Tradition beruht, bietet dem Mitteilungsbedürfnis einen Anknüpfungspunkt. Hier wäre also psychologisch die Entstehung der

Schrift anzusetzen, während man aus abbildender Darstellung im Dienste einer Mitteilungstendenz leicht didaktische Kunst, Genre- und Historienmalerei entwickeln kann.

Eines soll aus dieser graphischen Skizze der sechs Wurzeln der bildnerischen Gestaltung und den kurzen Erwägungen dieses Abschnittes vor allem klar werden: daß man auf keinen Fall einen „Ursprung der Kunst" in historischem Sinne jemals wird nachweisen können. Es gibt nicht „Kunstwerke", wie es Steinbeile und Pfeilspitzen gibt — die sind als zweckbestimmte Werkzeuge entweder vorhanden oder nicht, und alles weitere ist eine Frage der Technik. Der Gestaltungsvorgang, der in einem Kunstwerk von heute sich verwirklicht, wird gespeist aus sehr verschiedenartigen seelischen Bezirken. Und seine Quellen brauchen nicht alle zusammengeflossen zu sein, ehe sie den Namen Gestaltung verdienen. Vielmehr könnte man das Gleichnis so einkleiden: wie sickerndes Wasser im Boden zutage drängt und in vielen Quell-Läufen zum Strome rinnt, so drängen und rinnen Ausdrucksimpulse auf vielen Gestaltungsbahnen zu dem großen Strome der Kunst. Historisch wie psychologisch-theoretisch kein Anfangspunkt, sondern weite Quellgebiete, die schließlich alles Lebendige durchdringen.

III. Der Spieltrieb (Betätigungsdrang).

Unter Spiel kann man Verschiedenes verstehen. Einmal jede Betätigung, die sich keinen Zweck setzt, sondern sich selbst genug ist. Oder aber eine Betätigung, die zwar nach Regeln verläuft, aber keinen praktischen Zweck erfüllt, außer der „Unterhaltung", dem „Zeitvertreib", oder genauer, dem „Lustgewinn", der darin liegt. Diese zweite Bedeutung ist gegenwärtig gebräuchlicher. Daher wird man, um die erste mitzutreffen, besser als von Spieltrieb von Betätigungsdrang reden, womit über die Art der Betätigung noch gar nichts ausgesagt ist. In der Körperbewegung zuerst erscheint dieser Betätigungsdrang. Wir sehen in ihr das einfachste Anzeichen animalischer Lebendigkeit. Ohne auf das Spielen der Tiere und die Theorien über den Sinn dieser Spiele einzugehen, wenden wir uns sogleich zur spielerischen Betätigung beim Menschen. Wir wissen, sie ist ein spezifisches Merkmal des kindlichen Lebens. Sie verschwindet dagegen aus den Gewohnheiten des erwachsenen Menschen, je mehr er sich einer Lebensaufgabe hingibt, d. h. sein Handeln Zielvorstellungen unterordnet. Uns geht aber hier nur die Frage an, welche Rolle eigentlich der spielerischen Haltung, allgemein gesagt, bei Gestaltungsvorgängen aller Art zukommt. Es braucht kaum versichert zu werden, daß wir dabei keineswegs den Gegensatz von Spiel und Ernst im Sinne haben, sondern vielmehr den von zweckfreier Betätigung einerseits, bei der jedoch auch im Einfall des Augenblicks die Resonanz der gesamten Persönlichkeit mitschwingt, und die immerhin überleitet zur Intuition — und andererseits zweckhaft gerichteter Betätigung. Ein Gegensatz also, der jenem anderen zwischen der Ausdruckssphäre und der Sphäre meßbarer Tatsachen ganz parallel läuft. Und in der Tat sind nun alle Vorgänge im Bereiche spielerischer zweckfreier Betätigung nur als Ausdrucksbewegungen aufzufassen und nur als solche in ihrer vitalen Bedeutung zu würdigen. Die in diesem Kapitel herangezogenen Beispiele solcher zweckfreien Betätigung haben sämtlich engste Beziehung zu den Grundproblemen der Gestaltung. Man wird also den Schlüssel zu allem folgenden nur dann besitzen, wenn durch diese Beispiele klar geworden ist, wie weit diese zweckfreie, rational nicht erfaßbare spielerische Einstellung in die kompliziertesten Kunstschöpfungen hineinragt. Aus diesem Grunde wurde das Ausdeuten unbestimmter Formen hier mitabgehandelt, obwohl diese Vermengung methodisch anfechtbar ist.

Aus dem Bereich spielerischer Betätigung, soweit sie sich auf anschauliche Gestaltung richtet, kennt jedermann einige einfache Arten des Formens. Z. B. das Kritzeln aus Langeweile beim Anhören von Vorträgen, in Sitzungen und in jedem Zustande von Ermüdung, von Nachlassen der Aktivität und Aufmerksamkeit. Doch ist dieses Kritzeln nicht etwa auf diesen Zustand des erschlafften Lebensgefühls beschränkt, sondern auch die erregte Spannung, die sich ablenken möchte, führt dazu. Die Kritzeleien auf Telephonblocks sind wohl mehr hierher zu rechnen. Das Wesen dieser Produkte liegt darin, daß Zielvorstellungen, sei es rationaler, sei es formaler Art, völlig fehlen. Dennoch ist die Bewegung der Hand nicht ganz automatisch, jeder Führung entrückt. Sondern nur der einzelne Strich entspringt einem blinden Impulse, während die Verbindung der Einzelheiten von dem noch so nachlässig überwachenden Urheber gelenkt wird. Dabei ist meist eine Tendenz zu Wiederholungen und zu symmetrischen oder konzentrischen Formen vorhanden. Durchweg produziert jede Persönlichkeit einen Umkreis typischer Formen, so daß der Kundige leicht noch an dem Niederschlag spielerischer Bewegungen den Urheber erkennt: es sind Ausdrucksbewegungen.

Das Beschmieren der Wände, das Kinder und auch Erwachsene zum Ärger ordnungsliebender Mitmenschen so gern vollführen, entspringt ebenfalls in der Hauptsache einem spielerischen Betätigungsdrange. Was an bestimmten Vorstellungen dabei mitgerissen wird, sei es durch Milieuwirkung (Abort), sei es durch affektiv betonte Erlebnisse, ist wohl sekundär. Natürlich wäre es müßig, hier Grenzen zu ziehen. Auch der Übergang zum Mitteilungsbedürfnis ist gleitend. Über das spielerische Zeichnen der Kinder ist verhältnismäßig wenig mitgeteilt worden, da die Erwachsenen erst aufzumerken pflegen, wenn das Kind, gewiß unter ihrer Suggestion, seine Kritzeleien als reale Objekte deutet. Vermeidet man jeglichen Einfluß in dieser Richtung, so zeichnet das Kind, wie wir in einem Falle sicher beobachten konnten, bis über das vierte Jahr hinaus, rein aus Betätigungsdrang, ohne etwas damit zu meinen[9]. Das Brotkneten, das in den Heilanstalten zeitweise eine große Rolle spielte, und ganze „Museen" zur Folge hatte, ist aus dem täglichen Leben wohl jedermann bekannt, oder war es wenigstens früher. Es handelt sich um jenes achtlose Spielen mit Brotresten während des Essens, wobei zunächst ohne bewußte Leitung des Vorgangs allerlei kleine Figuren entstehen, die dann gedeutet und weiter geformt werden.

Von den spielerischen Betätigungen der Naturvölker ist vor allem ein Vorgang ziemlich einwandfrei beschrieben: ein Teil der südamerikanischen Felszeichnungen findet sich an Stromschnellen, wo die Bootfahrer zu rasten pflegen. Diese „Zeichnungen" bestehen eigentlich aus Rillen, die ziemlich tief in den Felsen gekratzt sind und teils geometrische Figuren, teils menschliche Gestalten nach Art von Streichholzmännchen darstellen. Man fand nun, daß der Ausgangspunkt solcher Zeichnungen jene Rille war, die das Seil, das zum Heraufziehen des Bootes diente, in den Felsen gerieben hatte. Ob die Erkundigungen über magische Bedeutung dieser Bildwerke wirklich alle Möglichkeiten erschöpft haben, läßt sich natürlich nicht beurteilen. Die Entstehung der Bilder wird übereinstimmend so beschrieben[10].

Gemeinsam ist diesen verschiedenartigen bildnerischen Betätigungen, für die sich leicht noch andere Beispiele anführen ließen, daß weder ein praktischer Zweck noch ein Sinn darin primär enthalten ist. Es hieße jedoch die theoretische Aufspaltung vielfältig verwickelter Tätigkeiten zu weit treiben, wenn man diesen einen Zug als allein wesentlich darstellen wollte. In Wirklichkeit mischt sich sogleich eine andere Tendenz den spielerischen Kritzeleien u. dgl. bei: jede noch so unbestimmte und von Abbildungscharakter freie Form fordert zur

Deutung heraus. Mag diese Forderung auch mit verschiedenem Nachdruck sich beim Betrachter und beim Zeichner selbst, beim Kind und beim Erwachsenen, beim künstlerisch Veranlagten und wissenschaftlich Denkenden geltend machen — sie gehört zweifellos zu den Grundphänomenen, die schon bei solcher spielerischen Betätigung wirksam sind. Sehr einleuchtend erscheint der Deutungsdrang bei dem letzten Beispiel, den Felsritzungen an Stromschnellen, wo eben die bei praktischen Bemühungen entstandene Kurve als Teil einer Figur gedeutet und ergänzt wird. Aber der Geltungsbereich solches spielerischen Ausdeutens läßt sich leicht auch an anderen Beispielen veranschaulichen, die nicht an Betätigungen anschließen, sondern an die Wahrnehmung ruhender Außenweltdinge. In primitiven Kunstwerken zumal finden wir häufig noch die Spuren der ursprünglich vorhandenen Naturformen, die wohl zu spielerischer Betätigung herausforderten. So vor allem sind manche der berühmten steinzeitlichen Tierdarstellungen an den Wänden spanischer Höhlen sichtlich angeregt durch Vorwölbungen des Felsens, die nun mit Hilfe von Einritzungen und Farbstrichen zu jenen frühesten überaus lebensvollen Bildwerken von Menschenhand geworden sind. Auch unter jenen Grabmälern der jüngeren Steinzeit, die als Menhirs bekannt sind, finden sich öfters solche, bei denen die naturgegebene Form nur ausdeutend verstärkt wurde zu einem menschenähnlichen Bild. Die Frage der symbolischen Bedeutung solcher Bildwerke wird durch den Hinweis auf diese Gestaltungskomponente nicht berührt.

Ein ganzer volkstümlicher Kunstzweig entwickelte sich aus solchem Deutungsdrange in China. Jedes ethnologische Museum enthält einige Exemplare jener vielfach gewulsteten Wurzelknorren (meist der Teestaude), aus denen durch oft nur geringfügige Bearbeitung mit dem Schnitzmesser äußerst groteske, phantastische Menschen- und Tiergestalten geworden sind. Auch bei uns begegnet man solchen Gebilden gelegentlich im Umkreis volkstümlicher Kunstfertigkeit[11]. — Dasselbe Spiel, das hier zu dauernden Gestalten geführt hat, kennen wir alle, zumal von schönen Sommerabenden, wenn die langsam gleitenden Wolken uns, fast ohne unser Zutun, eine reiche Fülle von bald lebensnahen, bald verstiegen phantastischen Gestalten — bescheren, möchte man fast sagen, so gering wird das Tätigkeitsgefühl, sobald man sich diesem Deutungsspiel hingibt. Wir wissen von Goethe, wieviel Sinn er für dieses freie Formspiel hatte. In dem Gedichte „Howards Ehrengedächtnis" heißt es:

Da staunen wir und trau'n dem Auge kaum;
Nun regt sich kühn des eignen Bildens Kraft,
Die Unbestimmtes zu Bestimmtem schafft;
Da droht ein Leu, dort wogt ein Elephant,
Kameles Hals, zum Drachen umgewandt,
Ein Heer zieht an, doch triumphiert es nicht,
Da es die Macht am steilen Felsen bricht;
Der treuste Wolkenbote selbst zerstiebt —

Weniger „naturgegeben" ist eine andere Gruppe von Gesichtseindrücken, die uns zum Hineinsehen von Gesichtern und Gestalten anzuregen pflegt, zumal wenn eine unbestimmte Beleuchtung die nüchtern objektive Auffassung der Situation erschwert. Jede mit Mörtel beworfene Wand, von der Teile abbröckeln, jede Tapete mit unbestimmten Mustern, jede Holzwand, schließlich jede Fläche, die durch Unebenheiten oder Flecken „belebt" ist, wie wir gelegentlich zu sagen pflegen, bietet sich spielerischer Ausdeutung dar oder drängt sich gar auf. Joh. Müller[12] nennt diese Anlage Plastizität der Phantasie und schildert sehr anschaulich, wieviel Freude er schon als Kind daran gehabt hat. Außer der die Suggestion erleichternden Dämmerbeleuchtung spielt dabei natürlich die persönliche Veranlagung des Betrachters die wichtigste Rolle. Daß Kinder in den Speiseresten auf ihrem Teller alles mögliche Getier erblicken, und nicht minder an jedem Holzstück eine ausreichende reale Grundlage für Pferd und Puppe finden, mit denen sie eben zu spielen gedenken, ist bekannt. Empfänglicher für das in Rede stehende Phänomen sind ferner Menschen, die gewohnt sind, „künstlerisch" zu sehen, Frauen mehr als Männer, allgemein suggestible und phantastische Personen mehr, als sachlich nüchterne. Schließlich darf die öfters gemachte Beobachtung herangezogen werden, daß man in der Ermüdung geneigter ist, die reale Form nur als Anregung zu spielerischem Ausdeuten zu nehmen. Was aus Tapetenmustern vor dem Einschlafen oder gar im Fieber werden kann, weiß mancher aus Erfahrung. Mit Umsicht eingeleitet wird solche Formdeuterei bei den zeitweise beliebten Klexographien. Die wolkigen Gebilde, die der Tintenabklatsch darbietet, sind freilich ganz besonders ergiebig für Gestaltsanregungen. Mancher abseitige Eigenbrödler hat mit dieser Beschäftigung seine stillen Stunden erfüllt. Am bekanntesten ist die Serie von Klexographien geworden, die Justinus Kerner herstellte und mit Gedichten begleitete, in denen er die grotesken Motive dieser „Bildwerke" nochmals freispielend weiter ausdeutete. Die Bereitschaft zu solchem Spiel ist nach dieser oberflächlichen Umschau offenbar abhängig von der allgemeinen Stellung des Menschen zur Umwelt. Denn jene Gruppen von Menschen, die wir besonders veranlagt dazu fanden, stimmen darin überein, daß ihr affektives Verhältnis zur Außenwelt stärker ist, als ihr objektiv erkennendes. Dem entspricht, daß alle diese Ausdeutungserlebnisse schon normalpsychologisch sehr leicht etwas vom Charakter des Unheimlichen haben.

Die Beziehungen aller derartigen freien Formspiele zu dem Gestaltungsvorgang im Bereich der großen Kunst sind viel enger, als es zunächst scheinen mag. Sie beschränken sich keineswegs auf den nächsten Umkreis kindlichen oder primitiven Gestaltens, sondern wirken höchst lebendig, zumal in aller nicht rein abbildenden Malerei. Lionardo, der aus der Malerei eine Wissenschaft zu machen trachtete, war doch weitschauend genug, auch diese spielerische Komponente, die seinen Grundsätzen durchaus nicht entsprach, vollauf zu würdigen und ihre Anwendung sogar zu empfehlen. Er spricht[13] von einer „neuerfundenen Art des Schauens, die sich zwar klein und fast lächerlich ausnehmen mag", aber doch den „Geist zu Erfindungen weckt". „Sie besteht darin, daß du auf manche Mauern hinsiehst, die mit allerlei Flecken bekleckt sind, oder auf Gestein von verschiedenem Gemisch," oder „in die Asche im Feuer, in die Wolken, oder in Schlamm — wenn du sie recht betrachtest, wirst du sehr wunderbare Erfindungen in ihnen entdecken — Kompositionen von Schlachten, von Tier und Menschen — von ungeheuerlichen Dingen, wie Teufeln, verschiedenartigen Landschaften, geschmückt mit Gebirgen, Flüssen, Felsen, Bäumen, großen Ebenen, Tal und Hügeln — lebhafte Stellungen, sonderbar fremdartiger Figuren, Gesichtsmienen, Trachten und unzählige Dinge, die du in vollkommene Form bringen magst". — „Durch verworrene und unbestimmte Dinge wird nämlich der Geist zu neuen Erfindungen wach. Sorge aber vorher, daß du alle die Gliedmaßen der Dinge, die du vorstellen willst, gut zu machen verstehst." Botticelli aber wirft er vor, er treibe Mißbrauch mit solchen Anregungen und meine, „dies Studium sei eitel, denn wenn man nur einen Schwamm voll verschiedenerlei Farben gegen die Wand werfe, so hinterlasse dieser einen Fleck auf der Mauer, in dem man eine schöne Landschaft erblicke. Es ist wohl wahr, daß man in einem solchen Fleck mancherlei Erfindungen sieht — und es ist gerade, wie beim Klang der Glocken, in den kannst du auch Worte hineinlegen, wie es dir gefällt. Aber obschon dir solche Flecken Erfindungen geben, so lehren sie doch nicht irgendeinen besonderen Teil zu vollenden. Und jener Maler malte sehr traurige Landschaften."

In den pädagogischen Bemühungen der Maler, die sich über die Grundlagen ihrer Kunst Gedanken machen, tauchen solche Probleme immer wieder auf. Am folgerichtigsten bei Adolf Hölzel, der jetzt schon durch drei Wellen verschieden gerichteter künstlerischer Tendenzen als Lehrender gegangen ist und immer wieder junge, aufstrebende Begabungen an sich fesselt. Diese Anziehungskraft beruht offenbar darauf, daß er eben den Wurzeln des Gestaltungsprozesses immer nahe ist und nie doktrinär erstarrt. So gab es für ihn eine Entwicklungsphase, in der er konsequent erprobte, was aus zweckfreier Betätigung und nachfolgendem Ausdeuten entstünde. Diese Bemühungen führen so tief in den Gestaltungsprozeß ein, daß es sich lohnt, sie hier kurz zu skizzieren. Wir werden später noch mehrfach darauf zurückgreifen müssen.

Wenn man mit abgewandtem Blick auf einem Blatt Papier mit dem Stift wahllos Kritzeleien ausführt und dabei möglichst die ganze Fläche mit einem Liniengewirr von verschieden starken und verschieden ausladenden Kurven bedeckt, nunmehr erst hinblickend sich zu irgendeiner Komposition, sei es Figur oder Landschaft, anregen läßt, und diese Komposition durch einige hineingesetzte Konturen kenntlich macht, so entsteht eine Zeichnung, die weit mehr, als eine aus Detail zusammengesetzte ähnliche Skizze, den Charakter des einheitlichen Bildwerkes trägt. Jeder mäßig Begabte kann sich durch Versuche von dieser Tatsache überzeugen. Hölzels theoretische Meinung geht gewiß mit Recht dahin, die „Mittel" des Künstlers (nämlich die Grundmittel: Linie, Form, Farbe) „könnten" an sich etwas, d. h. es wohne ihnen, sobald sie in irgendeiner Kombination vorlägen, und ausdeutend — nämlich auf Bildzusammenhang hin — angeschaut würden, eine gewisse potentielle Energie inne. Man kann diese Betrachtungsweise leicht als eine etwas phantastische Mythologie der künstlerischen Mittel bezeichnen, die mit billigen Personifizierungen arbeite, aber es steckt eine tiefe Erkenntnis darin, die besser in die zentralen Gestaltungsvorgänge einführt, als begriffliche Deduktionen.

Die Gestaltungskomponente, die in solchen Versuchen sozusagen in Reinkultur gezüchtet wird, ist bei den verschiedenartigen Produktionsweisen der Künstler durchweg beteiligt, wenn auch in sehr verschiedenem Grade. Das hängt von anderen Faktoren ab: der persönlichen Veranlagung, der Wirkungsbreite des rationalen Überbaues (Schulung, Zwecksetzung), technischen Besonderheiten. So zwingt etwa die Aquarelltechnik, bei der die Farben ständig naß ineinanderfließen, von einem Augenblick zum anderen mit großer Geistesgegenwart zufällig entstehende Nüancen auszunutzen, und gibt dabei Gelegenheit, eine unerwartet eintretende günstige Konstellation so stehen zu lassen, wie sie entstanden ist, vielleicht gar das ganze Bild auf dieses Zufallsdetail hin abzustimmen. Ein ähnliches Improvisationsspiel treiben viele Graphiker, indem sie den Grund ihrer Kupferplatte beim Ätzen für Augenblicke dem Zufall überliefern und das Resultat verwerten, oder indem sie die Maserung ihres Holzstocks für den Druck stehen lassen. Dies führt hinüber zu dem Zwang des gegebenen Marmorblocks. Man weiß von Michelangelo, daß er sich von einem solchen Block anregen ließ, eine Figur hineinzudeuten, und man findet diese Entstehungsgeschichte bei zahlreichen anderen Plastiken belegt. So ist es noch in frischer Erinnerung, wie bei der Diskussion über jene Marmorgruppe Max Klingers, die er „das Drama" nannte, dieser Zwang des gegebenen Blockes hineinspielte, ohne doch seinem wahren Gewichte nach gewertet zu werden. Denn zweifellos rührt in jenem Falle die uneinheitliche Wirkung des Werkes daher, daß der Künstler in seinen Block einzelne Gestalten von verschiedenen Seiten hineingedeutet hat, ohne eine anschauliche Gruppeneinheit zu erreichen. So mußte er durch gedankliche Verknüpfung ersetzen, was er für die Anschauung nicht gefunden hatte.

Das Gemeinsame aller angeführten Beispiele liegt darin, daß naturgegebene oder spielerisch entstandene Formen nicht als das genommen werden, was sie einer exakten naturwissenschaftlichen Beschreibung sind, sondern daß der Betrachter, der vielfach zugleich der Künstler ist, Formen aus seinem Vorstellungsschatz hineinzieht. Er wird angeregt, solche latenten Formvorstellungen in sich lebendig werden zu lassen, und diese Anregungen von seiten der unbestimmten Formgegebenheiten können sich je nach der Anregbarkeit des Betrachters zu Forderungen steigern. Es ist dann, als ob die im Beschauer auftauchenden Formvorstellungen in dem Außendinge vorhanden wären, als ob er sie wahrnähme. Dieser psychologische Tatbestand wird gewöhnlich einer besonderen seelischen Fähigkeit zugeordnet, um nicht zu sagen einem „Vermögen": der Phantasie. Es lag uns daran, diesen vagen Begriff zu vermeiden und die Beziehungen der vielverzweigten „Phantasietätigkeit" zu jenem einfachen spielerischen Betätigungsdrang zu unterstreichen, der uns schon beim Kinde und in irgendeiner Art bei jedem Menschen wirksam zu sein scheint, sofern er irgend etwas „gestaltet".

IV. Der Schmucktrieb (Umwelts-Bereicherung).

In den Erörterungen über den Ursprung der Kunst, die von Kunsthistorikern, Psychologen und Philosophen immer wieder angestellt worden sind, ist häufig das Schmuckbedürfnis als die eigentliche Quelle aller künstlerischen Tätigkeit angesehen worden; zumal als im 19. Jahrhundert biologische Gesichtspunkte zu immer höherer Geltung kamen, empfahl sich diese Annahme. Denn bei einigermaßen sparsamer Verwendung psychologischer Grundeinsichten läßt sich sehr eindrucksvoll dartun, wie das Schmuckbedürfnis nicht nur bei den Naturvölkern das alltägliche und erst recht das religiöse Leben weit intensiver beherrscht als bei Kulturvölkern, sondern bis hoch hinauf in der tierischen Ahnenreihe kann man zahlreiche Erscheinungen und Verhaltungsweisen der Tiere namhaft machen, die sich bei naivem Anthropomorphisieren auf ein Schmuckbedürfnis zurückführen lassen. Da nun außerdem bei den Tieren der „Schmuck" meist den Männchen vorbehalten ist und in der Brunstzeit erst seine volle Pracht entfaltet, so war damit eine Tatsachenreihe gefunden, die sich so recht eignete, unter dem Gesichtspunkte der Entwicklung gedeutet zu werden. Es soll auch gar nicht bezweifelt werden, daß an solcher Deutung etwas Wahres ist. Wir müssen wohl anerkennen, daß die für unsere Begriffe prunkvolle Erscheinung des männlichen Tieres mit der Sexualität eng zusammenhängt, aber wir würden dies weit aus der Sphäre des Schmückens hinausweisen. Das Tier schmückt sich nicht; der prunkende Putz wird ihm zuteil, ohne daß es irgendwie dazu tun könnte oder darum wüßte. Es geschieht etwas an ihm im Verlaufe des Lebensprozesses, in dem es Objekt ist. Sehen wir nun Naturvölker sich mannigfach schmücken, so fällt uns auf, daß sie sich vorwiegend tierähnlich gestalten, sei es durch Federn, durch bunte Bemalung, durch Masken. Wie eng nun auch die Beziehungen sein mögen, die das Gebaren dieser naturnahen Menschen mit dem der Tiere hat, der entscheidende Schritt zum Menschen überwiegt an Bedeutung alle jene Analogien. Denn nun ist das entstanden, was das Wort schmücken meint: ein aktives Hervorheben irgendeines Gegenstandes, sei es Mensch oder totes Ding, durch bereichernde Zutat. Wo immer wir den seelischen Veranlassungsgrund dazu suchen mögen, in persönlicher Zuneigung, magischer Bedeutung, einem Wirkenwollen auf andere, u. ä. m., immer bleibt in der Sphäre der Anschaulichkeit dies der Sinn: Auszeichnung des Geschmückten durch den Schmuck. Er wird freilich im aktuellen Zusammenhang des Lebens wohl stets überwuchert von der besonderen inhaltlichen Bedeutung, sei es etwa rituelle Bemalung zum Kampf, zum Trauerfest, zur Jünglingsweihe, zur Hochzeit, zur Dämonenbannung, oder schließlich einfaches Kenntlichmachen für Freund und Feind.

Ohne der Abwandlungen des Schmückens im Laufe der Zeiten zu gedenken, vergegenwärtigen wir uns nur einige einfache Beispiele, um den Zusammenhang mit aller Gestaltung darzutun. Wenn wir ein Papier mit Kritzeln bedecken, wenn das Kind bunte Steinchen auf seinen Sandkuchen legt, wenn wir Blumen in unseren Garten pflanzen, so liegt in diesen verschiedenen Betätigungen, wie in allem Schmücken letzten Endes eine ganz allgemeine Tendenz: Bereicherung des äußeren Weltbildes durch Hinzufügen von anschaulichen Elementen, so können wir die konstitutiven Faktoren dieser Tendenz formulieren. Sie ist, wie der Betätigungsdrang, eine letzte, nicht weiter zurückführbare psychologische Tatsache — ein Bedürfnis des Menschen, sich nicht völlig passiv der Umwelt einzuordnen, sondern ihr Spuren seines Daseins einzuprägen, über den Bereich zweckhafter Tätigkeit hinaus. Das Bedürfnis erstreckt sich auf alles, was die Notdurft des täglichen Lebens erschuf: Hausung, Kleidung, Waffe und Werkzeug und alles Gerät, das in der Folge entstand, vom Tongefäß, Knochen- und Steingerät der Primitiven bis zum Aschenbecher, zur Lampe, zum Buch unserer Tage. Und es steckt, neben allem, was man von dem zentraleren Ausdrucksbedürfnis und Symbolsinn aussagen mag, in den drei psychologisch unterscheidbaren Arten des Schmückens: die erste betrifft den Menschen als Person, sei es die eigene oder eine fremde, die zweite Werkzeug, Gerät und Schutzvorrichtungen, die dritte alle überindividuelle Betätigung auf magisch-dämonischem Hintergrund. Es steckt aber darüber hinaus in allem, was Menschenhand ohne zweckhafte Bestimmung vollbrachte: ausnahmslos jedes Gestaltete zeugt unter anderem für den Grunddrang des Menschen, seine Umwelt zu bereichern.

V. Die Ordnungstendenz (Rhythmus und Regel).

Zu allen Zeiten und bei allen Völkern sind einige wenige Prinzipien formaler Ordnung immer wieder aufgetreten. Und ebenso allgemein haben sich diese Prinzipien im Bereich des Schmückens beherrschend zur Geltung gebracht, während sie auf den übrigen Gebieten der bildnerischen Gestaltung mit anderen Tendenzen um die Vorherrschaft kämpften. Es sind die Prinzipien der Reihung, des regelmäßigen Wechsels, der Symmetrie, der Proportionalität — zurückführbar, wenn man will, auf Zahlen, auf Quantitäten und deren mathematische Beziehungen, und doch in solchem Einklang mit der Struktur des menschlichen Körpers, daß jener stolze Satz sich auch im Hinblick auf die bildnerische Gestaltung immer wieder aufgedrängt hat: der Mensch das Maß aller Dinge[14]. Ob wir diese Formprinzipien im Bau und in der Bewegung des Menschen begründen wollen — im Rhythmus des Pulses, der Atmung und des Schreitens, den wir metaphorisch in der räumlichen Reihung wiederfinden mögen, in der symmetrischen Anlage des Körpers, in der proportionalen Gliederung seines Aufbaues — oder ob wir kosmische Gesetze dafür aufrufen wollen, das ist eine weltanschauliche Frage. Vergegenwärtigen wir uns den symmetrischen Aufbau von Kristallen und Pflanzen, den Wechsel von Tag und Nacht, Ebbe und Flut, Sommer und Winter, so werden wir wohl eher geneigt sein, jenen anthropozentrischen Maßstab fallen zu lassen und lieber in dem rhythmischen Ablauf aller Lebensvorgänge Maß und Vorbild der Gestaltungsprinzipien anerkennen. Für uns ist die Feststellung wichtiger, daß solche Ordnungstendenzen sich zwangsläufig einstellen, und zwar um so sicherer, je weniger Abbildetendenz im Spiel ist. Darin liegt eben der Sinn des Ornaments — um dieses handelt es sich vorwiegend — daß es erstens schmückt und zweitens ein Eigengesetz in sich trägt, eine Ordnung, die nicht von einem Darstellungsstoff, sondern von abstrakten formalen Prinzipien diktiert ist. Die Entstehung der einfachsten Ornamentformen, sei es an den frühesten Tongefäßen, lange vor Erfindung der Drehscheibe, sei es bei der Bemalung des Körpers, vielleicht in Verbindung mit aufgereihtem Muschelschmuck, oder sei es am Flechtwerk, hat für uns wenig Bedeutung. Wir nennen Ornament eine von Ordnungsgesetzen beherrschte Schmuckform, ohne Rücksicht auf ihre Verwendung an einem bestimmten Ort. Ornamental heißt uns dementsprechend eine Form, die ihr Gesetz nicht aus dem realen Zusammenhang eines Vorbildes zieht, sondern aus abstrakter Ordnung.

Im Ornament werden Formelemente hauptsächlich in einliniger Ordnung aufgereiht. Anders, wenn eine gegebene Grundform durch Formelemente aufgeteilt werden soll. Bei einer solchen Aufteilung etwa einer regelmäßig begrenzten Fläche (um diese handelt es sich weitaus in der Mehrzahl der Fälle, nämlich um die Bildfläche, das Blatt Papier) wird nun ganz überwiegend die Mitte hervorgehoben, indem die Elemente zentral angeordnet werden, oder es wird durch die Mitte eine symmetrische Achse gelegt. Und ferner wird der Rand betont, der ja als Grenze der kontinuierlichen Fläche schon auf dem ungeschmückten Blatte eine Sonderstellung einnimmt. Dazu dient entweder die rahmenartige Hervorhebung der Randzone oder gesetzmäßige Beziehung (Abstand) von Formelementen auf den Rand. Das sind die allgemeinsten Grundformen der Flächenteilung. Ihr Wert beruht offenbar darin, daß sie in einer Vielheit von schmückenden Einzelformen die Einheit der Gesamtform aufrecht erhalten. Die große Zahl anderer Möglichkeiten läßt sich von diesen überall wiederkehrenden Grundgesetzen aus leicht entwickeln. Nur für die hiermit flüchtig angedeutete Aufteilung der Fläche nach irgendwelchen Ordnungsregeln wird der Ausdruck Dekoration und dekorativ gebraucht. Außer der erwähnten strengen Flächenteilung, die mit Rahmen und Zentrum rechnet, ist das fortlaufende Muster zu nennen, das sich sozusagen nur als Ausschnitt aus einer unendlich großen Fläche gibt, wie etwa auf einer Tapete. Ferner muß außer jener strengen, durch Maße kontrollierbaren Ordnung, wie sie auf der weitaus größten Zahl unserer Gebrauchsgegenstände und zumal in allen klassischen Flächendekorationen verkörpert ist, eine freie selbstherrliche Ordnung unterschieden werden. Diese findet sich nur ganz allgemein mit dem Gesetz des Randes ab und breitet sich auf der Fläche wohl in gebundenen, aber durchaus nicht nachrechenbaren Verhältnissen aus.

Es hat sich eingebürgert, nicht nur wie in der Musik den Wechsel ähnlicher Elemente als Rhythmus zu bezeichnen, sondern unter Berufung auf die ursprüngliche Wortbedeutung „fließen“ ganz allgemein den geformten Ablauf einer Ausdrucksbewegung als rhythmisch anzusprechen. Damit werden eben alle geformten Bewegungen und deren Niederschläge als Träger von Lebensvorgängen auszeichnend hervorgehoben vor jenen anderen Erscheinungen, die nachmeßbar geregelt sind, sei es durch geometrische Regelmäßigkeit, sei es durch genau gleiche Abfolge von Formelementen oder Kurven usw. Der „Rhythmus“ einer Zeichnung besteht also in dem irgendwie gleichmäßigen Bewegungsablauf ihrer Linien, so daß diese sich einem bestimmten Typus mehr oder weniger nähern. Ganz gleichgültig, was die Linien bedeuten, oder ob sie überhaupt sinnvoll sind, solcher einheitliche rhythmische Fluß kann ihrem Gefüge eine Gewalt verleihen, die stärker als alle anderen Gestaltungskomponenten wirkt — nach unserer Meinung eben deshalb, weil hier Ausdrucksbewegungen ganz rein sprechen, ohne daß irgendeine zweckhafte Beziehung möglich wäre. Reine Melodik in der Musik, wie in Solo-Sonaten für Violine oder Cello von Bach, wäre das einzige Vergleichsstück. In jeder Gestaltung aber gehört dieser rhythmische Fluß der Elemente zu den wesentlichen Imponderabilien, wenn auch nur der Kenner sich dessen bewußt werden mag.

Man könnte Bedenken hegen, daß durch so freie Fassung des Begriffs „Rhythmus“ einer phrasenhaften Verwendung Vorschub geleistet würde. Doch scheint uns die Unterscheidung von Rhythmus gleich Abfolge ähnlicher Werte in ähnlichen Zeit- oder Raumteilen und dagegen Regel (Takt, Gesetz) gleich exakte, nachmeßbare Abfolge von gleichen Werten in gleichen Zeit- oder Raumteilen (Klages) von so grundlegender Wichtigkeit zu sein, daß wir nicht glauben darauf verzichten zu können. Zumal die Gewöhnung an maschinelle Gleichförmigkeit hat es verschuldet, daß heute die Ansprechbarkeit durch lebendige rhythmische Werte außerordentlich gering ist. Da nun aber eben hierin die Fähigkeit, Gestaltetes zu erfassen und zu werten, vorwiegend beruht, so werden wir an dem Wortgebrauch festhalten, Rhythmus als lebendig gleichförmige Bewegtheit, Regel oder Gesetz als mechanische Gleichförmigkeit zu bestimmen. Beides liegt auf dem Wege der Ordnungstendenz. Was verwirklicht wird im Gestalteten, hängt von anderen Instanzen ab.

VI. Die Abbildetendenz (Nachahmungstrieb).

Daß die Abbildetendenz erst an dieser Stelle aufgeführt wird, geschieht nicht ohne Grund. Die ganze Gruppierung der Wurzeln des Gestaltungstriebes verfolgt unter anderem die Absicht, zu zeigen, wie viele wesentlichen Seiten des Gestaltungsvorganges herausgehoben werden können, ohne daß von dieser einen die Rede ist, die lange Zeit ungebührlich im Mittelpunkt des Interesses gestanden hat und noch immer am populärsten ist.

Ohne auf die biologischen Grundlagen des Nachahmungstriebes einzugehen, die uns zu weit von dem Thema entfernen würden, seien nur einige Tatsachen vorausgestellt, um bei der psychologischen Erwägung als Folie zu dienen. Es kann natürlich keinem Zweifel unterliegen, daß die Freude an der gelungenen Nachahmung für ganze Zeitläufte und ganze Völker wichtiger war, als etwa das Bedürfnis, Symbole anschaulich zu verkörpern. Man führt in diesem Zusammenhange gewöhnlich die niederländische Malerei an, die in Landschaft und Genrebild sich sozusagen hemmungslos, geleitet nur von der Tradition ihrer Kunstschulen, der Freude an der körperlichen Umwelt widmete, und nicht müde wurde, diese Umwelt immer wieder möglichst naturgetreu auf der Bildfläche erscheinen zu lassen. Auch im Naturalismus des 19. Jahrhunderts drängt sich dieser unbefangene Nachahmungstrieb in der bildenden Kunst in den Vordergrund, der seelischen Haltung dieser Zeit entsprechend, die sich immer mehr einem materialistischen „Wirklichkeits"kultus verschrieb. Sehr zum Schaden der künstlerischen Kultur, die nun seit einigen Jahrzehnten auf dem Umweg über die Bildnerei aller Zeiten und Länder — unter großem Aufwand an blindem Eifer — zurückgewonnen werden soll.

Die Abbildlehre in der Ästhetik ist eines der wunderlichsten Beispiele für die Zähigkeit, mit der dogmatisch gestützte Gedanken trotz ihrer offensichtlichen Schiefheit Jahrhunderte hindurch die Menschheit faszinieren. Schon Sokrates definiert die Malerei als Abbildung des Sichtbaren und Platon scheidet sie als nachahmende Kunst von den technischen Künsten. Dennoch eifert Platon im „Staat" z. B. gegen die Anwendung perspektivischer Mittel, die zu illusionistischer Täuschung führen, und gibt damit zu erkennen, daß er formale Gesetze über die Nachahmung stellt. Die unglückselige Nachahmungslehre des Aristoteles aber, die alle Künste auf dieses eine, äußerlichste Merkmal festlegt, herrschte bis auf Kant und wirkt populär noch heute, wie alle Lehren, die auf so einfachen Tatsachen fußen, daß jedermann sie versteht und zur Not selbst finden könnte. Nachgeahmt wird nach Aristoteles in der Malerei die Wirklichkeit, im Drama Handlungen, in der Musik Gemütsstimmungen, im Tanz Seelenbewegungen. Daß mit diesen Definitionen nur ein leerer Schematismus gegeben ist, zu dem Aristoteles selbst eine Fülle von wertvollen Gedanken beibringt, geriet natürlich leicht in Vergessenheit und es blieb der ominöse Satz: wie schon Aristoteles sagt, besteht die Malerei in Nachahmung der Wirklichkeit — worauf denn der jeweilige Autor sich, mit dieser Denkfessel gebunden, um die Mannigfaltigkeit bildnerischer Gestaltung mehr oder weniger fruchtlos zu mühen begann. Und noch aussichtsloser wurde die Zwangslage der ästhetischen Grundprobleme durch den Begriff des Schönen in Natur und Kunst. So blieb die idealistische Kunstlehre ein dialektisches Ringen um Begriffe, die allzu dürr und fremd über der Lebensfülle wirklicher Gestaltung schweben. Und bis heute muß jede theoretische Überlegung, der die Abbildetendenz nichts weiter ist, als eine, nämlich die stofflich gerichtete Komponente der Gestaltung, sich gegen das tief eingewurzelte Nachahmungsdogma eigens wehren.

Uns liegt hier vorwiegend an zwei Tatsachen. Einmal besagt Abbildetendenz im geringsten nichts über Wirklichkeit oder Unwirklichkeit der dargestellten „Gegenstände". Denn diese sind als Anschauungsbilder gegeben. Und für ein Anschauungsbild, das zur äußeren Gestaltung drängt, ist es unwesentlich, ob ihm etwas real Existentes, Sichtbares zugrunde liegt, oder ob sein Gegenstand nur vorgestellt werden kann. In diesem Sinne wird etwa die bürgerliche Vorstellung des lieben Gottes als eines alten Mannes mit großem Bart und behaglich-familiären Zutaten als Anschauungsbild gestaltet — er wird abgebildet. Die Abbildetendenz geht nur darauf, daß ein Anschauungsbild aus der Darstellung von dem Beschauer möglichst genau so aufgefaßt werden kann, wie es dem Bildner vorschwebte. Die andere, grundwichtige Tatsache bezieht sich auf die Art der Darstellung, den Stil. Ob ein Gegenstand realistisch oder abstrakt dargestellt wird, das ist vom Standpunkt der Abbildetendenz völlig sekundär. Diese ist ein rein psychologischer Begriff. Und der primäre psychologische Tatbestand heißt jedesmal: Gerichtetsein auf ein Anschauungsbild.

Wir durchmustern nun die bereits untersuchten Wurzeln des Gestaltungstriebes daraufhin, wie weit sie vom Nachahmungstrieb unabhängig oder mit ihm mehr oder weniger zwangsläufig verbunden sind. Den spielerischen Betätigungsdrang fanden wir seinem Wesen nach unabhängig von Darstellungstendenzen, obwohl er sich ihrer leicht bemächtigt. Dabei ist wohl in jedem Falle charakteristisch, daß eine solche Abbildetendenz nicht auf ein reales gegenwärtiges Objekt gerichtet ist, sondern mit dem Vorstellungsschatze frei schaltet. In demselben Grade, wie die Abbildetendenz zunimmt, nimmt der spielerische Charakter der Betätigung ab. Dagegen ist die Nachahmung fremder Bewegungen beim Spiel des Kindes stets beteiligt und daher auch beim Kinderzeichnen.

Fast noch geringer ist die Bedeutung des Nachahmungstriebes im Bereiche des Schmuckbedürfnisses. Wir sahen, wie dort das geschmückte Objekt als Ziel des Schmückens alle Formbemühung sich unterordnet. So erklärten wir uns die ganz überwiegende Geltung der formalen Grundprinzipien, die sich in Ornamentik und Dekoration verkörpern. Es ist bekannt, daß es ganze Ornamentstile ohne eigentliche Abbilder gibt: die geometrischen Stile, die von jeher als die reinsten Ornamentstile gegolten haben. Typisch für die in der Ornamentik verwendeten Abbilder ist es überall, daß sie nicht wirklichkeitsnah (naturalistisch) gestaltet werden, sondern wirklichkeitsfern (abstrakt), typisiert, stilisiert. Darin liegt unausgesprochen, aber doch völlig evident, die Tendenz, solche gegenständlichen Formteile nicht als Abbilder zu betonen, sondern sie als Elemente unter das Gesetz des Ornamentes einzureihen, genau so, wie ein Quadrat, einen Kreis und ein Dreieck. Die alte Streitfrage, ob abstrakte Ornamente aus Abbildern hervorgegangen seien, oder ob man in abstrakte Ornamente reale Objekte hineingedeutet habe, erscheint müßig, solange sie in der Form eines theoretischen Entweder-Oder geführt wird. Es wird wohl kaum gelingen, eine Stufe menschlicher Entwicklung aufzuzeigen, auf der infolge Fehlens jeder abstrakt ornamentalen Tendenz nur realistische Auszierung entstanden wäre, oder andererseits eine solche, auf der nur abstrakte Ornamentik ohne jegliches Abbild sich fände[15]. Die paläolithische Periode kommt zwar dem ersten Typus nahe und die neolithische dem zweiten, aber keineswegs verkörpert sie ihn rein. Man wird sich also wohl darein finden müssen, beide Tendenzen als ursprünglich triebhaft gegeben gelten zu lassen und jedesmal das Mischungsverhältnis beider zu prüfen. Wir halten fest, daß auch diese beiden Tendenzen in einem Wechselverhältnis stehen, so daß im allgemeinen die eine an Gewicht verliert, wenn die andere zunimmt.

In dienender Stellung erscheint die Abbildetendenz auch, wenn wir Bildwerke von der Seite des Ausdrucksbedürfnisses betrachten. Wir weisen an anderer Stelle darauf hin, daß man etwa dynamische Werte ohne realistische Abbildung eindrucksvoller zu gestalten vermöge, als bei Wiedergabe der vollen Körperlichkeit. An Gebrauchsgegenständen und tektonischen Formen erscheint die Ausdrucksgestaltung ebensowohl mit wie ohne Abbildetendenz. Gewiß soll die Schwellung der Säule nicht darstellen, wie eine Säule aus weichem Material an dieser Stelle auseinanderquölle, und doch überträgt sich der Ausdruckswert dieser Schwellung in dem Sinne, als ob die Säule an dieser Stelle am stärksten in Anspruch genommen wäre und daher verstärkt werden müßte. Die Blumen und Blätter am Kapitäl hingegen sind mehr oder weniger getreue Abbilder, leiten in ornamental geordneten Kurven zum Gebälk über und symbolisieren zugleich die Funktion des Tragens.

Von jener anderen Seite des Ausdrucksbedürfnisses aus — der anschaulichen Gestaltung von Gefühlen — ist Abbildung realer Gegenstände sicher nicht erforderlich. So gewiß jedes Gefühlserlebnis sich an Abbilder von Personen und Objekten heften und in dieser Verbindung gestaltet werden kann, so gewiß haben Linie und Farbe, etwas weniger vielleicht die räumliche Form, Ausdruckspotenzen im Sinne der Musik. Wir führen an anderer Stelle aus, wie die bildende Kunst mitten innen zwischen den zwei Polen der künstlerischen Gestaltung steht: dem nachbildenden, auf Naturnähe gerichteten, und dem formalen, auf Abstraktion, Gesetz, Gestalt gerichteten. Dem ersteren Pol zunächst finden wir etwa Plastik und epische Dichtung, an dem letzteren steht vor allem die Musik. Dieser ist es ja eigentümlich, daß sie nichts Naturgegebenes nachbildet, sondern rein durch melodische Linie, Klangfarbe und rhythmischen Ablauf, also durchweg unter dem einzigen Gesetze der Zahl, Gefühlsabläufe zu verkörpern und im Hörer anzuregen vermag. Sind auch solche seelischen Vorgänge nicht so eindeutig beschreibbar wie Abbilder, so sind sie doch dafür nach allgemeiner Ansicht unmittelbarster Ausdruck der Gefühlssphäre. Auf solche Erwägungen stützen sich alle jene Versuche, mit reinen Farbenakkorden, mit reinen (d. h. nicht abbildenden) Linien und mit abstrakten Raumformen ein Bildwerk aufzubauen. Sicher spielen dabei theoretische Betrachtungen häufig eine große Rolle, aber man kann solchen Bemühungen keineswegs die innere Berechtigung absprechen. Und wenn ernsthafte Bildner mit diesen Neigungen auf völliges Unverständnis stoßen, so können sie sich mit Recht darauf berufen, daß wir meistens nur so rohe Empfangsorgane für ihre subtilen Werke haben, wie der Unmusikalische für reine Musik — ihm geht ja oft genug Programm-Musik, Oper und Lied, bei denen er sich etwas denken kann, allein ein.

VII. Das Symbolbedürfnis (Bedeutsamkeit).

Die psychologischen Grundlagen der symbolischen Bedeutsamkeit eines Bildes können nur an den Werken primitiver Völker geklärt werden. Ohne uns von der Zeitfolge der verschiedenen Typen Rechenschaft zu geben, müssen wir wohl diese Hauptarten unterscheiden: 1. Das Idol ist selbst der Dämon, wird also personifiziert und im Besitz aller magischen Kräfte gedacht. Ein Stein, vielleicht menschenähnlich, ein Baum oder eine selbstgeschnitzte Figur gilt gleichviel. So persönlich wird dieser materielle Dämon aufgefaßt, daß er Mißhandlungen ausgesetzt ist, wenn er nicht leistet, was sein Besitzer sich von ihm versprach. 2. Das Bild ist ein Teil des Dargestellten, sei es Dämon oder Feind. Der schweift zwar umher, aber dennoch ist er im Bilde stets gegenwärtig. Was dem Bilde geschieht, geschieht ihm, den es repräsentiert. Hier wurzelt der Analogiezauber: schlage ich dem Bilde den Kopf ab, so verliert ihn kraft magischer Fernwirkung auch der Dargestellte. 3. Das Bild, selbst zwar nichts als ein Stück Holz oder Stein, das man durch geringe Bearbeitung kenntlich gemacht hat, wird bewohnt von der Seele des Dämons, des Ahnen u. a. Dabei ist die Weihe des Ortes oft entscheidend dafür, ob die Seele darin wohnt oder nicht. Als Teil des geweihten Ortes dient es dem Dämon zum Sitz — wird es von diesem Ort entfernt, so bleibt ein gleichgültiges Stück Holz übrig. Wesentlich ist in allen Fällen, daß Gefühls- und Vorstellungskomplexe in dem Naturobjekt oder Bild materiell verkörpert sind. Dies allein macht ihre Bedeutung aus, während die räumliche Gestaltung eines „Motivs“, sei es Mensch oder Tier, sekundär ist, oder gar, wie im dritten Falle, mit der magischen Bedeutung gar nichts zu tun hat. Die wird erst durch die Situation in ihm erweckt[16].

Zum Symbol, d. h. zum Repräsentanten einer unabhängig von dem Bildwerk für sich bestehenden Macht, wird dieses erst im dritten Falle. Die Worte Idol und Symbol werden nicht ganz konsequent diesen verschiedenen Tatbeständen entsprechend verwendet. Das Idol ist, das Symbol bedeutet die magische Macht. Was man als Fetisch im strengeren Sinne bezeichnet, ist stets ein Idol. Nur für die primitive Denkweise gibt es Idole. Dagegen bleibt das Symbol mit geringen Abwandlungen lebendig bis heute und mit ihm die Analogiehandlung in Volksbräuchen und kirchlichen Zeremonien. Einer durch einseitige wissenschaftlich-kausale Bemühung festgelegten Denkweise kann es leicht entgehen, wie lebendig diese Überreste von magischen Vorstellungen noch heute in unbefangenen Köpfen sind. Voll bewußt sind sich dessen vorwiegend Menschen, deren Lebensgefühl in den Gestaltungen aller Künste zu gipfeln vermag. Ja erst die Bereitschaft, symbolmäßiges Denken über alle Erkenntnis hinaus zu retten, scheint den Zugang zur Sphäre der Gestaltung zu öffnen. Der Umkreis dessen, was wir unter Symbolbedürfnis oder Tendenz zu symbolischer Bedeutsamkeit verstehen, ist noch näher zu bestimmen. Es ist, psychologisch ausgedrückt, die Tendenz, Gefühls- und Vorstellungskomplexe, die ihrem Wesen nach nicht anschaulich sind, bei der anschaulichen Gestaltung zu meinen[17]. Der Beschauer kann also nicht, wie bei einem Abbild und beim Ornament, das Motiv einfach wahrnehmen, sondern er ist auf Vermittlung begrifflicher Erläuterungen angewiesen, sofern nicht konventionelle Symbole verwendet werden.

Es fragt sich nun, wie denn diese symbolische Bedeutsamkeit am Werk in die Erscheinung tritt; ob man im unmittelbaren Eindruck sie schon erfühlt und ob bestimmte Qualitäten eines Bildwerkes darauf hinweisen. Die Erfahrung lehrt — und die theoretische Begründung davon ist leicht — daß bei reiner Abbildetendenz eine solche Sonderbedeutung recht selten ist und meist eine klägliche künstlerische Mißgeburt zur Folge hat. In einem Blumenstück, einem Porträt, einer Landschaft wird man dergleichen nicht suchen. Je naturnäher das Werk, um so unwahrscheinlicher ist symbolische Bedeutsamkeit. Treten dagegen Kombinationen von Formen oder bekannten Objekten auf, die aus der gewöhnlichen Erfahrung nicht geläufig sind, so muß in dem Gestalter irgendein seelischer Vorgang sich zugetragen haben, aus dem diese Kombination entsprang. Er meint etwas mit seinem Werk, das nicht anschaulich darin liegt, sondern nur von Wissenden erschlossen werden kann. Dies kann außer symbolischer Bedeutung aber auch noch eine einfache Beziehung auf äußere Geschehnisse oder innere Erlebnisse sein. Jedermann kennt die Spruchbänder, die vor allem in mittelalterlichen Kunstwerken aus dem Munde der dargestellten Personen hervorzugehen scheinen, sich formal als bewegte Kurve in das Liniengefüge des Blattes einordnen, aber die Hauptaufgabe haben, Gedanken oder Ausrufe direkt in Sprachform dem Beschauer zu übermitteln. Sie sind also Träger rationaler Inhalte und steigern die Bedeutung der Szene über den Eindruck hinaus, den die Zeichnung allein zu erwecken vermöchte. In anderen Beischriften, wie z. B. Benennungen von Personen, Glossen des Autors, bis zum Vers, der die Zeichnung ihrer Selbständigkeit beraubt und sie zur Illustration macht, variiert sich diese rationale, dem reinen Gestaltungsvorgang nicht zugehörige Komponente.

Wenn wir auf diese Weise einfache rationale Sinndeutung und symbolische Bedeutsamkeit zusammenstellen, so geschieht dies, weil sie allerdings den eigentlichen, rein formal analysierbaren Gestaltungskomponenten als psychologisch völlig andersgeartete Phänomene gemeinsam gegenüberstehen. Sie weisen hinaus aus der rein anschaulichen Sphäre der Gestaltung, der auch sämtliche Ausdrucksphänomene angehören, auf Zusammenhänge, die wesentlich unanschaulich sind. Nämlich auf das Ursprungsgebiet des Seelischen in seiner ganzen Mannigfaltigkeit, die zumal alles Gefühlsmäßige umfaßt. Dieses nun läßt sich nicht darstellen im strengen Sinne, sondern nur symbolisch repräsentieren, indem etwa der Rhythmus der Linien, das Verhältnis der Formen, die Symbolik der Farben uns Gefühlserlebnisse vermitteln. Dabei mögen konventionelle Symbole verwendet oder auch ganz abstrakte Ausdrucksträger gesucht werden. Die wahre Bedeutung des Symbolbedürfnisses für die Gestaltung erblicken wir jedenfalls erst in der Verschiebung des Akzentes unter den Gestaltungskomponenten. Zu seinem Wesen gehört, daß es reine Abbildung zurückdrängt, Ordnungssysteme hervorlockt. Konvention in der Formensprache, rhythmische Feierlichkeit, Vorherrschen abstrakter geometrischer Elemente, kurz alles, was vom individuellen Bildwerk fortweist auf verpflichtende Gesetzmäßigkeiten, das wird betont.

Wo symbolische Bedeutung herrscht, wird das Werk Träger dieser Bedeutung und verliert seinen Selbstzweck. Schon bei den Bildwerken der Primitiven mußten wir betonen, wie die magische Beziehung von so überragender Wichtigkeit ist, daß der ungeformte Stein so gut wie die Statue den Dämon verkörpern kann. Die magische Weihe macht ihn ja dazu, nicht die Bearbeitung. Er ist nur Zeichen für das, was er bedeutet. Hier liegen nun, was endlich allgemein klar zu werden beginnt, die Wurzeln der fixierten Zeichensymbolik und aller Schriftzeichen. Das symbolische Bild wird zum Merkmal für magisch-religiöse Vorstellungen, für Gegenstände und deren Eigenschaften. Im Dienste eines Mitteilungsbedürfnisses endlich (das wohl künftig nicht mehr als Veranlassungsgrund rationalistisch mißdeutet werden kann) wird aus solchen symbolischen Zeichen eine ganze Bilderschrift, Satzschrift, Wort-, Silben- und Buchstabenschrift. Dieser kurze Hinweis diene dazu, der Beziehung von Bild, Symbol und Schrift in unserem Schema ihren Ort anzuweisen.

VIII. Anschauungsbild und Gestaltung[18].

Die vorigen Generationen wähnten in dem physiologischen Sehprozeß die Grundlagen unserer Vorstellung von den Gegenständen zu erfassen. Sie konnten diesen Glauben auf die Betrachtungsweise der vorwiegend physiologisch gerichteten Psychologie stützen, hinter der die Weltanschauung einer naturalistisch und materialistisch gesinnten Zeit stand. Bis zu welchem erstaunlichen Grade verhältnismäßig spirituelle Köpfe sich in solchen physiologischen Wahn verrannten, zeigt etwa Georg Hirths zweibändige „Kunstphysiologie".

Besser als theoretische Erwägungen wird ein besonders krasser Fall beweisen, zu was für primitiven Irrtümern eine derart gebundene Betrachtungsweise gelangen kann. Vor einigen Jahren stand, von gewandten Kunstschriftstellern in etwas sensationeller Form wieder entdeckt und dem Publikum nahe gebracht, der große Maler El Greco im Mittelpunkt des Interesses. Während nun die Kunstfreunde sich von dem ekstatischen Überschwang seiner Bilder hinreißen ließen und die übermäßige Länge seiner Menschenfiguren in dies Gesamterlebnis willig mit einordneten, versuchten einige physiologisch orientierte Autoren umständlich nachzuweisen, Greco habe infolge einer Sehstörung seine Gestalten so „verzeichnet"! Und zwar glaubte man jene Bauanomalie des Auges nachweisen zu können, die als Astigmatismus bekannt ist. Es lohnt sich nicht, auf all die Scheingründe einzugehen, die geltend gemacht wurden. Man sollte meinen, wer jemals über Gegenstand, Wahrnehmung, Vorstellung und Darstellung nachgedacht hat, müsse durch eine einfache Überlegung jenen künstlichen Gedankenbau stürzen können. Wenn wirklich der Maler infolge einer Augenanomalie die Menschen seiner Umgebung um zwei Kopflängen größer gesehen und eine naturwahre Abbildung dieses seines Anschauungsbildes auf die Leinwand hätte bringen wollen, so wäre dieses Abbild dem realen Vorbild völlig entsprechend ausgefallen. Denn er hätte die Verhältnisse der Figur doch so gemacht, daß sie nun wiederum bei der Wahrnehmung mit seinen astigmatischen Augen ebenso lang erschienen wären, wie die realen Vorbilder. Er hätte also das Wahrnehmungsbild eines Menschen mit dem Wahrnehmungsbild einer gemalten Figur verglichen. Sollen die Proportionen dieser Wahrnehmungsbilder einander gleich sein, so müssen die Proportionen von Mensch und gemalter Figur ebenfalls einander gleich sein. Es ist etwas beschämend für die Psychologen, die eine Augenstörung Greco's für ihr Unverständnis verantwortlich machen wollten, daß erst ein Ophthalmologe (Greeff) diese einfache Überlegung anstellte.

Unzweifelhaft können Anomalien im physiologischen Sehprozeß auf die Vorstellung der realen Gegenstände und damit auf deren Darstellung einwirken: z. B. Farbenblindheit. Aber die bisherigen Versuche, am Werk solche Störungen des Urhebers zu erkennen, sind völlig unbefriedigend. Es scheint daher ratsamer, zuerst einmal sich der seelischen Komponenten zu versichern, die unsere Vorstellung bestimmen, wobei uns vielleicht auch die möglichen Abweichungen deutlich werden können. Ohne uns durch das Bewußtsein von der recht ungeklärten theoretischen Problematik unseres Themas verwirren zu lassen, wollen wir lediglich die unbestreitbaren Hauptkomponenten der Formvorstellung uns zu vergegenwärtigen trachten. Nicht das Entstehen der Vorstellung soll beschrieben werden, sondern was uns in der Vorstellung gegenwärtig ist, und wie sich die Bestandteile einer Vorstellung nach ihrer Bedeutung für die Gesamtvorstellung zueinander verhalten. Wir beschränken uns dabei durchaus auf die Vorstellungen aus der Sehsphäre.

Die physiologischen Vorurteile gehen durchweg von dem schwer zu überwindenden Irrtum aus, alle Wohlgesinnten könnten sich auf eine Umweltsvorstellung einigen, wie man sich auf Forschungsergebnisse einigt, und eine solche kanonische Vorstellungswelt, die man sich am liebsten nach Art photographischer Reproduktion denkt, würde nun abgewandelt durch mehr oder weniger willkürliche Gestaltungstendenzen und den Grad des Könnens. Einer solchen einseitig schiefen Meinung gegenüber kann nicht ausdrücklich genug die grundlegende psychologische Tatsache betont werden, daß jede „Vorstellung" schon durch Bearbeitung der objektiven Gegebenheiten aktiv gebildet wird. Und dies nicht nur in der Erinnerung, sondern bereits im Wahrnehmungsvorgang. An Stelle des vieldeutigen und verschieden benutzten Terminus „Vorstellung" gebrauchen wir besser für das hier gemeinte seelische Phänomen „Anschauungsbild". In der „Vorstellung" eines Gegenstandes überwiegen Erfahrungsurteile und ähnliche begriffliche Bestandteile weitaus über die anschaulichen Daten. Will man die in ihrer Wichtigkeit etwas überschätzten Vorstellungstypen heranziehen, so würde der Visuelle am ehesten befähigt sein, Anschauungsbilder in sich zu erzeugen, obwohl die motorische Anlage keineswegs hinderlich wäre. Der Akzent ruht für uns eben nicht auf dem unterscheidenden Merkmal, sondern auf dem Ziel: das Anschauungsbild liegt auf dem Wege zu räumlich-körperlicher Gestaltung.

Der psychologische Tatbestand ist so zu beschreiben: die Erfassung des realen Gegenstandes als eines Dinges — wobei zunächst nur wenige sinnliche Daten mit in sein Anschauungsbild eingehen, ist der erste Schritt des Aktes. Das Chaos der Sinnesdaten wird nun anschauend eingegliedert. Je nach der Einstellung verläuft dann der Auffassungsvorgang verschieden. Entweder er führt mit Hilfe von begrifflicher Subsumption der Sinnesdaten zu einem Erkenntnisbild, das der Vorstellung im üblichen Sinne entspricht, und weiter zu einem Wissen von dem Gegenstande, oder aber er richtet sich auf Gestaltung des Geschauten zu einem Anschauungsbild. Dieses kann sich durch Auswahl unter den Sinnesdaten und Betonung der konstituierenden Züge, wobei offenbar die Ausdruckswerte entscheidend mitsprechen, bis zu einer gültigen Wesensform steigern. Etwas Ähnliches meinte Goethe, der auf diesem Gebiet wohl als Wissender gelten muß, mit dem Ausspruch: das Höchste wäre, zu begreifen, daß alles Faktische schon Theorie (geschautes Wesen) ist.

Die folgerichtigste Schilderung dieser Vorstufen des Gestaltungsvorganges, wie wir das anschauliche Erfassen der Umwelt nennen können, hat Conrad Fiedler gegeben, der allerdings noch den dinglichen Gegenstand aus der Summierung von Einzeldaten hervorgehen läßt[19]. Das ändert aber wenig an dem Wert der grundlegenden Erkenntnis: in der Anschauung wird ein Bild des Gegenstandes geformt. Auf der vorkünstlerischen Stufe der Anschauung ist „die Form befangen in der Verworrenheit, die eben in jenen unentwickelten Gebieten des Bewußtseins herrscht". In jedem Verband sinnlicher Eindrücke, so scheint ihm, steckt schon ein Stück Form, das den zusammenhanglosen Empfindungsstoff gestaltend zu durchdringen beginnt. Die Anschauung kommt noch nicht zum ausgestalteten Bild, weil noch Strebungen da sind, die seiner Zwecksetzung zuwiderlaufen — d. h. wohl rationales Erkenntnisstreben, das dem Gestaltwerden im Wege steht.

Fiedlers Zeugnis bekräftigt damit unter anderem unsere Meinung und schützt sie vor tendenziöser Mißdeutung, daß es im Wesen des dreigliedrigen Prozesses Anschauung — Gestaltung — Werk liegt, von jeder anderen Zweckverknüpfung gelöst, insbesondere von dem auf Wissen ausgehenden Erkenntnistrieb frei zu sein. Der nämlich zielt nicht auf das anschauliche Bild, sondern auf das vollständige. Je mehr Wissensbestandteile aber in ein Anschauungsbild eingehen, desto mehr scheint es in seiner Eigenart gefährdet zu sein. Nicht als ob zwischen Anschauung und Wissen ein reziprokes Verhältnis bestünde. Sondern das Wissen stört die anschauliche Gestaltung, und diese muß den Schaden durch gesteigerte Leistung wettmachen. Jedenfalls können wir nicht umhin, als Gestaltungskraft oder bildnerische Begabung eine Potenz zu bezeichnen, die primär in dem soeben angegebenen Verhältnis zur Erkenntnissphäre steht, so daß wir von vornherein gefaßt sind, auch bei einem Mindestmaß von rationalem Wissen diese Potenz vollentwickelt anzutreffen. Das erhabenste Beispiel für eine solche groteske Diskrepanz zwischen den beiden seelischen Sphären kennen wir auf musikalischem Gebiet: in Anton Bruckner.

Der Formbegriff, den Fiedler im Anschluß an die zitierten psychologischen Betrachtungen entwickelt, ist absolut[20]. Wir haben hier keine Veranlassung, auf diese philosophische Seite des Problems einzugehen. Es mag immerhin etwas wie ein „Gesetz der Form" geben. Uns kommt es hier darauf an, den Gestaltungsvorgang psychologisch aufzuhellen. Und da muß denn vor allem darauf hingewiesen werden, daß schon im anschauenden Gestalten des Wahrnehmungsprozesses zahlreiche Faktoren mitsprechen, die aus der Persönlichkeit des Anschauenden stammen und deren Prägung tragen. Solche persönlichen Faktoren können hemmend oder fördernd auf das sich formende Anschauungsbild einwirken, in jedem Falle bestimmen sie es mit. Es handelt sich um Mächte, die teils in dem Individuum selbst verankert sind, seine „Note", wie man zu sagen pflegt, in der die affektive Veranlagung mit allgemeiner Ausdrucksbegabung und zahlreichen Entwicklungseinflüssen sich mischt, um sein Wissen von dem Gegenstand und weiter um Rasse, Landschaft und Zeit, in die es hineingeboren ward. Um nur einen dieser Faktoren, der wenig bekannt ist, zu erläutern, sei an Goethes Schilderungen von der italienischen Reise erinnert: er fühlt sich ständig gedrängt, die Landschaft mit den Augen ihm vertrauter Maler zu betrachten. Das heißt, er bringt fertige Anschauungsbilder solcher Landschaften mit und merkt, wie er die neuempfangenen Bilder den vorhandenen anpassen muß. Wer immer intensiv in Kunstwerken gelebt hat, wird ähnliche Erfahrungen gemacht haben. Knapp formuliert beweist dieser Tatbestand dies: unser Anschauungsbild wird nicht von dem einzelnen realen Gegenstand draußen geprägt, sondern wir prägen aus diesem Gegenstand mittels eines persönlichen Schematismus ein persönliches Anschauungsbild.

Dieser Tatbestand läßt sich noch von einer anderen Seite aus klären. Die Ethnologie beginnt neuerdings nach völkerpsychologischen Gesichtspunkten das primitive Seelenleben unter besserer Ausschaltung tief eingewurzelter Zivilisationsgewohnheiten zu erforschen, und auch in der Tierpsychologie werden naiv-anthropomorphisierende Unterschiebungen mehr gemieden als früher. So ist man dazu gelangt, die komplexe oder kollektive Vorstellungsweise des Primitiven unserer mehr analytischen entgegenzuhalten. Wenn wir hören, daß bei den Cora-Indianern in Mexiko sicher der Himmel als Ganzes zuerst Anschauungsbild war (vor den Sternen), daß die Erde als eine Person, ganze Tier- und Gewächsarten als je ein Wesen aufgefaßt wurden, daß ferner zum Körper eines Menschen auch sein Schatten, sein Spiegelbild und sein Name gerechnet wurden, daß andererseits viele Bienenarten selbständig benannt wurden, nicht aber der Gesamtbegriff der Biene bekannt war — so geht aus diesen psychologisch recht verschiedenen Tatsachen eines jedenfalls hervor: die Gruppierung von Sinnesdaten zu Anschauungsbildern und Begriffen erfolgt bei diesen Menschen nach ganz anderen Gesichtspunkten als bei uns. Für sie bestehen andere Komplex- oder Gestaltqualitäten. Ein besonders drastisches Beispiel ist die Spinne von H. Volkelt, die eine in ihre Wohnecke gelegte Fliege gar nicht betrachtete oder gar vor ihr flüchtete. Sie lieferte damit den Beweis, daß es etwas wie eine Dingvorstellung „Fliege zum Fressen" gar nicht für sie gab, sondern daß ihre Freßreaktion auf Netzerschütterungen von bestimmter Stärke eingestellt war[21]. Die Forschungen über Gestaltqualität und ähnliches haben noch eine ganze Anzahl von Beobachtungen geliefert, die für die Frage des Anschauungsbildes wichtig sind.

Für unseren Problemüberblick bedarf es noch einer Überlegung: Anschauungsbilder werden doch nicht nur von Gegenständen im Bereich eines Sinnesgebietes geformt, sondern in einem Bildwerk gewinnt häufig genug ein Vorstellungskomplex Gestalt, dessen Komponenten aus verschiedenen Sinnesgebieten stammen und obendrein oft rein begriffliche Bestandteile enthalten. Wie können sich diese Komponenten nun zu einem Anschauungsbild ordnen, in dem das Wesentliche des Vorstellungskomplexes verwertet wird? Ein Maler ist etwa von dem Erlebnis eines „heißen klaren Sommertages" aufgerührt. Zu einem Anschauungsbild dieses Erlebnisses gehört in erster Linie ein buntes Gewirr kräftiger Farben von ganz bestimmter Auswahl, in dem Grün mit farbigen Flecken, Gelb und Blau überwiegen, während z. B. das Rostbraun des Herbstlaubes ganz sicher fehlt. Ferner ist grell strahlendes Licht unentbehrlich. Dagegen ist es relativ gleichgültig, was an realen Gegenständen aufgenommen wird, eine Bergkuppe, ein Wiesental oder ein Acker. Viel mehr bedeutet der Verzicht auf die Komponenten aus anderen Sinnesgebieten, wie Hitze, Insektenschwirren und ähnliches. Es kommt nun alles darauf an, ob in dem Anschauungsbild die geformten Komponenten so stark im Sinne des stofflichen Themas wirken, daß die übrigen zwangsläufig assoziativ mit anklingen. So gruppieren sich die Komponenten unter Führung einiger weniger, während die konkreten Einzelheiten, etwa bestimmte Häuser, Bäume und Personen, die Tendenz haben, die Aufmerksamkeit auf sich zu ziehen, und das Anschauungsbild in eine begriffliche Vorstellung, in ein Wissen um Gegenstände zu wandeln. Nicht durch Addition aller in der Erinnerung auffindbaren Teile, sondern durch Auswahl und hierarchische Anordnung der anschaulich wichtigsten formt sich das Anschauungsbild zu höchster Intensität.

Reale Gegenstände können in sehr verschiedenartiger Weise darstellend geformt werden, und doch handelt es sich jedesmal, sobald nur überhaupt eine Abbildetendenz wirksam ist, darum, ein Anschauungsbild in räumlich-körperliche Form umzusetzen. Der psychische Grundvorgang ist derselbe. Alle stilistisch-formalen Besonderheiten sind sekundär. Sie betreffen, psychologisch gesprochen, nur die Einstellung des Gestaltenden zu seinem Gegenstand. Und diese schwankt zwischen den Polen größter Naturnähe (Naturalismus, Überwiegen des Stofflichen) und größter Naturferne (Abstraktion, Überwiegen des Formalen). Von einem Pole zum anderen gibt es nur fließende Übergänge, keinen Gegensatz, wie ein kurzer Überblick erweisen wird. Die vollkommenste Naturnähe wird nur erreicht von der Nachbildung im gleichen Material, etwa von der Wiederholung eines geschliffenen Juwels, einer Stickerei oder von dem Modell eines Hauses, eines Schiffs u. dgl. Ihr zunächst steht die täuschende Nachbildung in Moulagen, Puppen, scheußlichen Zwergen und Rehen aus Ton und Blech, Wachsfiguren, Panoramen. Nicht allzuweit davon entfernt sich der naive Naturalismus mancher Dilettanten, während die Volkskunst schon in dieser Sphäre meistens durch die bindende Formgewalt bodenständiger Tradition ansehnliche Leistungen hervorbringt. Der bewußte künstlerische Naturalismus verlegt bereits den Akzent auf den Gestaltungsvorgang, wie sehr er sich auch in Abhängigkeit von dem realen Gegenstand hält. Aber er kennt die Notwendigkeit, zugunsten einheitlicher Wirkung auf Detail zu verzichten, er wählt aus, abstrahiert. Darüber hinaus gehen verschiedenartige Tendenzen, die zwar sämtlich noch am erkennbaren Naturvorbild hängen, jedoch das Anschauungsbild des Gestaltenden bewußt darüber stellen. Der Mensch, dessen Bildnis gemalt wird, erscheint etwa als ein Krieger, wie Rembrandts Bruder mit dem Goldhelm, oder idealisiert zu einer Göttergestalt, oder typisiert zu einem magischen Greise, wie Kokoschkas Forel. In dieser Breite zwischen den Polen finden wir die unübersehbare Masse der Werke europäischer Kunst und einen großen Teil der übrigen. In Zeitstilen festigen sich Konventionen, die überragenden Persönlichkeiten prägen ihre Anschauungsform Scharen von Nachfolgern auf. Zwischen Formgesetzlichkeit und Naturnähe schwankt der Brauch auf breitem Spielraum.

Schließlich bleibt eine gewaltige, wunderlich gemischte Gruppe von höchst verschiedenartigen Bildwerken übrig: frühe Kulturen, Primitive aus der ganzen Welt, prähistorische Völker und Kinder. Was man auch gegen diese Gruppierung sagen mag: daß die hier Vereinigten durch die Art ihrer Gestaltung sich allen anderen gegenüberstellen, ist unbestreitbar. Auch hier läßt sich nirgends bezweifeln, daß reale Gegenstände gemeint sind, weder bei dem Ahnenbild, dem Fetisch und Idol, noch bei den Strichfiguren und Gefäßen, noch bei den gekritzelten Menschenschemen der Kinder. Aber ebensowenig läßt sich bezweifeln, daß die Gestalter all dieser schematischen, vielfach „falschen“ Figuren, psychologisch genommen, im Grunde genau so verfahren sind wie alle übrigen: auch sie mußten ihr inneres Anschauungsbild bereits geformt haben, ehe sie trachteten, es körperlich gestaltend weiter zu formen. Wie sich ihr Erkenntnisbild dazu verhält, das ist eine andere Frage, die in jedem einzelnen Falle anders beantwortet werden muß. Ihr Anschauungsbild ist bestimmt — wie überall — durch Kulturstufe, Alter, Übung usw. Es ist unentwickelt, zusammenhanglos beim Kinde, von magisch-religiösen Traditionen gebunden beim Primitiven und erst recht in frühen Kulturen.

Besonders aufschlußreich wäre eine Untersuchung über den Begriff des Organischen im Bereiche bildnerischer Darstellung. Er gehört nämlich, im

Gegensatz zu den üblichen Traditionen der Ästhetik, in das Gebiet des Wissens. Das wird am klarsten, wenn wir uns die Möglichkeiten bei der Wiedergabe von Bewegungen vergegenwärtigen. Jedermann kann den Versuch machen, neben die bildliche Darstellung eines laufenden Menschen auf den Tisch ein Streichholzmännchen in laufender Stellung zu legen. Wenn dieses in Proportion und Gliederstellung gut ist, wird es den Eindruck der Bewegung stets weit intensiver vermitteln, als das Bild des vollkörperlichen Organismus. Wollte man etwa prüfen, inwieweit das Anschauungsbild der Bewegung eines laufenden Menschen in einer Person gegenwärtig ist, so hätte es wenig Sinn, sie einen solchen Menschen zeichnen zu lassen. Damit würde man sie von dem Wesentlichen auf das akzessorische Detail ablenken, das aus Anschauung und Begriff gemischt ist und sich hemmend in den Weg stellen würde. Vielmehr sollte einfach aus Hölzchen, womöglich schon von bestimmter Länge, die laufende Figur gelegt werden. Die Chimäre von der organischen Richtigkeit und Vollständigkeit vor allem des menschlichen Körperabbildes hat trotz Lionardos und Dürers Ahnenschaft viel Unheil angerichtet, da sie den pedantischen Neigungen des Bildungs-Rationalismus vor allem entgegenkommt. Wir halten fest, daß große Gebiete der Gestaltung frei davon sind, und den Akzent gegenständlicher Darstellung auf sehr verschiedene Komponenten verlegen, ohne dadurch einem begründeten Tadel zu verfallen. Jedesmal gipfelt das Anschauungsbild in der akzentuierten Komponente, und jedesmal gilt es, dies Anschauungsbild auf seine bestimmenden Faktoren zurückzuführen.

Hiernach wird kein Zweifel mehr bestehen, daß im Bereiche gegenständlicher Darstellung nur eine einfache Polarität zwischen mehr stoffgebundener Naturnähe und mehr abstrakt-formal bestimmter Naturferne besteht, während der psychologische Tatbestand nur einer ist: aus dem Chaos des Gegenstandes wird durch Gestaltung ein Anschauungsbild, aus diesem durch weitere Gestaltung ein Bildwerk. Die Unterscheidung von zwei verschiedenartigen Gestaltungsvorgängen, einen physioplastischen, der sich an die Natur hält, und einen ideoplastischen, der sich an Vorstellung und Wissen hält, ist psychologisch schlechterdings unmöglich[22].

Wir haben bisher rein psychologisch von einem Gestaltungsvorgang gesprochen, der sich überall prinzipiell gleichmäßig wiederholt, sei es bei einem zeichnenden Kinde, bei einem Maler oder Bildhauer irgendeiner Epoche oder bei einem Australneger. Nunmehr müssen wir uns doch nach Wertmaßstäben umsehen, oder mindestens nach den Gesichtspunkten, unter denen möglicherweise gewertet werden kann. Die unter Künstlern übliche lakonische Wertung, ein Werk sei „gut" oder „schlecht", wird uns nicht viel nützen. Stammt ihr Maßstab doch stets aus einem bestimmten Milieu, in dem jetzt diese Art zu gestalten für gut gilt. Meist wird dabei noch überwiegend die Technik berücksichtigt. Eine auf breiterem Boden fußende ästhetische Wertung, die nicht dogmatisch zu diktieren sich herausnimmt, erstreckt sich nach mindestens vier Richtungen, wenn es sich um Darstellung eines realen Gegenstandes handelt. Sie beurteilt nämlich die 1. konforme, 2. technisch gute Darstellung eines 3. bestimmt aufgefaßten und 4. persönlich gestalteten Gegenstandes. Was man auch zu jedem dieser Punkte beibringen mag, das eigentliche Beziehungszentrum aller Wertungen wird man dabei schwerlich antreffen. Es scheint, kurz gesagt, nur in einer Polarität zu beruhen: zwischen lebendiger Unmittelbarkeit und Formung ist alles Gestaltete ausgespannt, und auf das Maß dieser Spannung allein kann letzten Endes unsere Wertung sich berufen. Man kann sich leicht überzeugen, daß dies tatsächlich offen oder versteckt zu allen Zeiten geschehen ist.

So wenig wir bei unserem Material auf kunstkritische Wertungen angewiesen sind, so ist doch zu bedenken, daß diese in die einfachste Beschreibung unweigerlich mit eingehen, weshalb einiger weniger noch kurz gedacht sei: wir müssen den Inbegriff dessen, was ein Bildwerk als stärker gestaltet aus anderen heraushebt, als Gestaltungskraft des Urhebers bezeichnen. Darunter verstehen wir seine Fähigkeit, was ihn bewegt — sei es Anschauungsbild oder Gefühl — so in ein Bildwerk umzusetzen, daß ein geeigneter Beschauer ein möglichst ähnliches Erlebnis daran haben kann. Die Gestaltungskraft wurzelt also im gesamten seelischen Lebensbereich, sofern er Ausdrucksimpulse aus sich herausschickt. Sie schlägt die Brücke von jeglichem Ausdrucksbedürfnis über Anschauungsbilder zum Werk — oder zwischen Erleben und Form. Ihre höchste Leistung liegt also darin, die Form mit Ausdrucksgehalt möglichst ganz zu erfüllen, damit jene Spannung gesteigert werde, in der wir den Wert des Werkes gipfeln ließen. Daß damit nicht etwa eine affektive stoffliche Spannung im Gegenstande der Darstellung gemeint ist, sei betont — sie kann bei nüchternster Sachlichkeit herrschen, wie Hodlersche Figuren beweisen. Dagegen hat Gestaltungskraft wenig zu tun mit technischem Können und wird bei großer Virtuosität nicht selten vermißt. Der Grund dazu liegt bei unserer Formulierung nahe: eben die polare Spannung „Ausdrucksgehalt — Form" ist bei der Virtuosität zugunsten der Form aufgehoben, während andererseits bei mangelndem Können leicht die Gestaltungskraft unterschätzt wird.

Schließlich muß noch einer Einkleidung der zentralen Formpolarität gedacht werden, die auf alle Künste zutrifft, aber in den darstellenden leicht vergessen wird. Jede Form wird von zwei Instanzen bestimmt: von einem Bild oder Vorbild und einem Gesetz, oder sie schwebt zwischen ihrer Abbildfunktion und ihrem Rhythmus. Mögen die Kunstzweige auch ihrem Wesen nach mehr an den einen oder anderen Pol gehören — Musik und Tanz an den rhythmischen, bildende Kunst und Epik mehr an den abbildenden — so entbehrt doch kein Werk, das irgend gestaltet ist, zumal der Belebung von seiten des Rhythmus. Wir wenden im Grunde denselben Wertmaßstab an, aus dem heraus wir die Spannung zwischen Ausdrucksgehalt und Formung ableiteten, wenn wir sagen: der Grad der rhythmischen Belebtheit eines Werkes bestimmt seinen Rang als eines Gestalteten. Daß wir wohl unterscheiden müssen zwischen Rhythmus und Regel (oder Takt), wurde an anderer Stelle gebührend betont.

DIE BILDWERKE

I. Psychiatrische Vorbemerkung.

Über die Heidelberger Sammlung wurden in der Einleitung bereits einige allgemeine Mitteilungen gemacht. Es bleibt übrig, von der Zusammensetzung des Materials nach psychiatrischen Gesichtspunkten zu berichten und die Auswahl der Bildwerke für die vorliegende Untersuchung zu begründen. — Weitaus die Mehrzahl der Bildwerke, nämlich rund 75%, stammt von Kranken, die der Schizophrenie-Gruppe[23] angehören. Die übrigen 25% verteilen sich so: auf manisch-depressives Irresein 7—8%, Psychopathien 5—6%, Paralyse 4%, Imbezillität 4—5%, Epilepsie 3—4%. Ganz genaue Zahlen lassen sich nicht herausrechnen, da manche Diagnosen fehlen, andere sehr unsicher sind. 16% Frauen sind in der Sammlung vertreten. Die statistischen Fragestellungen sollen im übrigen einer Sonderstudie vorbehalten bleiben. Hier handelt es sich um die psychologischen Grundlagen.

Überwiegt die Schizophrenie-Gruppe schon prozentual, so zieht sie durch Mannigfaltigkeit, Reiz und Ergiebigkeit ihrer Produktion und schließlich auch durch Qualität im Sinne der Kunst den Betrachter so stark an, daß für den Rest nur mehr der Rang des Vergleichsmaterials übrig bleibt. Wir betonen eigens, daß auch der unbefangene Betrachter in dieser Weise beeindruckt wird, da dem Psychiater ja heutzutage fast zwangsmäßig die Psychologie der Schizophrenie am meisten am Herzen liegt. Unter diesen Verhältnissen war es natürlich, schizophrene Bildnerei unbedingt in den Mittelpunkt der Untersuchung zu stellen, wodurch denn wenigstens in einem Punkte die Problemstellung sich erheblich klären und vereinfachen läßt. Wir werden also zwar einzelne Zeichnungen von Nicht-Schizophrenen mit heranziehen, vor allen im Bereich der einfachsten Kritzeleien, an denen die Gestaltungstendenzen erläutert werden. Die psychopathologische Problemstellung jedoch, die sich im Verlauf der Untersuchung in den Vordergrund schiebt, rechnet ausschließlich mit dem „schizophrenen Weltgefühl".

Jeder Psychiater weiß, daß dieser vage Ausdruck zwar ein peinlicher Notbehelf ist, aber in der Vielgestaltigkeit der schizophrenen Symptome seine Berechtigung hat. Wir werden daher nicht ein Programm aus Einzelsymptomen aufsetzen und die Bildwerke danach abfragen, sondern wir suchen lediglich die psychologischen Grundzüge uns gegenwärtig zu halten, die als charakteristisch für Schizophrene gelten. Sie seien hier kurz zusammengefaßt, vor allem mit Rücksicht auf psychiatrisch nicht vorgebildete Leser, die übrigens an den zehn ausführlich mitgeteilten Fällen Gelegenheit haben, Einzelsymptome kennen zu lernen.

Das zentrale psychologische Phänomen wird immer noch am besten mit dem Begriff des „Autismus" getroffen, obwohl das Wort leider von seinem Urheber selbst durch normalpsychologische Verwendung für Eigensinn (in der Richtung der Selbstherrlichkeit, Eigenbrötelei) abgenutzt worden ist. Auch der Begriff der „Introversion" hat eine ähnliche Wandlung durchgemacht vom psychopathologischen zum charakterologischen Gebrauch. Wir nehmen diese Wandlung als einen Hinweis, daß selbst solche anfänglich fast als spezifisch für die kranke Psyche erscheinenden funktionellen Eigenheiten sich eben auf normalpsychologischem Boden reichlich finden, wenn man darauf eingestellt ist. Es handelt sich nie um Einzelsymptome bei der kranken Psyche, sondern um eine Änderung im Gesamthabitus, und vor allem im Verhältnis zur Umwelt, im Weltgefühl. Der schizophrene Autismus hat das Besondere, daß er unbeeinflußbar, keiner Sachbesinnung zugänglich ist. Im Augenblick, wo er dies ist, muß er als durchbrochen, wo nicht als überwunden gelten. Nachdrücklich muß betont werden, daß Autismus bei Intaktheit der einfachen seelischen Funktionen (Wahrnehmung, Erinnerung, logische Verknüpfung) nicht nur vorkommt, sondern daß gerade diese Intaktheit für ihn wesentlich ist. Der Begriff bezieht sich lediglich auf die Verknüpfung und Verwertung der in ihrer Funktion als „Mechanismen" ungestörten seelischen Vorgänge unter dem Willkürgesetz eines selbstherrlichen, von der Außenwelt unabhängig gewordenen Ichs. Dazu gehört vor allem, daß die herkömmliche Scheidung in „wirklich" und „unwirklich" aufgehoben und diesem Ich unterstellt ist. Dieses Ich schaltet frei mit allen Erlebnissen, seien es Sinneseindrücke, Einfälle, Erinnerungsvorstellungen, Träume, Halluzinationen, Gedankenkombinationen — alles hat gleiche Anwartschaft, als real existent zu gelten, wenn das Ich, der niemandem verantwortliche Autokrat, es so will. Aus dieser Selbstherrlichkeit nährt sich, was wir als Größenwahn kennen: das Gefühl, begnadet zu sein, eine Mission zu haben, die Welt erlösen zu müssen, ein Fürst, Christus, Gott zu sein. Aus dieser zwangsmäßig erlebten Selbstherrlichkeit entspringt auch das Verlangen, aktiv auf die Umwelt einzuwirken, sie mit magischen Gewalten nach Belieben zu modeln — wobei wiederum eine kritische Einschätzung des tatsächlichen Erfolges nicht in Frage kommt. Die würde ja aus der autistischen in die reale Welt führen. So baut sich der Schizophrene in völliger Vereinzelung, ganz in sich selbst gekehrt, aus triebhaftem Einfall in hemmungsloser Willkür seine eigene Welt — das ist sein Autismus. In-sich-selbst-verkrampft-sein könnte man es übersetzen.

Aus den sinnlichen Daten der Umwelt, die nach unseren Ausführungen schon normalerweise der Bearbeitung im Wahrnehmungsakt unterliegen und zu persönlich bestimmten Anschauungsbildern werden, macht sich der autistisch-selbstherrliche Schizophrene natürlich eine ganz andere, reichhaltigere Welt, die er nicht durch logische Konventionen sichert und mit anderen Menschen in Einklang bringt, sondern die ihm eben Rohmaterial für seine Einfälle, seine Willkür, seine Bedürfnisse bleibt. Die reale Umwelt wird als solche entwertet, sie verpflichtet zu keiner Anerkennung — man kann sie benutzen oder ausschalten, ganz nach Belieben.

Während die Stellung des Schizophrenen zur Umwelt, seine Abkehr, seine Wendung auf sich selbst, nicht schwer typisch zu schildern ist, läßt sich sein affektives Verhalten kaum auf einfache Formeln bringen. Es geht einerseits dem Umweltsverhältnis parallel: die Dinge draußen gelten nicht mehr das Gleiche wie früher, sie sind auch nicht einfach entwertet, sondern sie sind verfügbar für jede Wertung, die sich aus einer Gefühlsregung ergeben kann, — das ist der Sinn der „affektiven Ambivalenz". Unerwartete Ausbrüche bei nichtigem Anlaß haben zu der groben Metapher der „Gefühlsstauung" geführt, der eine Lahmheit der Affekte entgegengesetzt wird —, das ist die andere Seite der affektiven Veränderung. Für den Beobachter jederzeit unmittelbar zu erleben ist die Unmöglichkeit, mit einem Schizophrenen in gefühlsmäßigen Kontakt zu kommen. Und auch die inadäquaten Äußerungen sind alltäglich: daß etwa der Kranke freundlich lächelnd Ungeheuerlichkeiten berichtet und gleich darauf über eine dargebotene Hand in einen Wutanfall ausbricht. Jedenfalls liegen in der affektiven Sphäre die fremdartigsten und normalpsychologisch am schwersten zugänglichen Veränderungen.

Zu dem Namen Schizophrenie haben die Spaltungserscheinungen geführt, die in den vorigen Abschnitten schon zur Sprache kamen. Die affektive Ambivalenz gehört dahin: es ist, als ob zwei Personen in verschiedenem Gefühlsverhältnis zu demselben Objekt stünden — und doch spielen sich beide Gefühlserlebnisse in einem Menschen ab. Oder derselbe Gegenstand wird zugleich in ganz verschiedener Weise aufgefaßt und benutzt, so daß es logisch völlig unverständlich bleibt, wieso die eine Auffassung die andere nicht zwangsmäßig ausschließt. Dasselbe geschieht mit Personen. Der Arzt wird etwa begrüßt als Briefbote, der immer die Kohlen bringt. Und am stärksten gespalten erscheint die Person des Kranken selbst, der bald als Gott die Welt regiert und bald als Kranker die Stube fegt.

Was man als „assoziative Lockerung" bezeichnet hat, kann psychologisch wohl nur als Folgesymptom aus den skizzierten Grundzügen abgeleitet werden. Es ist eben der Ausdruck des autistischen Verhältnisses zur Umwelt. Mit den Dingen draußen wird ganz frei geschaltet, entweder spielerisch einfallsmäßig, oder unter einseitiger Regie affektbetonter psychischer „Komplexe". Wir alle erleben ähnliches im Traum, für dessen Ablauf ja ganz entsprechend die Freiheit von der Führung durch eine allgemein verbindliche Obervorstellung wesentlich ist. Übrigens ist es nicht gar so schwer, sich auch im Wachen eine ähnliche Assoziationslockerung einzuüben. Das Produzieren freier Einfälle, das zur psychoanalytischen Methode gehört, führt ebenfalls in die gleiche Richtung. Entscheidend für diese Vergleichsgebiete ist jedoch, daß es sich bei ihnen um vorübergehende, außer beim Traum auch um willkürlich erzeugbare seelische Einstellungen handelt. Während die schizophrene Assoziationslockerung zwangsläufig, fast unbeeinflußbar und als Dauerzustand auftritt — solange eben die primäre autistische Veränderung der Persönlichkeit dauert.

Als Zentralbegriff bleibt bestehen die autistische Veränderung der Persönlichkeit in ihrer Stellung zum Ich und zur Umwelt, die mit tiefgreifenden Störungen des affektiven Verhaltens einhergeht und zu Spaltungen in mehreren seelischen Sphären führt. Diese Veränderung geschieht nun gewöhnlich unter der Wirkung von Wahnvorstellungen, von Ausnahmeerlebnissen, besonders Halluzinationen im Gebiete der Sinnesorgane und des Körpergefühls und damit zusammenhängenden Erregungszuständen. Schreitet die Krankheit fort, so wird die Verschrobenheit oder Verrücktheit zu einem „Zerfall der Persönlichkeit", der in das Dauerstadium des „schizophrenen Endzustandes" einmündet. Die „Verblödung", die der frühere Krankheitsname Dementia praecox betonte, ist etwas völlig anderes, als die organische Demenz bei groben Gehirnkrankheiten, weshalb man von Pseudodemenz gesprochen hat. Wir haben selten Zugang zu der Psyche des stark verschrobenen Endzustandes. Einen solchen Zugang eröffnen jedoch die Bildwerke, denen wir uns nunmehr zuwenden.

II. Objektfreie, ungeordnete Kritzeleien.

Bei manchen Kranken, die Briefe schreiben, beobachtet man, daß sie öfters ihre Absicht, Angehörigen oder Freunden Nachricht von sich zu geben, nicht ausführen, sondern das bereitgelegte Papier in anscheinend sinnloser Weise bekritzeln. Ferner findet man Zeitschriften, Zeitungen, und was nur an bedrucktem und unbedrucktem Papier den Kranken in die Hand gegeben wird, unordentlich bedeckt mit Kritzeleien. Der ordnungsliebende Abteilungsarzt, der sein Personal gut geschult hat, wird dergleichen vielleicht viel seltener zu sehen bekommen, als es entsteht, da es vor seinen Augen weggeräumt wird. Das Interesse beginnt meist erst rege zu werden, wenn der Kranke einigermaßen sinnvoll schreibt oder zeichnet. Immerhin findet man gelegentlich in Krankengeschichten auch solche Blätter verwahrt, die jedes rationalen Sinnes bar sind. Diese nun, die meist verworfenen — nur in geringem Bruchteil bewahrten — Niederschläge ödester Spielerei mit Papier und Stift, sollen hier zunächst einer kurzen Betrachtung unterzogen werden.

Man kann einige Dutzend dieser unansehnlichen Spielereien leicht so ordnen, daß sie — obgleich die Grundeigenschaft „gegenstandsloses Gekritzel" ihnen allen gemeinsam ist — doch eine relativ ansteigende Reihe bilden. Das eine Ende wäre bezeichnet durch völlige Unordnung des Gestrichels, Undurchsichtigkeit, ein Chaos von Stiftspuren, deren keine die Bewegung, aus der sie entsprang, dem Betrachter mehr verrät. Auf manchen Blättern dann ist das Gewirre nicht völlig undurchschaubar. Einzelne Stellen heben sich heller heraus. Dort erblickt man deutlicher eine Kurve, einen Punkt, einen geraden Strich. Noch mehr Einblick gewähren andere Blätter, die nicht durch Wischen verschmiert wurden, sondern ein mit hartem Stift im wahrsten Sinne „gekritzeltes" Liniengewirr darbieten. Da läßt sich hier ein einzelner Buchstabe, dort eine Silbe, ein Wort mit mühsam spähendem Auge herauslösen, dann wieder Zahlen, Bruchstücke geometrischer Kurven, Punkte, parallele Strichelei. Aber nirgends fügt sich dieser Schriftdetritus zu irgendeinem noch so einfachen Gebilde, sei es

Wort oder Figur, zusammen. Und nirgends spricht aus der Gesamtansicht die Verteilung hellerer und dunklerer Stellen oder einzelner Linienzüge uns so an, daß wir eine Absicht oder eine Gesetzmäßigkeit darin suchen möchten.

Ist nun auch weder nach der Seite des Abbildens, noch nach der Seite der Ordnung irgendein Anfang gemacht, der dem einzelnen Blatt eine eigentliche Individualität sicherte, so kann man doch keineswegs von völliger Gleichmäßigkeit, selbst bei diesem Gesamteindruck des Strukturlosen, reden. Vielmehr ist es mit geringem Opfer an Zeit und Mühe leicht, in diesem scheinbar nichtssagenden Gesudel eine Ausdruckssprache zu finden, die über eine gar nicht so dürftige Skala von Nüancen verfügt. Noch der kleinste Schnörkel, erst recht die weiter ausholende Kurve, läßt sich als Ausdrucksbewegung auffassen und, wenn auch in geringstem Ausmaß, deuten. So wenig brauchbare Vorarbeiten nach dieser Richtung bekannt sind, so ist es doch nicht aussichtslos, durch Vergleich zahlreicher gut beobachteter Fälle eine Art Alphabet der Ausdrucksbewegungen aufzustellen. Aus diesem Gleichnis ist auch der beschränkte Erkenntniswert solcher Studien leicht klarzumachen: wie der einfache Kritzel, so verdankt der einfache Laut seine Entstehung zwar eindeutig einer Muskelkonstellation, einem motorischen Nervenreiz, kurz der Dynamik eines physiologischen Ablaufs. Trotz dieser übersichtlichen Determiniertheit aber trägt der so entstehende Laut an sich keinen begrifflichen Sinn, sondern er kann höchstens Ausdrucksträger sein, und als solcher, zumal im Affekt, eindeutig wirken (Schmerzensschrei z. B.). Dementsprechend wäre zu untersuchen, ob etwa ausfahrende spitze Zacken regelmäßig einer Stimmung oder aber einer charakterologischen Anlage des Urhebers entsprechen u. dgl. mehr. Für derartige Untersuchungen steht leider Material von Gesunden kaum zur Verfügung. Und es kommt alles darauf an, nur spontan Entstandenes zu verwerten. Daß Krankheit des Urhebers allgemein die Brauchbarkeit solches Materials aufhebt, trifft nicht zu. Die geringe Unsicherheit, die etwa durch das Bedenken gestiftet wird, ob denn der Zorn eines Schizophrenen mit dem Zorn eines Gesunden verglichen werden könne, muß in Kauf genommen werden, wo so wenig Material in Frage kommt. Motorische Reizzustände auf physiologischer Grundlage dagegen müssen als grundsätzlich anders zu bewertende Antriebe gesondert zum Vergleich geprüft werden, — aber auch sie möglichst in Spontanerzeugnissen[24].

Erst nach solchen Vorarbeiten kann über die „Bedeutung" einfacher Kurven und Formelemente weiterverhandelt werden, wobei dann besonders die Symbol-

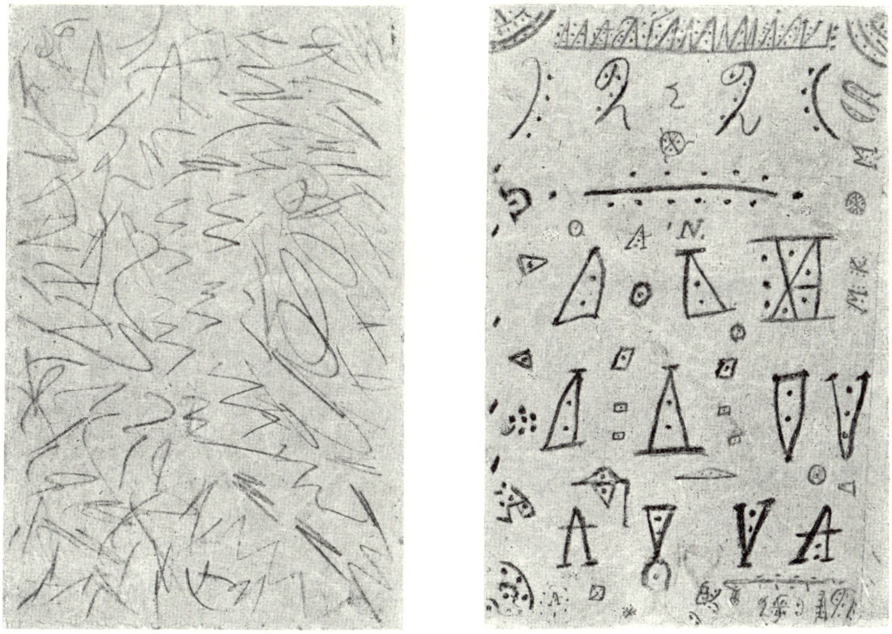

Fall 165. Abb. 1 a u. b. Kritzelei (Bleistift). je 14×21

deutung einfacher Kritzel, wie sie von psychoanalytischer Seite mehrfach versucht worden ist, kritisch verwertet werden muß. Niemand, der auf diesem Gebiete einige Erfahrung besitzt, kann im Zweifel sein, daß hier wertvollstes psychologisches Studienmaterial besonnener Bearbeitung harrt. Es liegt an der außerordentlichen Feinheit und Flüchtigkeit der Probleme, daß bislang noch so wenig Stichhaltiges darüber vorliegt. Aus diesem Grunde, weil wir eindrucksmäßige Deutungen scheuen, die sich nicht empirisch-kritisch stützen lassen, verzichten wir darauf, diese einfachen Zeichnungen als Persönlichkeitsspiegelungen darzustellen, werden dies aber mit den verwickelteren Bildwerken der zehn genauer zu schildernden Fälle versuchen.

Hier beschränken wir uns darauf, einen Überblick über die Vielgestaltigkeit unseres Materials zu geben, indem wir den Akzent darauf legen, die Gestaltungstendenzen in ihrem mannigfachen Spiel deutlich zu machen, d. h. die überpersönlichen Komponenten des Gestaltungsvorganges. In ihrem Zusammenwirken werden wir einige Störungen aufweisen können, die psychologisch sicher deutbar sind.

Ein Beispiel für die einfachsten Kritzeleien gibt Abb. 1a und 2a. Die einzelnen Linienzüge klingen am häufigsten an Buchstabenformen an, manchmal an

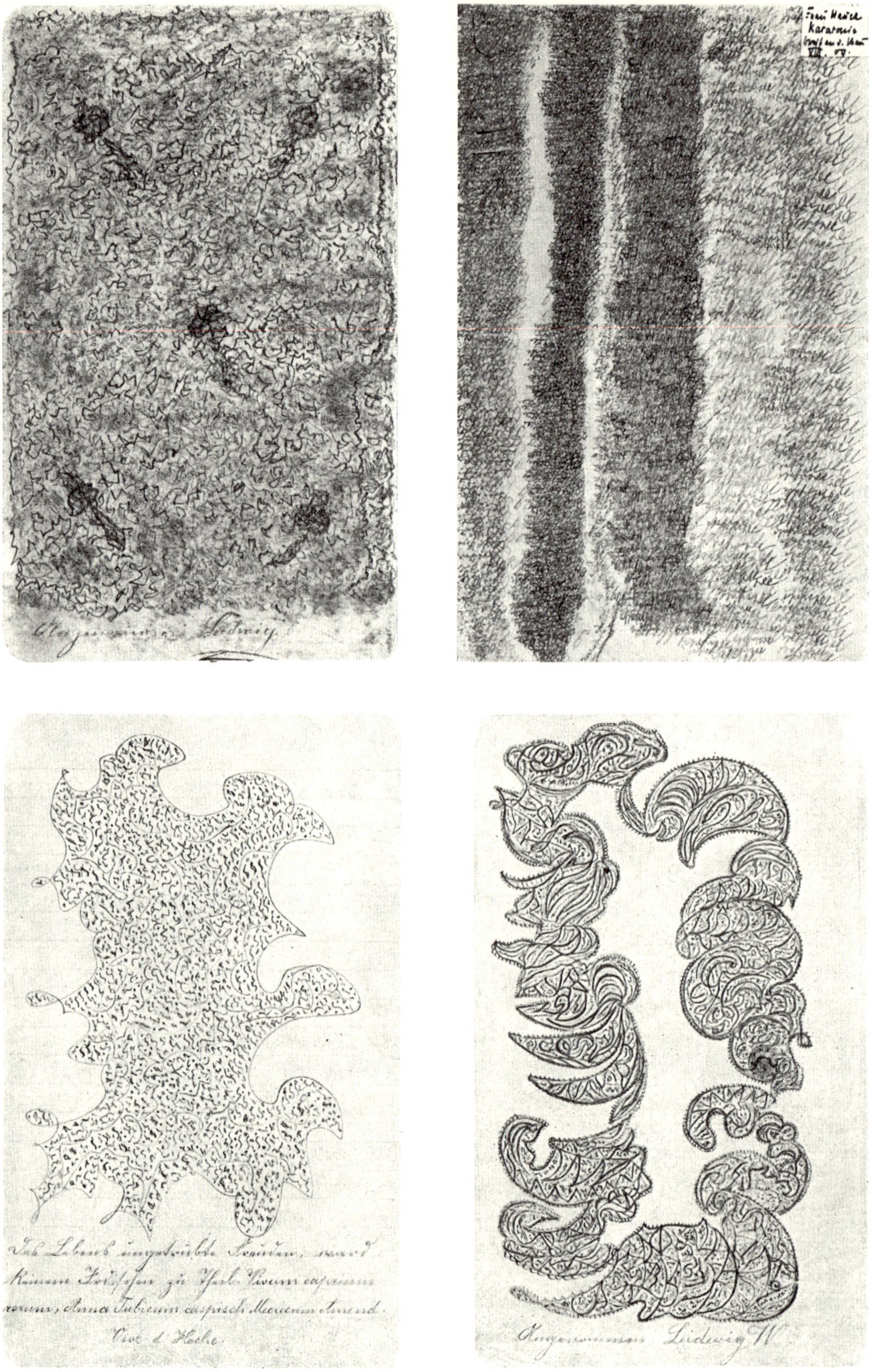

Fall 216. Abb. 2 a—d. Kritzeleien (Bleistift). je 10×16

geometrische Gebilde, ohne daß man Anlaß hätte, darin eine Absicht zu sehen. Auch die Verteilung der Formelemente auf der Fläche läßt keinerlei Ordnungstendenz erkennen. Ein einziges Merkmal nur, das der überwiegenden Zahl von solchen Kritzeleien eigen ist, können wir namhaft machen: das ganze Blatt ist bis zum Rande gefüllt mit Kritzeln, als ob ein „horror vacui" dem Zeichner keine Ruhe ließe, ehe jede freie Stelle bedeckt ist — oder, positiv gesprochen: als ob jede freie Stelle den Zeichner zur Betätigung anspornte. Wir bezeichnen diesen Typus als objektfreie, ungeordnete Kritzelei und sehen darin die für jede theoretische Betrachtung wichtige Vorform des Zeichnens, die sozusagen dem Nullpunkt der Gestaltung am nächsten steht.

Fragen wir uns, was psychologisch geschieht in einer solchen Kritzelei, so müssen wir dreierlei als wesentlich bezeichnen. Auch das einfachste Gestrichel ist einmal — wie mehrfach betont — als Niederschlag von Ausdrucksbewegungen Träger von Seelischem, und der ganze Umkreis seelischen Lebens liegt gleichsam in Perspektive hinter dem geringsten Formelement. Den Antrieb zu der Zeichenbewegung können wir als Ausdrucksbedürfnis eigens benennen (vgl. S. 16). Ferner müssen wir von einem Betätigungsdrang sprechen, den wir ebenfalls als Grunderscheinung alles Lebens auffassen und trotz enger Verwandtschaft von dem Ausdrucksbedürfnis sondern. Und schließlich wurden wir schon durch unsere Schilderung der ersten Blätter auf jene Tendenz zur Bereicherung der Umwelt hingewiesen.

In diesen drei Tendenzen sehen wir die bestimmenden Komponenten eines Gestaltungsdranges, der noch auf keinerlei Objekte gegenständlicher, formaler oder inhaltlich-symbolischer Art gerichtet ist. Man könnte aus einem solchen, noch blinden Gestaltungsdrang ein „Zeichnenwollen" ableiten, eine Bereitschaft, mit Stift und Papier oder was für Material immer sich zu betätigen, oder die „Einstellung" dazu, womit der Vorgang des objektlosen ungeordneten Kritzelns in seinen Hauptphasen wohl lückenlos geschildert wäre.

Die Abb. 2a—c und 1b repräsentieren den entscheidenden Schritt über das soeben beschriebene Urstadium des Zeichnens hinaus. Das Neue besteht darin, daß die Elemente nicht mehr gleichmäßig über die Fläche verteilt sind, sondern sich auf Abb. 2a und b zu dunklen Punkten und Streifen ballen und auf Abb. 1b und 2d feste Gestalt annehmen, wobei sie sich als noch so primitive Formindividuen nach Regeln auf der Fläche ordnen. Damit haben wir eine Ordnungstendenz in diesen Kritzeleien anerkannt und finden die grundlegenden Gestaltungsprinzipien: Reihung, regelmäßigen Wechsel, Symmetrie in ihnen

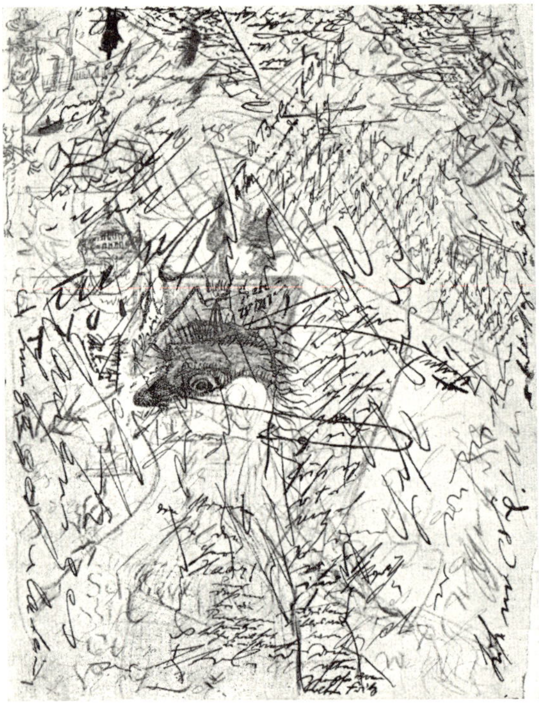

Fall 231. Abb. 3. Kritzelei (Feder). 16×21

bereits verkörpert. Abb. 1b würde als Urform der Ornamentik, Abb. 2a und b der Dekoration anzusprechen sein. Nach ganz anderer Richtung weist Abb. 3, auf der die Schriftelemente allerdings stark überwiegen. Hier erscheinen unvermittelt reale Objekte in einem Gestrichel, das durchaus nicht dekorativ geordnet ist. Auch zwischen den abgebildeten Objekten, dem Kopf mit Mütze und dem kleinen Haus an dessen Ecke, ist keine anschauliche Beziehung aufzufinden, außer daß sie sinnlos nebeneinandergesetzt sind. Beide Motive scheinen unabhängig voneinander in den Vorstellungsablauf getreten zu sein, einfach mit dem Anspruch, auf dem Papier dargestellt zu werden. War also bei der ersten Gruppe die Gestaltungstendenz rein auf Ordnung gerichtet ohne jede abbildende Nebenabsicht, so ist sie hier umgekehrt rein auf Abbildung einzelner Objekte gerichtet, ohne jede Ordnungsabsicht, und beides noch im Bereich einfachster Kritzelei. Wir verfolgen nunmehr diese beiden Richtungen getrennt, um an Hand einiger typischer Blätter ihren Wirkungsspielraum zu umreißen. Dabei ordnen wir die zwei Reihen so an, daß wir von den mehr spielerischen, inhaltsarmen zu den verwickelteren Werken aufsteigen, in denen bestimmte stoffliche Antriebe zur Wahl des Motivs geführt haben, etwa umgrenzte komplexe Vorstellungen, Wünsche, Erlebnisse.

III. Spielerische Zeichnungen mit vorwiegender Ordnungstendenz. (Ornamentik und Dekoration.)

Wir unterschieden im Bereiche ordnender Tendenzen von formalen Regeln, die sich auf Einzelformen (Ornament) und Flächenteilung (Dekoration) erstrecken, das freie rhythmische Gleichmaß im Bewegungsablauf der einzelnen Linien. Dieses erscheint am einfachsten und vielleicht am eindrucksvollsten in Abb. 4a, wo zwei Bewegungsmotive, die kreisähnliche Kurve und die in Parallelführung zur Zwischenraumgliederung verwendete Gerade, den ganzen Formenschatz ausmachen. Diese Motive sind ohne jede vorschauende Berechnung rein spielerisch von einem Rande bis zum anderen durchgeführt und erzeugen nur durch die Konstanz ihrer gleichmäßigen Bewegtheit den einheitlichen Gesamteindruck. Nach denselben Prinzipien ist Abb. 5 mit ihrem wuchernden Reichtum von margueriten- und korallenähnlichen Formen entstanden, nur daß hier jeder Bewegungsrhythmus in sich abgeschlossene Einzelgebilde erzeugt. Man wird nicht fehlgehen, wenn man in den druckstarken, energischen Kurven dieser Gebilde den Ausdruck einer gespannten Erregung sucht. Das wird besonders überzeugend durch einen Vergleich mit den bizarr spielerischen Gebilden eines anderen Kranken, Abb. 2c und d. In der Tat fertigt dieser seit Jahren fast automatisch zahllose derartige Arabesken an. Zumal bei seinen größeren Blättern, wie Abb. 6, siegt über den ersten Eindruck des Reichtums eine gewisse Lahmheit in der Zusammenfügung des Ganzen. Wenige durch Jahre stereotyp sich wiederholende muschelartige Motive bestreiten den ganzen Aufbau. Auf die Rahmenfunktion des Randes wird häufig

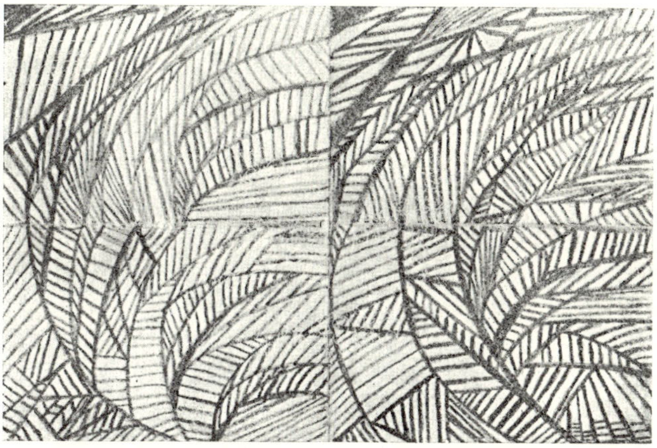

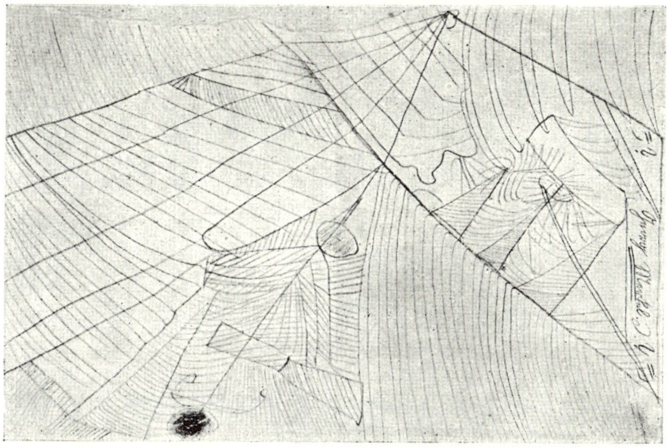

Fall 267 u. 441. Abb. 4a u. b. Dekorative Kritzeleien (Bleistift). je 32×21

Rücksicht genommen, dagegen wird die Flächenteilung in kapriziöser Willkür bestimmt, ohne daß eine Ordnungsregel oder ein reales Objekt Berücksichtigung fänden. —

Nicht so einfach ist Abb. 7 in ihre Komponenten zu zerlegen, denn sie ist

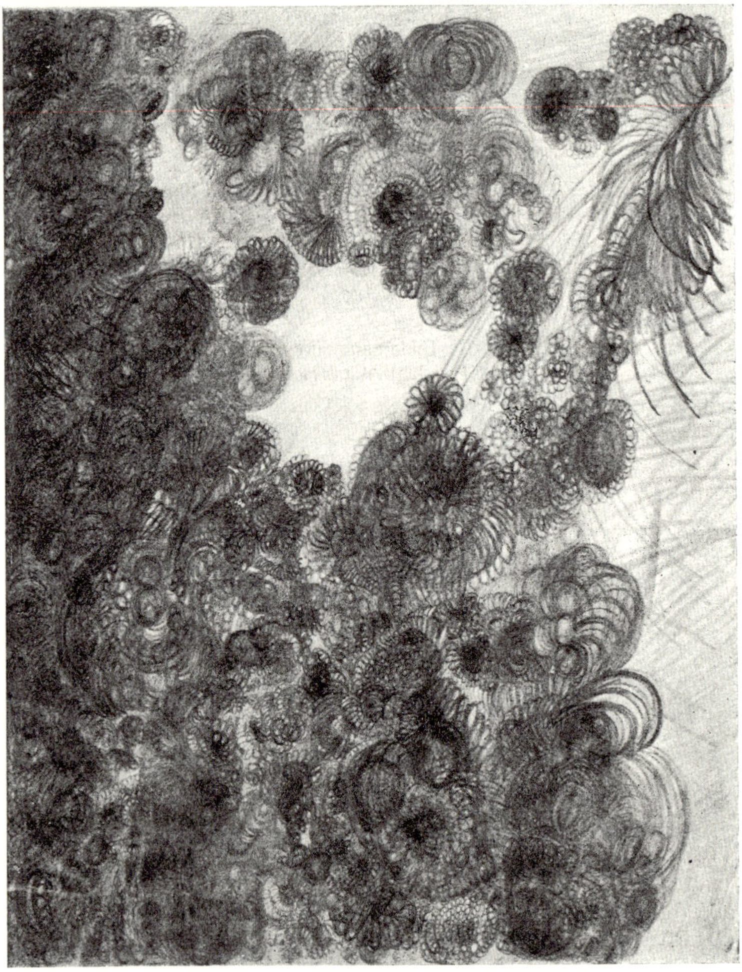

Fall 195. Abb. 5. Ornamentale Zeichnung (Bleistift). 16×21

in zwei Richtungen verankert: einmal sind innerhalb der Quadratteilung geometrische Figuren durch Diagonalen und Verbindungslinien der Quadratmittelpunkte konstruiert. Diese geben das Gerüst ab für die Kurven und die farbig ausgeführten Flächenstücke. Aber die Kurven sind nun keineswegs in geometrischer Regelmäßigkeit gezogen, sondern tragen in verwirrender

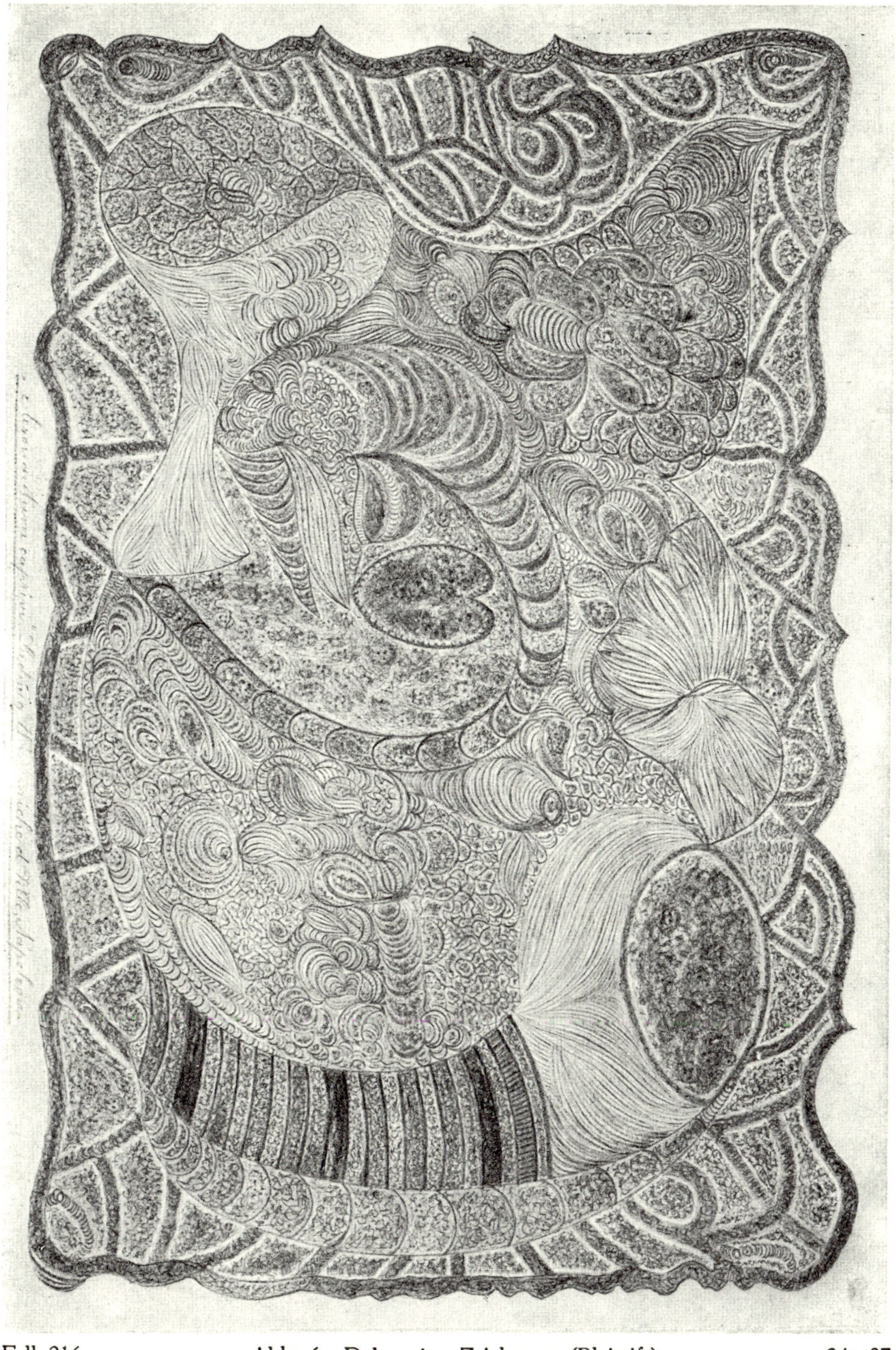

Fall 216. Abb. 6. Dekorative Zeichnung (Bleistift). 24×37

Mischung Gesetz und Willkür zur Schau. Darin beruht wohl die gleichzeitig geschlossene und doch beunruhigende Wirkung des Blattes. Auch die Farbenverteilung trägt zu diesem zwiespältigen Eindruck bei, da sie ebenfalls stellenweise mit dem Anspruch auf gesetzmäßige Beziehung auftritt und dann wieder spielerischem Einfall zu folgen scheint. Ähnliches läßt sich von dem viel primitiveren Blatt Abb.4b sagen, dessen Hauptlinien scheinbar von einem am Rande gelegenen Punkte ihr Gesetz empfangen, während sich in Wirklichkeit die meisten Teilformen ganz unabhängig von diesem machen. Ob der Zeichner, ein von Natur imbeziller Schizophrener, wirklich von Anfang an ein Haus darzustellen beabsichtigte, wie er nachträglich angab, läßt sich bei dem spielerischen Deutedrang derartiger Kranker nicht mehr entscheiden. Bemerkenswert ist immerhin, daß eine solche scheinbar abstrakt dekorative Zeichnung unter Umständen reale Gegenstände meinen kann. Wir hätten also hier den Fall, daß zwei für unsere Begriffe völlig unvergleichbare Vorstellungskomplexe von dem Schizophrenen identifiziert werden: das Anschauungsbild eines Hauses, von dem wir kaum annehmen können, daß es vom Durchschnitt grundsätzlich ab-

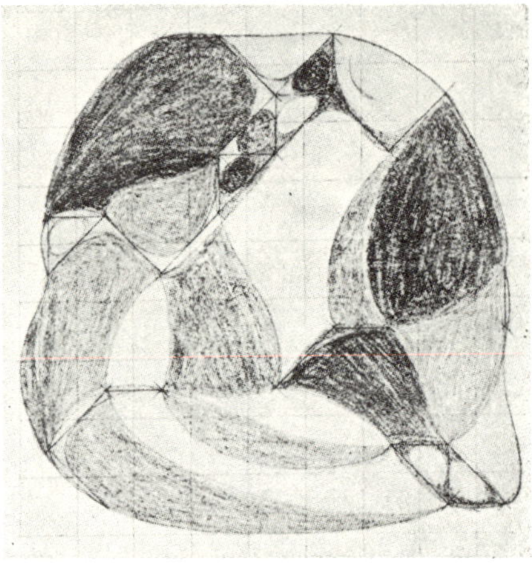

Fall 187. Abb. 7. 19 × 19
Dekorative Zeichnung (Blei- u. Buntstift).

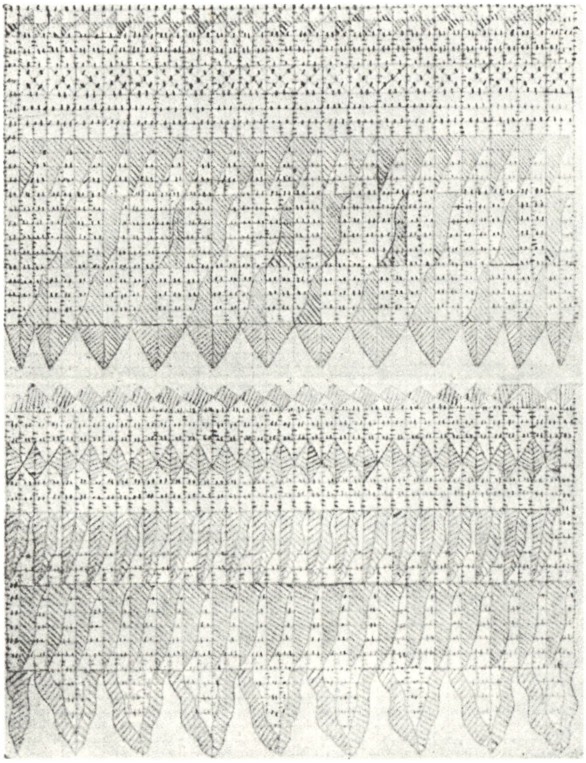

Fall 114. Abb. 8. Ornament (Bleistift). 9 × 15

wiche und andererseits die abstrakte Zeichnung. In einigen Fällen läßt sich genau verfolgen, wie auf einem äußerst komplizierten landkartenähnlichen Blatt jedem Detail dauernd eine bestimmte Bedeutung zugeschrieben wird. Nicht nur Anschauungsbilder, sondern ganze Szenen und zumal wichtige Erlebnisse werden in ein nichtssagendes Gekritzel hineingeheimnißt. Von Symbolik sollte man in solchen Fällen vielleicht noch nicht reden.

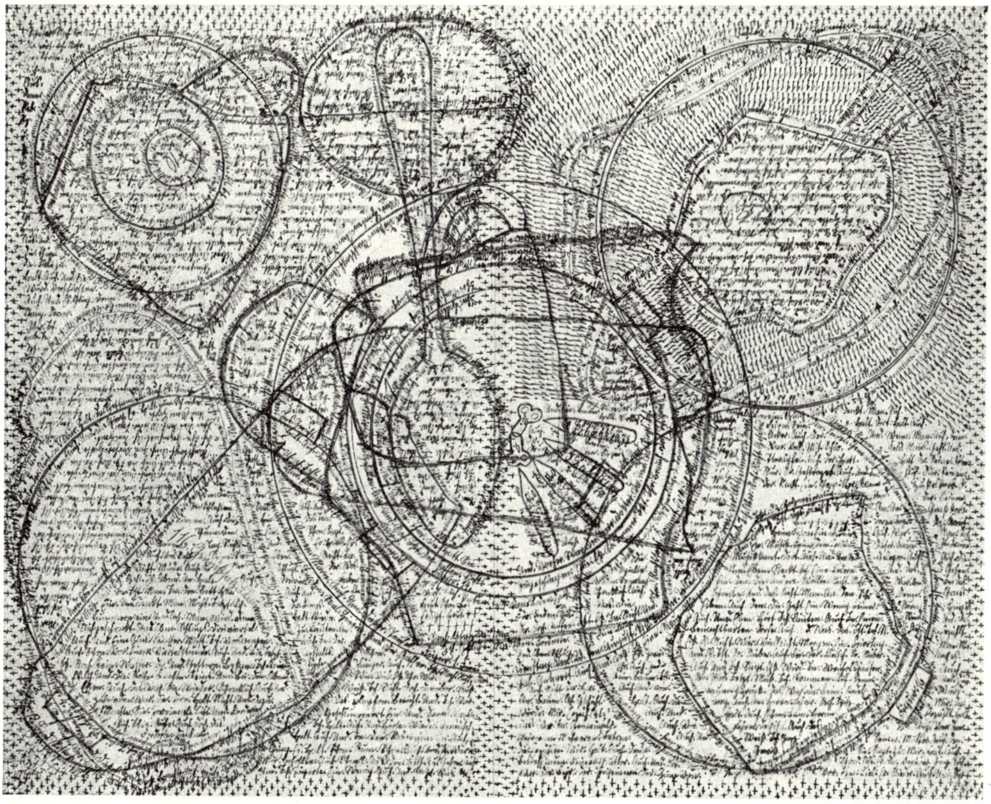

Fall 164. Abb. 9. Dekorative Spielerei (Tinte). 43×32

Stumpfsinnig mechanische, regelmäßige Wiederholung weniger Motive ist das Merkmal der Abb. 8. Der Kranke hat zahlreiche dicke Hefte mit derartigen Mustern angefüllt, den psychopathologischen Begriff der Stereotypie auf kaum zu überbietender Weise verkörpernd. Da er aus einer Gegend stammt, wo Stickereiindustrie vorherrscht, so entstanden die Muster zweifellos unter der Einwirkung von Erinnerungsbildern. Eigentümlich ist hier die konsequente Auflösung der Symmetrie in den meisten Detailformen, wodurch das

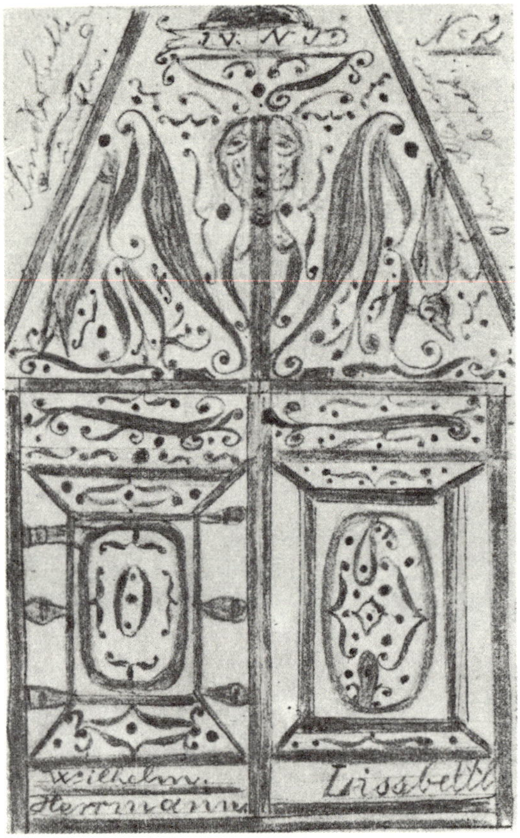

Fall 218. Abb. 10. 10×16
Dekorative Zeichnung, abbildend gemeint (Bleistift).

Ganze, trotz der recht pedantischen Wiederholung in langen Reihen etwas Schwankendes erhält. Eine Anfrage bei Stickereien ergab, daß die Muster trotz großer Ähnlichkeit mit den üblichen sich für die Maschinenarbeit nicht eigneten.

Einfache Naturformen, wie Blätter, Bäume können in symmetrischer Anordnung leicht zu bescheidener dekorativer Wirkung gebracht werden, wofür zahlreiche Beispiele vorliegen. In besonders bizarrer Weise geschieht das gleiche auf Abb. 9. Da sind die Umrisse täglicher Gebrauchsgegenstände in zentraler Anordnung, ohne auf gegenseitige Überschneidungen Rücksicht zu nehmen, in einem Gewirr von Worten und Zahlen angebracht: Teller, Löffel, Tassen, Kanne, Brotscheiben, Federn, Geldstücke usf. Die Umrisse dieser Gegenstände entstanden offenbar zuerst, denn sie werden begleitet von Inschriften, und die wagerechten Zeilen beschränken sich auf die Zwischenräume, von denen einige durch zahllose Wiederholungen der Ziffer 1 angefüllt sind, während die Blattränder drei Reihen von Kreuzen tragen, und zwar auch die am Falz des Aktenbogens liegenden Ränder, obwohl bei diesen gar keine Rahmenwirkung in Frage kommt. Der Falz hat also so suggestiv

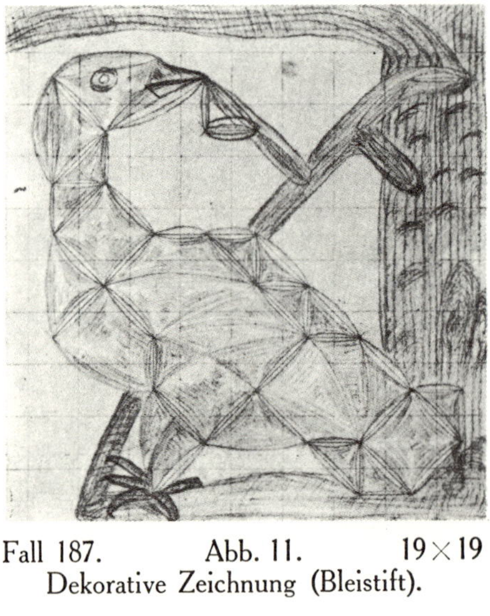

Fall 187. Abb. 11. 19×19
Dekorative Zeichnung (Bleistift).

auf den Zeichner gewirkt, daß er mit sinnloser Konsequenz das Kreuzmotiv auch mitten über sein Blatt durchführte. Die Mischung von Zeichnung und Schrift kommt bei unserem Material besonders häufig vor (vgl. auch Abb. 3, 9, 21). Sehr charakteristisch ist die Verwendung der gegenständlichen Formen; sie werden ohne Rücksicht auf Körperlichkeit und aufrechte Stellung rein als Umrißkurven spielerisch verwertet. Daß reale Objekte auch auf Abb. 10 dargestellt sind, die zunächst ein rein dekorativer Entwurf, etwa für ein Eisengitter zu sein scheint, wirkt überraschend. Aber die Inschrift beweist unwiderleglich, daß unten zwei Kinderbetten — offenbar in Oberansicht —, oben ein Kleiderbrett gemeint sei. Bei Abb. 11 scheint das Gegenständliche eher aus konstruierendem Spiel und Ausdeutung entstanden zu sein. Durch die straffen Verbindungskurven, die wie magnetische Kraftfelder anmuten, mag sich mehr zufällig die Gestalt des adlerartigen Vogels entwickelt haben, die nun eine fast monumentale Wirkung erreicht.

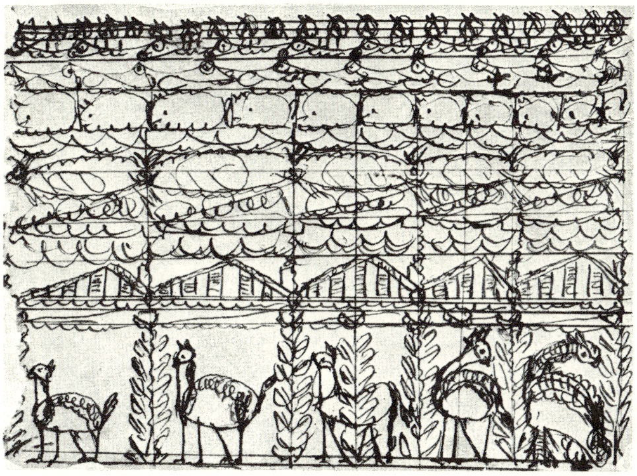

Fall 123. Abb. 12. 17×12
Dekorative Zeichnung (Tinte).

Reichhaltiger und beweglicher in der Formensprache sind die beiden Blätter Abb. 12 und 13, wie die meisten Zeichnungen dieses höchst verschrobenen schizophrenen Endzustandes, auf Klosettpapier gekritzelt. In ihm kreuzt sich, bei großer Lockerheit des Striches, die Neigung zu stereotypen Wiederholungen

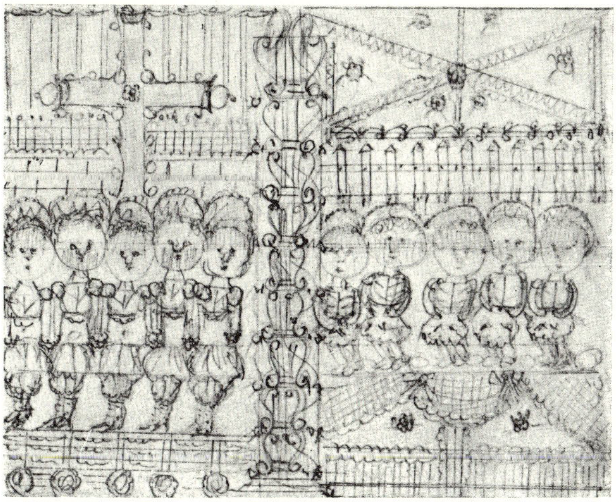

Fall 123. Abb. 13. 10×7
„Madonna-Soldaten" (Bleistift).

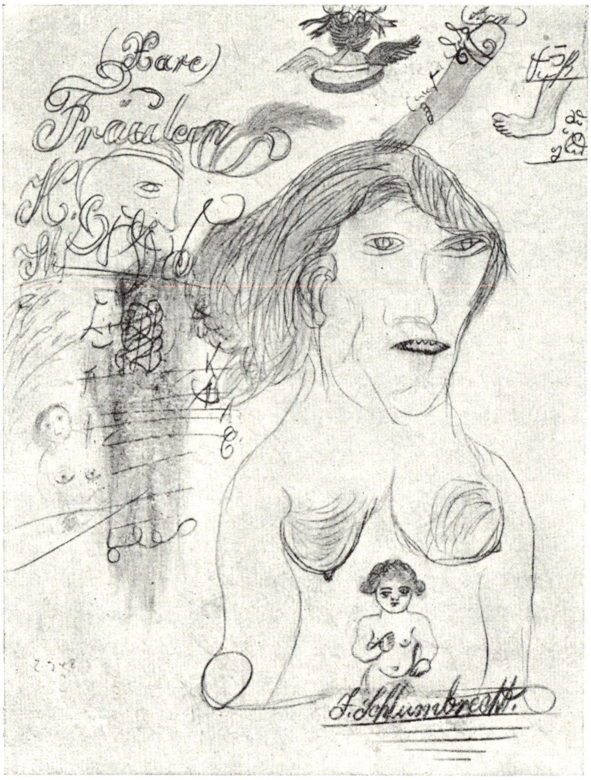

Fall 182. Abb. 15. 17×20
Figürliche Kritzelei (Bleistift).

mit ausgesprochenem Sinn für Flächenteilung und leichter Abwandlung des gleichen Motivs. So ist das fünfmal wiederholte Tier auf Abb. 12 jedesmal etwas verändert, die senkrechten Streifen werden nach rechts zu schmäler. Auf Abb. 13 scheinen nichtanschauliche Vorstellungskomplexe eine größere Rolle gespielt zu haben, als auf den bisher betrachteten Blättern. Der Kranke nennt diese Zeichnung „Madonnasoldaten". In der Tat sind wohl weibliche Figürchen mit Heiligenschein gemeint, über denen links das Kreuz steht. Rechts unten das Himmelbett, das darüber in Oberansicht nochmal zu sehen ist, erläuterte der Kranke mit geheimnisvoller Miene: „und führe uns nicht in Versuchung". —

Sehr schwer zu analysieren ist der rätselhafte Zauber, der von Abb. 14 ausgeht. Da mischen sich in regellosem krausem Gewirr stark bunte Formen, deren exotische Pracht an Blumen und farbige Steine erinnert, ohne daß irgendeine Einzelform als reales Objekt erkennbar wäre. Um so fremdartiger wirkt in diesem abstrakten Kaleidoskopspiel der fast realistisch ausgeführte Kopf. Alles außer diesem Kopf ist vieldeutig und rationalen Erwägungen unfaßlich. Man kann auch kein Einheitsmoment finden, außer der rücksichtslosen Buntheit und der vorwiegenden Eckigkeit der Einzelformen, die wir unter dem Begriff des Rhythmus verstehen würden. Denn aus diesem halb-chaotischen Gefüge spricht sicher etwas im Sinne der Einheit; aber dies ist auf keine uns geläufige Gesetzlichkeit zurückzuführen, sondern entspringt der Willkür einer Persönlichkeit, die von irgendwelchen uns geläufigen Bindungen befreit ist. So erklärt

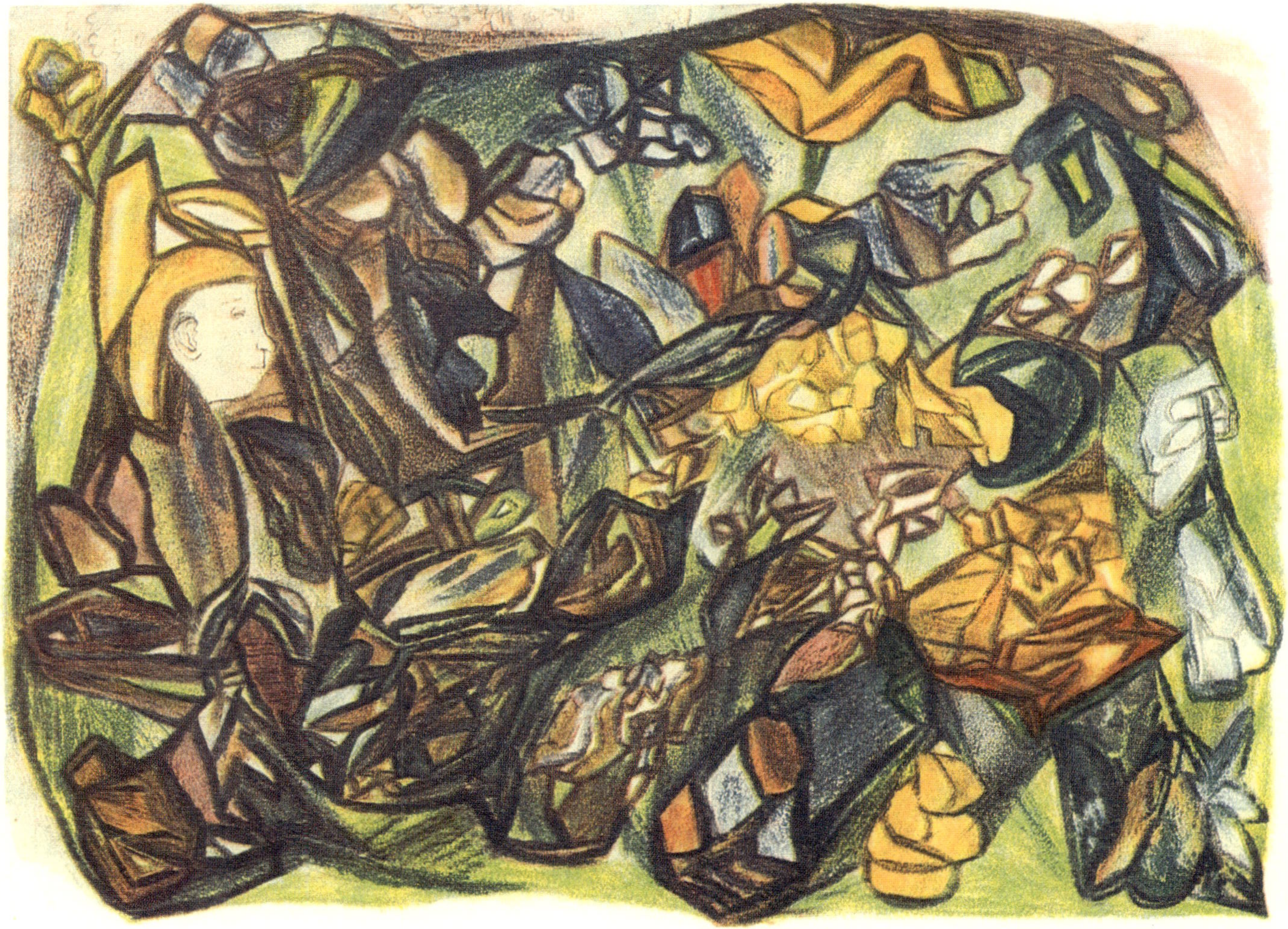

Fall 229. Abb. 14. Abstrakt-dekorative Spielerei (Buntstift). 31 × 23

sich vielleicht das beunruhigende Gefühl, das auch in dem Erlebnis relativer Bildeinheit nicht schwindet.

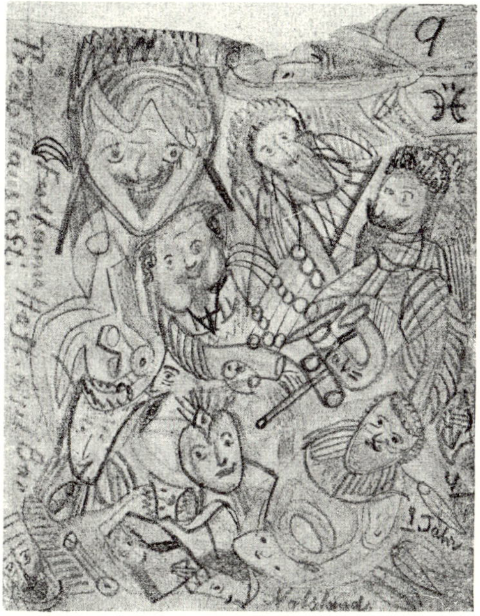

Fall 159. Abb. 16. 10×12
Köpfe (Bleistift).

IV. Spielerische Zeichnungen mit vorwiegender Abbildetendenz.

Wir verstanden unter Ordnungstendenz ein Gerichtetsein auf abstrakte Ordnungsregeln, die nicht in den Formelementen begründet waren. Entsprechend wird unter Abbildetendenz verstanden ein allgemeines Gerichtetsein auf Anschauungsbilder („Vorstellungen"), die aus der Darstellung vom Beschauer wieder entnommen werden können. Über die Art der Darstellung ist hiermit gar nichts ausgesagt. Es handelt sich um einen rein psychologischen Begriff, wie auf Seite 34 f. näher ausgeführt wurde.

An die Kritzelei Abb. 3 mit ihren Bruchstücken realer Objekte schließen sich zahlreiche Blätter von der Art der Abb. 15 und 16. Ein Halbakt, ein Arm, ein Fuß, ein Kind, zwei Hüte, dazu einige Worte und Buchstaben, das ist das Inventar des einen; eine größere Anzahl von Köpfen verschiedenen Formats, zwischen denen einzelne Arme sichtbar werden, und wiederum Inschriften, das sind die Motive des anderen. Keinerlei Bildzusammenhang noch Ordnungsregel wird erstrebt. Wie eine Vorstellung eben auftaucht, wird sie wahllos auf das Blatt geworfen —

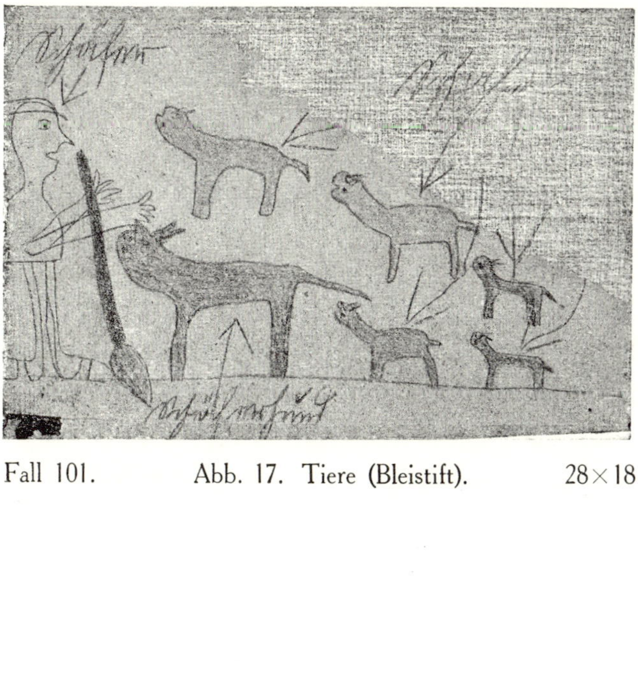

Fall 101. Abb. 17. Tiere (Bleistift). 28×18

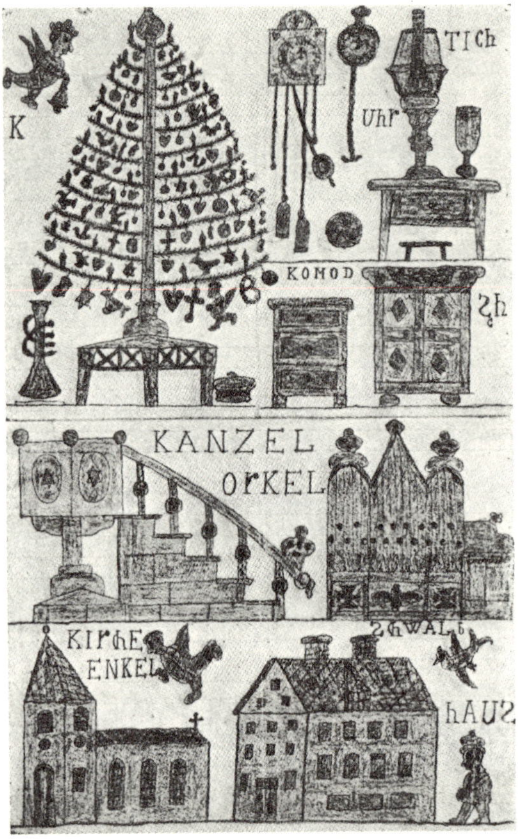

Fall 85. Abb. 19. 22×33
Kindliche Zeichnung (Buntstift).

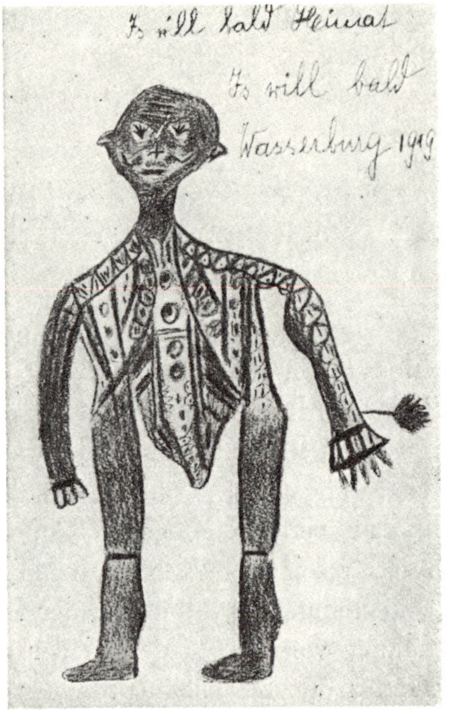

Fall 431. Abb. 18a. 12×20
Kindliche Figur (Buntstift).

disjecta membra im vollen Sinne des Wortes.

Eine große Gruppe bilden die ganz unbeholfenen Darstellungen von Menschen und Tieren, die häufig genug auf keine Weise von Kinderzeichnungen, von den kläglichen Versuchen ungeübter Erwachsener und manchmal auch Primitiver zu unterscheiden sind. Abb. 17 und Abb. 18a und b geben Beispiele davon, die erste von einem imbezillen Schwerverbrecher, die zweite von einer gebildeten jungen Hebephrenen, die dritte von einem ungebildeten Katatoniker. Die Beischrift der letzteren zeigt, daß die Patientin sich eine kindliche Sprechweise angewöhnt hat. Ein typisches Beispiel für die Zeichenweise eines Idioten gibt Abb. 19: pedantische Aufreihung von kindlich aufgefaßten Gegenständen nach Art eines Bilderbuches. Manche abbildenden Werke fallen hauptsächlich durch die Ungewöhnlichkeit des verwendeten Materials auf. So ist das Frauenporträt Abb. 20 unter reichlichem Verbrauch

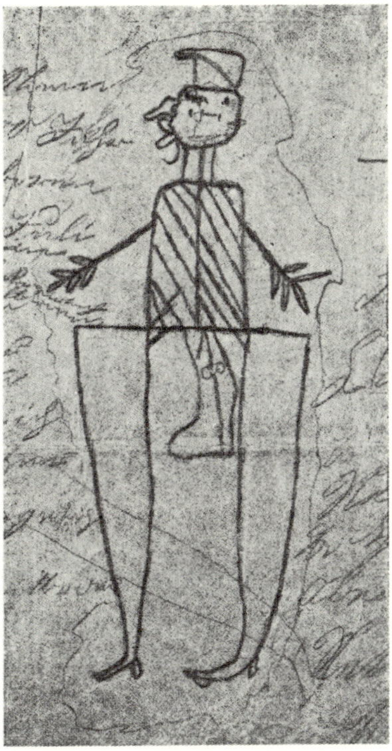

Fall 75. Abb. 18b. 15×25
Kindliche Figur (Bleistift).

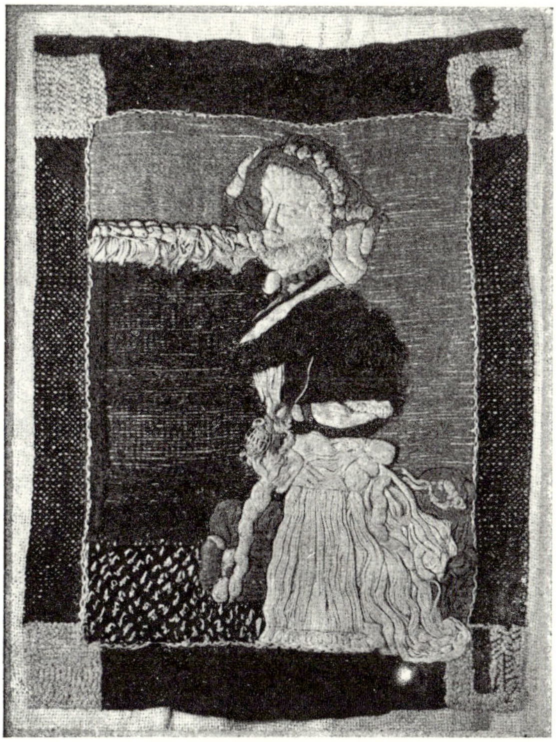

Fall 6. Abb. 20. 37×48
Weibliche Figur (Stickerei).

von ganzen Baumwollfaden-Bündeln ein farbiges Relief in der Art einer Majolikaarbeit geworden. Dieselbe Stickerin hat auch ganze Landschaften mit Gärten, Flüssen, Häusern, Verkaufsbuden und Menschen ausgeführt. So erstaunlich das im ersten Augenblick scheint, so darf man doch nicht vergessen, daß hier eine alte Technik weiterlebt, die sich in Ländern mit reicher Volkskunst, wie Schweden, Böhmen, lange erhalten hat und von der die meisten Kunstgewerbe-Museen Beispiele bewahren. Ein Kranker erzielte durch pastösen Auftrag von farbigem Plastilin nach Ölfarbenart eine sehr gute Wirkung.

Die Zeichnungen der Manischen sind nicht immer leicht von denen der Katatoniker zu unterscheiden. Auf Abb. 21 würde die schwungvolle und dabei unordentliche Strichführung, die immer wieder denselben Konturen nachfährt, ohne weiteres auf die Diagnose hinweisen, während man bei den drei folgenden zweifelhaft sein könnte. Immerhin kommt der zaghaft-kritzelige Strich der Abb. 22 gerade bei Manischen häufig vor, und auch die Fratzen

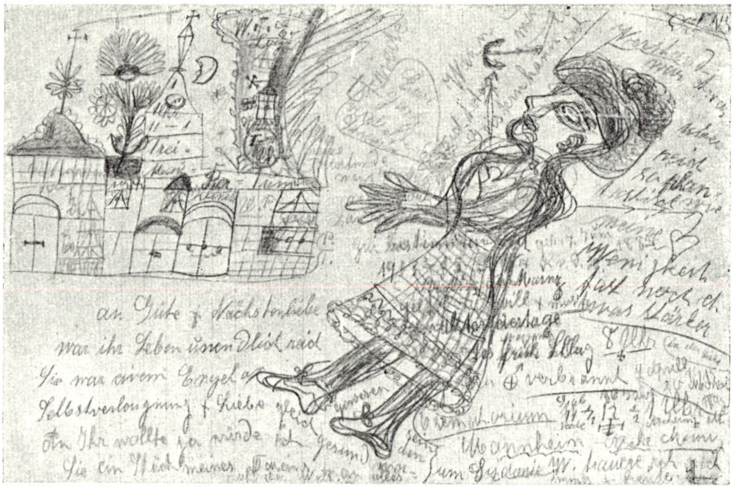

Fall 156. Abb. 21. Kritzelei (Bleistift). 21×33

Abb. 23 aus einer Zeitschrift „kopiert", sind nicht ungewöhnlich (vgl. Fall Beil S. 240 ff.). Es läge nahe, an dem Kopf Abb. 24 von einer Schizophrenen typische Unterschiede herauszuanalysieren, doch sind die Persönlichkeiten von zu verschiedener Art. Jener Manische war ein ungebildeter Arbeiter, die Schizophrene eine gebildete Dame, die als Dilettantin einige Übung besaß. Bei längerer Betrachtung wird man allerdings in der gespannten Starrheit des verhältnismäßig locker in Aquarell gemalten Kopfes eine Komponente fühlen, die auf eine absichtlich betonte fremdartige Erlebnissphäre hinweist, während dort mehr Zufallswirkungen bei einem ungehemmt drauflosarbeitenden Ungeschickten den „Ausdruck" der Köpfe bestimmten. Ein Kopf wie Abb. 25 dagegen, von einer ungebildeten Schizophrenen, wirkt durch die unbefangene Vereinfachung und die gleichmäßige Ausfüllung der Haar- und Körperpartie mit Ringelzügen überraschend bildmäßig.

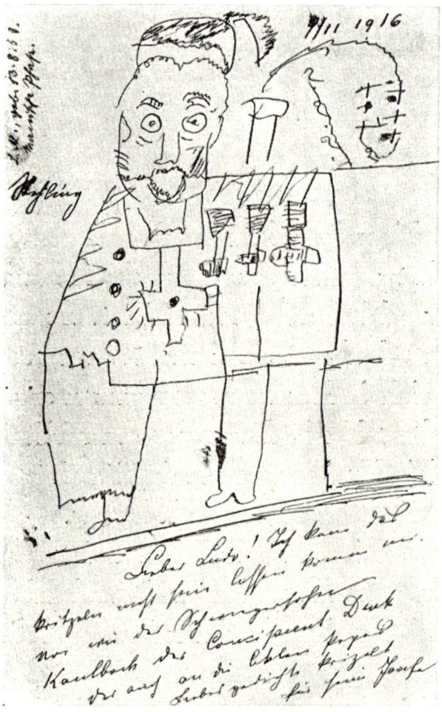

Fall 198. Abb. 22. 12×14
Kritzelei, Brief (Tinte).

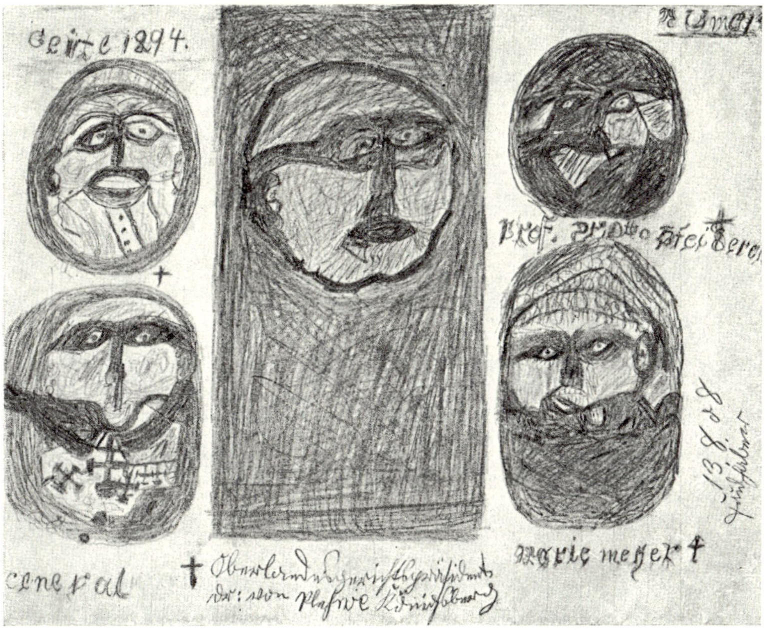

Fall 94. Abb. 23. Köpfe (Bleistift). 21×17

Bei der Gruppendarstellung ist die räumliche Anordnung das Hauptproblem des Zeichners. Man muß dabei in erster Linie berücksichtigen, ob der Zeichner irgendwelche Vorbildung besaß. Denn die Darstellung des Raumes ist lediglich eine Sache der Schulung. Wer naiv zu zeichnen beginnt, sei es ein Kind, ein Primitiver, ein normaler Erwachsener oder ein Geisteskranker (immer mit Ausnahme besonders Begabter), wird stets das Zeichenblatt als Grundfläche der geplanten Szene benutzen und in hoher Oberansicht, wie bei einem Pharusplan zeichnen, ohne dabei jedoch nach perspektivischer Richtigkeit zu streben[25]. Ein charakteristisches Beispiel für diese Art gibt Abb. 26, auf der vier Personen um einen

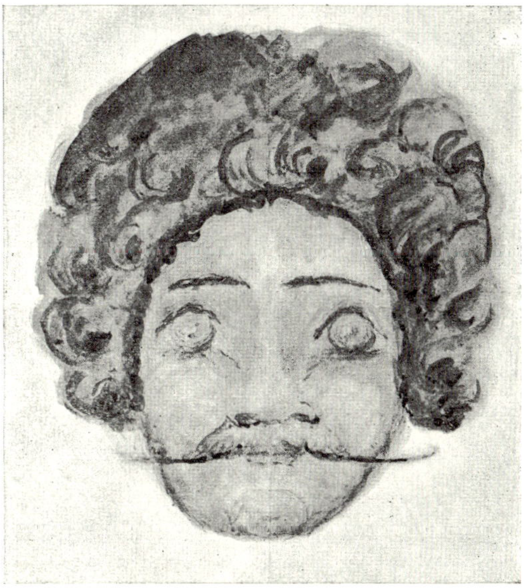

Fall 263. Abb. 24. Kopf (Aquarell). 27×30

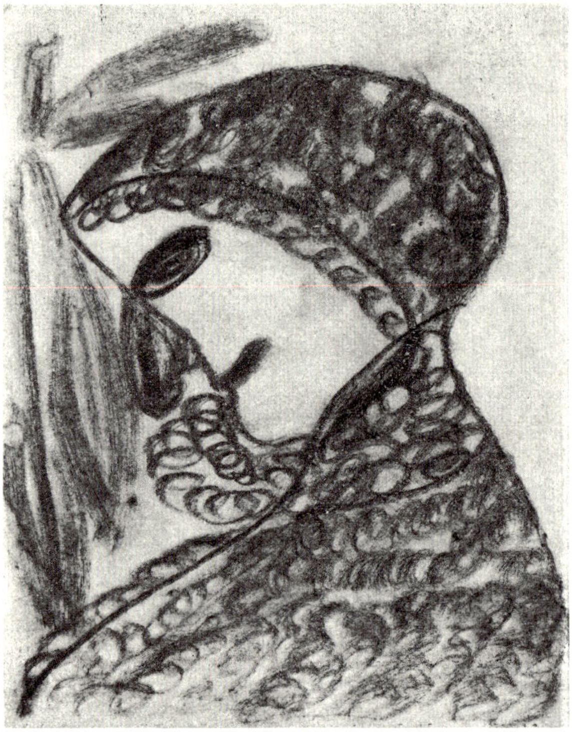

Fall 326. Abb. 25. Kopf (Kohle). 16×20

Tisch sitzen, dessen Platte, wie von oben gesehen, breit daliegt, während der Fuß im Profil auf dem unteren Bildrand als Boden zu stehen scheint. Dagegen ist die rechtssitzende Person sozusagen zurückgeklappt, und auf dem freien Raum rechts unten sieht man drei Figuren in entsprechender Richtung stehen, nämlich senkrecht zum Tischbein. Hier, wie auf allen ähnlichen Blättern, hätte es wenig Sinn, von Blickpunkten und Ansichten zu reden. Das Papier wird einfach nach Belieben gedreht und jeder leere Raum so ausgefüllt, wie es am bequemsten ist. Manchmal herrscht allerdings ein gewisses System, besonders wenn Handwerker Szenen zeichnen. So in dem Wirtshaussaal Abb. 27, dessen Wände säuberlich nach außen umgeklappt zu sein scheinen, ebenso wie die an den Tischen sitzenden Gäste. Das Blatt stammt von einem schizophrenen Zimmermann. Dieselben Prinzipien kann man auf dem verwickelten „Kampf um die Festung Atschin auf Sumatra", Abb. 28, bis

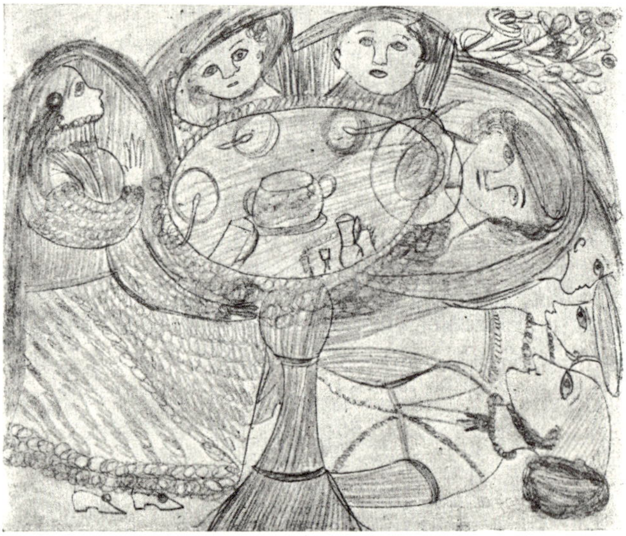

Fall 326. Abb. 26. 20×16
Figuren an Tisch (Bleistift).

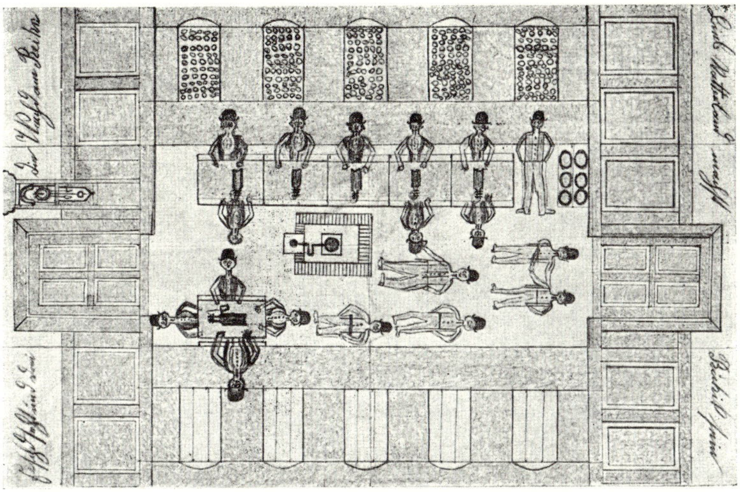

Fall 309. Abb. 27. Saal-Inneres (Bleistift). 32×21

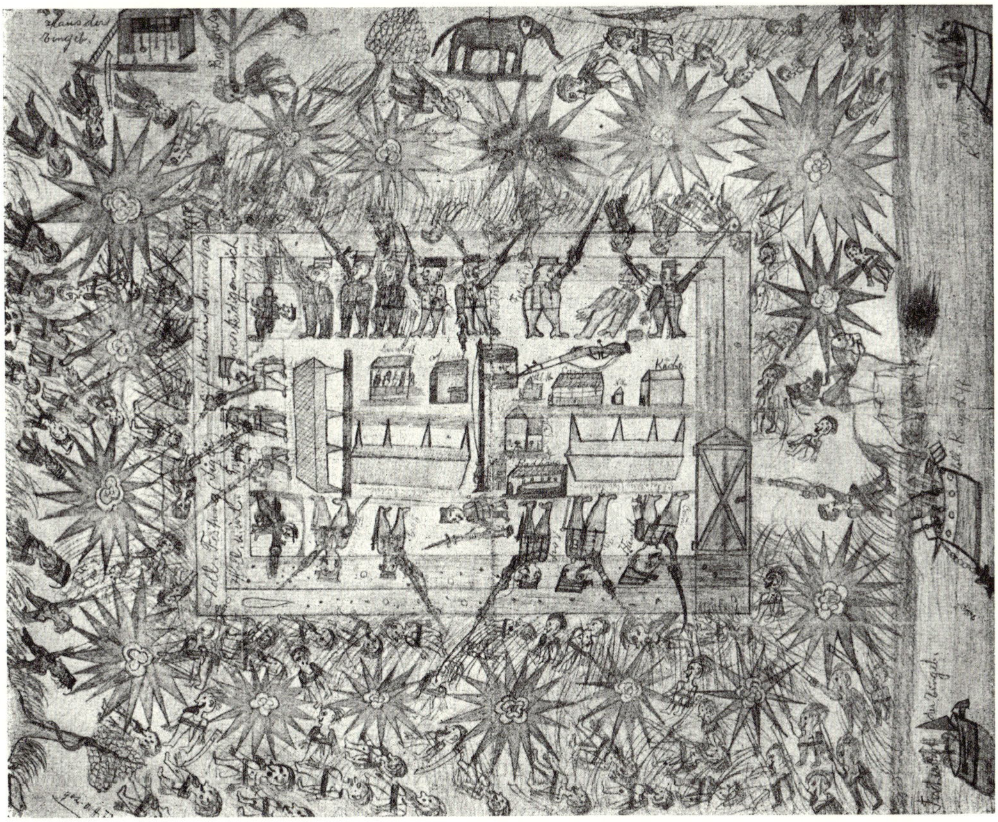

Fall 109. Abb. 28. Belagerung der Festung Atschin (Bleistift). 45×36

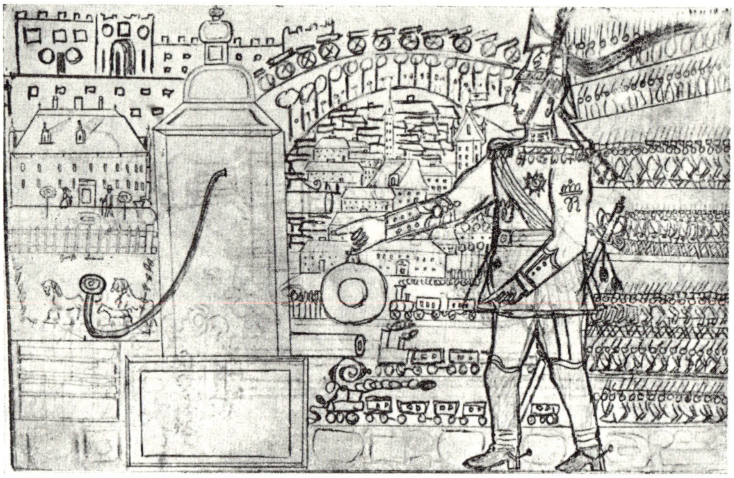

Fall 2. Abb. 29. Soldat und Armee (Bleistift). 32×20

in alle Einzelheiten verfolgen. Der Zeichner hat diesen Kampf als holländischer Kolonialsoldat mitgemacht, schildert also eigene Erlebnisse. Die Sterne stellen große, kaktusartige Gewächse dar. Kann man zu dem vorigen Typus räumlicher Darstellung aus allen frühen Perioden der Kunst und auch bei Primitiven engverwandte Darstellungen finden, so trifft man gelegentlich auf eine Bildform, die in ganz bestimmten historischen Darstellungsweisen ihr Urbild hat. So entspricht etwa Abb. 29 genau Reliefdarstellungen ägyptischer Pharaonen: der Herrscher — in unserem Fall der Autor selbst in Uniform, mit vielen Orden geschmückt — riesengroß im Vordergrund, hält seine Feldflasche unter einen ebenso großen Brunnen, während im Hintergrund, in sieben Reihen übereinander, Heerscharen aufmarschieren, Städte und Festungen sich türmen. Es ist sehr unwahrscheinlich, daß der Zeichner, ein schlichter Handwerker, zu dieser Auffassung Museumsstudien gemacht hat.

Eine derartige Aufreihung der Motive übereinander, unter möglichster Vermeidung perspektivischer Überschneidungen, wird als eine typische Entwicklungsstufe des kindlichen Zeichnens von manchen Autoren abgegrenzt. Abb. 30 entspricht dieser Art räumlicher Darstellung. Tulpenköpfe und Kinderköpfe sind ausgebreitet wie Äpfel in der Kammer. Die hinteren Köpfe sind eher größer geraten als die vorderen. Nur daß die Bodenfläche oben horizontal abschneidet, fällt auf, denn die dunkle Tannenreihe, die auf dieser Horizontalen in den Himmel ragt, verführt ein wenig dazu, an Blickpunkte zu denken. In der starren Aufreihung der Köpfe glaubt man den Zwangsantrieb zu stereotyper

Wiederholung unmittelbar nachzufühlen, wenn man von einem Kopf zum anderen in langsamer Betrachtung vorschreitet. Eine rührend kindliche Sachlichkeit spricht aus dieser Massendarstellung, die den Begriff der Vielheit durch getreuliches Aufzählen meint geben zu müssen. Dies ist sicher ein Zeichen kindlicher Geistesart, die sich höchstens infolge der Krankheit so unbefangen äußert. Man denkt an Bauernmalerei und an den Douanier Henri Rousseau, der plötzlich Maler wurde und durch die völlig schlichte Gestaltung der Anschauungsbilder, die aus seinem bezaubernd kindlichen Wesen hervorwuchsen, auch Kennerkreise faszinierte. Seine Bilder und seine Lebensgeschichte machen es höchst wahrscheinlich, daß man ihn zu den stillen Schizophrenen wird

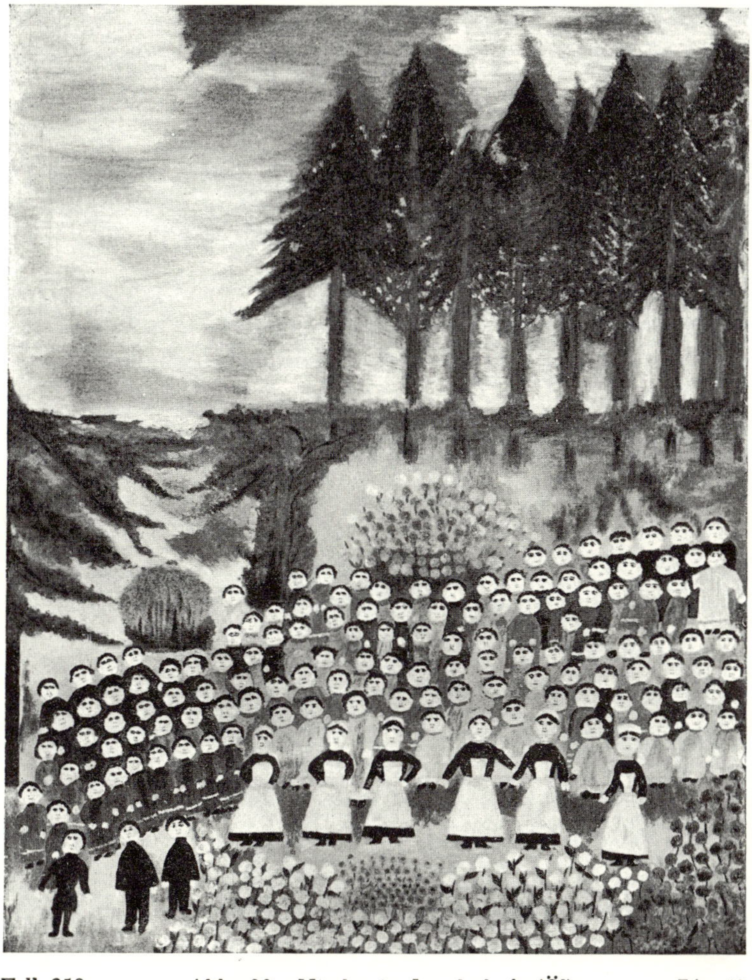

Fall 258. Abb. 30. Kinder in Landschaft (Öl). 76×63

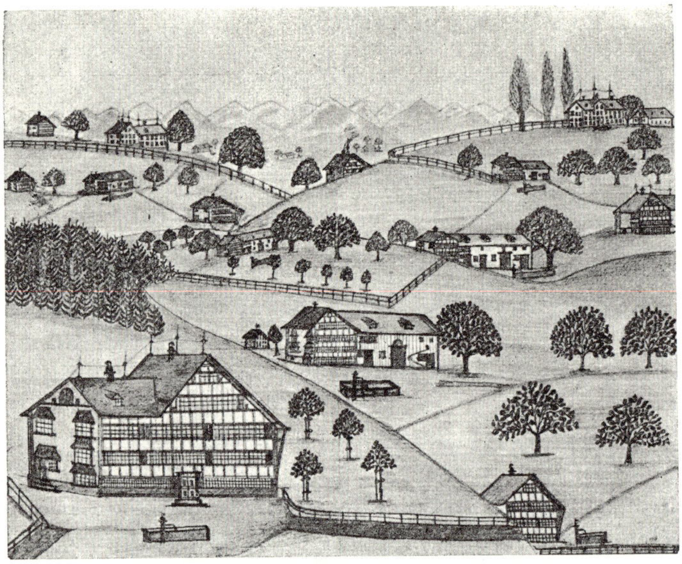

Fall 111. Abb. 31. Landschaft (Bleistift). 20×14

rechnen müssen. Darauf weist seine gewinnende Sanftheit und Weltfremdheit im Verein mit visionären Zügen recht zwingend hin. Daß alle Verschrobenheiten eines schizophrenen Endzustandes eine räumlich klare und pedantisch errechnete Darstellung nicht ausschließt, beweist Abb. 31 von einem Schweizer Bauern, der nach glaubhafter Versicherung in gesunden Tagen nicht gezeichnet hat, und nun unermüdlich heimatliche Landschaften zu Papier bringt. Leute aus jener Gegend sollen darin den gemeinten Landschaftsausschnitt ohne weiteres wiedererkannt haben. Gemahnt die pedantische Sachlichkeit und die typisierende Behandlung, zumal der Bäume, wiederum an Bauernkunst, so muß doch die außerordentlich klare Entfaltung des welligen Geländes auf der Bildfläche mit rein linearen und perspektivischen Mitteln einer persönlichen Begabung des Mannes zugeschrieben werden. Man findet eine verwandte Anschauungsweise in manchen Landschaften von Karl Haider.

Wir verzichten darauf, unauffällige oder gute Darstellungen konventioneller Motive abzubilden, müssen aber die Tatsache betonen, daß solche nicht etwa ganz fehlen. Zumal Blumenstücke, Tierstudien, und ferner Landschaften nach der Natur oder auch aus der Erinnerung werden häufig auch von solchen Kranken ganz sachlich gezeichnet, die, wenn sie ihren Einfällen folgen, höchst bizarre Kombinationen bevorzugen. Damit wäre denn bewiesen, daß man keinesfalls aus solchen phantastischen Produktionen auf eine Störung in der Wahrnehmungssphäre schließen dürfe. Vielmehr wird die Beziehung zwischen abbildender und frei erfindender Zeichenweise, soweit unsere Beobachtungen reichen, ausschließlich davon bestimmt, ob der Betreffende bereits dilettantische Vorkenntnisse hatte oder nicht. Nach unseren Ausführungen über das Anschauungsbild (vgl. S. 40 ff.) ist das ohne weiteres verständlich. Die Wahrnehmung realer Objekte erzeugt zwangsläufig das einst erarbeitete, durch objektive zeichnerische Gestaltung erprobte und endgültig geprägte Anschauungsbild. Beim einfallsmäßigen, frei erfindenden Zeichnen dagegen überwiegen

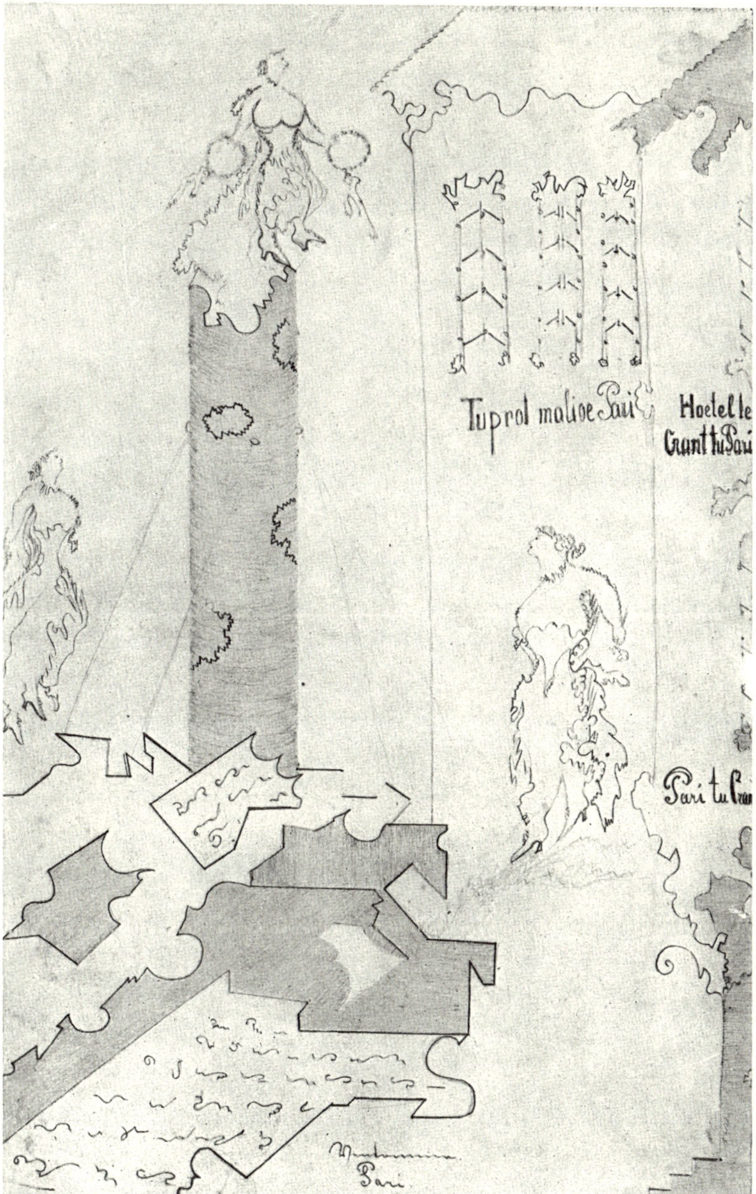

Fall 194. Abb. 32. „Vendôme-Säule" (Bleistift). 21×33

offenbar nichtanschauliche, entweder begriffliche (zumal symbolische) oder affektive Komponenten, denen das Anschauungsgut dienstbar gemacht wird. Davon an anderer Stelle mehr.

Ähnliches gilt von Darstellungen aus der Umgebung des Kranken. Auch diese stammen überwiegend von solchen, die früher gezeichnet haben. Widmet sich aber ein Ungeübter einer solchen Aufgabe, so mischt er reichlich Unanschauliches in sein Bild, das nun mehr seine eigene seelische Verfassung als den Umweltsausschnitt wiedergibt. Unter dem gleichen Gesichtspunkt sind die Schilderungen eigener Erlebnisse zu betrachten, wie sie besonders gern von Epileptikern und von Imbezillen, und unter diesen wieder vorwiegend von Landstreichern und Verbrechern, in Form von „Moritaten" oder Bilderbogen angefertigt werden. Der Dilettant (sofern er nicht den Rang eines durchgebildeten Zeichners besitzt) wird sich durch seine halbfertigen inneren Anschauungsbilder in der realen Gestaltung solcher Erlebnisse gehemmt fühlen, während der ganz Ungeübte, von affektbetonten Einnerungen erfüllt, angesichts von Stift und Papier unkritisch sich „vergegenwärtigt", was drastisch wirksam ist.

Als Beispiel dafür, wie schroff verschiedene formale Tendenzen in einem Werk sich kreuzen können, diene Abb. 32. Wie die Unterschrift sagt, ist die Vendômesäule in Paris gemeint. Vielleicht hat ein Zeitschriftenbild als Vorlage gedient. Tatsächlich entstanden ist jedoch ein bizarres Gekritzel, das sich aus lauter typischen, vom Zeichner auf allen seinen Blättern immer wieder verwendeten Kurven zusammensetzt. Außer dem Säulenschaft und der nächsten Hauskante ist kaum eine realistisch gegebene Form zu finden. Die menschlichen Gestalten sind genau ebenso durch gewaltsam komplizierte Schnörkelzüge konturiert wie auf der zentral-dekorativ angeordneten Zeichnung Abb. 33 von demselben Schizophrenen. Was bei manchen Malern von Rang über die persönliche Note hinaus als Manieriertheit gewertet wird, ist auf solche gewaltsame Unterordnung des Abbildens unter eingefahrene ornamentale Gewohnheiten bei ihrem Schaffen zurückzuführen. Diese unausgeglichene Mischung geht in der „Vendômesäule" bis zur Absurdität. Eine ähnliche Abstraktionstendenz herrscht auf Abb. 34, zwei Klosettpapierblättern aus einer großen Serie von „Bau-Demonstrassionen". Man kann sich vor allem bei dem linken Blatt zur Not eine gegliederte Architekturmasse vorstellen, aber der gewisse Reiz der rational genommen sinnlosen Blätter liegt doch mehr in der einheitlichen rhythmischen Bewegtheit, mit der das Gestrichel zu scheinbar gegliederten

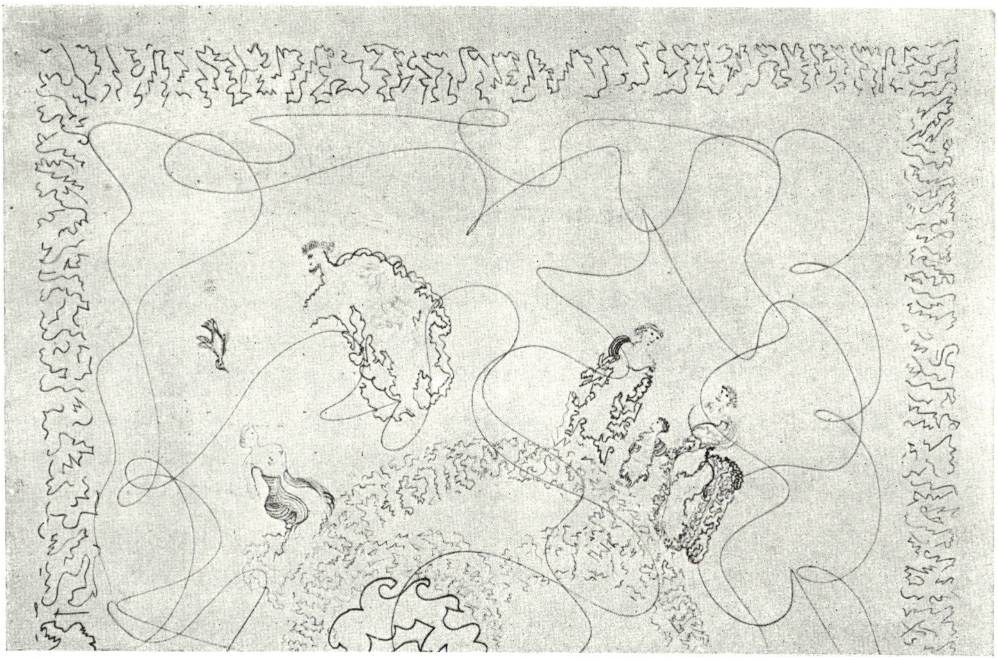

Fall 194. Abb. 33. Dekorative Kritzelei (Hälfte, Bleistift). 36×23

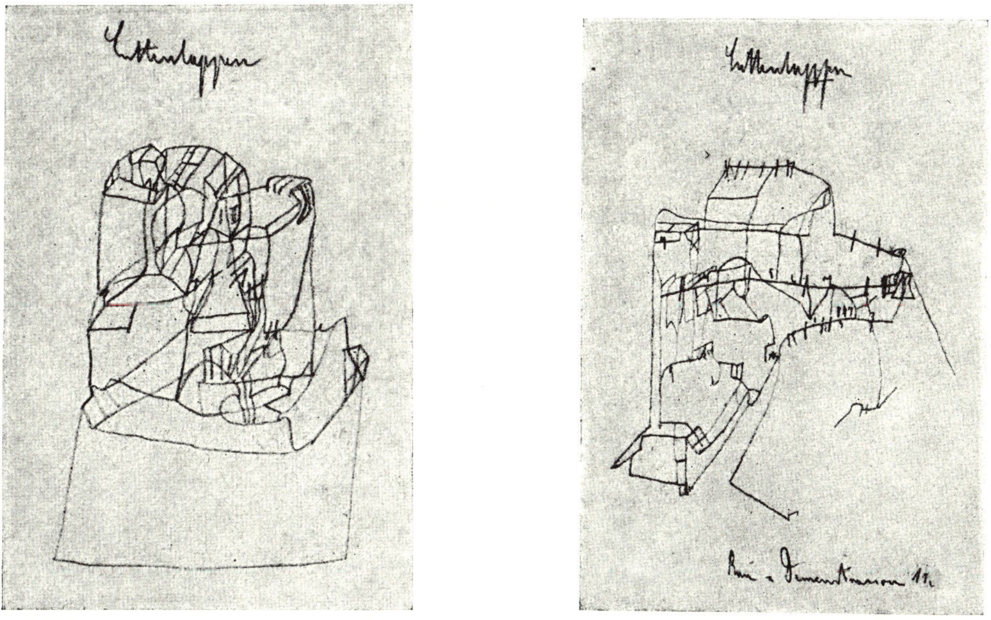

Fall 27. Abb. 34 a u. b. Abstrakte Zeichnungen (Bleistift). 11×17

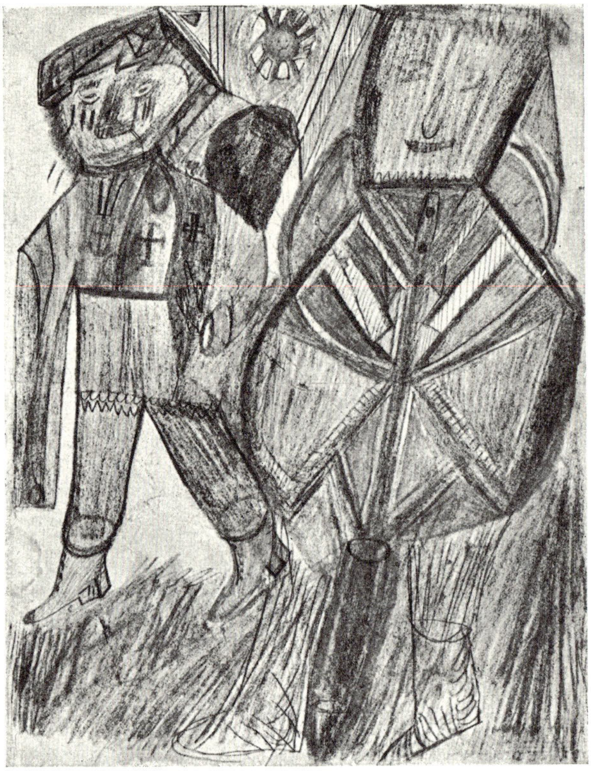

Fall 159. Abb. 35. 33 × 42
Phantastische Figuren (Buntstift).

Massen gefügt ist. Ähnliche Tendenzen finden wir bei dem Fall Welz (S. 40 ff.).

Aus Abbildung und ornamental-dekorativem Spiel mit den Einzelformen ist auch Abb. 35 formal zu verstehen, wie denn überhaupt gerade diese brüske Mischung für die große Masse unseres Materials — und für den größten Teil alles ungeübten Zeichnens — charakteristisch ist. Diese zwei Gestalten sind auf irgendeiner Zwischenstufe zwischen Hampelmännern, Kartenkönigen und Papierdrachen stehengeblieben. Abb. 36 möchte man auf den ersten Blick fast zu den sinnlosen Kritzeleien rechnen, bis man bei näherem Zusehen merkt, daß eine Fülle von menschlichen Gestalten in dem fast geometrischen Strichwerk verkörpert ist. Diese geometrischen Formelemente scheinen gleichsam ins Wuchern geraten zu sein und ersticken fast die Männchen, die in allen Größen, bald vollständig, bald fragmentarisch in dem Formgeschiebe sichtbar werden. Man denkt an die nüchterne Phantastik mexikanischer Götterfiguren. — In der Art der Flächenfüllung ähnlich, aber viel reichhaltiger in den Motiven, ist Abb. 37. Hier sind nun einmal bestimmte Gegenstände gemeint, die ohne Rücksicht auf Größe oder räumliche Beziehung einfach das Blatt bedecken, nach Art einer Bilderschrift. Außerdem sind diese Gegenstände wohl noch mit geheimer Bedeutung beladen, die aber nicht unmittelbar aus dem anschaulich Gegebenen hervorgeht. — Auch Abb. 38 mag in diesem Zusammenhang erwähnt sein (von demselben Kranken wie Abb. 12 und 13), denn die Mischung von ornamental-dekorativer und abbildender Tendenz ist wiederum unvermittelt genug. Dazu kommt freilich, daß die Benennung des Blattes „Der

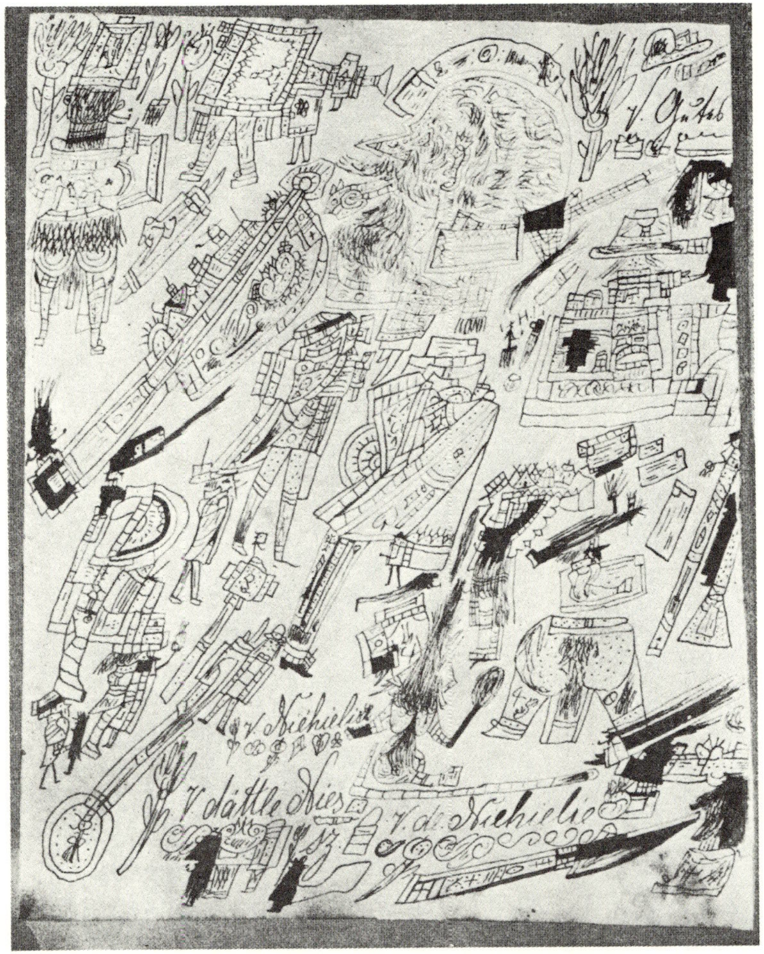

Fall 5. Abb. 36. Figuren-Kritzelei (Tinte). 20×33

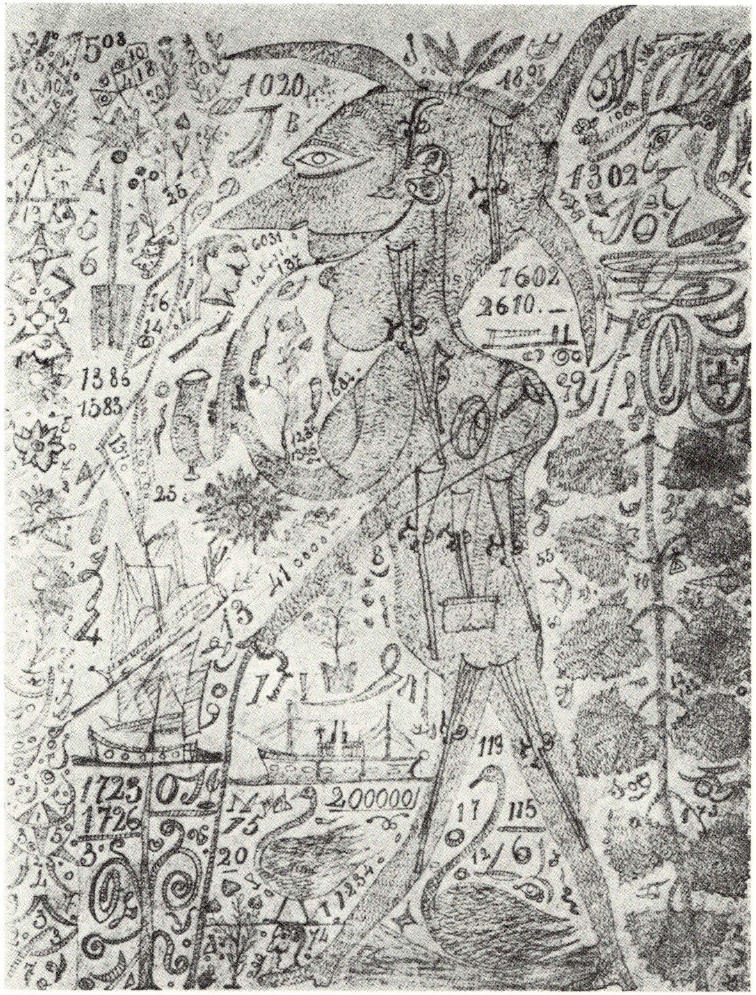

Fall 119. Abb. 37. Figuren-Kritzelei (Tinte). 25×32

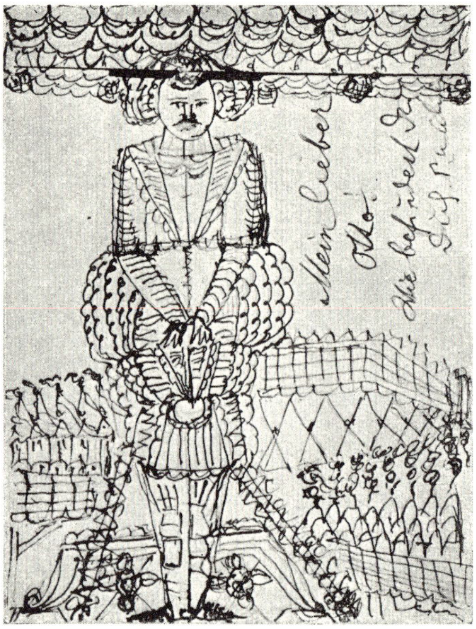

Fall 123. Abb. 38. 12×17
Prophet Jesaias in einer Umgebung
(Bleistift).

Prophet Jesaias in einer Umgebung“ eine bestimmte nichtanschauliche Bedeutung festlegt. Außerdem ist an dieser Gestalt das aus der Sprachsphäre bekannte psychopathologische Symptom der Kontamination besonders hübsch zu sehen. Sie besteht nämlich eigentlich aus zwei aufeinandergesetzten Körpern, von denen der untere kleinere mit Beinen, der obere größere mit einem Kopf versehen ist.

V. Anschauliche Phantastik.

Nachdem bisher an einer kleinen Auswahl von Blättern gezeigt worden ist, wie sich die beiden formalen Gestaltungstendenzen — ornamental-dekorative und abbildende — höchst mannigfach in unserem Material verkörpern, sollen nunmehr einige Gruppen von komplizierteren Werken betrachtet werden. Dort gingen wir von den Prinzipien aus und behandelten die Einzelwerke, ihre Ausdrucksbedeutung mehr oder weniger vernachlässigend, nur als Beispiele. Es sollte klar werden, daß die anonymen formalen Tendenzen in jedwedem Gestaltungsprozeß erkennbar sind, spiele er nun auf den Höhen der Kunst oder in den Niederungen gleichgültiger Kritzeleien. Wir meinen durch solche Vorbereitung einer tiefer dringenden Analyse den Weg bereitet zu haben. Wenn wir uns nämlich angesichts der folgenden Werke mehr als bisher der seelischen Atmosphäre der gestaltenden Persönlichkeit zu bemächtigen trachten, so ist es von größter Wichtigkeit, daß wir auszuschalten wissen, was an unseren Bildern jenen anonymen Tendenzen zuzuschreiben ist und worin wir individuelle Komponenten, d. h. den Ausdruck persönlichen Erlebens zu suchen haben. Wir werden die Gestaltungsstufe eines Bildwerkes um so höher einschätzen, je vollkommener sein individueller Ausdrucksgehalt zu allgemeinverständlicher und verbindlicher Gestaltung gedieh — was von dem technischen Können fast unabhängig ist. Wir bevorzugen hier Werke, deren Bedeutung in dem anschaulich Gegebenen mit vorliegt, ohne daß Erklärungen des Urhebers auf versteckte tiefere Zusammenhänge hinwiesen, — die freilich damit nicht ausgeschlossen werden.

Abb. 39 bis 41 stammen von einem Schizophrenen, der in gesunden Tagen Photograph in einem kleinen Orte war. Man wird nicht fehlgehen, die Gewohnheiten seiner Retouchiertechnik in der feinen flockigen Schattierung dieser Bleistiftzeichnungen zu suchen. Die eine heißt „Steiler Pfad“. Von wolkigem Grunde — man weiß nicht, ob ein Berghang gemeint ist, oder ein unbestimmter Raum — hebt sich eine Fülle von kleinen wunderlichen Tieren ab. Rechts unten treten wie aus dunkler Höhle zwei schemenhafte Frauengestalten Arm in Arm hervor, kaum bis zu den Knieen sichtbar. Eine dritte Figur, halb Gnom halb Knabe, steht links vorn nicht weniger starr und weist nach oben hinter sich, wo der Pfad kaum erkennbar sich hinaufschlängelt. Maskenhaft unbewegt und fahl blicken alle drei Gesichter gerade aus dem Bild heraus. Die Tiere, teils als Esel erkennbar, teils sonderbare Zwitter aus Schwein, Rind und Meerschweinchen, sind ganz locker verstreut, fast ohne Zusammenhang miteinander. Rechts oben schlängeln sich zwei knitterige Schlangenleiber. Die märchen-

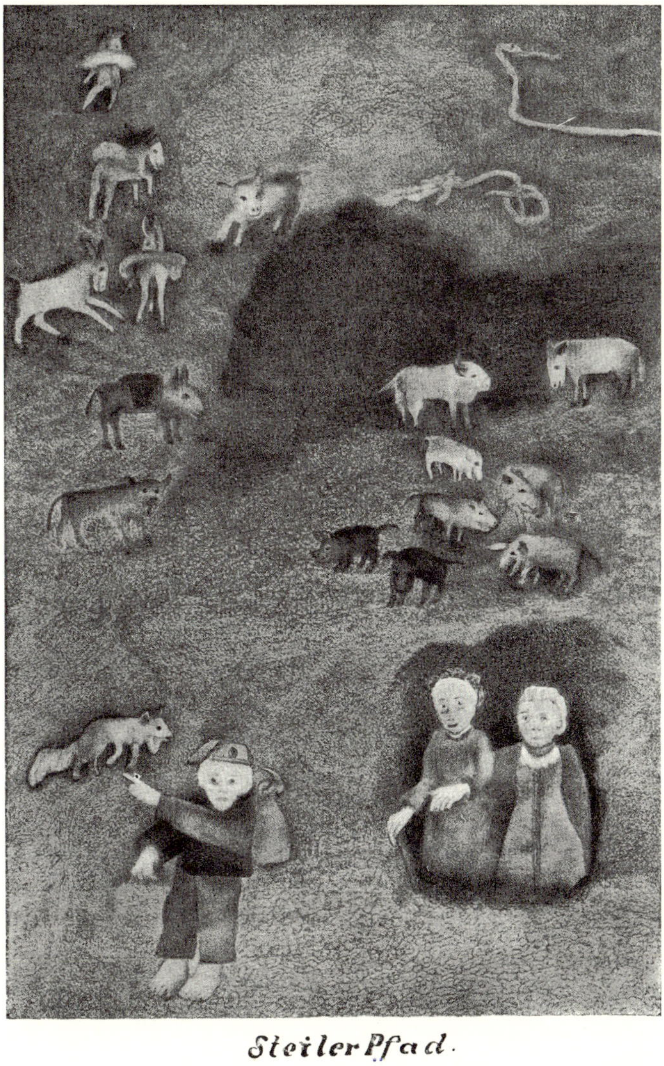

Fall 121. Abb. 39. „Steiler Pfad“ (Bleistift). 11×18

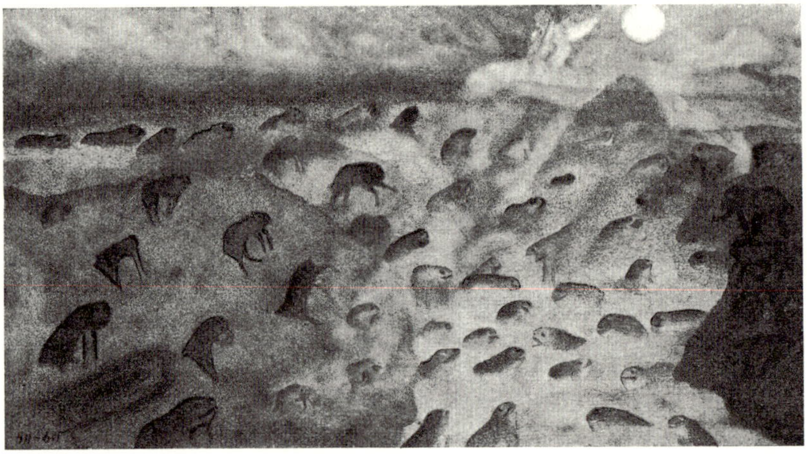

Fall 121. Abb. 40. „Krötenteich im Vollmond" (Bleistift). 16×9

hafte Grundstimmung des Ganzen erhält durch die Unbestimmtheit aller Einzelheiten und die Unmöglichkeit, ihm einen rationalen Sinn zu unterlegen, einen fremdartig unheimlichen Charakter. Das Bild zerbröckelt in zahlreiche Einzelmotive, deren jedes etwas Eigenes sagen zu wollen scheint, ohne den erlösenden Ausdruck zu finden. Wem gilt die weisende Gebärde des bleichen Zwerges, dem Beschauer, oder den beiden aus der Höhle tretenden Frauen? Was bedeutet der Pfad, auf dem die Tiere spielen? Man gewinnt nichts, wenn man sich in solchen Erklärungsversuchen ergeht, gerade der zwiespältige Eindruck dieser verzauberten Welt ist das Entscheidende, und die relative Einheitlichkeit des Bildeindruckes kann weder von seiten der Komposition, noch aus rationaler Beziehung der Figuren überzeugend erklärt werden, sondern eher daraus, daß die umgrenzte Bildfläche von einem gleichmäßigen Grau in Grau in der Rhythmik eines zaghaften Schattierstrichs erfüllt ist.

„Der Krötenteich im Vollmond" schließt sich in der Gesamterscheinung eng an den „Steilen Pfad" an, nur daß bei ihm ein einfaches Naturmotiv zugrunde liegt, das allerdings durch die enge Vereinigung des monddurchbrochenen Wolkenhimmels mit dem brodelnden Teich einen Zug ins Mythische erhält. Dieser Zug, ins Monumentale gesteigert, gibt auch der „Fütterzeit der Pferde" die fremdartige Wirkungsgewalt, die besonders von bildenden Künstlern regelmäßig stark gefühlt wurde. Es fruchtet gar nichts, nachzurechnen, daß hier mindestens zwei unvereinbare Bildansichten sich kreuzen, nämlich die schematische Oberansicht in bezug auf die runde Futterschale und die beiden unteren

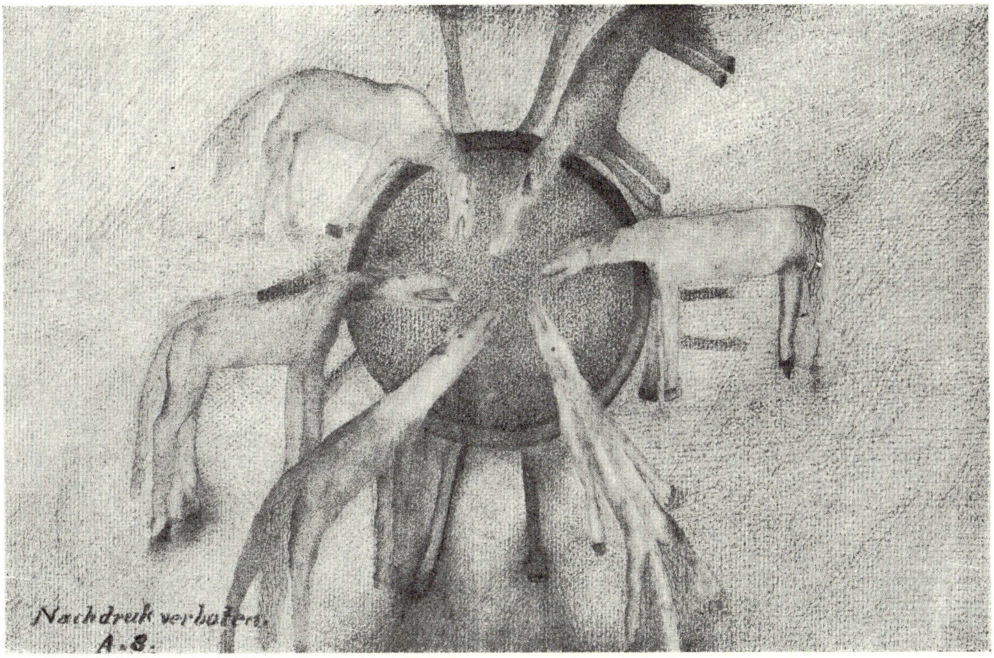

Fall 121. Abb. 41. „Fütterzeit der Pferde“ (Bleistift). 19×12

Pferde, sowie die radiale Anordnung aller sechs Pferde und andererseits die Profilansicht der vier oberen Pferde. Man muß auf jede realistische Blickpunktseinheit verzichten und sich formalen Bildgesetzen rückhaltlos hingeben können, um der grandiosen Wirkung dieses Blattes ganz teilhaftig zu werden. Gerade in diesem Falle hat die unbefangene Vereinigung von rational Unmöglichem zu einer Gestaltung geführt, die einem kritischen Zeichner kaum gelungen wäre. Der Zwang zu zentraler (dekorativer) Anordnung der sechs Pferde auf dem Blatte hat jede realistische Abbildetendenz unterdrückt. Darin liegt psychologisch gesprochen der Schlüssel zu dem formalen Aufbau der Gruppe. Ob halluzinatorische Anregungen mitgesprochen haben, läßt sich bei diesem Zeichner nicht entscheiden. Er ist vor längerer Zeit gestorben. Doch wird es sehr wahrscheinlich, wenn man die Zeichnungen mit gesicherter halluzinatorischer Grundlage vergleicht (vgl. S. 101ff.).

Der Kranke, von dem Abb. 42 sechs Blätter wiedergibt, hat Hunderte von ganz ähnlichen silhouettenartigen Figurengruppen gezeichnet und nicht selten an zwanzigmal die gleiche Szene mit ganz kleinen Veränderungen. Fast immer handelt es sich um Soldaten, stets ist die Szene nach oben durch einen schrägen

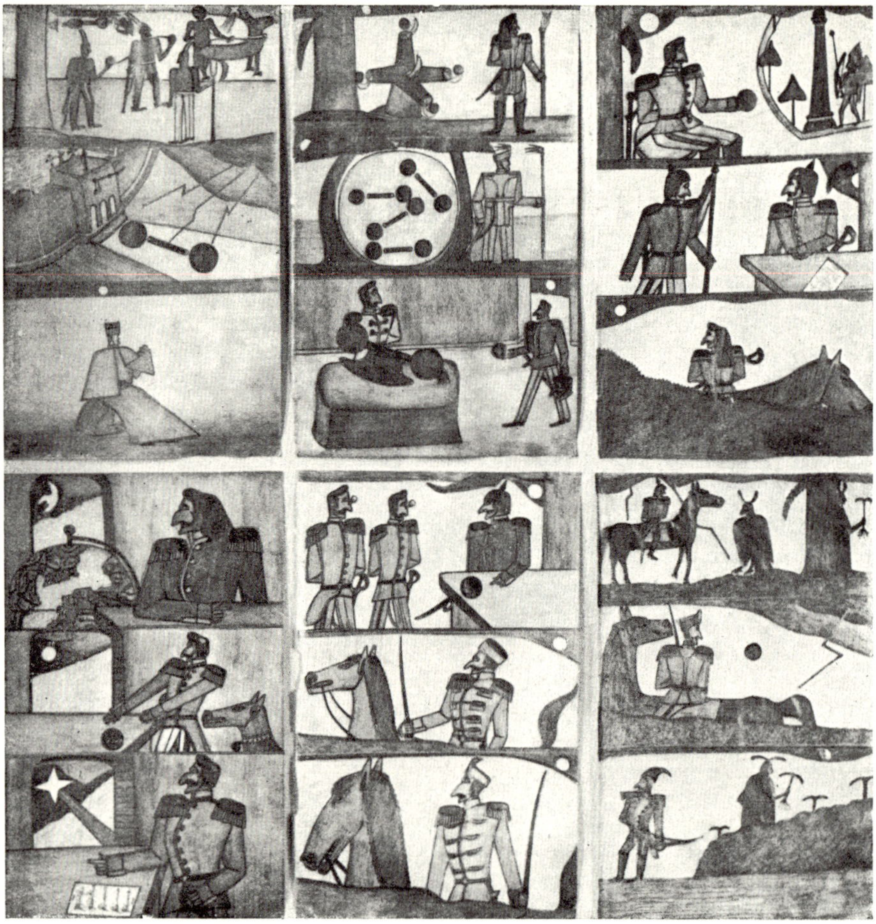

Fall 33. Abb. 42. Schattenfiguren (Bleistift). 63×65

dunklen Streifen abgeschlossen, in dem eine kleine Schattengestalt hellumrahmt erscheint. Man denkt an die Schilderungen mancher Schizophrener, wie die Umgebung ihnen unheimlich verändert vorkomme, die Menschen sich wie

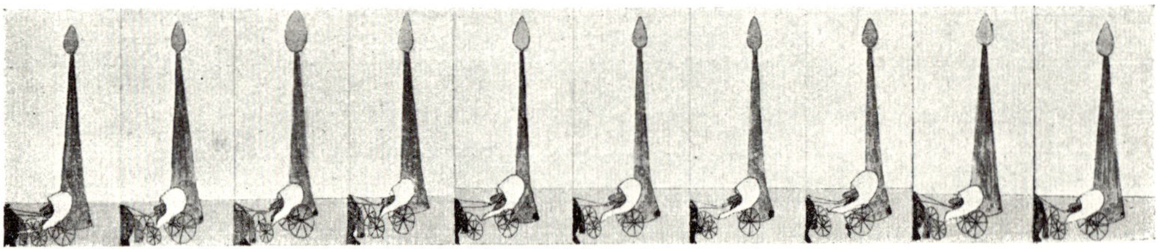

Fall 1. Abb. 43. Wagen und Baum (Aquarell). 40×8

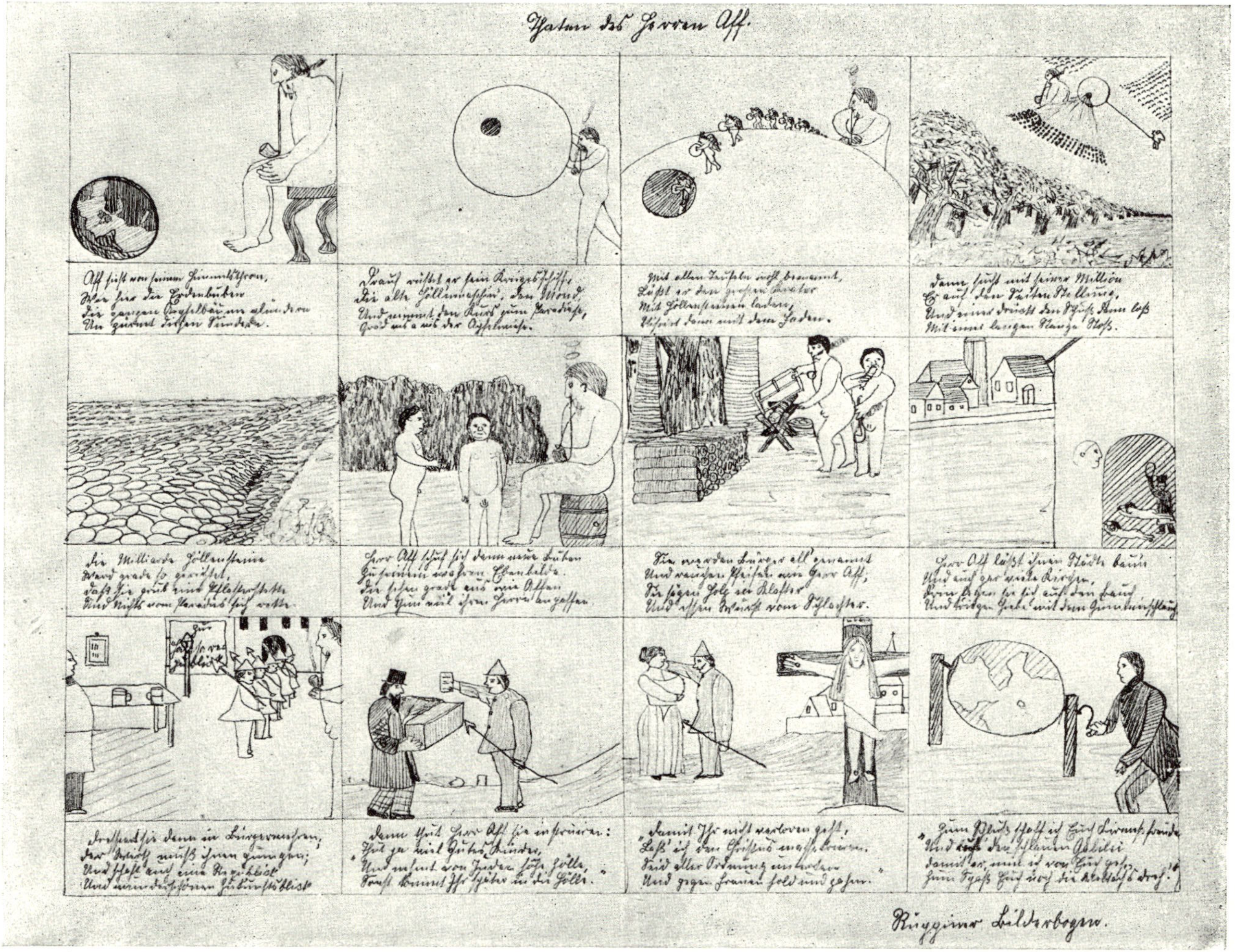

Fall 1 — Abb. 44. „Taten des Herrn Aff“ (Bleistift). — 39×29

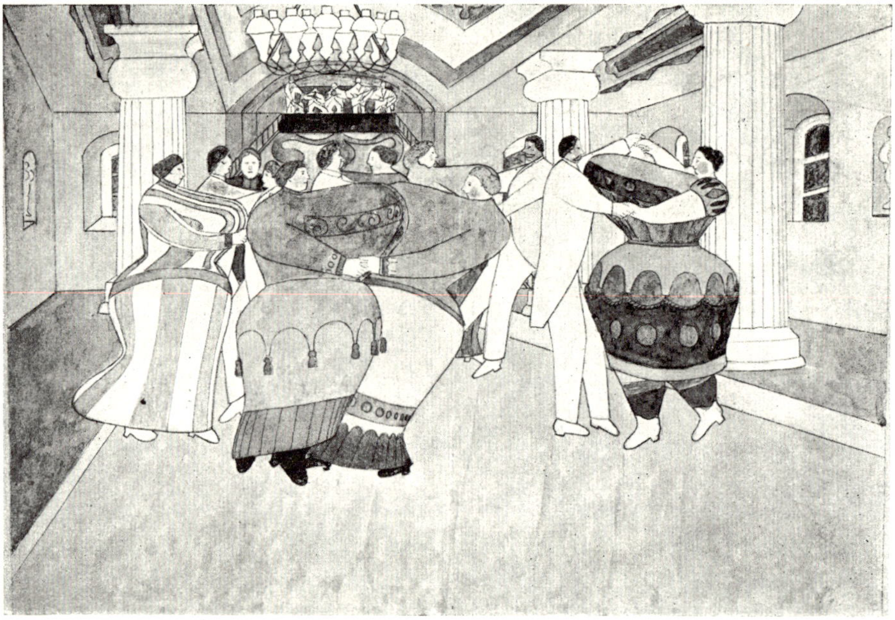

Fall 1. Abb. 45. Tanz (Bleistift und Aquarell). 26×18

Leichen oder Maschinen bewegen. Derartige Stereotypien großen Stils, wie man solche Serienzeichnungen eines Motivs nennen könnte, kommen öfters vor. So hat der Kranke, der die zehn gleichen Wagen, Abb. 43, in Aquarell malte, an einem Tage die Aussicht aus seinem Fenster nicht weniger als 125 mal sauber gezeichnet und angetuscht, ohne daß man bei den letzten Nummern wesentliche Unterschiede von der ersten bemerken könnte. Er neigt von je zu Bilderfolgen und hat sich Dutzende solcher Zyklen von 12 Darstellungen mit Text, jeweils auf einem Aktenbogen, angefertigt. Aus seinen Zeichnungen geht ebenso wie aus den dazugehörigen Texten hervor, daß er zu den ziemlich geordneten Paranoiden gehört, und zwar repräsentiert er eigentlich den Typus des verkannten Erfinders, der komplizierte Maschinen mit endlosen Erläuterungen für Regierungsstellen und Fürsten ausarbeitet. Dabei ist er ein gefährlicher Verbrecher und ein jäh gewalttätiger Mensch, der in einem festen Haus verwahrt werden muß. Abb. 44, „Taten des Herrn Aff", zeigt, daß er zu echtem Humor und fast geistreichem Witz fähig ist. Auf Abb. 45, die aus der letzten Zeit stammt, behandelt er sein Lieblingsthema, die korpulente Frau mit gewaltigem Busen, in grotesker Weise. Übrigens hat er nach seinen Angaben von je gern gezeichnet, ohne jedoch in seinem Berufe — er war Weber — dazu Gelegenheit zu finden. In seinen Bilderzyklen finden sich zahlreiche Szenen von außerordentlichem Reiz, die von starker Begabung, zumal in der Ausnutzung der von ihm gut beherrschten perspektivischen Mittel sprechen.

Die höchst phantastisch anmutende weibliche Figur, Abb. 46, stammt von

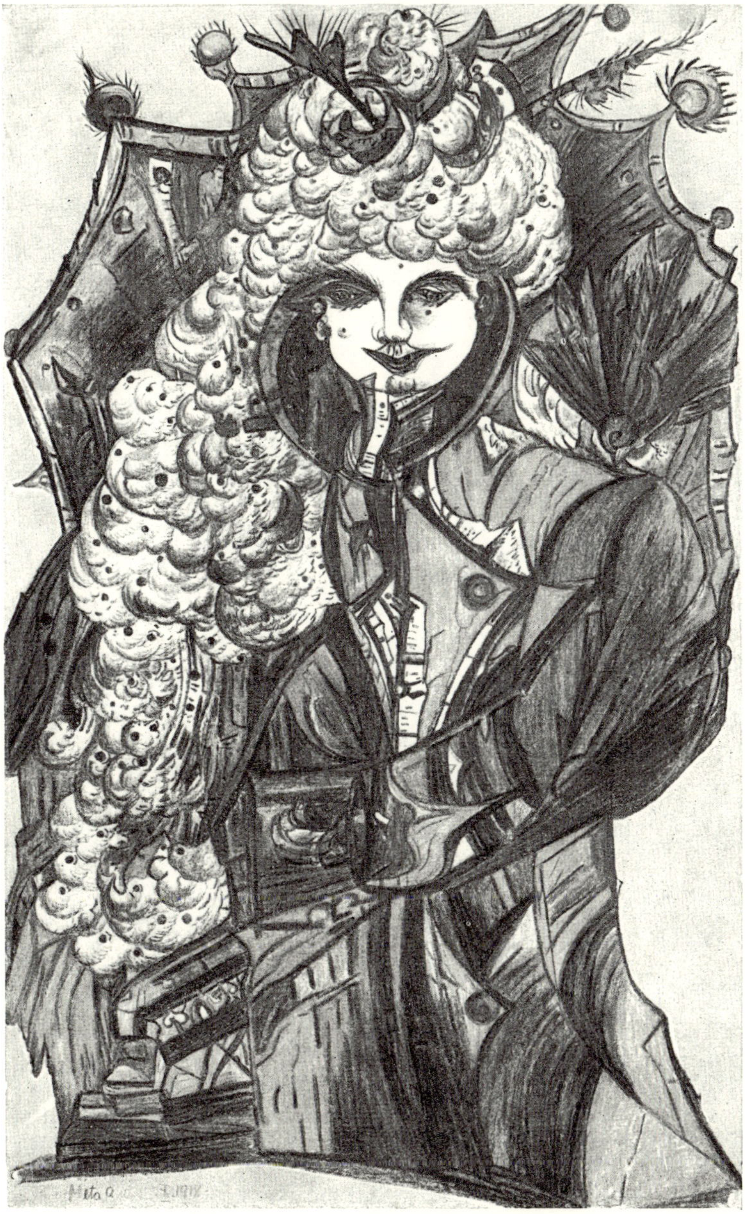

Fall 122. Abb. 46. Frau mit Perücke (Buntstift). 21×33

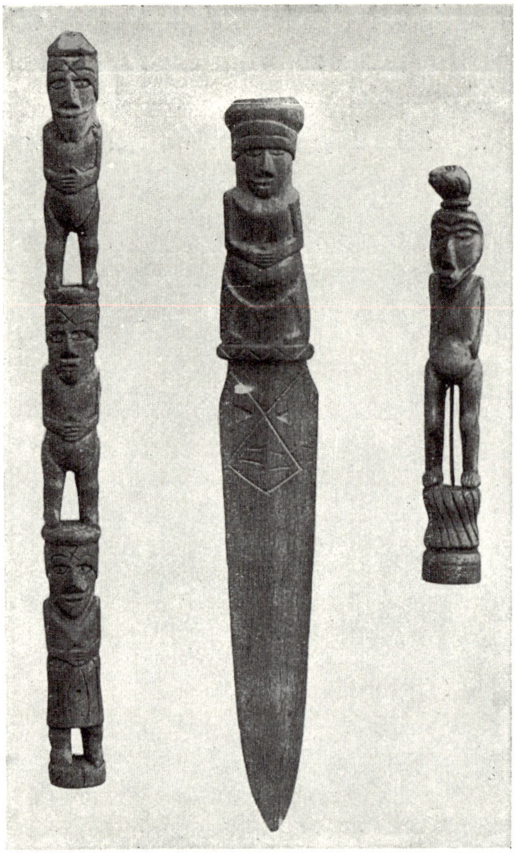

Fall 175. Abb. 47. 25, 25, 14.
Menschensäule, Papiermesser u. Pfeifenstopfer (Holz).

einer Patientin, in deren Krankengeschichte auf einen tieferen Sinn ihrer Produktionen nichts schließen läßt. Sie hat nur wenige Blätter geliefert und nur dies eine von einigem Wert. Um so überraschender ist die große Bestimmtheit, mit der diese Buntstiftzeichnung ausgeführt ist, und die fast raffinierte technische Geschicklichkeit, die aus der Perückenkaskade spricht. Aus kleinen Verhältnissen stammend, früh selbständig als Kellnerin, hat sie kaum Gelegenheit gehabt, diese Fähigkeiten durch Übung zu erwerben. Sehr gut ist an diesem Blatt zu verfolgen, wie Formmotive, die zuerst abbildend gemeint sind, während der Arbeit ornamental zu wuchern beginnen und sich nun hemmungslos über das Blatt ergießen.

Der „Pfeifenstopfer", Abb. 47 und 48, ist eine von den wenigen plastischen Arbeiten, die wir außer den Schnitzwerken des Falles Brendel besitzen. Ein fast 70jähriger Hufschmied schnitzte ihn nach seiner Versicherung, ohne früher je ähnliches gemacht zu haben. Er hatte sich das Holzstück zum Pfeifenstopfer gewählt und wollte es nun ansehnlicher machen, indem er eine Menschenfigur daraus schnitzte. Unten faßte er das Gerät mit einem Blechring ein und gebrauchte es etwa sechs Jahre, wodurch alle Kanten verstrichen sind und eine schöne dunkelbraune Patina sich gebildet hat, die dem Figürchen ein altertümliches Aussehen verleiht. Der kleine Tierkopf oben, von dem Patienten als Hund gedeutet, dient als Handgriff des Drahtes, den man zwischen den Beinen zum Vorschein kommen sieht. Er läuft mitten durch den Körper und wird zum Reinigen der Pfeife benutzt. Der Alte hat dann später zahlreiche Schmuckhäuschen mit Türen und Schubladen geschnitzt, die er in einer Wirtschaft nahe der Anstalt zum Verkauf auslegte. An diesen Häusern nun brachte er häufig übereinanderstehende menschliche Figuren als Kantenverzierung an. Die abgebildete Säule, Abb. 47, fertigte er statt einer solchen spontan entstandenen Kantenleiste an, weil er diese nicht ablösen wollte. Man sieht ohne weiteres, wieviel schematischer die drei Figuren im Vergleich zu dem Pfeifenstopfer sind, und noch leerer erscheint der Griff des Papiermessers, das er ebenfalls in vielen Exemplaren angefertigt hat. Der Pfeifenstopfer bleibt das einzige sehr bemerkenswerte Stück. Nicht nur wegen der bei allem Schematismus lebendigen Durchgestaltung, die der Figur eine außerordentliche Ähnlichkeit mit Werken primitiver Kunst gibt, wobei die Proportionen des Körpers — der Kopf beträgt ein Viertel der Gesamtlänge — und die dünnen, enganliegenden Arme eine Hauptrolle spielen. Sondern die Einzelformen des Kopfes: das vorspringende Untergesicht, der wirkungsvoll schematisierte Kiefer, die Augen — alles das

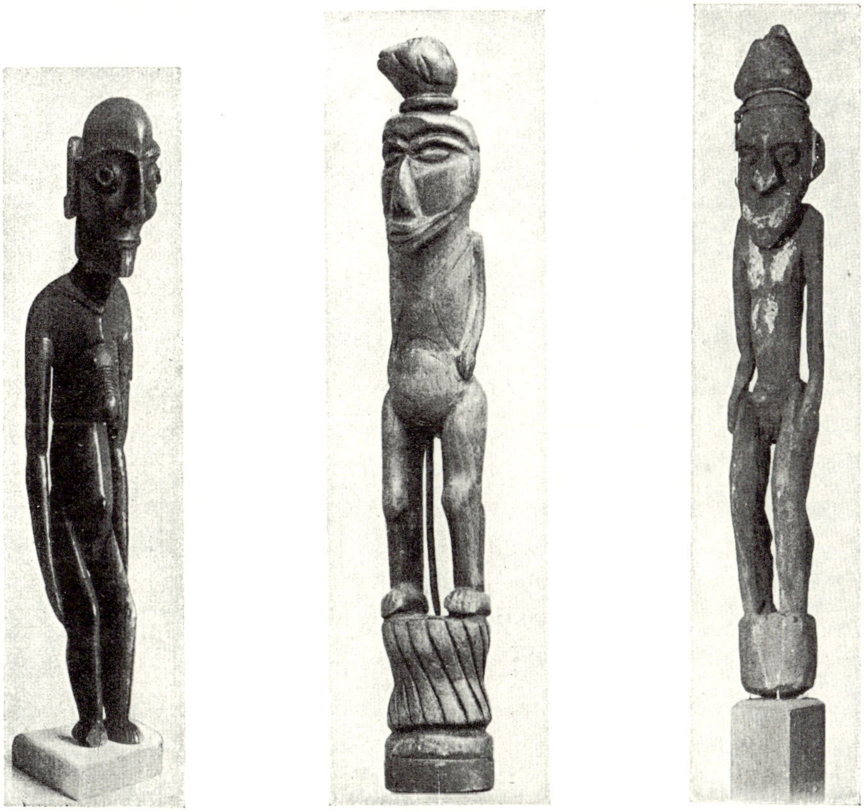

Fall 175. Abb. 48. „Pfeifenstopfer" (Holz) 14 cm hoch und zwei Ahnenfiguren von der Oster-Insel (links) und aus Neu-Guinea.

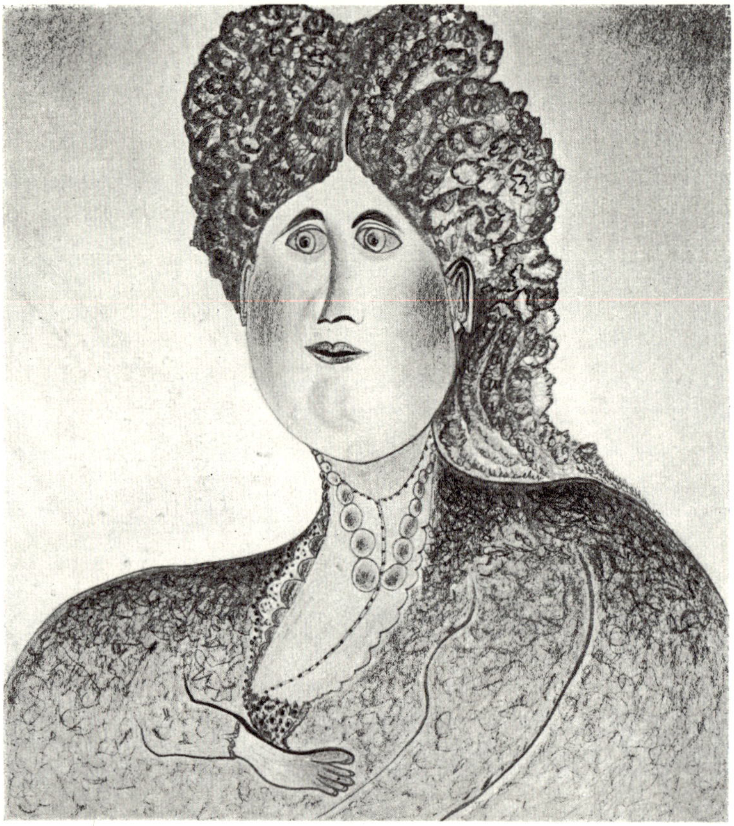

Fall 45. Abb. 49. Damenporträt (Buntstift). 27×29

steht primitiver Kunst so nahe, daß mancher Beschauer mit dem Figürchen getäuscht werden konnte. Wir kommen auf diese Beziehungen und besonders auf die beiden seitlichen Vergleichsfiguren der Abb. 48 noch zurück.

Bei einer Reihe von Bildwerken hat man, wie ja auch nicht selten im Umgang mit Schizophrenen, den Eindruck, daß die Urheber mit einer gewissen Freude groteske Verzerrungen der Umwelterscheinungen bevorzugen. Nicht als ob sie etwa einerseits ein realistisches Anschauungsbild pflegten und andererseits von diesem Entstellungen konstruierten, wie der Intellektualist sich das vorzustellen liebt; vielmehr schließt diese Freude am „Verzerrten" eine Abkehr von der schlicht erfaßbaren Umwelt in sich und ein solches Übergewicht von grotesken Anschauungsbildern, daß diese das Vorstellungsleben beherrschen und neben ihnen das Normale eher verblaßt. Wir würden dieses freie Schalten mit einer autonomen Formenwelt in Beziehung setzen zu dem Spieltrieb, in dem wir ja

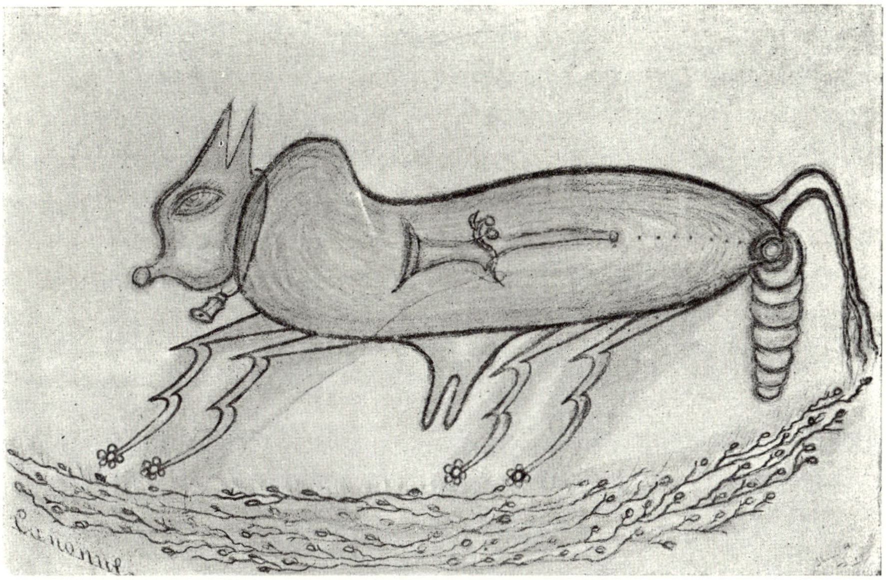

Fall 116. Abb. 50. „Canonne" (Buntstift). 49×30

eine Grundtendenz aller Gestaltung erblicken. Damit wäre freilich nur die psychische Einstellung gekennzeichnet, und der tiefer führenden Frage, was denn an substantiell Seelischem sich ausdrücke in einer solchen selbstherrlichen Formenwelt, wäre damit erst der Weg bereitet. Denn uns Heutige hemmt in dem freien Verständnis dieser Probleme vor anderem die Gebundenheit an einseitig-realistische Umweltsauffassung. Recht harmlos wirkt noch das bizarr verzogene Damenporträt, Abb. 49, mit dem puppenhaften Ärmchen. Dieser Zeichner hat zahlreiche derartige Bildnisse mit Farbstiften angefertigt, teils nach Zeitschriften, teils nach Personen in seiner Umgebung. Stets beherrscht ein bestimmter Kurvenzug, der Gesicht und Körper gleichmäßig umfaßt, das ganze Bild — darin liegt der persönliche Stil, wenn man will.

Das stärkste an freiem groteskem Spiel außer dem Plastiker Brendel (S. 123 ff.) hat der ländliche Arbeiter M. aus der Westschweiz geleistet, von dem die Abb. 50 bis 54 stammen. Abb. 50 nennt er „Cannone". Gemeint ist eine Kuh, in deren Innerem man Magen und Darm als ehrwürdige Muskete erblickt, aus der soeben ein Schuß nach hinten losgeht. Die Kugel, die man fliegen sieht, scheint den erklecklichen äußeren Erfolg synchron zu bewirken. Die Hauptpointe liegt aber darin, daß von dem Abzug der Muskete ein Faden nach einem Vorderfuß verläuft, der also durch Zerren an dieser Schnur die Entladung

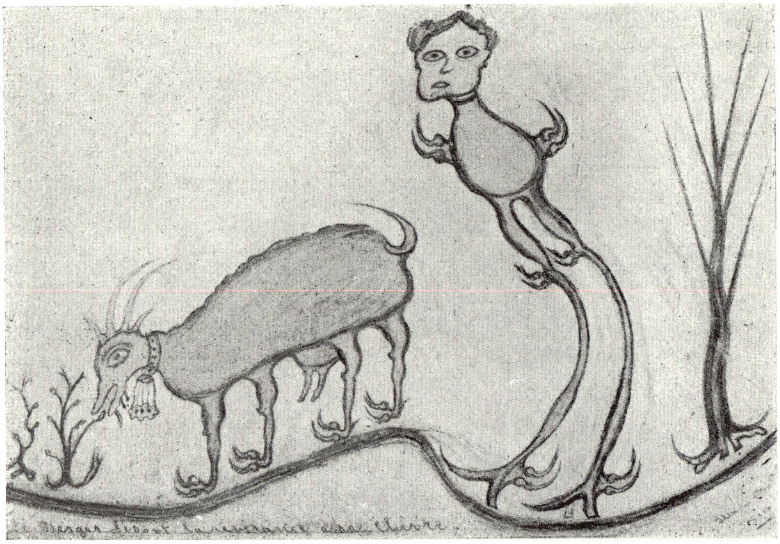

Fall 116. Abb. 51. 44×30
Le berger faisant la révérence à sa chèvre (Buntstift).

offenbar herbeiführen muß. Das ist die Methode, mit der Bärentreiber, die vier oder fünf Instrumente gleichzeitig spielen, das an ihrem Rücken angebrachte Schlagwerkzeug zu bedienen pflegen. Höchst absonderlich mischen sich

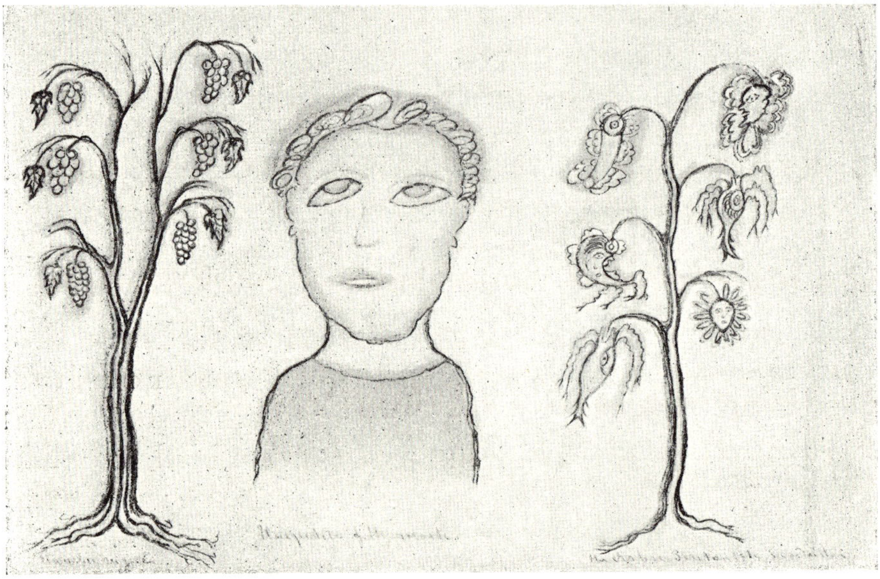

Fall 116. Abb. 52. „Une petite fille morte" (Buntstift). 49×30

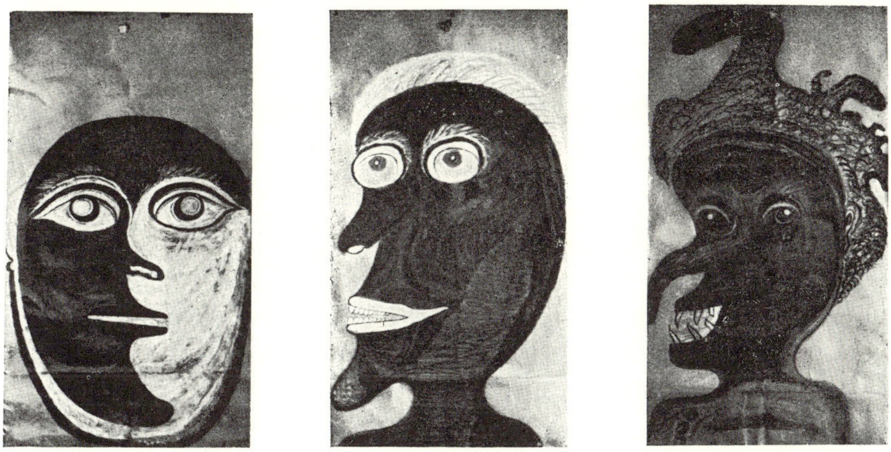

Fall 112. Abb. 53. Drei Köpfe (Kreide). je ca. 50×80

charakteristische Formen der Kuh mit einem Schweinskopf und die Füße gehen gar in arabeskenartiges Blattwerk über, wie es ähnlich den Boden darstellt. — Fast noch skurriler ist der „Hirte, der sich vor seiner Ziege verbeugt", Abb. 51. Führt der Mann doch seine Verbeugung aus, indem er die Beine biegt, die allerdings ihrer Länge nach mehr einem Storchen, als einem Menschen zukommen. Am eigenartigsten aber ist die freie Verwendung des Ziegenfußmotivs über das ganze Blatt hin. Nicht nur, daß es an den Füßen des Hirten und als Baum- und Strauchwurzel wiedererscheint, sondern es ersetzt sogar die Arme des Mannes und schmückt seine Kniee. Hier sehen wir in nicht mehr zu überbietender Weise die Verwendung eines Formmotivs ohne Rücksicht auf naturgegebene Zusammenhänge. Es ist ein musikalisches, leitmotivisches Verfahren, das sich nur der Realitätsbindung nicht entledigt und die ornamental-dekorative Bindung nicht gefunden hat. Denn in deren Bereich kann ein solches musikalisches Gestaltungsprinzip sehr wohl zu einwandfreien Resultaten führen. — In dem „toten kleinen Mädchen" ist dem Mann mit seiner plump-primitiven

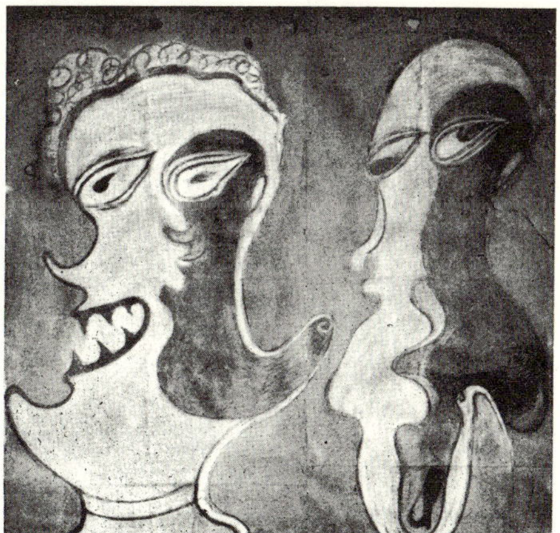

Fall 116. Abb. 54. Zwei Köpfe. ca. 80×80

Zeichenart ein Blatt von fast erschütterndem seelischen Ausdruck gelungen. Das kärgliche, wie dahinschwindende Körperchen, der große Kopf mit den zerbröckelnden Umrissen und den querparallelen großen mandelförmigen Augen, dazu der üppige Rebenbaum links und Aschenbrödels Pantoffelbaum rechts mit phantastischen Früchten — dies ganze wunderliche Gemisch wirkt irgendwie schlicht ergreifend, obwohl die anschauliche Bindung der drei Motive auf keine gewohnte Weise gelingt.

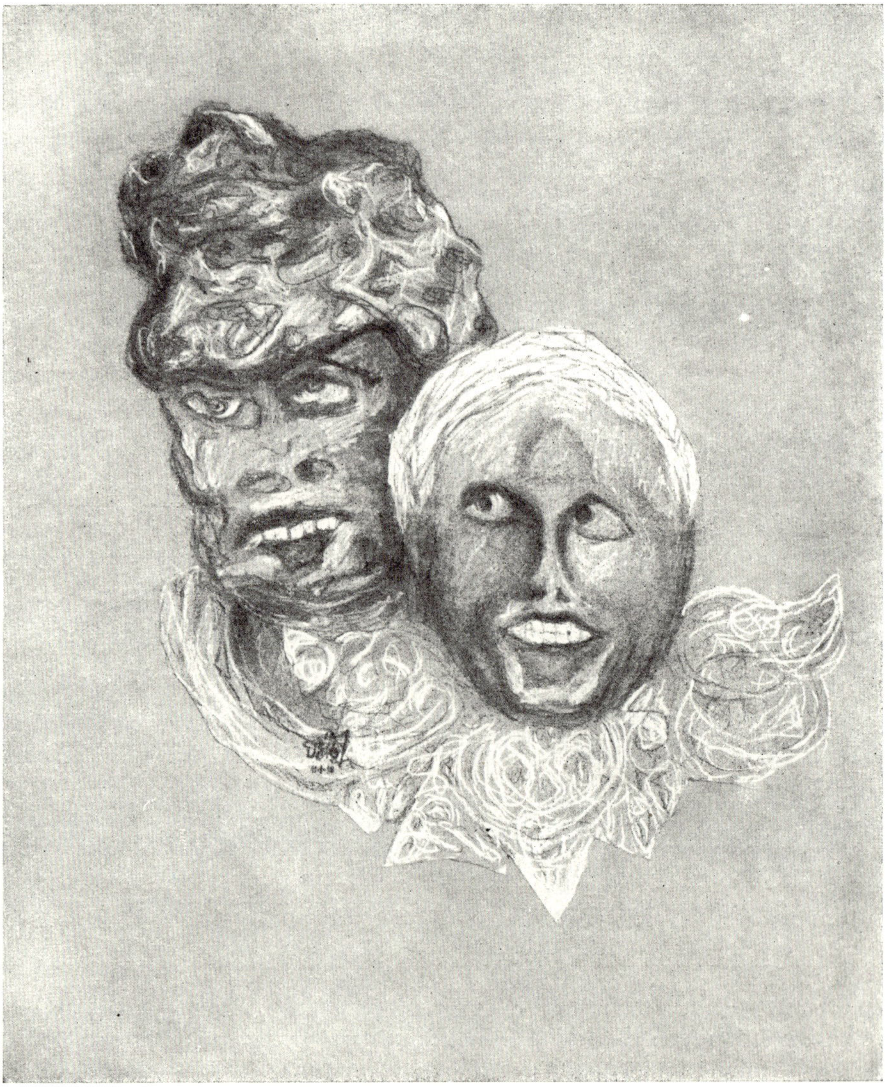

Fall 13. Abb. 55. Zwei Köpfe (Kreide). 70×83

Ganz ausgeliefert hat sich M. seinen Neigungen zum Grotesken in Abb. 53 und 54. Der erste Kopf ist sozusagen zu einer Paraphrase über das Rüsselmotiv geworden, an dem zweiten wird der Schwarz-Weiß-Kontrast auf die Spitze getrieben, indem nur die Haut schwarz, Schleimhaut und Haare dagegen weiß gezeichnet werden. In den drei übrigen Köpfen aber verliert er sich in tolle Spekulationen über die selbständige Verlebendigung der beiden Gesichtshälften. Kann man bei dem dritten Kopf noch an eine Art Lichtwirkung denken, die eine Hälfte hell, die andere dunkel macht, so löst sich auf Abb. 54 nun tatsächlich ein neues Lebewesen aus der dunklen Gesichtshälfte. An dem linken Kopf überwiegt noch der Gesichtscharakter auch des dunklen Teiles, der freilich einen sonderbaren Körperfortsatz nach hinten treibt, dem spitz ausgezogenen weißen Kinn entsprechend. Dagegen schwindet an dem rechten Kopf der Gesichtscharakter des Ganzen wie der beiden Teile dadurch, daß diese in Beine auslaufen, die sich ineinander verschlingen. Die Kopulationsbedeutung dieses Formenspiels wird von dem Zeichner eigens betont.

Etwas Verwandtes liegt in den beiden Köpfen Abb. 55, obgleich diese technisch auf viel höherer Stufe stehen und vorwiegend abbildend gemeint sind. Der Zeichner war ein sehr kultivierter Privatgelehrter, der als Dilettant recht pedantisch vor allem Köpfe aus Zeitschriften nachzeichnete, bis ihm erst kurz vor seinem Tode dieses Blatt und das folgende, Abb. 56, gelangen. Leider hat er nichts darüber hinterlassen, was er etwa mit diesen starken Schöpfungen hat ausdrücken wollen. Das rätselhafte, dreieckige Stirnmal der Frau, das welke, wie zerfressene Gesicht des Mannes, alles weist darauf hin, daß hier konzentriertes Erleben zugrunde liegt, sei es irgendein Erlebnis des Grauens auf mehr gedanklicher Basis, sei es ein realer Gesichtseindruck mit diesem Gefühlston oder eine echte Halluzination. Jedenfalls ist hier in der Gefühlswirkung der Anschluß an große Kunst erreicht. Man denkt bei dem linken Kopfe an Goya, bei dem rechten vielleicht an Barlach. Für Abb. 56 gibt die Unterschrift die Erlebnisgrundlage an: „Oft Original-Kopf gesehen in E., dagegen der Charakter Mixtum", und „Dezemberfreude: ich bin dein Tod. Kind aus E. sagt zu mir dabei kopfschüttelnd". Danach würde, psychiatrisch gesprochen, die illusionistische Umdeutung eines realen Gesichtseindruckes der Zeichnung als Anregung gedient haben. Die unheimliche Wirkung des Kopfes beruht wohl in der Mischung von kindlichen und greisenhaften Zügen.

Sichere Darstellungen echter Halluzinationen sind außerordentlich selten. Wohl liegt es bei zahlreichen Bildwerken sehr nahe, an eine solche Entstehungs-

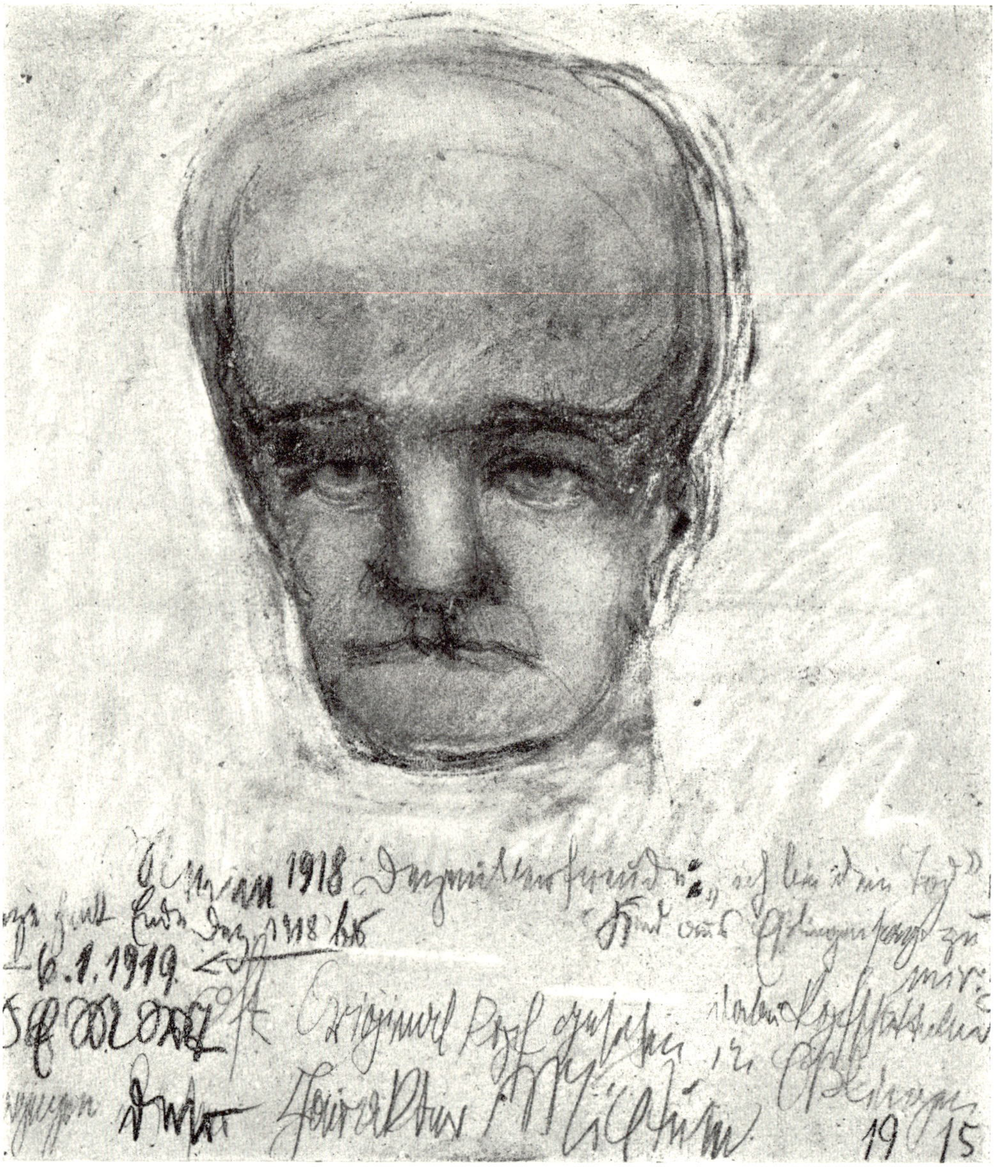

Fall 13. Abb. 56. Kinderkopf (Kreide). 33×36

komponente zu denken, zumal wenn man geneigt ist, in jeder intensiven und fremdartigen Bildwirkung Ausnahmeerlebnisse zu suchen und den Umkreis des aus freiem Formspiel Gestaltbaren nicht kennt. Ganz sicher belegt, durch wörtliche Schilderung des Kranken, sind die Abb. 119—123 des Falles Neter und Abb. 57. Zu diesem Blatte berichtet die Krankengeschichte: „Anliegende

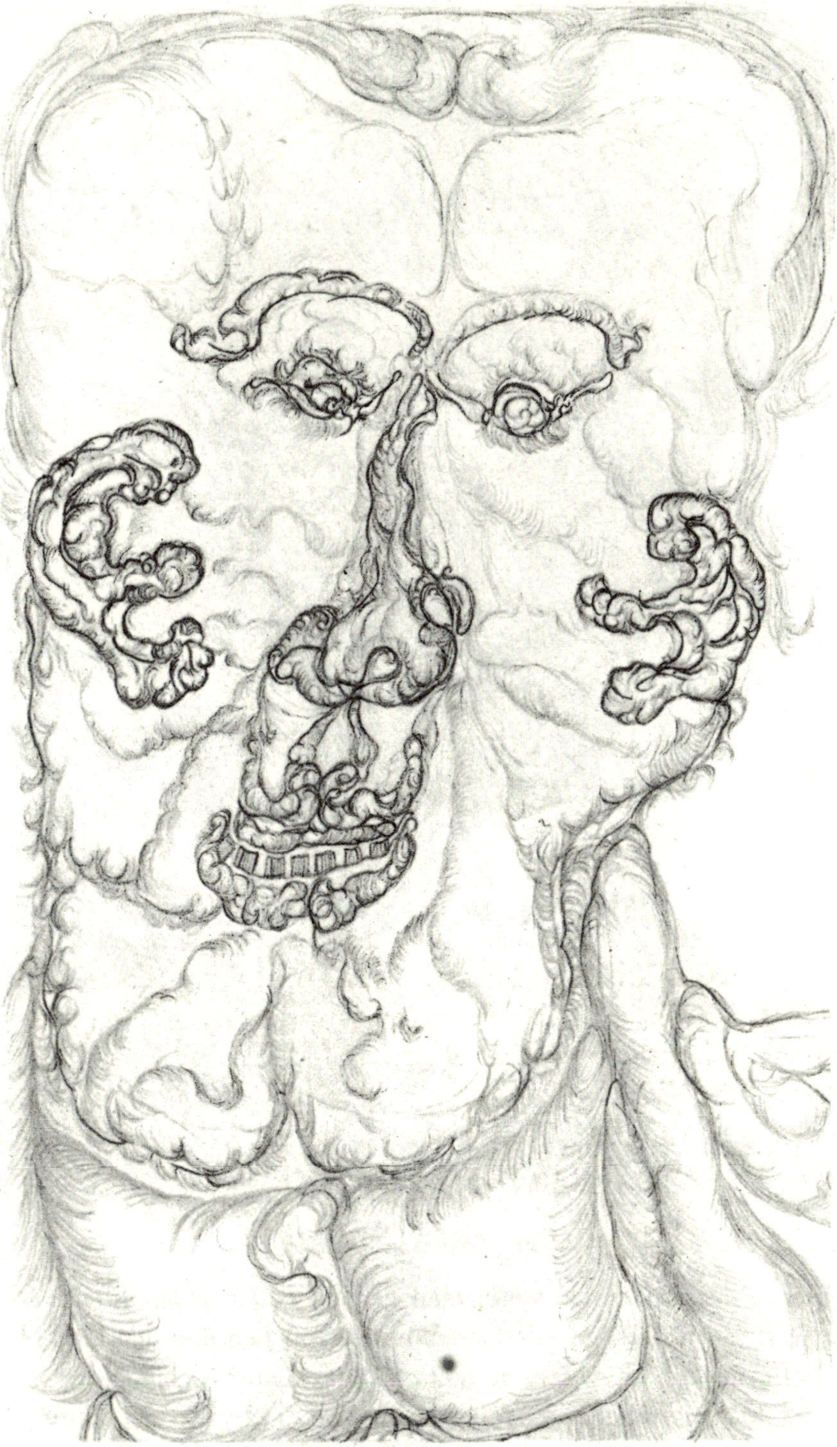

Fall 26. Abb. 57. „Lufterscheinung." Halluzination (Bleistift). 19 × 33

‚Phantasieskizze‘, die er auch ‚Luftzeichnungen‘ nennt, eigentlich seien es keine ‚Phantasien‘, sie seien schon bei Leuten vor Jahrhunderten gezeichnet gewesen und durch ‚Luftzug‘ auf ihn übergegangen, manchmal sehe er sie in der Luft, wenn er sie dann gezeichnet habe, sehe er sie nicht mehr, dann entstehe eine andere Luftentwicklung; sie stammten aus Luftmengen, die nicht mehr existierten; die Luftzeichnungen seien, wenn sie glückten, wie Luft, würden durch Luftzug verweht und gingen auf andere über, die sie wieder zeichneten; er grüble nichts aus, sondern zeichne das, was die Luft bei ihm entstehen lasse; das Bild lasse die Luft entstehen; so ähnlich wie andere Bilder manchmal, der Sumpf lasse auch solche Bilder entstehen; manchmal könne er in diesen ‚Luftbildern‘ seine Ahnen erkennen.“ Diese Schilderung schemenhafter Erscheinungen erklärt einige auffallende Züge an dem großen Kopfe recht anschaulich. Etwas von gläserner Durchsichtigkeit ist ihm eigentümlich. Darüber hinaus ist jedoch auch die Gestaltung im einzelnen bemerkenswert. Sobald man das Blatt als Kopf erkannt hat, wird man in die Rhythmik des Strichgefüges hineingezogen, das die ganze Fläche wie ein selbständiges Gewächs überzieht. Die Eigenlebendigkeit der Strichzüge überwiegt fast ihren darstellerischen Sinn. In diesem Zug, der in dem Begriff des Ornamentalen nicht ganz zu fassen ist, liegt eine Wesensähnlichkeit mit der Zeichenweise altdeutscher Meister. Aber nun findet der Autor seine besondere Freude darin, die hervorstehenden Hauptteile des Gesichts wie in anderem Material aufzusetzen. Man denkt an jene Gebäckformen, die sich in siedendem Fett bilden, an Darmgeschlinge oder an Geschwüre. Und gerade die Vielfältigkeit dieser in einem Menschengesicht anklingenden Formvorstellungen macht das Grauenhafte des Gesamteindrucks aus.

Ganz ähnlich klingt die Schilderung, die der Zeichner der Abb. 58 von seinen Erscheinungen gemacht hat, ein ungebildeter Tagelöhner und Landstreicher. Er weiß nicht recht, ob es ein Traum war oder ein waches Erlebnis, als ihm solche Gestalten zuerst erschienen. „Ich saß im Bett, da kamen aus dem Wasser lauter solche — wie soll ich denn sagen? — solche Viecher heraus, und da war meine Mutter mit dabei. Das waren so halbe Menschen, halb Tiere; das habe ich ganz deutlich gesehen. Es war wohl Hexerei dabei. Ich denke, daß meine Mutter mich da mit ins Wasser ziehen wollte, daß ich vielleicht auf diese Weise von der Welt gewesen wäre — — wenn ich still hinliegen tue, dann kommt das noch immer hin und wieder zum Vorschein. — In der Luft sehe ich das, so im Halbdunkel am besten.“ — Der Kranke hat eine ganze Anzahl ähnlicher Blätter angefertigt, auf denen jedesmal in dem unregelmäßigen Umriß eines

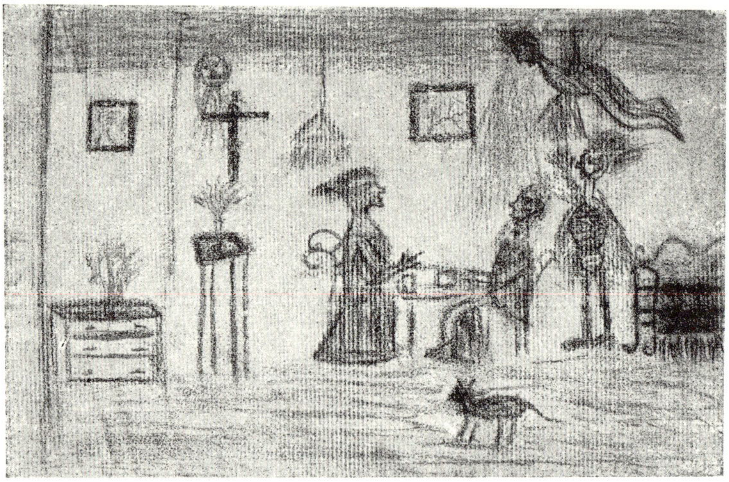

Fall 100. Abb. 59. „Schreckensüberfall“ (Kreide). 23×16

großen Steines durch gleichmäßige Schraffierung eine körnige Grundfläche angelegt ist — damit ist also nach der Erläuterung wohl das Wasser gemeint. Von diesem dunklen Grunde heben sich die ausgesparten Figuren hell ab. Sie sind mit höchst unsicherem, dünnem Strich ohne klare Körperteilung angedeutet. Zwischen lagernden oder schwebenden Körpern erscheinen immer stehende kleinere, zwerghafte, mit großen Köpfen, die oft etwas Tierisches an sich haben. Es geht ein schwer zu fassender lasziver Reiz von diesen Gestalten aus. Die beigeschriebenen Gedichte lassen sich meist nicht in verstehbaren Zusammenhang mit den Zeichnungen bringen. Kaum zu bezweifeln ist die halluzinatorische Entstehung der Abb. 160 des Falles Pohl. Sonst sind wir überall auf Vermutungen angewiesen. Abb. 59, „Der Schreckensüberfall“, stammt von einem jungen Hebephrenen, der spontan zu zeichnen begann und, von uns ermuntert, auf diesem Blatt darzustellen versuchte, wie er zu Hause am Tisch sitzend die ersten geisterhaften Erscheinungen erlebte. Seine Beschreibungen der Szene waren höchst unergiebig.

Die folgenden vier Bilder sind Aquarelle, die ein alter Dienstmann in der Anstalt malte und schriftlich mit Erklärungen versah. Gerade diese Erklärungen, meist in Form sachlicher Schilderungen gehalten und an alte Chroniken gemahnend, weisen in ihrer wunderlichen Verschrobenheit nach schizophrener Seite, während die Anstalt senile Manie annahm. Der Mann war eines jener Originale, wie sie gerade in Universitätsstädten ein wenig gezüchtet werden. Er dichtete volkstümliche Verse, die er angeblich als fliegende Blätter verkaufte

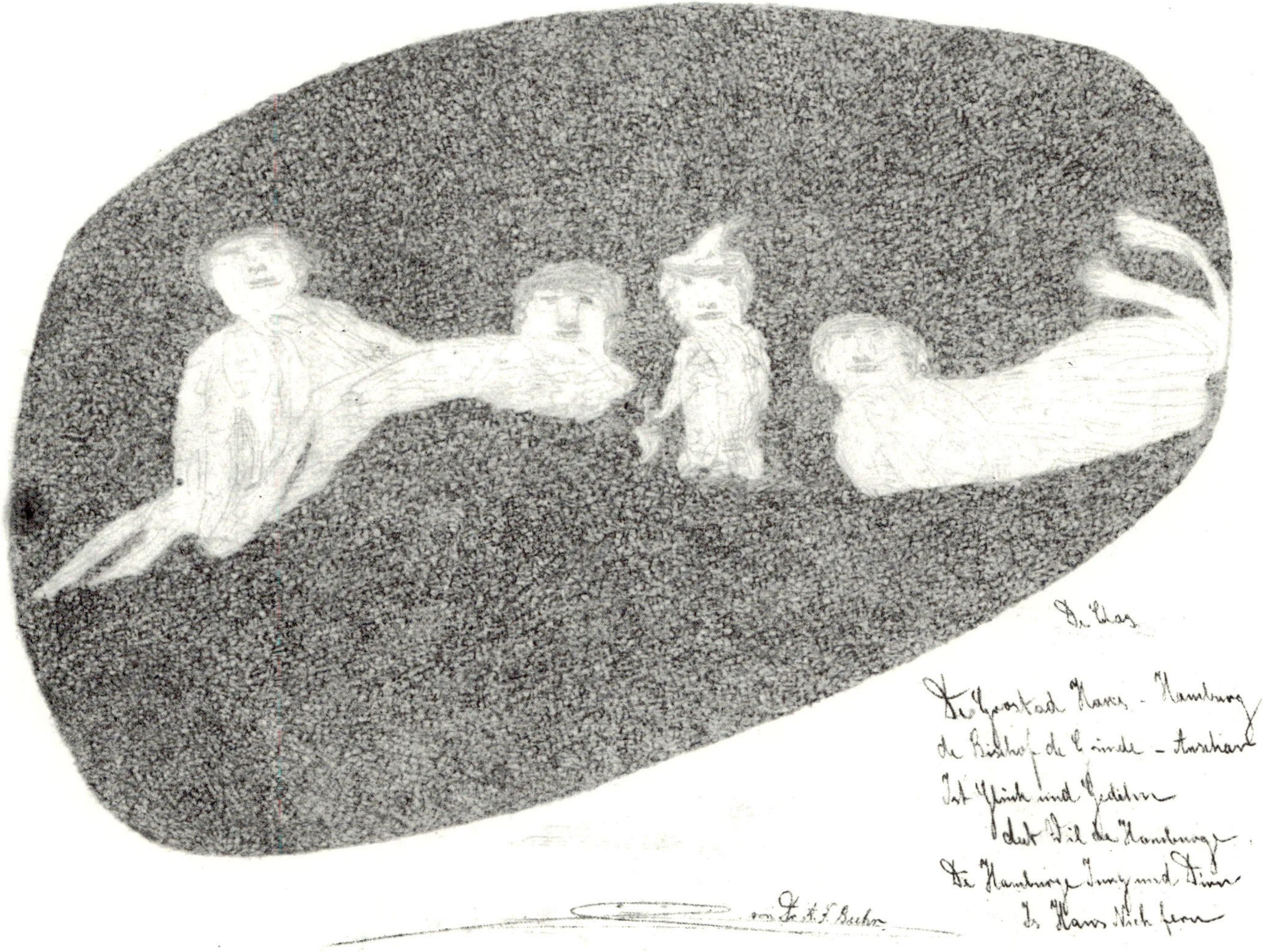

Fall 27. Abb. 58. „Wassergeister." Halluzination (Bleistift). 33 × 25

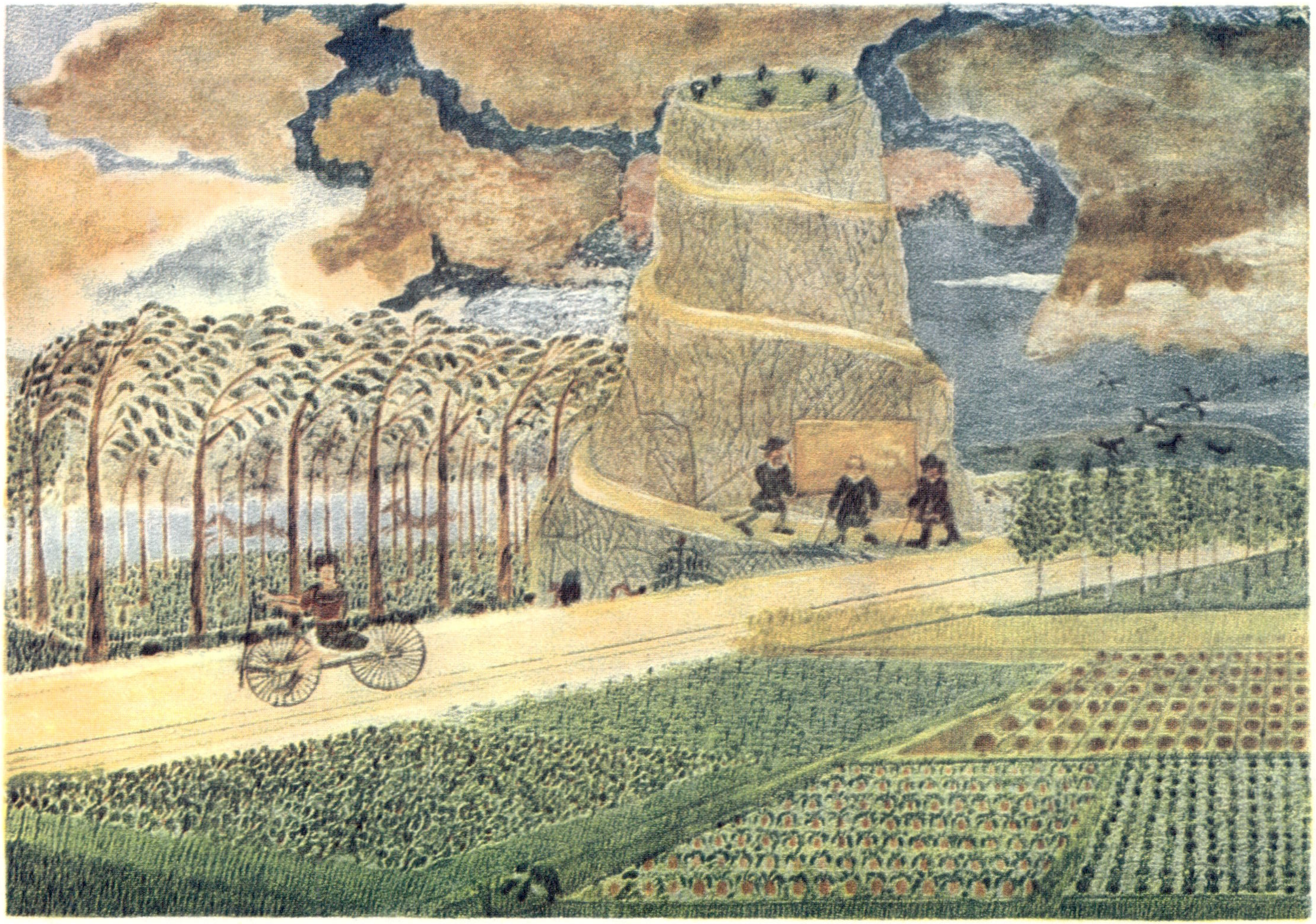

Fall 355. Abb. 60. „Der Wackelfels" (Aquarell). 33 × 21

und „komponierte" ganze Hefte voll, d. h. er malte auf fünfzeilige Notensysteme zahlreiche dicke Notenköpfe in mehreren Farben ohne musikalischen Sinn. Halluziniert hat er scheinbar in der Anstalt sehr viel, freilich vorwiegend akustisch. Doch muß man auch für seine Bilder halluzinatorische Erlebnisse in Betracht ziehen. Das Krankheitsbild wird dadurch kompliziert, daß er schwerer Alkoholiker war. Die meisten seiner Aquarelle fallen durch eine miniaturartige Technik auf; er trägt die Farbe gern möglichst trocken, am liebsten in plastisch hervortretenden kleinen Tupfen auf, bevorzugt matte Töne und eine zeichnerische Pinselführung.

Zu Abb. 60, „Der Wackelfels", gehört folgende Erläuterung: „Erklär einen wakelfels (granit) 1868 nah pfingsten besteig den w. im rundgang dicht an Eichstätter chausse; überzeug w. wakel, find stell inmit; breitbeinig gewakelt; zwei turm hoch; 3 furen erd aufgefaren zeug pfingsten halme wie auf insel Helgoland; 6 busch schwarzdorn rings zu schutz angepflanzt; am abhang mir schwindel; kau'r nider; krig auf viren langsam denselben Weg hinab; treff 2 kunden; 3 nach großstadt Wien; viaticire; weil 1¼ jar keine contition find, empfang dopel viaticum 8 gulde; nachte gasthofs golden krone kein bet, weder hotel, gasthofs noch privat, ist besetzt; dinstmädel zünd latern führ mich in kuhstal, rigel ein; schlumer auf stroh; unrein; mite nacht wek knistergeräusch mich wach; dunkel; fauch mich an; fül nach; greif ein horn; fül rand vom strohut; zer her zer rük; stoß an kethängend balke; laß faren; fres zu kanalie; tubabläser; mein neuer strohut caput morgen pfingstfest, kein lade offen, beest; kein strohhalm über; schlumer ärgerlich trüb u. bekümert ein; 1. feiertag besuch zoolog. garten, spei ein lama zerkaut heu mit saft on hut gesicht u. augen voll. O. H."

Danach geht die Anregung zu dem Bild von einer alten Erinnerung an die Zeit der Wanderschaft aus, wie das auch bei mehreren anderen Stücken nachweisbar ist. Ein Hauptreiz liegt außer in der eigentümlich subtilen Aquarelltechnik in dem Aufbau der Landschaft. Da mischen sich in die mehr kindliche Schichtung der Einzelmotive über- und nacheinander rudimentäre perspektivische Kenntnisse — so schwebt die Raumgestaltung fremdartig zwischen „Richtigkeit" und kindlich naiver Fabulier-Unbefangenheit.

Eine andere Gruppe von Bildern des Mannes ist kosmischen Ereignissen gewidmet: Kometen u. dgl. Zu Abb.61 gehört die „Erklärung über Erduntergang. Am 3.April 2053 infolge zusamenpral des Eiskomet mit Komet Bila Hauptkomet in unbeschreibliche Ferne am westl. Horizont, Sone, Mond, Sterne erbleichen; stürzen senkrecht in endlose Nacht. O. H. Generaldirektor an der Kgl.Nervenklinik."

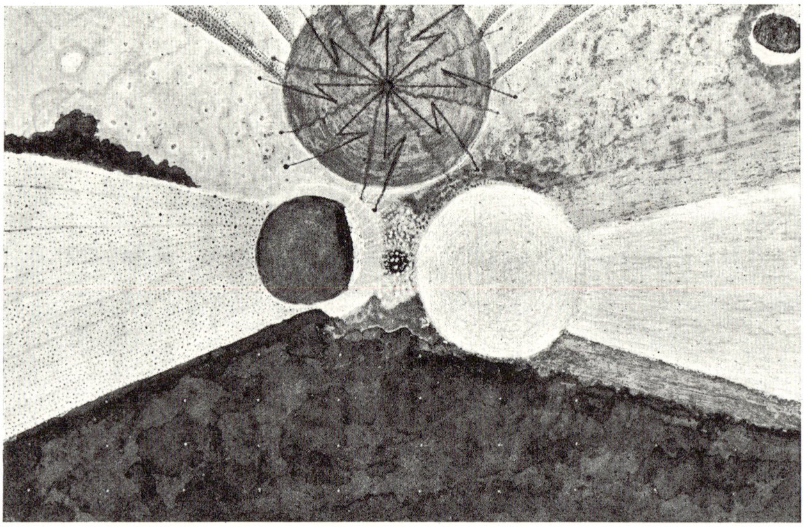

Fall 355. Abb. 61. Planeten-Zusammenstoß (Aquarell). 33×21

Wieweit halluzinatorische Erlebnisse im optischen Bereich bei H. mitspielen, ist nicht sicher. Besonders für die folgenden beiden Blätter lassen sich halluzinatorische Erlebnisse nicht ausschließen. Abb. 62 trägt die Erläuterung: „Disertation über gericht zwischen Himel u. erde finde nur bei gewiter stat; auf

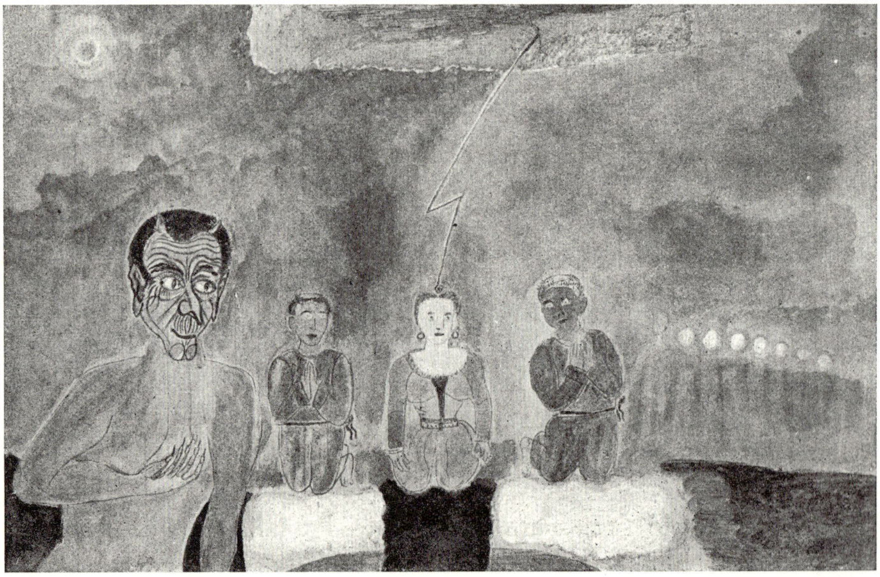

Fall 355. Abb. 62. „Gericht zwischen Himmel und Erde“ (Aquarell). 33×21

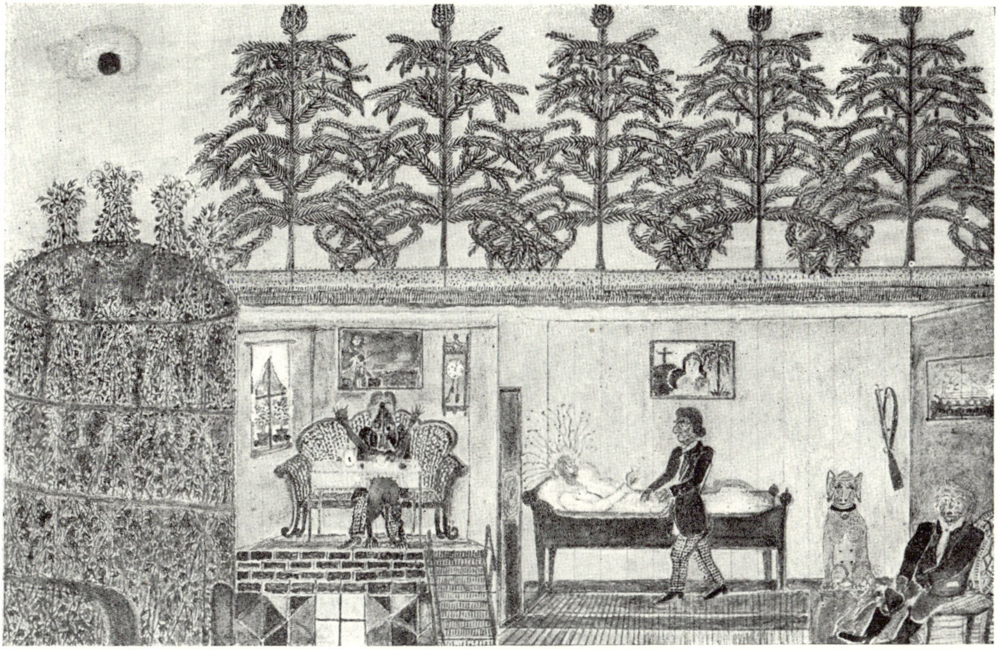

Fall 355. Abb. 63. „Frau Gern" (Aquarell). 33×21

Alheiligkeit befel ist-heil. apostel u. misionar kniefälig verhör geleitet; schatenfürst erhebt anspruch an abgefalne, welche grund anklage ihm gehören; durch fürst formel folgen schuldige in leonidenwolke; drin spant geist elektro dem wink, augenblik durch zersprengte erdrinde sele in höle zu fördern; geist magnet eilt elektro schrit; dame ungenant woltätig; eigen ich schleudert sie in höle; wil name wisen? citir im jugendmedium fürst der schaten in seinen körper; rede wahr zu beleren eine virtelstunde; danke für name; frag über citirte auf dem bild; wie lang strafe? frag über dich selbst; folg seinem rat; dan ist kein anteil; ruhe läutert deine sele; befrag über angehörige; grauer Fürst unterhält sich gern; auf befel zeigt er sich; fürchte nichts! befrag über Anstelung; harmlos. O. H. Hypno-Elektro-Magnetiseur."

Abb. 63 scheint auf praktische Tätigkeit des H. als Magnetopath zurückzugehen. Hier ist der Aufbau des Hauses wie eine Puppenstube, die rein dekorative Anordnung der schematisierten Tannen darüber und die Tupfeltechnik wieder von einigem Reiz. Besonders betont sei, daß die ausdrücklich lila genannten Funken (s. u.) durchaus nicht lila gemalt sind, sondern grün, rot, weiß — selbst bei der Darstellung einer bestimmten Szene setzt sich nicht das Wissen um Einzelheiten durch, sondern diese werden irgendwie im Verlauf der

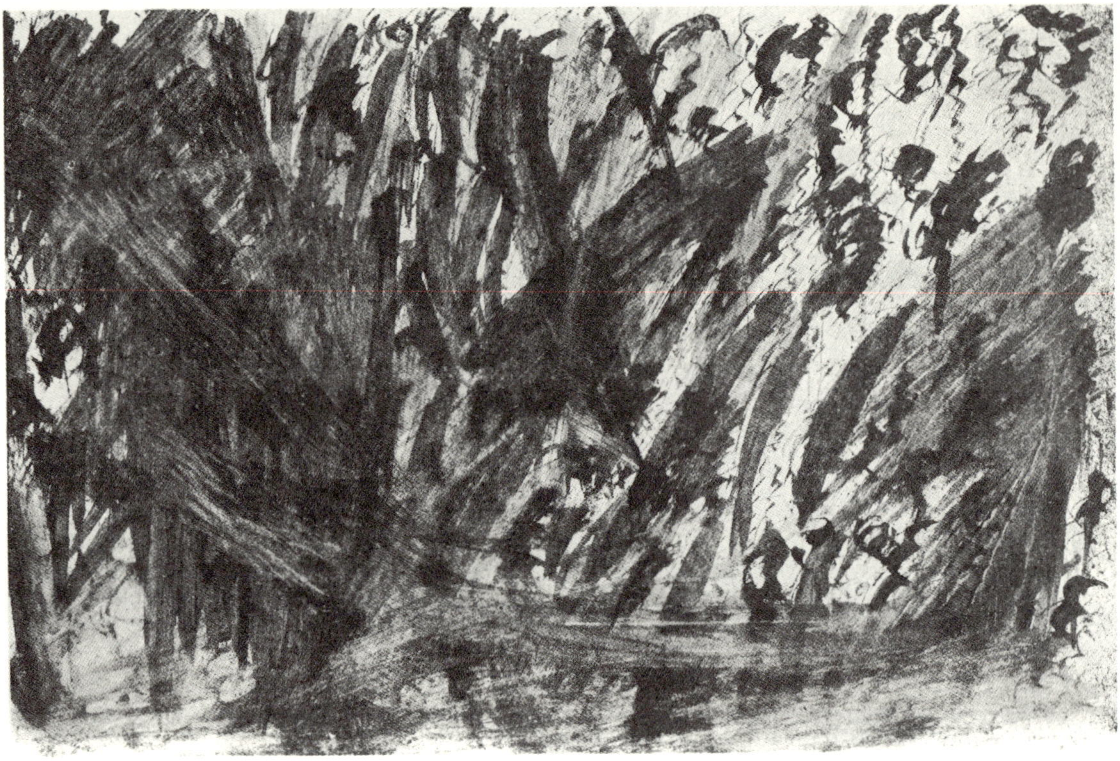

Fall 82. Abb. 64. „Wald mit Vögelchen, Drachen und Blut“ (Aquarell). 56×37

Gestaltung von formalen Komponenten verdrängt, abgelöst, ersetzt. Die Szene mit dem Tier, das den auf dem Sofa sitzenden Mann bedroht oder umarmt, ist nicht geklärt in der zugehörigen „Disertation über Frau Gern. Steh 1886 am bet Frau Gern auf empfel Dr. U. behandelt G.; geb durchsichtig glas; sieht 1 minut drauf; spricht auf befel: ‚ich bin müd und möcht schlafen‘ ‚du bist müd und möcht schlafen‘ — schlummert — ‚dein Körper durchkreis heilsam elektromagnetisch strom‘; augenblik wele har lila funken; schwelen adern, wange rot — „erwach kerngesund zu neuem leben.“ —. O. H. Generaldirektor.“

VI. Gesteigerte Bedeutsamkeit. – Symbolik.

Man darf bei der Deutung rätselhafter Zeichnungen mit Hilfe der Erläuterungen von seiten der Kranken selbst nie vergessen, wieviel sie in spielerisch Entstandenes gern hineingeheimnissen. Das stärkste Beispiel dafür ist Abb. 64, ein großes Blatt in stumpfen Aquarellfarben, graugrün und braun, plump hingestrichen. Der Mann, ein derber Handwerker, der keine Spur von zeichnerischer Begabung besaß, erklärte mit großer Bestimmtheit, sein Machwerk stelle einen Wald mit vielen Bäumen, einem Drachen, Blut und einem Vögelchen dar. Aus den vorwiegend senkrecht geführten Pinselstrichen und aus dem Farbton kann man mit einigem guten Willen schließlich Bäume erkennen, für die übrigen Gegenstände, die der Mann verkörpert zu haben behauptet, sind schlechterdings keine anschaulichen Daten aufzufinden. Einer mit Prätention verkündeten Inhaltsbezeichnung entspricht also fast ein Nichts an Gestaltung. Es bleibt sozusagen nur noch die Gebärde des Darstellenden übrig, und das ist ein wahnhafter Zug, den die Kranken auch in anderer Richtung häufig zeigen. Besonders die Gebärde des Komponisten ist nicht selten. Auf parallelen Linien, deren Zahl sich zwischen 3 und 10 bewegt, werden notenähnliche Gebilde, Taktstriche und besonders ausgiebige Vortragsbezeichnungen angebracht. Werden solche „Kompositionen" dann von dem Autor feierlich gesungen, so ist das Verhältnis zwischen Leistung und Gebärde ähnlich, wie bei dem Drachenwald. Andere Kranke gehen gründlicher vor und ringen um eine eigene Formensprache, in der einfache Kurven eine bestimmte Bedeutung erhalten und dann stereotyp verwendet werden, oder sie versuchen durch Versenkung in irgendeine Vorstellung eine Ausdruckskurve für diese intuitiv zu finden, wie der Fall Welz (S. 253).

Bei einigen der besprochenen Bildwerke mußte schon auf die gesteigerte Bedeutsamkeit aufmerksam gemacht werden, die über das schlicht ablesbar Gegebene hinaus für den Beschauer einen geheimnisvollen Hintergrund bot. Ob diese durch Reflexion noch nicht aufgehellte erste Gefühlswirkung einem ähnlichen seelischen Zustand bei dem Urheber entspricht, läßt sich nur in Ausnahmefällen nachweisen, nämlich wenn mündliche oder schriftliche Erläuterungen aufbewahrt worden sind. Daß solche Wirkungen auch ohne Erlebnisgrundlage auf seiten des Urhebers entstehen können — diese logisch schwer formulierbare, psychologisch dagegen sehr wohl aufzuklärende Tatsache soll unter anderem an unserem Material dargelegt werden. Man kann Symbolik jedesmal finden, wenn in einem Bilde ein unanschaulicher Inhalt mitgemeint oder aber nur ohne Absicht des Bildners mitangeregt wird, das ist eine rein terminologische Frage. Wir neigen dazu, den Begriff der Symbolik von der psychologischen Genese im Einzelfalle (ob jemand Symbole bewußt oder unbewußt verwendet) ganz unabhängig zu halten und werden zur Theorie dieses

Problems später noch einiges beitragen. Hier genügt die Erklärung, daß wir von Symbolik im weiteren Sinne immer sprechen, wenn wir in einem sinnlich Gegebenen ein Abstraktes, Geistiges, Übersinnliches finden, wenn uns das Bild zum Sinnbild wird. Ob wir Symbole und die von ihnen nicht scharf trennbaren Allegorien richtig zu deuten vermögen, hängt in erster Linie davon ab, wieweit der Zeichner sich konventioneller Symbole bedient und wieweit er selbst neue zu prägen unternimmt. Hiervon wäre noch zu unterscheiden eine magisch-zauberische Bedeutung, die wohl kaum unmittelbar aus dem Bild erschlossen werden kann, sondern nur aus entsprechenden Äußerungen. Die ergiebigsten, in symbolischer Vorstellungsweise verankerten Bildwerke finden sich bei den zehn Hauptfällen (S. 123ff.). Hier sollen nur einige einfache Beispiele zeigen, in wie verschiedener Mischung mit anderen Tendenzen solche symbolische Neigung auftreten kann.

Auf Abb. 65 werden kirchliche Symbole einfach locker nebeneinander dargestellt. Der Zeichner hat zahlreiche ähnliche Blätter in starken Farben unter reichlicher Verwendung von Gold gemacht. Vor allem aber phantastische Altäre in dem Abteilungszimmer aufgebaut, die sich in ähnlicher Weise aus allen möglichen Symbolen unter großem Aufwande von papierner Pracht zusammensetzen. Vor diesen Altären führte er feierliche Gebets-

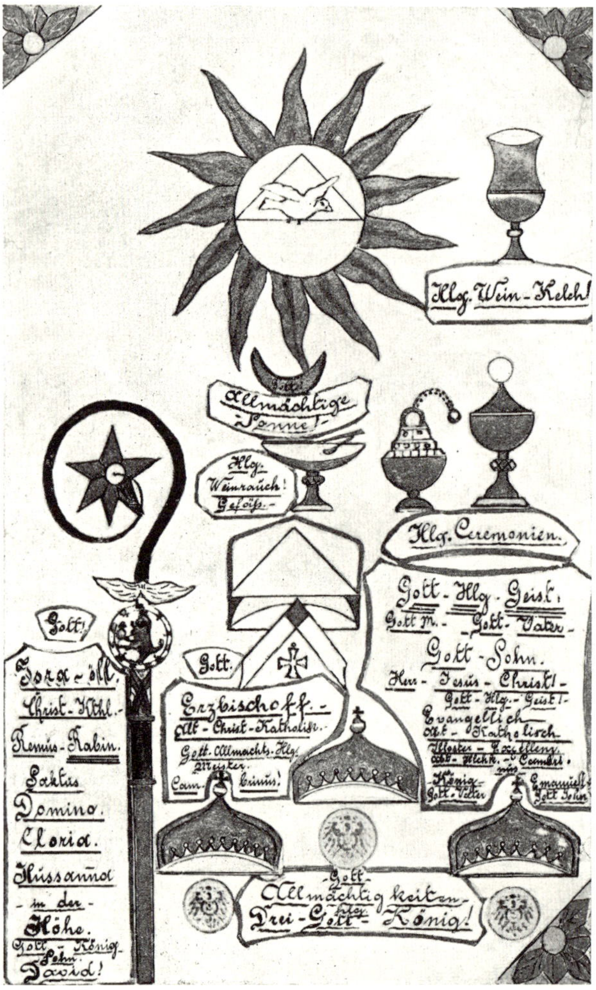

Fall 171. Abb. 65. 20 × 33
Symbolische Zeichnung (Tinte und Aquarell).

szenen auf. Unser Bild, mit zahlreichen Inschriften überwuchert, in denen „Gott Allmachts Hlg. Meister“ mit „Gambrinius“ sich trifft, ist sozusagen eine graphische Vergegenwärtigung kirchlicher Geräte und Symbole, ohne daß ein Aufbau oder auch nur eine durchgehende dekorative Ordnung gesucht würde. Nur die im Strahlenkranze mitten zu oberst vor dem Dreieck (Auge Gottes) schwebende Taube vereinheitlicht die lockere Fügung. Abb. 66 dagegen meint eine ganze Kirchenszene in kindlicher Grundrißdarstellung mit aufrechten Einzelheiten und dabei werden nur einige Symbole mit angebracht: das Auge Gottes in zwei Formen, der Hahn. Bei dem besonders

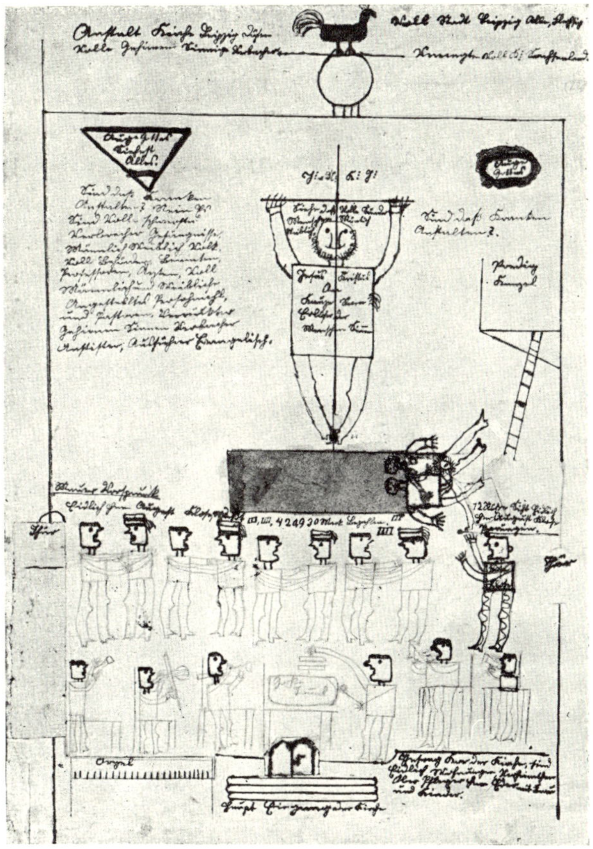

Fall 47. Abb. 66. 23×32
Religiös-symbolische kirchliche Zeichnung (Tintenstift).

simpel an ein Strichkreuz gehängten quadratischen Christus fällt die Inschrift am Kopfe auf, durch die „Sünder-Menschen“ als „Männlich-weiblich“ bezeichnet werden; darauf ist in anderem Zusammenhang zurückzukommen. — Aus dem Umkreis einfacher Kritzelei gerät Abb. 67 in die symbolische Sphäre. Sie stammt von demselben Manischen wie die Köpfe Abb. 23. Wie von ungefähr scheint diese Kreuzigungsszene sich ergeben zu haben. Sind die beiden Schächer noch kindlich-grotesk geraten, so wird die Maria links unten nur mehr durch ein Fabeltier repräsentiert. In welcher Funktion der Hahn vom Haupte Christi zu dem rechten Schächer fliegt, bleibt unerklärlich. — Abb. 68 fügt zwar im unteren Teil ähnlich wie Abb. 64 kindliche Geräte und Inschriften nur lose zusammen, gelangt dann aber in den beiden fast gleichen, symmetrisch angeordneten, bärtigen Köpfen mit der Überschrift

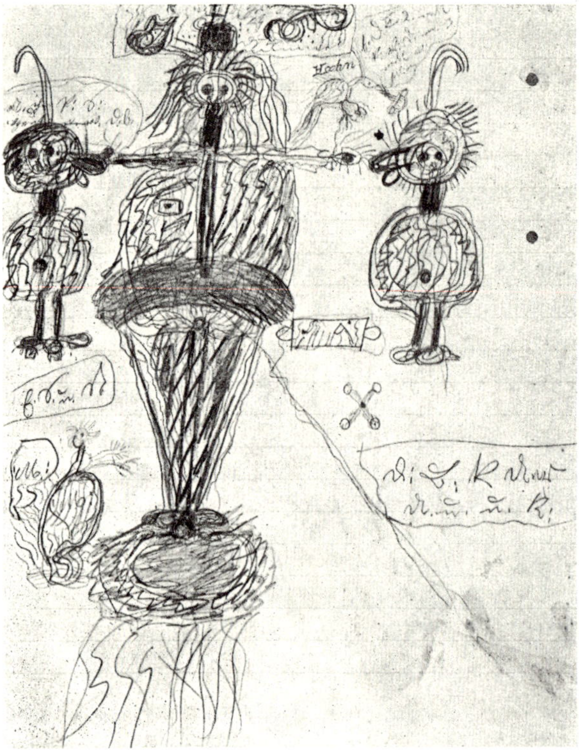

Fall 94. Abb. 67. Kreuzigung (Bleistift). 17×21

„Ecce Homo“ zu einer feierlichen fremdartigen Gesamtwirkung. Dabei ist vor allem die Auflösung aller Einzelformen dieser Köpfe in fast ornamentale Kurven beteiligt.

An Abb. 69 und 70 seien noch zwei typische Arten von Bildwerken in ziemlich reiner Prägung gezeigt. Das eine ist eine vorwiegend allegorische Szene: Ein Weib streckt sich auf einem Lager, das auf dem Rücken eines Drachen (der Sünde) aufgebaut ist. Im Hintergrund röhrt ein Hirsch. Die aufgehende Sonne hinten, Herz, Mondsichel und Sterne sind nicht in eindeutige Beziehung zu dieser Paraphrase der fleischlichen Lust zu bringen. Dagegen ist Abb. 70 fast rein aus konventionellen Symbolen aufgebaut, deren Kombination freilich keinen rationalen Sinn ergibt, sondern mehr spielerisch unter dekorativen Gesichtspunkten entstanden zu sein scheint: Eule, Hufeisen, Kreuz, Anker, drei Kreise vor Flammengrund (vielleicht als Herz angelegt und als Dreifaltigkeit mitgemeint). Tatsächlich hat derselbe Mann solche Blätter zu Dutzenden hergestellt und zwischendurch rein geometrische Zeichnungen gemacht.

Wie ein systematischer Wahn für die ganze Gestaltung maßgebend sein kann, zeigen die Abb. 71 und 72. Der Kranke, der in den 90er Jahren von Amerika aus in eine deutsche Anstalt übergeführt wurde und dort vor längerer Zeit starb, hat lediglich derartige Bilder in Schuheinlegesohlen gedeutet und gezeichnet. Folgende Textprobe aus den sehr ausführlichen Beischriften, die er zu manchen Blättern geliefert hat, mag den Zugang zu den sonderbaren Konglomeraten aus Köpfen, Vögeln, Rehen, Zahlen usw. erleichtern: „Cristo viene, los muertos se levantan!‘ Christus kommt, die Toten stehen auf“ steht an der Quelle eines

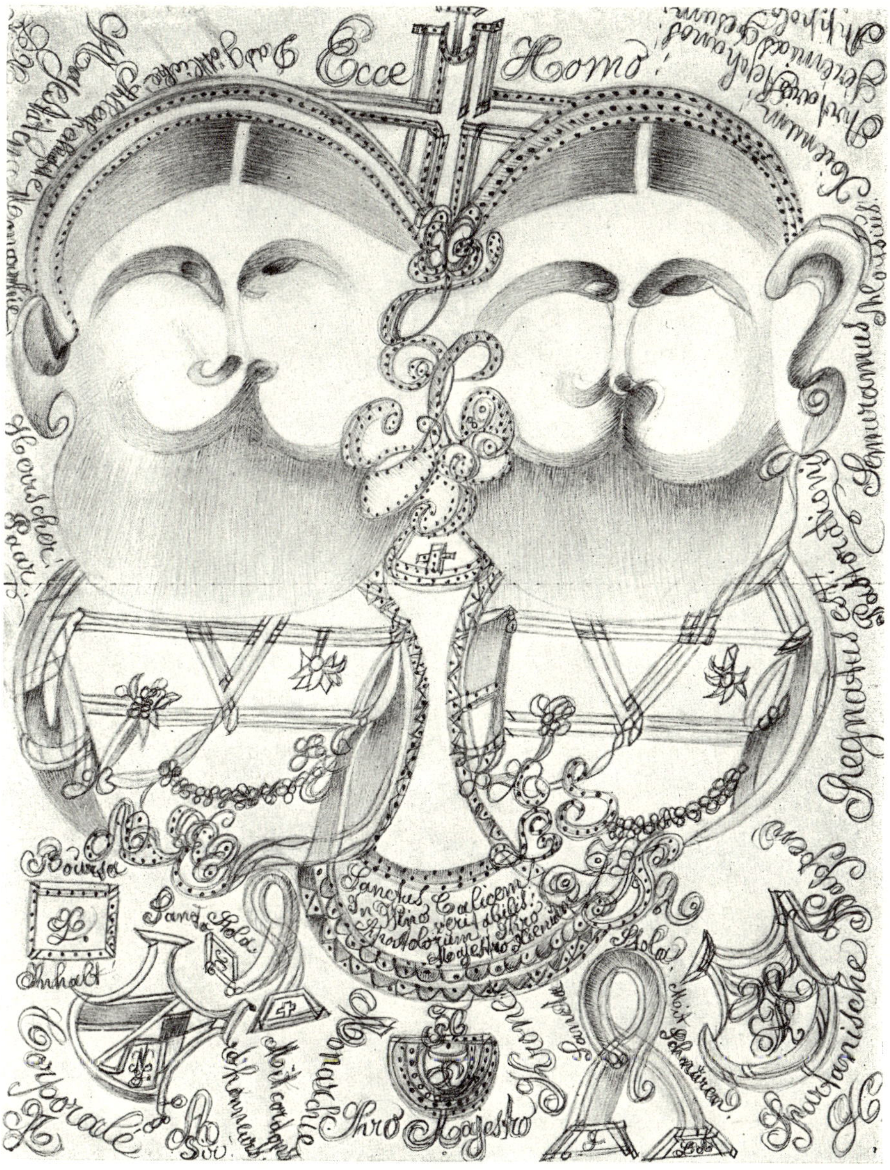

Fall 91. Abb. 68. „Ecce Homo" (Bleistift). 33×42

fünfzehn Jahre lang von methodisch wahnsinnigen geheimen Giftmördern und Totschlägern in Deutschland hinter frecher wissentlicher Aktenfälschung verheimlichten Verbrechens geschrieben, das mit einem durch Habeas-Corpus-Befehl gebrandmarkten, von geistesgestörten Ärzten im Dienste amerikanischer Eisenbahnsubventionsschwindler in Mexiko angestifteten Justizmorde anfängt

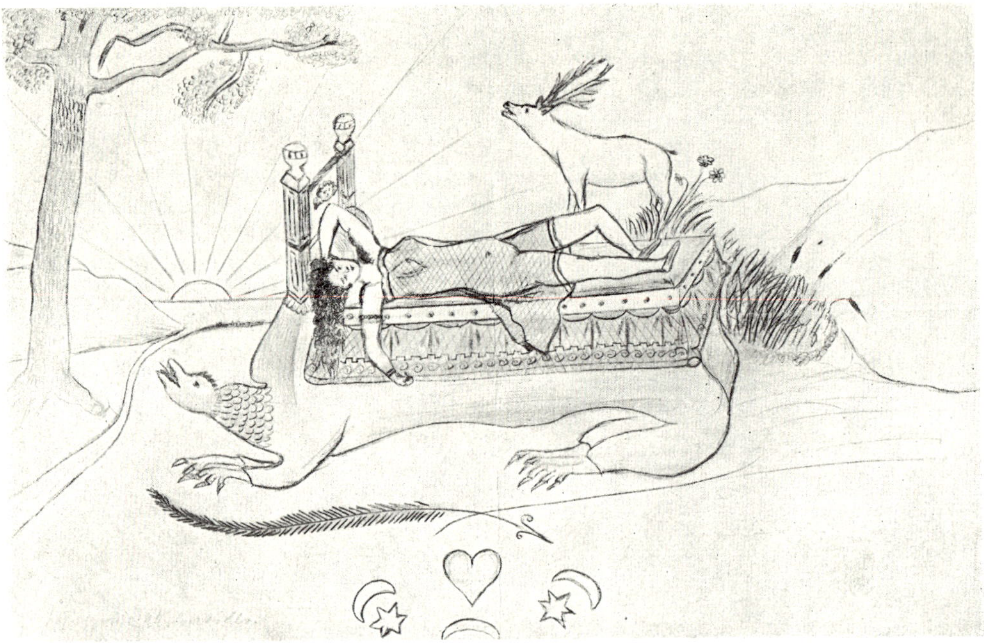

Fall 237. Abb. 69. Allegorische Zeichnung (Bleistift). 33×20

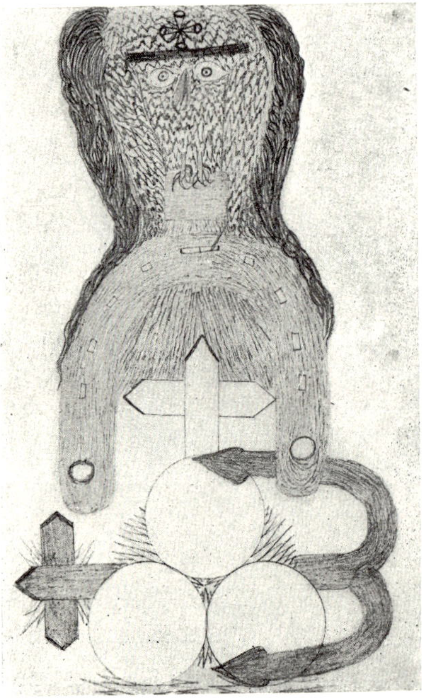

Fall 66. Abb. 70. 20×33
Symbolische Zeichnung (Bleistift).

und mit einem Wunder des Heiligen Geistes endet, wie es nebenstehende Zeichnung veranschaulicht, ein Wunder in der Schuheinlegesohle des von satansbesessenen, geistesgestörten Meuchelmördern durch heimliche, gewaltsame Vergiftung und Gehirnzerschmetterung rücksichtslos Geopferten, Entmündigten, Totgeschriebenen. Ein vierseitiges Bild in einer Schuhsohle im Anschluß an einen neuen verheimlichten Doppelgiftmord, das nur verständlich und deutbar ist unter Zugrundelegung der Photographien meiner verstorbenen Eltern Eduard und Mathilde L. geb. C. und deren neun Kindern. Die Eltern, von denen der 1893 verstorbene Vater in roher, gemeiner, das ganze deutsche Beamtentum bloßstellender Weise ahnungslos betrogen worden war, während meine Mutter zehn Jahre

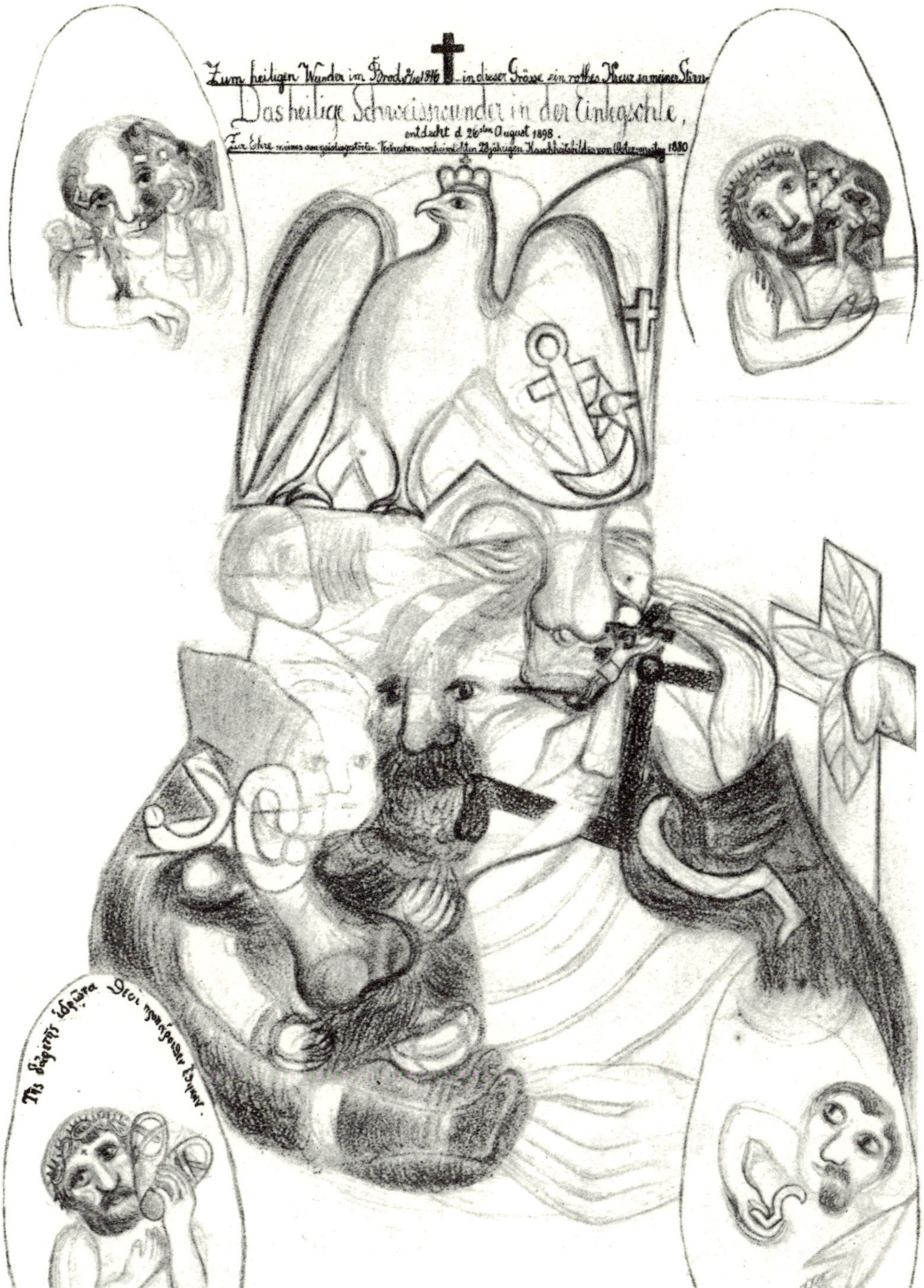

Fall 15. Abb. 71. Das „hl. Schweißwunder in der Einlegesohle" (Bleistift). 84 × 55

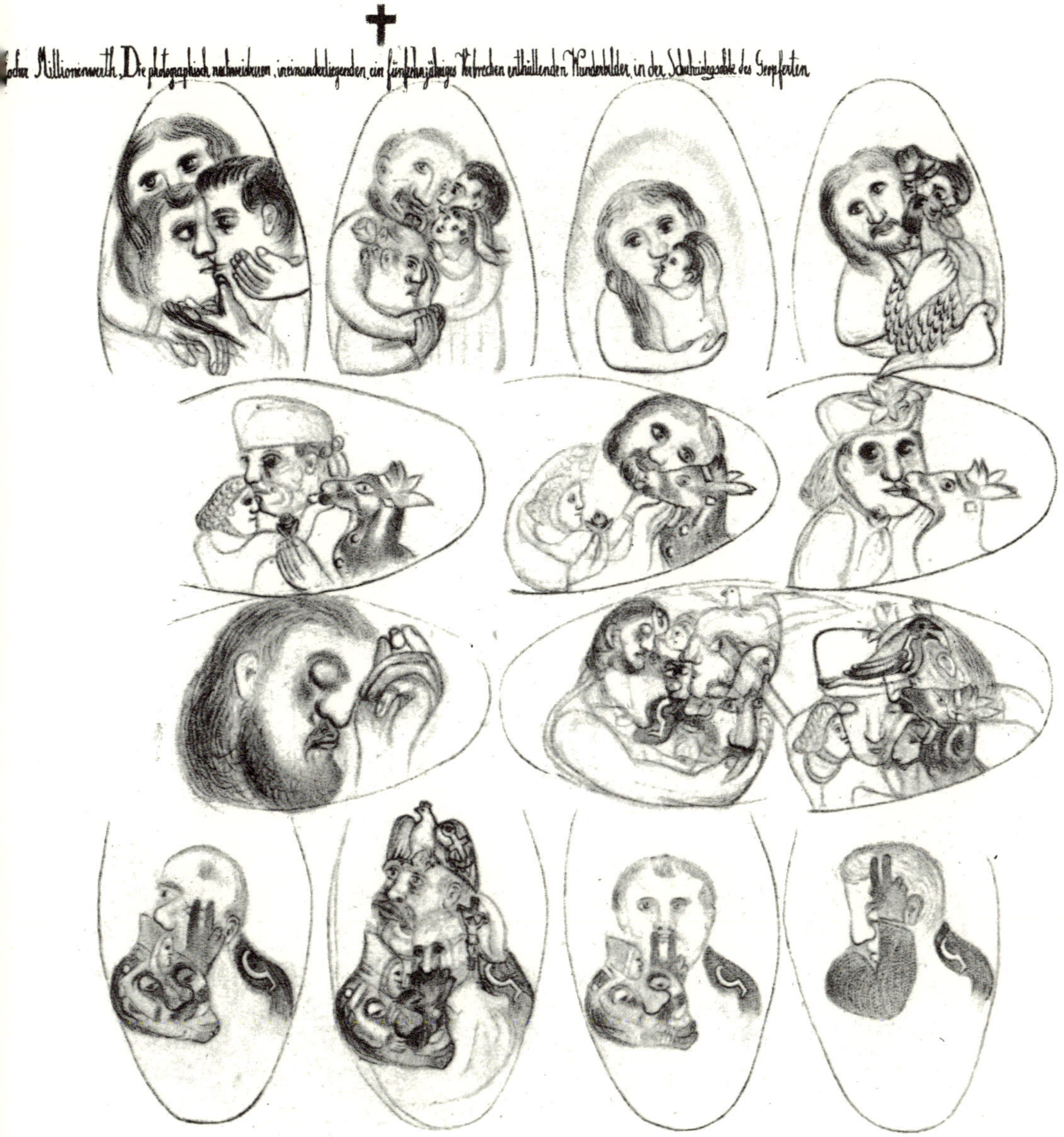

Fall 15. Abb. 72. Das „Wunder in der Schuheinlegesohle" (Bleistift). 40 × 50

vorher 1883 der Tod ereilt hatte, entlarven in diesem wunderbaren, sicher allen, ebenso wie mir selbst, unerklärlich scheinenden Bilde die fluchwürdigen Mörder ihres Sohnes unter dem Zeichen des Heiligen Geistes, einer weißen Taube und dem Zeichen des Leidens, eines schwarzen Kreuzes, das die geheime Gehirn- und Rückgratzerschmetterung, die Kopfkreuzigung darstellt, die in Bart-, Haar-, Augenbrauen-Verlust, Gesichtsnarben und Flecken unverkennbare Merkmale des verheimlichten Verbrechens gegraben hat, während die Mutter mit ihrem durch ein Band zu einem Sprachbilde gewundenem und mit Kämmen aufgestecktem Haar die Vergeltung „Haar um Haar" herausfordert. Näheres s. Extrablatt. C. L."

Wirken manche der Gruppen nur wie ein rätselhaftes Gewirr aus unzusammenhängenden Teilen, etwa wie wenn man auf einer photographischen Platte mehrere Aufnahmen übereinander gemacht hätte, so wächst doch in anderen die Verbindung zwischen Mensch und Reh zu schlichter und inniger Einheit. Die Demutgebärde gar des großen Kopfes, der einen Ring in der Hand hochhebt, hat etwas von großem Ausdrucksstil. An der Gruppe der drei Köpfe links oben ist besonders bemerkenswert der konsequente Versuch, zwei Köpfe mit einer gemeinsamen Nase darzustellen, ein Problem, das in der letzten Zeit manche Künstler bewegt und zu ähnlichen mystischen Versuchen getrieben hat. Die in stattlichem Format ausgeführte Gruppe Abb. 71 hat etwas von stiller Monumentalität, das an den verhüllten Kopf Karls des Großen von Rethel gemahnt. — Eine genauere Analyse dieser außerordentlich fesselnden motivreichen Zeichnungen kann in diesem Zusammenhang nicht versucht werden. Das biographische Material dazu ist sehr verwickelt. Hingewiesen sei noch auf die reichliche Verwendung christlicher Symbole, die wir an zahlreichen Werken anderer Kranker schon beobachtet haben, und auf die für den Wahn des Kranken programmatische Inschrift links unten auf Abb. 71 über dem Dornengekrönten mit Kreuz vor der Stirn und zwei Sandalen in der Hand: „Vor die Tugend haben die Götter den Schweiß gesetzt."

Abb. 73 zeigt, wie ein Geübter ein phantastisch bewegtes, von geheimen Bedeutungen erfülltes Blatt anlegt. Der Mann war bis zum Ausbruch seiner Psychose lithographischer Zeichner in Paris, übrigens nicht besonders gebildet, sondern mehr Handwerker als Künstler. Das Blatt stammt aus den 90er Jahren und ist nicht durch eigene Erläuterungen des Malers aufzuklären, doch sprechen einzelne Motive eine deutliche Sprache. Den Geübten erkennt man vor allem an dem Versuch einer Raumdarstellung, die freilich nicht klar ausgefallen ist, sondern von der Gruppe rechts durchbrochen wird, der offenbar das Hauptgewicht zukommt. Es ist ein gekreuzigtes Paar unter einem Kronenbaldachin,

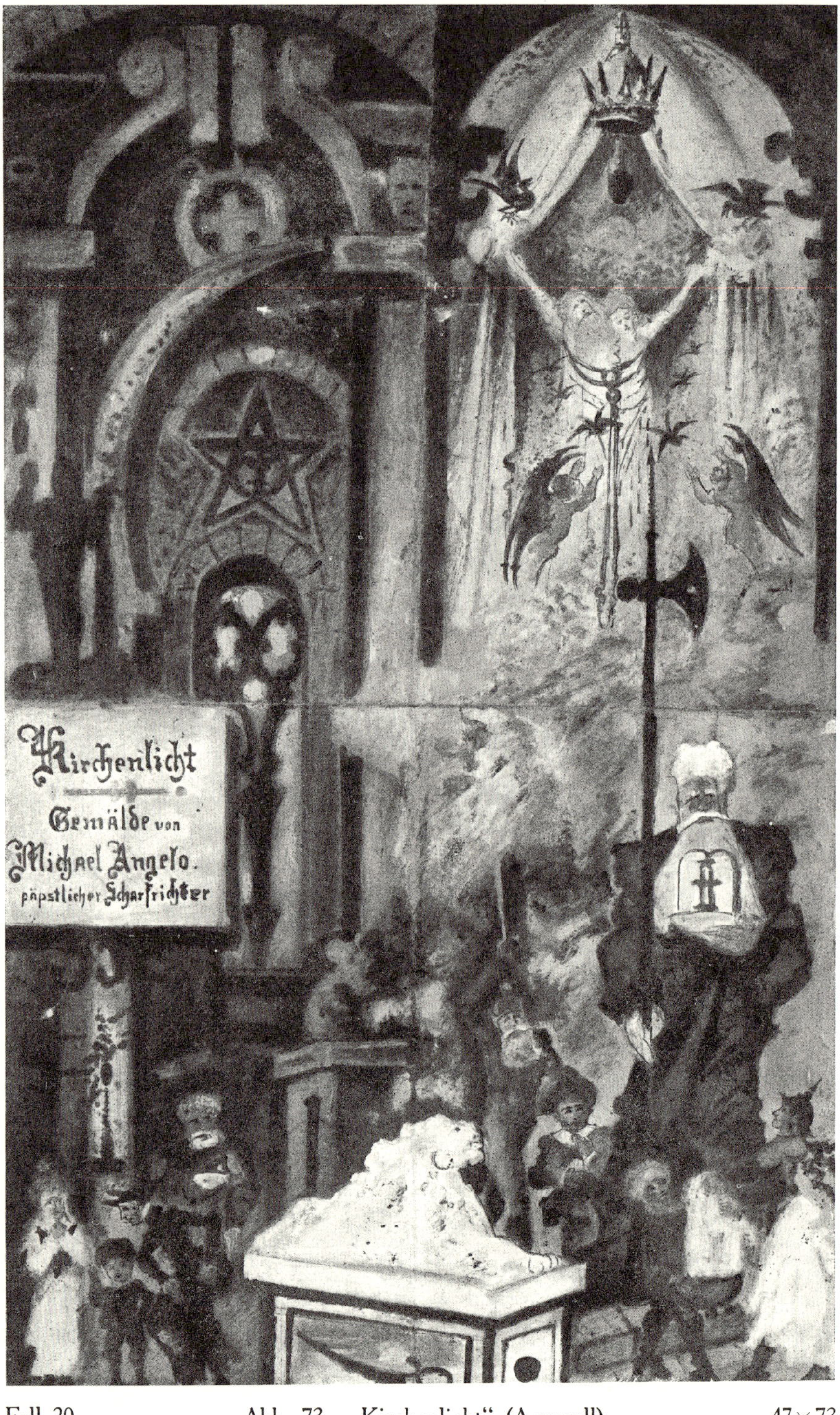

Fall 20. Abb. 73. „Kirchenlicht" (Aquarell). 47×73

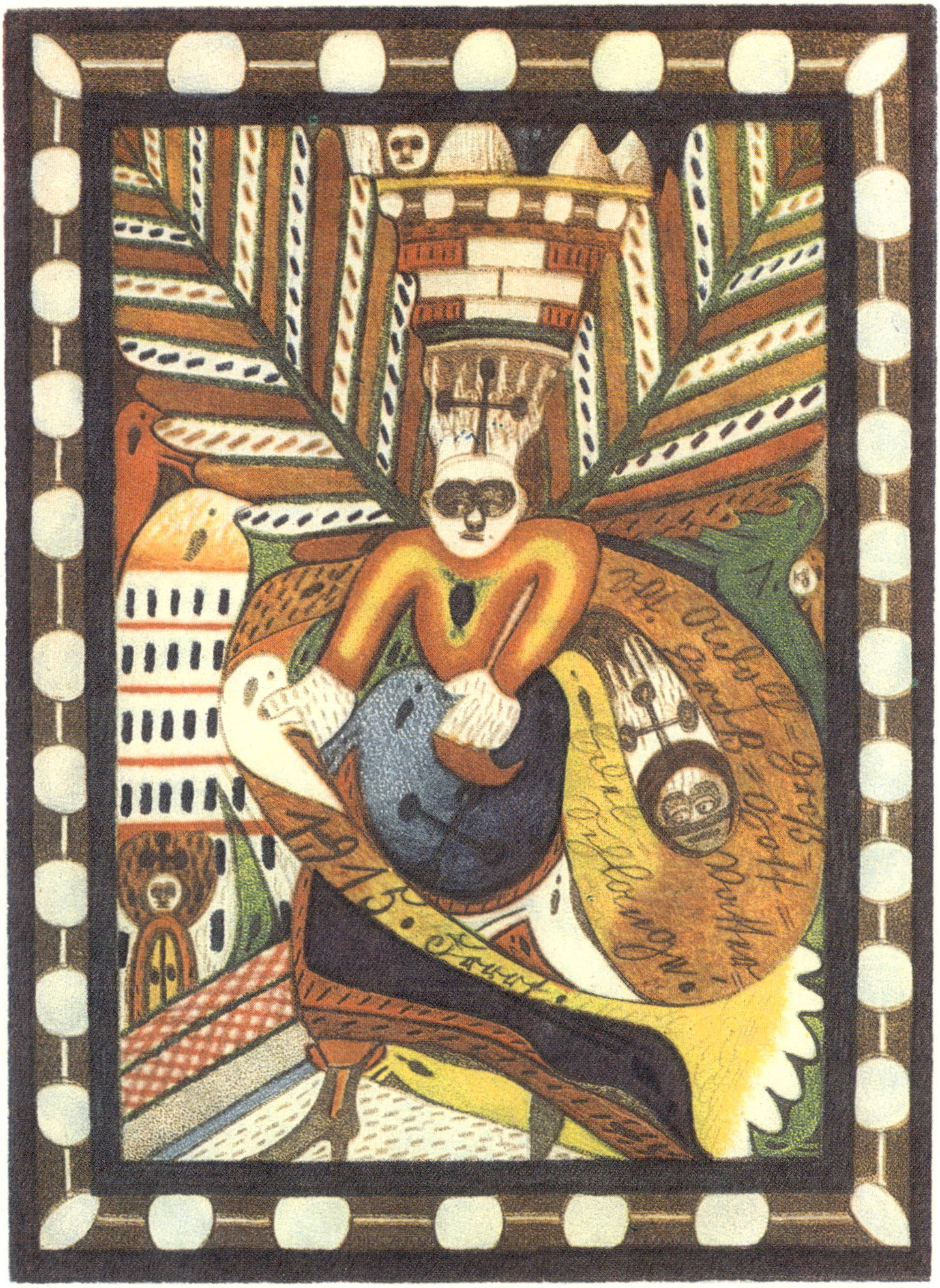

Fall 450. Abb. 74. Dekorativ-symbolische Zeichnung (Buntstift). 24 × 34

das mit doppelter Schnur umschlungen ist, und unten von zwei Engeln, oben von zwei Krähen flankiert wird. Diese Gruppe bricht auf Gewölk von oben in den Raum herein. Vorn steht ein greiser Wächter mit ragender Hellebarde und Laterne. Die kleineren Figuren entziehen sich der Deutung und ebenso der Sockel vorn mit dem schwach modellierten löwenartigen Gebilde darauf. Die Inschrift bringt wieder eine besondere Pointe in das Bild: „Kirchenlicht. Gemälde von Michael Angelo, päpstlicher Scharfrichter".

Dagegen nun erkennt man aus Abb. 74 die Art, wie ein völlig Ungebildeter mit stark symbolischen Tendenzen sich eine Formensprache schafft[26]. Für ihn ist die Bildfläche nicht Grundlage zu einer räumlichen Darstellung, sondern zu dekorativer Aufteilung mit flächenhaften stereotypen Formen, deren jede durch hundertfältigen Gebrauch einen bestimmten Bedeutungsumfang besitzt. Wie aus ähnlichen Bildern hervorgeht, ist die große Figur eine Art Schutzengel mit Flügeln. Mit „St. Adolf, Groß-Gott-Vatter", meint der Zeichner sich selbst. Das Schlangen- und „Vögeli"-Motiv, das ihm von je sehr wichtig war, läßt er möglichst oft durch Ausnutzung der Zwischenräume entstehen. Das „Glöggli"motiv am Rande bedeutet, daß das Bild auch als Musik abzulesen ist, wobei die „Glöggli" die Taktzahl angeben. Die suggestiv bildmäßige Wirkung wahlloser Buntheit auf einem umrahmten Blatt kann kaum eindringlicher gezeigt werden, als auf diesem Bilde.

Die blasphemische Verzerrung kirchlicher Symbole im Dienste erotischer Phantasien zeigen Abb. 75 und 76. „Die russische Frauenliebe", die „in Irrenanstalten gesetzlich geschützt ist", könnte mit ihrer Strahlenkrone unmittelbar von den vielerorts üblichen Gnaden-

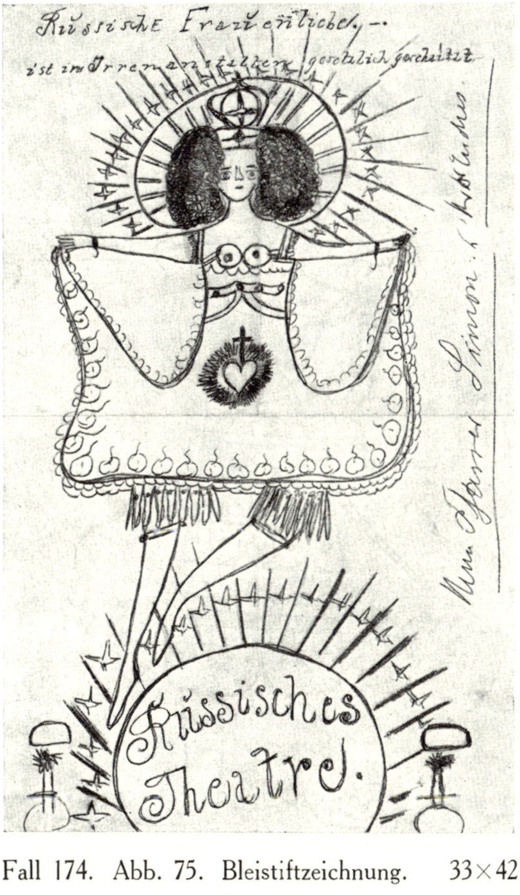

Fall 174. Abb. 75. Bleistiftzeichnung. 33×42

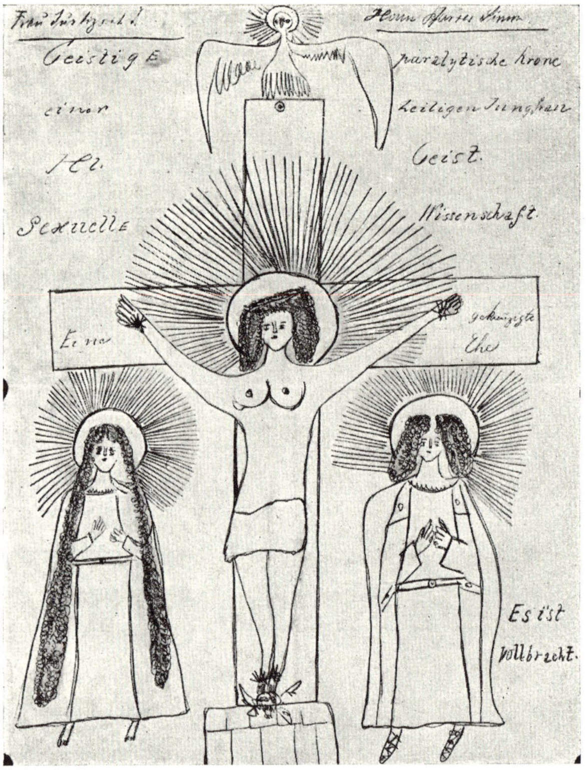

Fall 174. Abb. 76. 42×66
Kreuzigungs-Szene (Bleistift).

bildern abgeleitet werden, während das Flammenherz mit dem Leidenskreuz darauf, zumal an dieser Stelle, freie Kombination ist. Die Kreuzigung des Weibes auf Abb. 76 wird uns vor allem als Vergleichsstück zu anderen Behandlungen desselben Themas wichtig. Besonders reich an Rätseln ist Abb. 77 von einem Appenzeller Bauern. In der Mitte eines palastartigen Gebäudes, das freilich nur fassadenmäßig behandelt ist, spielt sich unter einem Bogen die Szene ab, der die Inschrift gilt: „Antwort von Jessu III Jare Alt Beim Reinigen Von Einem Fischen Glaß Was Meinen Sie? Kleiner Messiaten Vom Fieschen Glaß Geht Es Den Frauen Nicht Fast Also". Die Erklärung des ziemlich verschrobenen Mannes war sehr unergiebig. Er machte ein verschmitztes Gesicht, wies nur auf die Einzelheiten der Zeichnung hin: den Hirsch, den auch nach frischem Wasser verlangt, oberhalb der Fischglasszene, die Glocke im Turm, die Taube des Hl. Geistes, den Stern von Bethlehem usw., ohne Zusammenhänge aufzuhellen. Derselbe Mann zeichnete einen Rettich, auf dem unter reichlichem Ornamentwerk Christus mit Kelch und Oblate erscheint. Dies hat er angeblich an einem frisch aus der Erde gezogenen Rettich gesehen. Bei dem Manne spielen magische Beziehungen noch deutlich mit, da er seine Erzeugnisse stets ins Klosett trägt und unter feierlichen Sprüchen dort versenkt.

Ein Uhrmacher vom Lande, der fast 30 Jahre in der Anstalt zubrachte, malte das gestaltenreiche und farbenprächtige Blatt Abb. 78. Er begann erst im 11. Jahre seines Anstaltsaufenthaltes, im 21. Jahre des nachweisbaren, schizophrenen Prozesses, zu zeichnen, und hinterließ bei seinem Tode eine Reihe von

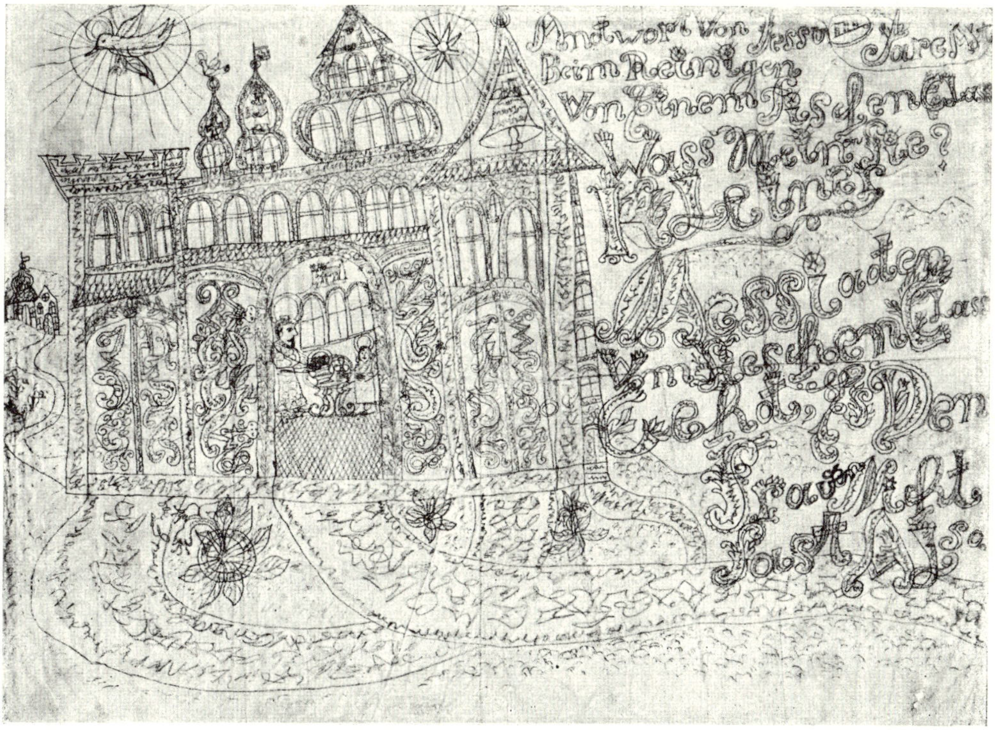

Fall 110. Abb. 77. Jesus und das Fischglas (Bleistift). 48×35

Heften mit zahlreichen subtil gemalten Aquarellen in der Art der Abbildung, sowie äußerst umfangreiche schriftliche Aufzeichnungen in Poesie und Prosa. Diese bewegen sich in einer höchst manierierten, orakelhaft dunklen Sprache[27]. Abb. 78 gibt eines der ansprechendsten symbolüberladenen Bilder wieder, das nun trotz des wuchernden Motivreichtums fast pedantisch in strenger Symmetrie aufgebaut ist. Wir durchmustern diese Motive von unten aufsteigend: Die umgekehrten Kreuze bedeuten, wie aus anderen Bildern hervorgeht, den notleidenden Glauben und ähnlich ist wohl auch die nach oben umgekehrte Glocke gemeint. Über dem hübschen Muster aus gelben Küken — Symbole des Entstehens und Werdens — sind Sense und Totenschädel zu grobem Kontraste angebracht. Besonders dicht angefüllt ist das helle Bogenstück unten. Da betet links einer auf dem Geldsack, rechts sitzen Mann und Frau, durch goldene Ringe rückwärts aneinander gekettet. Mitten mag das goldene Kalb gemeint sein, vor dem ein umgekehrter Leuchter mit der Mondsichel nach unten wiederum ein Kreuz statt der Kerze enthält. Von den zwei nackten Figuren, die das Kreuz, auf unklarem Boden stehend, flankieren, trägt eine in hochgehobener

Hand ein Knochenmännchen, die andere einen Menschenkopf. Die Inschrift „sündhafte Glaubensgefangenschaft ohne Staatsrecht" mag alle diese Personen betreffen. — Die hellgrüne Partie sieht etwa aus wie eine Relieflandkarte und trägt auf dem Horizonte zwei Gebäude, neben denen, ihrem Charakter entsprechend, links steht „Für die Erde" und rechts „Für den Himmel". Daß diese Inschriften entwertet sind, indem jederseits unter dem gekreuzten roten Szepter und Morgenstern das Gegenteil nochmals steht, ist eine echte schizophrene Spielerei, die keine Pointe schont. Auf dem scheinbar einen Kelch verhüllenden Tuch, das die zwei schwebenden Engel halten, stehen hintereinander ein Leuchter mit weißem Kreuz darin und ein kleinerer Kelch in weißem Umriß, ferner die Gebotszahlen 1—10 in römischen Ziffern wunderlich wechselnd angeordnet und „Corinther 1. Kap. 13" (d. h. „wenn ich mit Menschen- und mit Engelszungen redete — —"). Die Fülle der kleinen Einzelheiten können wir dem Betrachter überlassen. In der Gesamtordnung des Bildes herrscht die vom Uhrmacher besonders geschätzte Zweiteilung, die seiner mystisch-symbolischen Weltanschauung entspricht: Unten, vorwiegend gelb, schwarz und grün gehalten, ist das Reich der Sünde, wo alles verkehrt steht und die Menschen unter ihren Trieben leiden; dahin gehört auch das Zeugen und „Gebieren", das hier von den Küken vertreten wird. Oben dagegen, in blau, rot und grün, ist das Reich der Treue, Unschuld und Seligkeit.

Der formale Aufbau zeichnet sich durch ungewöhnliche Strenge aus, die aber nicht eigentlich pedantisch wird, da der große Motivreichtum öfters zur Gegenüberstellung verschiedener Gruppen führt. Dadurch wird die symmetrische Bindung der Bildhälften an die von unten bis oben betonte Mittelachse ein wenig gelockert. Auch die Teilung des ganzen Bildes in eine obere und untere Hälfte, die nach Farbakkord und Bedeutung einander ganz entgegengesetzt sind, mildert die Geltung der Mittelachse. — Jedem Kunstfreund wird bei dem Blatt Phil. Otto Runge einfallen, der auf mehreren Zeichnungen und Bildern nicht nur ähnliche Motive — schwebende Genien im Lichtkelch — anschlug, sondern auch diese Flächenteilung ebenso liebte: daß sich nämlich ein Rand mit eigenem Motivkreis um das Blatt mit der Hauptdarstellung herumzieht. Diese Anordnung ist aber auch auf persischen Miniaturen nicht selten und kommt zudem in der mittelalterlichen Buchmalerei und später bei uns in Westeuropa häufig genug vor. Trotz dieser Parallelerscheinungen auf dem Gebiete der Kunst wirkt auf unserem Bilde alles nach Motiv und Anordnung so originell, daß wir keinen zwingenden Grund haben, an der selbständigen Erfindung des Mannes zu zweifeln.

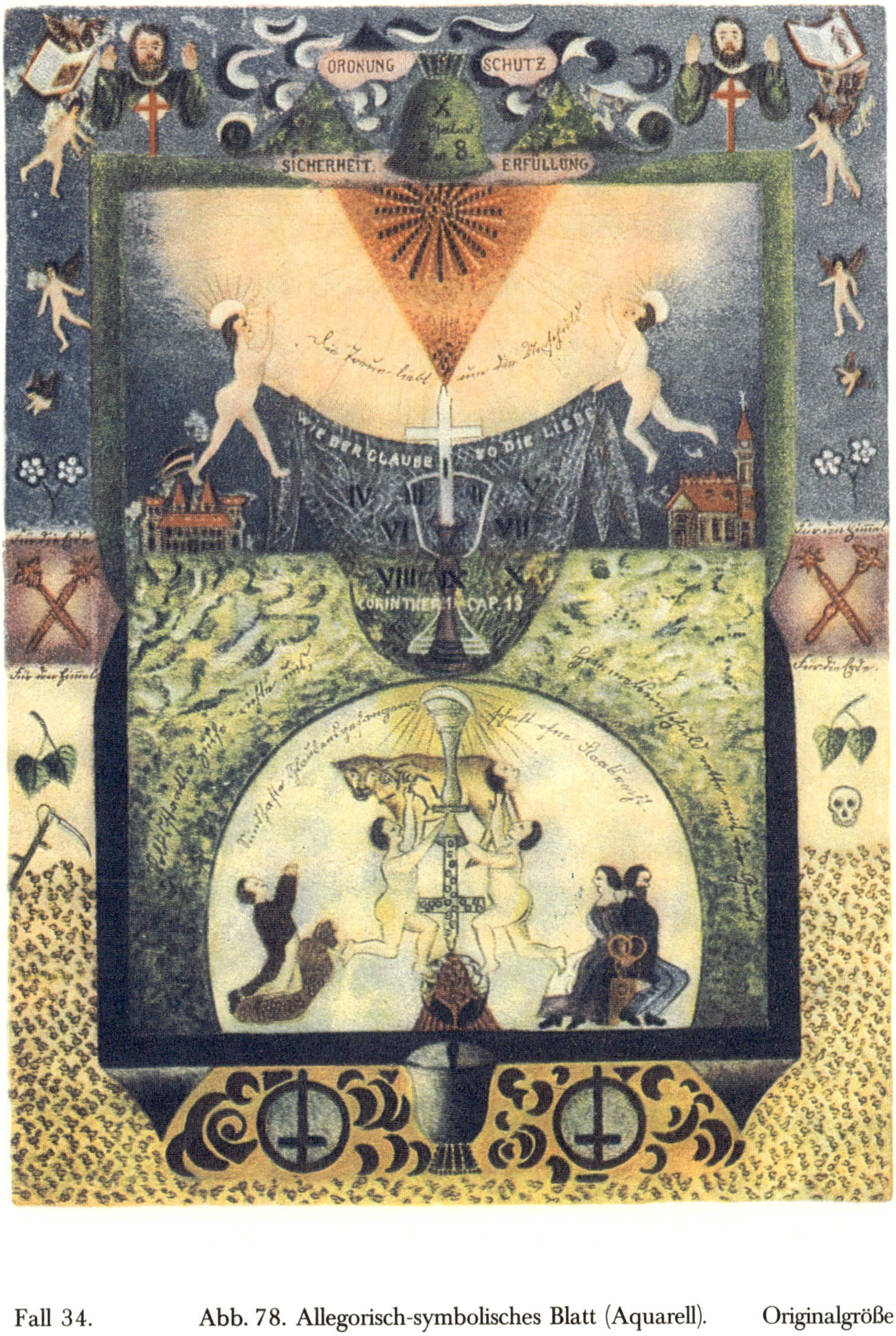

Fall 34. Abb. 78. Allegorisch-symbolisches Blatt (Aquarell). Originalgröße

Die Mannigfaltigkeit der Bildwerke, die von ungeübten Geisteskranken hervorgebracht werden, ist an dem bisher besprochenen Material wohl nachdrücklich zutage getreten, und zwar in stofflicher wie in gestaltungstheoretischer Hinsicht. Obgleich wir auch bei einer solchen Durchmusterung des Materials, die der gestaltenden Personen kaum gedenkt, die wesentlichen Merkmale herausziehen könnten, so drängt sich doch die Frage auf, wie nun die Menschen seelisch beschaffen sein mögen, die solche merkwürdig aufregenden Bildwerke gestalten. Vielleicht, daß wir auf individualpsychologischem Wege doch noch Zugänge zu diesen Bildern finden, die sich der unmittelbaren Anschauung nicht darbieten. Und abgesehen davon wird wohl in jedem Betrachter der Wunsch sich regen, von diesen fremdartigen Bildnern sich eine Vorstellung machen zu können. Anstatt von zahlreichen Kranken Hauptzüge der Persönlichkeit und Symptome registrierend aufzuzählen und daraus etwa typische Eigenschaften herauszurechnen, ziehen wir es vor, von wenigen besonders ergiebigen Fällen unter Benutzung aller zugänglichen Hilfsquellen Charakteristiken in gedrängter Form zu entwerfen. Daß sich dabei methodisch eine Mischung von Krankengeschichte und Charakterskizze ergibt, wird man aus der Eigenart des Materials verstehen, wenn nicht billigen. Uns schien die übliche kasuistische Darstellung mit allem Detail zuviel für unsere Probleme sachlich Unwichtiges mitzuschleppen, eine psychologische Skizze dagegen einerseits zu arm an nachprüfbaren Befunden zu sein, und andererseits zu leicht auf novellistisch zugespitzte Typenschilderung hinauszulaufen. Das mag einleuchtender wirken, da jedes Detail dann schon im Hinblick auf das zum Schluß erscheinende Problem: „Wie kommt dieser Mann zum Zeichnen?“ zurechtgestutzt ist, und den Leser zu der Überzeugung bringen hilft, man habe ihm ein klares, folgerichtiges, geschlossenes Bild entrollt. Wir sehen in der Pflege einer solchen Fiktion einen frommen Trug. Ehrlicher und sachlicher aber schien es, dem Persönlichkeitsbild jene Atmosphäre von Wunderlichkeit, ja von Absurdität zu lassen, die an allem Lebendigen haftet, zumal aber im Zustand der „Störung“. So setzen wir den psychologischen Schilderungen unserer zehn Meister einen Krankheitsabriß in jener reizlos-sachlichen Form voraus, die ihm gemäß ist. Damit tragen wir der Tatsache Rechnung, daß diese Personen eben soziologisch nichts sind als „Anstaltsinsassen“, „Geisteskranke“, Objekte ärztlicher und staatlicher Fürsorge. Und wir scheuen uns nicht, den grellen Kontrast stehen zu lassen zwischen dieser körperlichen sozialen Existenzform und jener seelischen, die hinaufreicht in Kultursphären, ohne daß diese Menschen „wissen, was sie tun“.

VII. Zehn Lebensläufe schizophrener Bildner.

1. Karl Brendel.

Karl Brendel wurde 1871 in einer thüringischen Stadt geboren, als Sohn eines Fuhrunternehmers, der noch acht andere Kinder — drei Söhne und fünf Töchter — hatte. Beide Eltern wurden über 70 Jahre alt und scheinen gesund gewesen zu sein. Von „Nervenleiden" in der Familie ist nichts bekannt geworden. Über seine eigene Entwicklung gab Brendel 1906, im Beginn seiner Erkrankung an, er habe frühzeitig gehen und sprechen gelernt und keine auffallenden Entwicklungsstörungen oder krankhaften Erscheinungen in seiner Kindheit gezeigt. Er wuchs im Elternhause auf und besuchte vom 6. bis 14. Jahre die Volksschule, in der er gut vorwärts kam, da er schnell auffaßte und ein gutes Gedächtnis hatte. Er meint, er sei lebhaft und gutmütig gewesen als Kind. Nach der Schulzeit erlernte er das Maurerhandwerk und war an verschiedenen Orten tätig, u. a. in Westfalen und in Lothringen. Neuerdings behauptet er, verschiedene Berufe ausgeübt zu haben: er sei nicht nur Maurer, sondern auch Stukkateur und Former in Eisenwerken gewesen. 1895 heiratete er eine Witwe mit drei Kindern. Aus dieser Ehe stammen noch zwei eigene Kinder, die 1906 als körperlich und geistig gesund bezeichnet wurden. Die Ehe soll angeblich gut gewesen, jedoch 1902 wegen einer Gefängnisstrafe, die Brendel abzubüßen hatte, geschieden worden sein. — Brendel ist seit 1892 wiederholt mit dem Strafgesetz in Konflikt gekommen und 12 mal bestraft wegen Körperverletzung, Widerstand gegen die Staatsgewalt, Beleidigung, Kuppelei, Sachbeschädigung. — 1900 erlitt er eine Quetschung am linken Bein. Danach (ob im Zusammenhang damit, ist zweifelhaft) hatte er 1902 an diesem Bein mehrere Operationen durchzumachen — anscheinend wegen Abszeßbildung im Anschluß an Furunkulose —, und schließlich mußte das Bein ganz hoch amputiert werden. Mit der Krankenkasse hatte er später lange Auseinandersetzungen über seine Rente, wobei er seine Interessen mit großer Hartnäckigkeit verfocht. Im übrigen scheint er nie krank gewesen zu sein, auch keine Geschlechtskrankheiten durchgemacht zu haben,

Über den offenkundigen Beginn der Krankheit liegt das Gutachten eines Kreisarztes vom 2. Oktober 1906 vor, der Brendel in der Haft beobachtet hatte und ihm als Geisteskranken den Schutz des § 51 des BGB. mit Bezug auf seine Straftat vom 30. Juni 1906 (Körperverletzung und Widerstand) zubilligte. Darin heißt es: „Über die Zeit ist er klar, weiß, wo er sich befindet, kennt die Beamten und zeigt auch leidliche Schulkenntnisse. Meist sitzt er ruhig in seiner Zelle, ist heiterer Stimmung und liest entweder viel in Büchern, in denen er stets Berührungspunkte mit seinen Ideen findet, oder schreibt seine Erlebnisse auf, und zwar mit Vorliebe in gebundener Form. Richtet man eine Frage an ihn, so beantwortet er diese zunächst richtig, läßt man ihn aber weiter reden, so äußert er, zunächst im Zusammenhang mit der gestellten Frage, später ganz sinnlos, Ideen, die zum Teil Verfolgungs-, zum Teil Größenvorstellungen sind. Je länger er spricht, je verworrener werden seine Äußerungen. Wenn man ihn aber öfter hört, bemerkt man doch, daß keine völlige Ideenflucht besteht, sondern daß es immer dieselben Personen sind, mit denen sich seine Gedanken beschäftigen. Er hört Stimmen zu ihm sprechen: ‚ich bin dem Kaiser sein Bruder, ich bin ein Monarch, was hat die Geistlichkeit für ein Recht, aus mir einen Heiland zu machen; die Polizei ist der allmächtige Gott, Pastor Schmidt ist der Gesetzgeber, die Geistlichkeit der Totengräber.' Man hat ihn auf alle mögliche Weise zu vergiften versucht: ‚Schwefel, Lysol, Alaun, Hirschbrunnwasser, Augenverblende, Opium, Arsen.' Ganz wunderlicher Mittel haben sich seine Feinde bedient, um ihn zu töten. Sein Bett sei mit Edelsteinen belegt gewesen, dann seien ihm Platten auf den Kopf gelegt worden und der elektrische Strom durch ihn geleitet. Im Gefängnis unterhält sich andauernd ein Bauchredner mit ihm. Alle diese Dinge werden von Brendel sehr geläufig vorgebracht, als ob es ganz selbstverständliche Dinge wären. Äußert man Zweifel, so sagt er ganz ruhig: ‚Ach, Herr Doktor, das verstehen Sie nicht.' Gesichtshalluzinationen will er nicht haben. Während der Zeit der Beobachtung verhielt sich Brendel stets gleich. Niemals gelang es, auch nur 5 Minuten lang ein vernünftiges Gespräch mit ihm zu führen; stets schweifte er sofort ab. Die gleiche Beobachtung haben auch die Beamten des Gefängnisses gemacht, die in der Regel gleichfalls eine heitere Stimmung an ihm beobachtet haben. Einige Male soll er allerdings auch wegen geringfügiger Dinge hochgradig erregt gewesen sein und sehr geschimpft haben."

In der Krankengeschichte heißt es kurz darauf (Nov. 1906): „Patient hat sich bis jetzt ruhig verhalten, der Gesichtsausdruck ist heiter, er ist stets vergnügter Stimmung. Er antwortet auf alle Fragen mit großer Weitschweifigkeit und großem Wortschwall, schweift leicht ab, und kommt vom Hundertsten ins Tausendste. Örtlich und zeitlich ist er gut orientiert; ebenso gibt er über seine persönlichen Verhältnisse richtige Auskunft. (Wochentag?) ‚Mittwoch, da wird die Woche geteilt.' (Warum so oft bestraft?) ‚Das ist stets durch die Polizei gekommen.' Zuletzt habe er ein Jahr und einen Monat wegen Körperverletzung gehabt. Er solle seine Frau geschlagen haben, da sei er aber unschuldig. ‚Pastor Göbel wollte alle Menschen schmeißen, ohne sie zu berühren. Der ist nachts an mir gewesen, hat mir Schwefel und Lysol ins Wasser getan.' Er hätte oft gedacht, der Arzt hätte ihm Morphium in den Kaffee getan. ‚Das war 1900 den neunten. 1903 haben sie eine Auferstehung Christi mit mir gemacht, d. h. durch den Erzkönig und die Elektrizität. An einem großen Schwungrad sind viele Riemen, das nennt man den Erzkönig. — Am Abend haben sie mir Opium durch die Tür geblasen, und mit Weihrauch vor der Tür geräuchert, um mir den Atem abzunehmen. Ich sollte meinen Tod lassen für den Pastor Göbel, also einen Opfertod.' — Er hätte angegeben, er hätte seine Strafe unschuldig angetreten; er hätte seine Frau nicht geschlagen. (Stimmen?) Er habe Stimmen gehört; der Stimme nach war es der Pastor Göbel gewesen, ob ich Gesetz, Gericht und Polizei anerkennen wolle. ‚Durch die frohe Botschaft und durch das Lesen wisse er das.' — (Vergnügt?) ‚O ja, immer sehr lustig.' — (Verfolgt?) „Ja, unterwegs, wie ich von Barmen nach Mühlhausen wollte. Sie wollten mich hinterkünftig totstechen. Sie riefen: ‚Wenn du da hingehst, tun wir dich totmachen.' Der Pastor Göbel stellte sich hin für Jesus Christus; er könnte allen Menschen für sieben Jahrtausende die Herzenskammer offen machen; er hätte die Schlüssel dazu."

Aber die hier vermerkte harmlose Umgänglichkeit ist von kurzer Dauer. Nach wenigen Tagen mischt Brendel sich vorlaut in alles, was in seiner Umgebung vorgeht; schimpft und droht, so daß er mehrmals auf andere Abteilungen verlegt werden muß. Sein Verhalten wechselt im Laufe des

Winters noch wiederholt: immer wieder werden Zeiten, in denen er sich ruhig, geordnet, gefällig, munter benimmt, von Erregungszuständen unterbrochen, in denen er laut und streitsüchtig wird. Dabei sind dann seine Äußerungen von Wahnvorstellungen verschiedener Art, besonders im Sinne des Größenwahns erfüllt, z. B.: „Ich bin Jesus Christus selbst, ich arbeite für Kaiser und Reich, ich bin Sieger in Christus, ich bin Gott, ich brauche Kaiser und König nicht anzuerkennen" usw. Über Sinnestäuschungen findet sich leider aus dieser Zeit keinerlei Angabe. — Im Frühjahr 1907 wird Brendel in eine andere Anstalt überführt, in der er seither geblieben ist. Auch dort wechselt seine Stimmungslage und entsprechend sein Verhalten in der geschilderten Weise. Die Krankengeschichte berichtet nun über die Symptome etwas ausführlicher. Wieder stehen im Vordergrunde Wahnvorstellungen in bezug auf seine Person: er besitze ein Fürstentum, ein Herzogtum, ein Königreich. Dazu treten Erlebnisse, die auf wahnhafter Umdeutung von körperlichen Sensationen beruhen: er habe schon einmal den Opfertod erlitten. Leute, die sich als Pfleger ausgäben, hätten ihm die Knochen kaputt gemacht, den Hals zugeschnürt. Durch fremde Beeinflussung leide er an absonderlichen Körpergefühlen. Nahrungsverweigerung deutet auf Vergiftungsfurcht hin. Er führt erregte Selbstgespräche, schimpft laut, droht mit Schlagen — kurzum, die meisten Anzeichen einer akuten halluzinatorischen Psychose sind gegeben.

Zugleich aber tritt schon eine Gruppe von Symptomen auf, die es wahrscheinlich macht, daß der akuten Erkrankung bereits ein längeres Vorstadium vorausgegangen ist, in dem für einen Kundigen bei genauer Prüfung die Diagnose wohl schon zu stellen gewesen wäre. Brendel war nämlich sowohl in seinem äußeren Benehmen, wie in seinem Sprachschatz durchaus maniriert und verschroben. Er gebrauchte eine „Menge neugebildeter, größtenteils ganz unverständlicher Worte". Der Fortgang der Krankheit beweist, daß es sich nicht um den akuten Schub einer in Phasen mit Remissionen verlaufenden Krankheit handelte, sondern um einen fast stetig fortschreitenden schleichenden Prozeß, der nicht zu einem deutlichen Abschluß im Sinne eines schizophrenen Endzustandes führte. Brendels Verhalten hat sich in fast 15 Jahren so wenig mehr geändert, wie seine Stellung zur Außenwelt. Immer wieder erschwerten heftige Erregungszustände, die deutlich mit halluzinatorischen Erlebnissen zusammenhingen, den Umgang mit dem sonst willigen, munteren und bei all seiner Verschrobenheit in praktischen Dingen sehr anstelligen Mann. Er muß deswegen stets im festen Haus gehalten werden, wo er eine Zelle bewohnt, in der man ihn zu erregten Zeiten leicht isolieren kann, während er sich sonst unter den anderen Kranken bewegt und bei der Hausarbeit nützlich macht.

Bei zwei Explorationen, die wir 1920 und 1921 in der Anstalt vornahmen, war Brendel überaus zugänglich und gesprächig. Die riesige Gestalt, auf einem Beine in schnellen, wippenden Sprüngen sich fortbewegend, bietet einen grotesken Anblick. Das etwas krampfhaft verkniffene Gesicht mit tiefliegenden hellen Augen erinnert im Ausdruck an Bilder des späten Strindberg. Beim Sprechen belebt es sich durch eine äußerst bewegliche und präzise Mimik mit schauspielerischem Einschlag. Parallel damit geht eine ebenso prägnante Gebärdensprache. Alles, was er sagt, stellt er mit dem ganzen Körper dar, und zwar mit so ausladenden wuchtigen Bewegungen, daß man den Wärtern gern glaubt, wenn sie versichern, zu fünft kaum mit Brendel fertig zu werden, wenn er erregt ist und etwa einen Mitpatienten, der ihn reizt, zu erwürgen sucht. Obgleich er anscheinend im Gespräch bereitwillig auf den Partner eingeht, so ist es doch sehr schwer, auch nur einen zusammenhängenden Satz von ihm zu erlangen. Er wendet sich sogleich zu weitausholenden Erzählungen, wird lebhaft, mischt verschrobene Ausdrücke und Wortneubildungen ein und ist in wenigen Sekunden tief in seiner persönlichen Vorstellungswelt. Seine Sprache ist, von den eigenen Worten abgesehen, ebenso prägnant wie seine Gesten. Auch mitten in sonderbar verschrobenen Gedankenkomplexen gelingen ihm zahlreiche gut pointierte allgemein-weltanschauliche Aussprüche. An den intensivsten Stellen hat sein Gebaren etwas echt Dämonisches von großem Stil, nicht im Sinne eines Pathos, sondern eines fast wilden Zynismus, der alles Erleben als Spielball grotesk-launischer Einfälle vergewaltigt.

Brendel ist während des ganzen Verlaufs seiner Krankheit zeitlich und räumlich völlig orientiert gewesen. Auch für die erste akute halluzinatorische Phase wird dies in den Akten ausdrücklich betont. Sein Gedächtnis ist sehr gut; er weiß auch entlegene Dinge, wie die Adresse eines Bruders vor 15 Jahren, sogleich zu reproduzieren. Die reichliche Verwendung von Zeitereignissen in seinen neueren schriftlichen Äußerungen und in der Unterhaltung zeigt an, daß auch seine Merkfähigkeit gut erhalten ist. Wenig Sicheres läßt sich über die Treue seines Gedächtnisses sagen, sofern es sich auf den Zusammenhang seiner Erlebnisse, ihre Bedeutung, kausale Verknüpfung u. dgl. bezieht. Aber die Quellen dieser Unsicherheit liegen auf verschiedenen Gebieten. Da durch halluzinatorische Erlebnisse seine Stellung zur Umwelt seit langem bestimmt ist, so kann man vom Beginn der Erkrankung an, also bereits einige Jahre vor dem Manifestwerden 1906, nicht mehr mit einer nüchternen Buchung der Erlebniskomponenten im Sinne des Normalmenschen rechnen. Und wenn einmal eine derartige Lockerung im Verhältnis zur sinnlich wahrnehmbaren Umwelt eingetreten ist, wenn jeder einfache Eindruck in phantastischer Weise über seine rationale Bedeutung hinaus ins Vielsagende oder ins Unheimliche gesteigert werden kann, so ist auch der nachträglichen Umbildung zuerst schlicht erlebter Ereignisse Tor und Tür geöffnet: Erinnerungstäuschungen und Konfabulationen aller Art werden den „objektiven" Erlebniskern — wenn man einen derartigen Hilfsbegriff einmal in Kauf nehmen will — überwuchern. In der Tat ist es bei Brendel völlig ausgeschlossen, über irgendwelche Ereignisse seines Lebens bündige Auskunft zu erlangen. Einige formale Daten erhält man leicht (Zeit, Ort, Personennamen). Sobald aber das Inhaltliche aufgerollt wird, entgleitet er in seine chaotische Vorstellungwelt, die uns nur noch in Bruchstücken unmittelbar verständlich ist und vorsichtiger Analyse die allergrößten Schwierigkeiten entgegensetzt. Trotzdem muß dieser Versuch mit Hilfe der mündlichen und schriftlichen Äußerungen Brendels gemacht werden, ehe wir es unternehmen, den einzelnen psychopathologischen Phänomenen nachzugehen.

An schriftlichen Aufzeichnungen liegen vor zwei dicke Quarthefte, eng mit Bleistift beschrieben, ferner einige 30 einzelne Blätter, Briefe u. dgl. Das meiste stammt aus den letzten Jahren, doch sind ein paar Stücke früher datiert. Einige Beispiele sagen mehr als Beschreibung. So heißt es November 1906 in einem Gesuch an den Abteilungsarzt der Anstalt: „Da ich meiner Pflicht bin nachgehgangen u. hatte mich darauf verlassen, das ich meinen Betriebs Unfall nach der dreizehnte woche angeh Meldet wurden ist von Brendel so wahrren die Infaliden Alters Versicherungs Anstahlt verpflichtet das der Behrufsgehnossenschaft in Erkenntniss zu setzen, auch ein Gefängnis, denn derselbe ein Unfall erlitten hat, der Berufsgenossenschaft in Ergennis zu setzen, nicht den Armmen Menschen vor die türe zu setzen, Wenn derselbe in ein Krankenhaus überführt wird zur einer Opheration, dann dritt das Gefängnis hin und sagt, er hat kein Unfall bei uns erlitten, da derselbe sich soll an die Geistlichkeit halten; Warum hat der Geistliche den Armmen Menschen zu dem Artz geschickt zu einer Opheration. Da der Geistliche doch nicht, der Lebendige Jesus ist, auch nicht mein Gott for stehlt da die Geistlichkeit blos mit starke gesunde Menschen Arbeiten thut, durch das Himmottisieren, auch wieder wass dem Geistlichkeit seine Diener anbelangen, die Menschen zu verflogen, das sind die Weißsager, das kommt davon, wenn der Mensch sein Mund zu hält, die Stimme dann Weider schald, ist zu sagen Bauchrettenner wass andere Leute eine Engstlichkeit beförten tut, den Armmen Menschen eine Wuth zu bringt, ist er in der der mite verliert er seine kraft, so sind die Armmen Menschen dringend geh zwungen von dem Artz kräftig zu Essen."

Juni 1912: Großartige Liebe: „Himmelshölle in unterirtischen Grunte der Tieffession in Gewerbs mäßig zu bringen Kohle gaas Himmels Regen Naftalin Fasstalin Regen Wasser zur Erde am Rande Schmirgel bei den kultussfähigkeiten, die man an dem Kopfe des auspumpen gebraucht durch Blitz Donner Hagel Strom Gewitter unter der Kreatur der Allmächtigkeit Allwissent. Treibt in Wesen durch Wolken Luft Wind Hauch in der Zitone Bonjobilato Wirbel durch dem Geheul Über nuss Süd Ost Nord West durch Kugel Schlangen Zeichen in der sichtbarkeit, bei Aldem Ihreseits en kam Herscht Ahtrobant Licht der das Wimern erhöret in dem Glühkörper Vaktior Poesie Also Sündflut Zions Leute an rufen dem Scheinwerfr in Silben Unfruchtbarkeit, in Wort Chrisstal in sein Allein beobachtung in Leitung seiner führung in dem Pastorer Jugjektief Weissrosse. Frakekatur tapfere Helden Abt Ab in der bewohnerschaft. Leicht Geisteskrank genannt in Gifhäuser. Sozialgenossenschaft durch den Schatzfreund. Hipschmann bitte bei Drumo Bart Elbert ohne diese andern bemerkt in der Seuche schön Geschmag Liebchen kunst Dinger. Eiweiss Essigess strakt Wein Eßstrakt Blutstal Eicksstrackt Mopfjum Opfjum Bleiwasser Jutiformbulwer Gloriform Zinkblei wasser fliessigen Höhnstein Brunzwasser Hirschwasser. Oh wih fiel sachen habe ich noch — —"

April 1919: „ . . . . . meine Herrn, ich ersuche die korratie, dem's gefällt, die gesetze zur Last Ruht, die Fikuri zu leisten, aber da mit hin, bin ich augenblicklich, schon betreff, von 22. 4. 07 in einer Heilanstalt überführt über aussder Ambitasieon, mein lingen Bein der Hüfte u. Nervisitot Retur stelte, in dem die hände der die Oberation aussstellte mein Chef Bardeleben, u. kein Fürsorge Institut zur Last dem Gedächtniss, ich der strafe um Not ausging. — —"

(? 1919): „Von einer Haide! In einer Wüstung, sind auch Grass Kraut und Fruchtbare baume drüber gewachsen, der Rede, u. nach der auferstehung, sind es derselben Wüstung fon Gott, erkant anerkennung Zirte Asspotomj; Geistesseele fon Herr; führe dich selbst du t; in heiligen Geiste lebt ewiglich, u. nicht fon unabhenglichen geiste, in einer unseebare zeit, fir dein dun und Wessen in einer anseeliche Persion krenklich erlebt du gehst Irrent, Wir exzerrdieren in ein Sütpohlparriks in dem yuqistriwierdigen Lebenssetzskraft ewiglich lio lomathi reflexs rögeen rerenz lelenz Afent fon Gott in himel eine Masascec über Volke der Erde memesser aus eine Guiahnuss keiner Denkt, woh raus es lang, Planeth ist Weisseslicht in Kometh die erde fon Kompaden erhöret Ziliede ein gang Diplomat, lio ist der höchste Horizont wass keine Affiäre Gott; Stiry Dexterry. Indanz J. Subdanz Joryom. die welt steht wih Asstromj. Der Abril hat fon Elf Monat 101. Eklebtisie, verfolgung Geistes zerstörrung fon ein Wahnsinnigen, mit andere Geister schärtz u, witz darauf axtrezirt, aretirt geisteskrank, an dem es glaubt geheilt seist du bist in ewigkit fon deine leiteine lorelei bei leid von infrorenz fon Gott in himel zum Krieg zur Erde sein Kaiser geachtet die Welt aber noch nicht an dem Ort der Ruhe befart ewig.! . . . ."

Aus einem Heft: „Eine frage, so auch alle Tiere sind mit menschlichem Geiste verwant, aber bloß darin da der menschliche Geist wirksamer an die Tiere herraufzieht zu tun der menschliche Laute (?) zu leben zu einsicht die Tiere im geiste seele unschult in Menschen verstehen zu beurteilen die Tiere auf Erden für gewitterscheun wie Menschliches gehöf an die Tiere der geist for Menschen aus der land Tier ein hegt ..." Auf einem gelben Blatt: „„,Ich tringe hier mit noch mahl geoframst das ich nicht berechtigt bin mir Haimadt beruhtigt irgent in ein Orte wegen des starke Kreutzvernägellung, die an Brendel geleistet ist, so wih der evangelische, & der katholische Geistliche auch Öffentlich in dem Obpfrkreutz dem Platz verläst so auch der dan da unter klätert macht das selbe Spiel im unterrock — — So auch der Artz der in ein Menschen auf dem Tisch Nagelt kratz auch aus auf ein ander bosten woh die Masten & Schiffe an höchsten stehn in der Augen Welt so haben sich die Pfleger den Trilch und Schuhe selbst bei dem Geistlichen und dem Artz zu butzen lassen — —"

Die Schrift (vgl. Abb. 168) steht auf tiefem Formniveau, ist recht unleserlich, schwerflüssig, in runden Zügen ausfahrend. Von Rechtschreibung kann kaum die Rede sein. Die einfachsten Worte erscheinen in eigener Schreibweise (z. B. schreibt er stets „woh"), große Anfangsbuchstaben stehen stellenweise ebenso oft am falschen wie am richtigen Platze. Eine große Zahl von Worten schreibt er lautlich-mundartlich (meist thüringisch), z. B. „kleicher Massen, Sitzblatz, irtisch, betekt usw." Diese Eigenheiten bewegen sich durchaus im Normalen. So schreiben zahllose Menschen mit geringer Schulbildung. Sobald wir jedoch die Satzbildung prüfen, reichen diese gewohnten Maßstäbe nicht mehr. Einfache, übersichtlich geschlossene Sätze kommen überhaupt nicht vor. Hat man wirklich einmal einen verständlichen Satzanfang, so geht er, häufig mit scheinbarer grammatikalischer Bindung, alsbald in eine endlose Wortreihe über, die oft genug erst nach einer Seite und wie zufällig mit einem Punkt endet. Die grammatikalischen Schemata, die in diesem Wortgewirr angewendet werden, sind höchst primitiv. Vollständige Urteilssätze, in denen Subjekt und Objekt durch ein Verbum verbunden sind, (auch adverbiale Sätze) kommen vor, machen jedoch nur einen geringen Teil der Texte aus. Adjektive sind in manchen Abschnitten überhaupt nicht aufzufinden. Wenn nun auch die Aneinanderfügung der als Vorstellungskomplexe aufzufassenden Wortgruppen häufig als regellose Reihung nach assoziativen Vorgängen, ohne formal-sprachliche Bindung erscheint, so kann man bei genauerer Prüfung doch unschwer einige grammatikalische Schemata finden, die mechanisch, ohne dem auszudrückenden Inhalte gemäß zu sein, sich dem Schreibenden aufdrängen. Derartige Schemata sind nun nicht etwa für diesen Fall besonders bezeichnend, sondern lassen sich in den meisten Fällen von „Sprachverwirrtheit und Inkohärenz" aufweisen: z. B. „sprache durch der Luft, in der künstliche Antwort segen läßt, in der Hauch Nähe & trogen läst der Frucht der früchte in dem Heissen Otzian von der Last andere helfen, in der anhaltente Tragkraft betacht, ertacht, in dem Jahren gewimelten Erdlaufen, etc."

Daß die fünfmalige Bindung dieser Vorstellungskomplexe durch die Präposition „in", die man räumlich oder in übertragendem Sinne begrifflich subsumierend verstehen kann, nicht etwa wörtlich gemeint ist, bedarf keines Beweises. Vielmehr muß man sie entweder als völlig leeres Schema für die Reihung solcher frei assoziierten Komplexe nehmen oder aber eine Reihe von Bedeutungen als mitschwingend anerkennen, etwa: worauf, wobei, in der dann, durch (= indem dadurch), um (räumlich zuordnend) u. a. Ähnlich formelhafte Bindungen sind: wogegen, der aber, und nicht (einfache Antithese). Und schließlich die einfachste, ganz locker nebenordnende, typisch für die

Sprache des Kindes und des Kindermärchens — und der Bibel — das „und". Eine Prüfung des Vorstellungsmaterials, das auf solche undifferenzierte Art aneinandergefügt ist, führt nur bei einem kleinen Teil der Komplexe zum Verständnis. Trotzdem ist der anfangs ganz aussichtslos scheinende Versuch lohnend, da aus den Bruchstücken verständlicher Sätze immerhin ein Teil des Vorstellungslebens klar wird.

Nehmen wir etwa den Abschnitt: Pastor Göbel usw., der allerdings besonders durchsichtig ist. „Pastor Köbel briefträger Sohn habe ich ihm gehaun u. wuste nicht das ehr in gefängniss Passtor wahr, habe ich im sein auf sehr auch noch geprügelt hartmann, ein Thüringer. schuster, so auch hier in X diess selbe zum Forspillung falsche Tatsache beurteil ich rufe mein Bein in himelan. um dem empfang X. Gnade der Umgebung für dem Einsitler fon mir die Wahrheit Du Mein eitlich Teut est, oh ihr mansarte Opfer wahrrum ich die geistliche verneinte wollen wir kein Infaliden Rente käm. Ein lam hält still, wih Brendel ess dem ärtzten in Krankenhaus tat dem zu vertraun ich selbst for mich, der Katostrophe ein Trat, sah ich mein Tot for augen . . ." Aus mündlichen und sonstigen schriftlichen Äußerungen geht hervor, daß Brendel anscheinend in der Haft gegen den ihn besuchenden Geistlichen und gegen Aufseher tätlich geworden ist, was in dem Gutachten von 1906 ohne Personennennung auch kurz erwähnt wird. Dadurch wird der Satz bis: „Hartmann, ein Thüringer" inhaltlich mühelos verständlich, außer der Einschaltung „briefträger Sohn", die sich auf den Pastor zu beziehen scheint und entweder als Personenverkennung (die dann den Angriff erklären könnte) oder als eine spielerische assoziative Einschaltung (z. B. Ähnlichkeit des Namens oder der äußeren Erscheinung mit einem dem Patienten bekannten Briefträger-Sohn). Im übrigen sind die inhaltlichen und grammatikalischen Beziehungen dieses Satzes trotz der Umstellungen, die wohl kaum über die volkstümliche Sprechgewohnheit hinausgehen, klar. „schuster, so auch hier dasselbe hier in X." heißt: Sch., der hier in X. Aufseher ist, beurteilt es (meine Verkennung des Pastors?) als Vorspiegelung. — ich rufe mein Bein im Himmel an (— daß dies nicht der Fall ist —). Weiter etwa „der Empfang in X. brachte von der Umgebung Gnade für den Einsiedler. — Du deutest die Wahrheit meineidlich — ich verneinte die Geistlichkeit als Opfer, weil sie mir keine Invaliden-Rente geben (= käm) will." So bleibt als ganz unverständlich nur das Wort „mansarte" übrig.

Prüft man in dieser Weise Brendels Schreibereien durch, so findet man vorwiegend folgende Vorstellungskomplexe: von rein biographischen Tatsachen kehren in seinen Betrachtungen immer wieder sein Unfall, die Operationen und die Amputation des Beines, besonders aber die Kämpfe um die Rente. Wiederholt mischt sich Erbitterung gegen die Geistlichkeit hinein, der gegenüber er sich als Opfer fühlt, offenbar in dem Sinne, daß sie, während er im Krankenhaus war, für die rechtzeitige Aufstellung des Rentengesuches hätten sorgen müssen — durch ein solches Versäumnis soll später ein Rentenverlust eingetreten sein.

Ein ganzer Komplex von Erinnerungen und Wahnvorstellungen untrennbar ineinander gewirrt, knüpft sich an die Person des Chirurgen von B., der Brendel länger behandelt hat und nun in dessen Vorstellungsleben eine solche Halbgottrolle spielt, wie etwa früher im Leben eines Kleinbauern der Hauptmann, bei dem er als Soldat die ganze Dienstzeit über als Bursche war. Tatsächlich scheint Brendel sich in der langen Zeit, die er im Krankenhaus zubringen mußte, auch betätigt zu haben. Denn eine große Menge von Medikamenten und chirurgischen Apparaten ist ihm ganz geläufig, wobei es freilich oft Schwierigkeiten macht, das Gemeinte in so entstellten Formen wie Barfimsalbe (= Paraffin), Jutiform (= Jodoform), Brangasse (= Brandgaze) wiederzuerkennen. Neuerdings behauptet er, er habe schon 1889 als Krankenpfleger bei von B. gelernt und gearbeitet. Es läßt sich leider nicht sicher feststellen, was wahr ist und wie weit die mythisierende Tendenz hier wirksam ist, die um solche, für das Leben eines Menschen wichtige Persönlichkeiten (nun gar bei einem Schizophrenen!) stets eine Hülle von Konfabulationen webt. Jedenfalls ist für Brendel der Chirurg von B. Repräsentant der großen Zeit seines Lebens, da er etwas galt, von einem hochstehenden Manne rücksichtsvoll, anerkennend oder gar kameradschaftlich behandelt wurde. In dieser Zeit hat wohl sein Geltungsgefühl den höchsten Gipfel für seine gesunden Tage erreicht. Diese psychische Bedeutung scheint uns nachhaltiger zu sein als die grob-körperliche, daß er in jener Zeit sein Bein einbüßte. Gewichtiger ist wohl die andere Folge seines langen Spitalaufenthaltes: daß er über Krankenpflege und anschließend über die Körperlichkeit im allgemeinen eine Reihe von Einzeltatsachen sich geläufig machte, die ihm später bei seinen phantastischen Vorstellungsspielen eine gewisse Erfahrungsgrundlage boten.

Nicht so leicht zu überblicken sind die Äußerungen Brendels über seine Ehe. Meist beschränkt er sich auf verhüllte Anspielungen. Nur an einer Stelle „schildert" er etwas: „Eine Frau Wittwe vergeht versuch kein leben mit im zu beschließen (d. h. bekommt der Versuch nicht, ihr Leben ohne einen zu beschließen?) sich an Jüngling um zu gehn, zu besuchen, wih er das tut, wih so es verlangt, in der gemietlichkeit, sempaty — ist so treiste an dem Jüngling, als wenn nichts for gefallen wahr, des in die Welt ein gesetze hat. Da geht das frische liebes verfahren wih bei dem Ersten und letzten Abentmahl auf eine entfäste Zeitraum — so wirt dem Arzt und Direktor u. Passtor for gesprochen um die ein wandfrage . . ." An einer anderen Stelle verzeichnet er einige Daten aus seiner Ehe: Heirat 1895, Kinder geboren 1897; 98; 1900; 1903 und andere, schwer identifizierbare Angaben. In der Hauptsache scheint in seiner Vorstellung die Frau als aktive Persönlichkeit zu leben, gegen die der Mann einen schweren Stand hat. Irgendein Ausspruch, der auf eine gewisse Anhänglichkeit an die Familie schließen ließe, ist nicht bekannt. Ebensowenig läßt sich erkennen, wie weit die später zu besprechenden grob-sexuellen Phantasien etwa schon vor dem Ausbruch der Erkrankung eine Rolle gespielt haben.

Eine dritte Vorstellungsgruppe umfaßt die Erlebnisse aus der akuten halluzinatorischen Phase seiner Krankheit, und zwar offenbar vom Tage seiner letzten Verhaftung an. Die anschaulichste und relativ geschlossenste Schilderung dieses Tages gab Brendel bei einer Exploration, die wir Mai 1920 vornahmen. Sie folgt im Auszug: „in Lothringen, Herr! da wurd mir auf einmal so ängstlich, ich hätt fast in die Hose gek —, ich tappte wie ein blinder König, hab gezittert wie ein Hund — — — lauter Leute mit Kapuzen kommen daher — nur die Augen zu sehn — nachts wars, ich bettelte an einem Hause und ging weiter gegen den Wald — eine Nachtigall fing an zu singen — auf einmal ging vor mir ein Deckel in die Höhe — ein paar Menschen kriechen raus! — schnell weiter fort — hörte pfeifen, schießen — lag auf dem Felde wie tot, — dann kommt ein Mann auf mich zu und sagt: ‚Sie, Männeken, Sie haben lange nichts gegessen, ich hab' Ihnen was aus Berlin gebracht.' — Auf einmal seh ich ein Mädchen im Busch mit einem Reh, die springen gleich davon, ich ihnen nach durch die Büsche, — fort sind sie. — Dann kam die Gendarmerie zu mir und sagt: „Ruh'n Sie sich etwas aus. — da hatt' ich schon eine Funkstation und fühlte jeden Schlag und Strom in der ganzen Leitung. — — Im Wald ist überall ein Pfeifen und Zischen, Herr, hab' ich eine Angst gehabt! Abends waren wir in einer Wirtschaft, da frag ich, wie ich so bin, die Frau wird doch wohl keine Kalte haben? — Hupp, haben sie mich und weg war ich. — Im Gefängnis hieß es: Junge, raus, du hast gestohlen! — legte meine Pfeife auf den Tisch — und da kitzelte und stach es drin, wie nicht klug." — „In einer Wirtschaft auf einem Ring steht geschrieben, daß der Sohn im Bett liegt bei der Mutter — und sie wollten mich abstechen — ich nach Haus und ihn vertobackt — ha! das knallte! — im Kopf macht alles rrrr — ich griff zum Messer, ä — da war Lothringen mein — ich los, versteckte mich in einem Haus — da wohnt grad der Gendarm drin, und den höre ich mit seiner Frau machen — das schrieb ich auf und hefte es an die Tür — der hat geflucht! — damals hat alles mich abgehört und war alles voll Händler und Betrüger, das war eine Katustrophe!"

Über die Deckelerscheinung im Walde gibt er noch folgendes an: „das sind Leute, die in einem Tunnel wohnten, um sich einen Napoleon zu gründen. — das kann man ja, wenn man die Hilfstruppen hat — in der Zelle, da hab' ich mal einen Geistlichen geschlagen, weil er einen Schlüssel in der Hand hielt und damit schießen wollte." Aus dem Jahr 1906 berichtet er noch: damals habe er eben gelernt, verborgene Geister zu sehen, die nicht jeder sehen kann. „Wenn man draußen wandert, sieht man sie immer — — Im schwarzen Wasser sieht man genau, daß lauter Mordgeschichten vorgekommen sind, — Schwarzwaldgeschichten — der Himmel drüber ist eine Motte oder Made, wenn er weiß ist. — In Höhlen und Brunnen rumoren nachts Menschen, wenn wir schlafen; man kann hingehen, wenn man Courage hat und einen Strick; ich verlasse mich nicht auf den Zauber. — — Entweder Krieg, Tod oder Leben, oder Ergeben; Krieg oder Kreuz — — Jesus, (das ist Pastor Göbel) der hat einen Tisch, darauf sind lauter Köpfe und Schwerter über's Kreuz — da fangen die Köpfe an zu sprechen, springen auf die Erde und wieder rauf durch Elektrizität — dadurch darf man sich nicht erschrecken und Krankheit holen." Bruchstücke ähnlichen Inhalts findet man öfters unter seinen Schreibereien.

Schließlich mögen die Erinnerungen aus der Zeit seines Anstaltsaufenthaltes noch für sich aufgeführt werden. Bei diesen ist sicher anzunehmen, daß sie durchweg von den Trugwahrnehmungen beeinflußt sind, denen er bis zum heutigen Tage unterworfen ist. Um so mehr muß betont werden, daß er über eine Fülle von sachlich richtigen Daten verfügt, die auf die Regsamkeit, mit der er Nachrichten über geschätzte Personen aufnimmt, ein helles Licht werfen. Besonders bringt er aus dem Privatleben seiner Ärzte gern Einzelheiten vor; er weiß, wo sie studiert haben, kennt ihre Familienverhältnisse, und unterhält sich überhaupt gern in einem kollegialen Tone mit ihnen. Wahnhafte Einstellung gegen Ärzte kommt bei ihm gar nicht vor. Im Gegenteil betont das Krankenblatt immer wieder, wie er auch in erregten Zeiten stets dem Arzt beigesprungen ist, wenn etwa ein anderer Kranker bedrohlich wurde. — Anders steht er zum Wärterpersonal, dem er, wie das bei Kranken mit erregten halluzinatorischen Phasen gewöhnlich ist, Mißhandlungen vorwirft, insbesondere für die erste Zeit seiner Krankheit sexuelle Mißhandlungen. Wie lebhaft sexuelle Phantasien, wohl auch in Form echter Halluzinationen, ihn beschäftigt und gequält haben, geht aus der Angabe hervor, daß er wochenlang immer wieder unter wüstem Schimpfen aus dem Fenster nach einem Arzthause hin gedroht habe, weil sich dort ständig eine nackte Frau zeige. Damit sind die stärkeren Erlebnisse, die wir aus Brendels Leben kennen, schon erschöpft. Es bleibt übrig, nunmehr einen Grundriß seiner seelischen Persönlichkeit nach ihrer Hauptstruktur, ihrer Temperamentsanlage und ihrem Besitzstand zu entwerfen, wobei die vom Normalen abweichenden Symptome von selbst die Aufmerksamkeit auf sich ziehen werden.

Brendel ist ein ausgesprochen expansiver Mensch mit lebhafter Affektivität und meist gehobener Stimmungslage. Es fehlt ihm die Tendenz, sich stetig in die bestehenden sozialen Verhältnisse zu fügen, gleichmäßig zu arbeiten, seine Familie zu ernähren. Ob ein gewisser Hang zur Phantastik ihm schon früher eigen war, ist nicht sicher nachweisbar, aber sehr wahrscheinlich. Auch die leichte Reagibilität, die bei seiner etwas selbstherrlichen Kraftnatur so leicht zu Konflikten mit dem Strafgesetz führte, spricht dafür. Und hiermit steht die Hemmungslosigkeit seines Verhaltens in Zusammenhang, die offenbar nicht erst in der Psychose aufgetreten ist. Sein Grundstreben geht auf aktives Ergreifen der Umwelt, auf Lebensfülle, Macht, auch auf Wissen. Es ist nicht schwer, die erotische Triebkraft in seinem Gebaren nachzuweisen. Dagegen fehlt ihm durchaus jede Tendenz zu religiöser Ausweitung seines Wesens. — In ganz überzeugender Weise aber meinen wir bei Brendel eine nicht weiter zurückführbare Gestaltungskraft am Werke zu sehen, die schon in seiner Gebärdensprache, zumal wenn er Begebenheiten schildert, eine gewisse Leistungsstufe erreicht hat. Sie herrscht auch in seinem ungefügen sprachlichen Ausdruck und sie bemächtigt sich überhaupt bei ihm aller denkbaren Gegenstände, um sie — formend zu vergewaltigen. Soviel sich heute beurteilen läßt, hat Brendel ursprünglich über eine gute, vielleicht etwas mehr als durchschnittliche Intelligenz verfügt, die aber durch seine Unstetheit nicht zur Geltung kam. Auch heute noch spürt man durch alle Verschrobenheiten hindurch eine gewisse Sicherheit und Schnelligkeit im Auffassen. Die Anstalt rühmt seine Gewandtheit und Findigkeit bei der Ausführung von allerhand praktischen Arbeiten. Auch in seiner Beurteilung von Menschen und Dingen findet man oft genug eine in dem Wust schwer verständlicher Worte auffallende, Wesentliches treffende Erkenntnis.

Damit haben wir die Grundzüge von Brendels Persönlichkeit und Intelligenz allgemein dargestellt, ohne den Krankheitsbegriff zu Hilfe zu nehmen. Es ist nun zweifelhaft, an welcher Stelle wir die krankhafte Abweichung vom Normalen zu lokalisieren haben. Daß die Intelligenz irgendwie Schaden gelitten hat, wird niemand bezweifeln, der einige seiner Schriftstücke gelesen hat. Die Frage ist nur, ob dieser Schaden wirklich die Funktion der Intelligenz selbst betrifft, oder nicht vielmehr die Inhalte des Denkens. Das Erinnerungsmaterial, das ihm zur Verfügung steht, wurde schon einfach berichtend durchgemustert. Man könnte noch fragen, inwiefern seine Vorstellungen von allem Üblichen abweichen. An die biographischen Komplexe anknüpfend, müssen wir in erster Linie, als ausgesprochen pathologische Erlebnisse, die echten Halluzinationen näher betrachten. Besonders lebhaft scheinen diese beim Ausbruch der Psychose 1906 aufgetreten zu sein, wie die spontane Schilderung beweist, die Brendel im Mai 1920 entwarf. Damals stürmte eine Fülle von Gesichts- und Gehörshalluzinationen auf ihn ein, zu denen sich offenbar noch massenhaft Umdeutungen wirklicher Wahrnehmungen gesellten, so daß er in einen Angstraptus hineingeriet und später aus seinem Erregungszustand heraus im Wirtshaus gewalttätig wurde. Dieses primäre Wahnerlebnis, in dem der Unheimlichkeitscharakter und der Verfolgungswahn vorwiegt, ist heute noch so lebendig in seinem Vorstellungsleben, und zwar mit diesen Haupteigenschaften, daß er bei der Schilderung immer noch in eine gewisse Erregung gerät. Mit anderen Worten, er vermag bis heute noch nicht den Wahncharakter dieses akuten halluzinatorischen Erlebnisses zu erkennen, er steht noch nicht kritisch dazu. Oder, positiv ausgedrückt: in seinem Vorstellungsleben kommt auch heute noch mit Wirklichkeitscharakter vor: rätselhafte, unheimliche Erscheinungen, Deckel auf dem Waldboden, die aufklappen, Menschen und Tiere, die im Gebüsch verschwinden, ein Zischen, Pfeifen und Schießen in der Luft, das einem Angst macht, ein Gendarm, der einem Essen aus Berlin bringt usw. — Aus späterer Zeit wissen wir von nackten Frauen, die ihm erschienen, von einer Wasserjungfrau mit phallusartigem Körper, die noch jetzt täglich im Grase und auch im Zimmer umherhüpft.

Hier schließen sich ferner an zahlreiche abnorme Körpersensationen: im Primärerlebnis hat er „gleich eine ganze Funkstation im Leibe und fühlt jeden Schlag und Strom in der ganzen Leitung". Ferner spürt er häufig ein Kitzeln und Stechen im Körper, besonders im Genitale — das Essen schmeckt nach allen möglichen Chemikalien, meist Giften usw. In das Gebiet des Verfolgungswahns fallen noch eine ganze Reihe von Einzelerlebnissen: der Pfarrer will ihn erschießen, zeitweise stehen Wärter und Mitkranke im Verdacht, ihm übel zu wollen, Christus will ihn kreuzigen und vergiften. Müssen wir uns so die Auffassungssphäre gelockert, bereichert, voll unheimlicher Erlebnisse vorstellen, so ist er seiner Natur nach diesen nun doch keineswegs hilflos ausgeliefert. Vielmehr setzt er der andrängenden übermächtigen Außenwelt, deren sein Verstand nicht mehr Meister wird, stärkere Kräfte entgegen; unversehens finden wir den Maurer in vollem Zuge, sich durch Magie und Zauberei mit der Umwelt auseinanderzusetzen. Manche Äußerung könnte unverändert aus dem Munde eines Primitiven kommen, z. B. seine Schilderung des Spiegelzaubers: „Die Sonne ist ein ‚Korbel', d. h. soviel wie Kurve. Sie dreht sich blitzschnell. Hält man sie fest, kann man einem Menschen den Hals damit abschneiden oder die Nieren, das nennt man den Harten Strich — da ist die Sonne ein Tod, ein Südpol-Parix. Oder man macht es mit dem Spiegel aus dem Schatten. Da kann man einen Strahl fangen, einen Menschen damit lähmen, oder ihm den Hals zudrehen. Bekennt er dann seine Schuld, so kann man ihn wieder loslassen — sonst muß er sterben." Außer dieser einfachen Verzauberung oder Vernichtung eines anwesenden Menschen, vermag er jedoch auch entfernte Personen zur Ergebung zu bringen, und zwar ebenfalls mit Spiegel und Vergrößerungsglas. — „Hypnose kann man auch weittragend machen bis an's Weltende."

Zusammenfassend ist zu sagen: bei Brendel passen die schizophrenen Hauptzüge so gut in seine charakterologische Struktur, daß „die Veränderung der Persönlichkeit" nicht so tiefgreifend zu sein scheint, wie wir es zu sehen gewohnt sind. Gerade solche Fälle könnten die Frage nahelegen, ob etwa bestimmte Typen dem schizophrenen Prozeß gegenüber sich besser behaupten als andere, und welche Eigenschaften dafür wichtig sind. Sicherlich hat Brendel sich bei seiner autistischen Abkehr von der Außenwelt einen ungewöhnlich reichen Schatz an lebendigem Vorstellungsbesitz gerettet oder neu erworben. Das bezeugen seine Werke, denen wir uns nunmehr zuwenden.

Soviel sich feststellen läßt hat Brendel schon früher Neigung zum Formen und Schnitzen gehabt. Als Maurer will er auch bei Stukkateurarbeiten geholfen haben. Ferner behauptet er, plastischen Schmuck für Schränke u. dergl. aus Blut und Sägemehl geformt zu haben — diese Technik habe sich sehr gut bewährt. Nachprüfen lassen sich diese Angaben nicht, von der Familie werden sie bezweifelt. Ein Verfahren, aus Blut und Sägemehl plastische Dekorationen zu pressen, besteht tatsächlich und wird fabrikmäßig ausgenutzt. Seinen Kindern habe er nicht nur Rahmen geschnitzt, — sie mögen der im Krieg neu aufgeblühten Art an Scheußlichkeit nichts nachgegeben haben — sondern auch Puppen. Die Frau habe das gern gehabt und ihn immer dazu angetrieben. Auch will er eine Zeitlang als Former in einer Eisengießerei tätig gewesen sein. Aus diesen Angaben, die von ihm selbst stammen, geht hervor, daß er in seinen Berufen wiederholt Gelegenheit hatte, die Technik des Formens aus weichem Material zu üben, wodurch zweifellos die bewußt plastische Auffassung der Außenwelt über das gewöhnliche Maß gefördert worden ist. Dagegen spielt bei derartigen Tätigkeiten die eigene Erfindung so gut wie gar keine Rolle, zumal, wenn man wie Brendel mehr aushilfsweise mit dem fremden Beruf in Berührung kommt.

Anders zu werten ist das Schnitzen für seine Kinder. Dabei ist er spontan bildnerisch tätig und sucht ein noch so einfaches Anschauungsbild (Puppe kann ein durch wenige Kerben belebtes Holzstück sein!) zu verwirklichen. Wenn diese seine Angaben also zutreffen — man ist nie sicher, ob er nicht seine jetzige Tätigkeit aus irgendeinem Grunde in die Zeit seines Familienlebens zurückprojiziert —, so müßte man zugeben, daß er nicht völlig unvorbereitet, mit einem gewissen technischen Können, mit einiger Erfahrung über Bedingungen und Möglichkeiten des Gestaltens das Schnitzen wieder aufgenommen hätte. Erkundigungen bei der Familie haben freilich gar keine Bestätigung für irgendeine dieser Angaben gebracht. Eine recht gescheite Schwägerin, die über Brendel bestimmte und überzeugende Nachrichten gab, wußte nichts von solchen Neigungen, meinte vielmehr, er würde dazu nie Geduld gehabt haben. Wir dürfen also, selbst wenn wir aus Gewissenhaftigkeit damit rechnen wollen, daß Brendel bereits früher geschnitzt habe, diese Vorkenntnisse keinesfalls als sehr gewichtig in Anrechnung bringen.

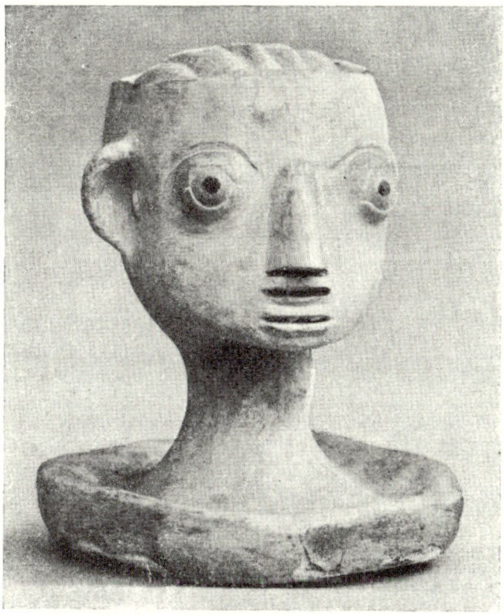
Fall 17. Abb. 79. 24 h
Kopf (Brot, geknetet).

In der Anstalt begann Brendel 1912/13 Figuren aus gekautem Brot zu kneten, die sich nach Mitteilung der Ärzte und älterer Wärter meist durch Obszönität auszeichneten. Erhalten ist von diesen ersten Versuchen gar nichts. Das einzige Stück in Brottechnik, der Kopf Abb. 79, gehört an

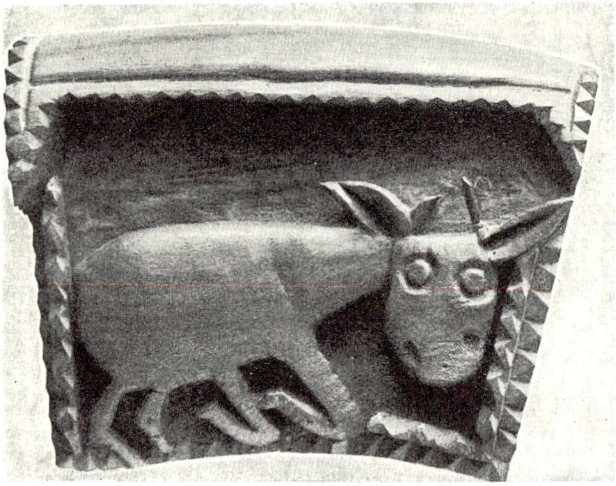

Fall 17. Abb. 80. Das bescheidene Tier (Holz). 14,5×11

den Anfang seiner Produktion. Er ist mit Kalk überstrichen, so daß man ihn erst beim Betasten von einem Gipskopf unterscheiden kann. Der säulenförmige Hals, in eine Art Teller übergehend, wie der Fuß einer Vase, weist auf den Zusammenhang mit solchen stereometrischen Raumformen hin. Der Kopf selbst ist wenig durchgeformt. Nur die hervorquellenden, stark divergenten Augen sind sorgfältig und fast realistisch gebildet, was die beunruhigende Wirkung noch erhöht, zumal im Gegensatz zu den greulichen drei Mundspalten, die man nun auch realistisch zu nehmen geneigt ist. Die Hirnschale fehlt. Statt dessen sieht man Furchen und Windungen des Gehirns freiliegen, die jedoch von vorn nach hinten verlaufen. Erklärungen über die Entstehung der „Pystie" (— Büste) waren nicht zu erhalten. Etwa in der gleichen Zeit scheint er mit dem Holzschnitzen begonnen zu haben. Der damalige Abteilungsarzt, der Brendels Neigung unterstützte, berichtet, er habe nicht etwa erst tastende Versuche gemacht, sondern von Anfang an seine charakteristische Art gezeigt. Vorbilder interessierten ihn nie, selbst wenn man ihm eigens welche gab. Als ihm später einmal Bilder von Kunstwerken verschiedener Zeiten gezeigt wurden, gefielen ihm ägyptische besonders.

Von den Schnitzwerken, die im Besitz der Heidelberger Sammlung sind, ist das erste, soviel man weiß, das bescheidene Tier, Abb. 80, aus einem flachen Stück hellen Mahagoniholzes (offenbar von einem Möbel stammend, die Rückseite ist poliert). Ein Tier, seiner Körperform nach nicht näher bestimmbar, von der Seite gesehen, den flachen, breiten Kopf ganz herumwendend, so daß man von vorn auf ihn schaut. Große Ohren und kurze Hörner weisen auf ein Rind hin. Die Vorderbeine sind geknickt — das Tier scheint zu knien. Formal fällt auf die außerordentlich strenge Gebundenheit dieses Reliefs. Das ursprüngliche Volumen des Brettstückes wird als Idealraum sorgfältig beibehalten, indem durch stehengelassene (oben) und angesetzte, leicht gekerbte Umfassungsleisten eine vordere Grenzfläche, ein Proszeniumrahmen sozusagen gebaut wird, über den die Wölbung des Reliefs nicht hinauswächst. Diese Umrandung, die gerade unter den Füßen ausläßt, und dadurch der Gefahr entgeht, als Raumandeutung im realistischen Sinne, als Stall etwa, genommen zu werden, und wegen dieser Unterbrechung auch nicht als Bilderrahmen gelten kann, macht jedoch nur einen Teil der Gebundenheit aus, den äußeren, materiellen Teil. Die Körperformen an und für sich tragen denselben Charakter, auch wenn man ihre Konturen nicht auf den dicht andrängenden Rand bezieht. Fast als reine Horizontale zieht der Rücken dahin und setzt sich sogar als obere Stirnabgrenzung beinahe stetig fort, obwohl der Ohr- und Hornansatz die Kontinuität der Form unterbricht.

In ganz einfacher Kurve verläuft auch der Bauchumriß des wunderlich birnförmigen Körpers, der eher an Insektenleiber erinnert. Von dem flüchtig betonten Schwanzansatz sich steil senkend bis zum hintersten Beinansatz, dann umbiegend und sachte bis zu Augenhöhe aufsteigend; die vier Beine (nur durch die Richtung, nicht durch Abstand oder Überschneidung in vordere und hintere geschieden) aus sich entlassend, wie Konturausbuchtungen. Wie am Leib, so fehlen auch an den Beinen alle Formdetails und alle an irgendeinem realen Tier nachmeßbaren, richtigen Proportionen. Die Beinpaare sind nur durch strenge Parallelität der Haltung einander zugeordnet. Denkt man sich die geknickten Vorderbeine gestreckt, so würde diese Kuh einer Giraffe sehr ähnlich werden. Und schließlich der riesige, platte Kopf, an der Stirn ebenso breit wie am Maul, mit großen kreisrunden Knopfaugen, die wie durch Brillenränder mit sanftem, etwas glotzendem Staunen zu blicken scheinen. Die Nasenlöcher weit auseinander, ungleich hoch, ein Maul nur bei steiler Unteransicht zu bemerken. Breit, nur sacht ansteigend dehnen sich die mächtigen Ohren, zwischen denen zwei kärgliche Hornstumpen als einzige, ganz vom Grunde gelöste Details sich einander zuneigen.

Bei flüchtiger Betrachtung der Umrißform (sehr instruktiv ist es, sich diese durchzupausen!) könnte es scheinen, als stehe diese völlig auf der Stufe des Kindes. Aber je näher die Bekanntschaft wird, desto sicherer fühlt man einen Unterschied, der freilich schwer zu umschreiben ist. Gemeinsam ist beiden die Realitätsferne, die Vernachlässigung des charakteristischen Details, die auf geringer Klarheit und Fülle des Anschauungsbildes beruht. Gemeinsam dementsprechend die gleichmäßig hinziehende Umrißlinie, die „Aufzählung" der vier

Beine in der Bildfläche nebeneinander. Aber hier stoßen wir auf den Punkt, wo die Wege sich scheiden. Mustert man die große Menge von Tierzeichnungen der Kinder durch, die durch Publikation allgemein zugänglich sind, so findet man leicht eine ganze Anzahl, die in dem Anschauungsbild oder der Gestaltungsstufe nahe verwandt erscheinen. Aber wie viel leerer sind diese Kurven der Körperumrisse durchweg! Wie fallen die Körperteile als zufällige Anhängsel eines walzenförmigen Leibes auseinander! Darin liegt nun in der Tat der Kern des Unterschiedes, der sich etwa so formulieren läßt:

Verglichen mit den äußerlich ähnlichen Tierdarstellungen der Kinder zeichnet sich Brendels kniendes Tier aus: 1. Durch bestimmtere Konturführung bei fast gleicher Armut an Detail. 2. Durch eine Gliederung des Körpers, die trotz der Naturferne den überzeugenden Eindruck eines Tierorganismus macht, (dieser Eindruck scheint vorwiegend durch eine Abwägung der Massen, also durch eine spezifisch plastische Rechnung mit Raumgebilden erreicht zu sein). 3. Durch die zwingende Gestaltung eines wunderlichen Motives, des Knieens, bei einem Tier. 4. Dazu kommt dann die anfangs erörterte konsequente Reliefgestaltung und die bei aller Strenge erstaunlich natürlich und schlicht ansprechende Komposition in die umrandete Fläche. Und jetzt, nachdem wir den formalen Qualitäten des Werkes nachgegangen sind und eine ganze Reihe ernsthaft zu wertender Momente aufgespürt haben, dürfen wir auch wohl die Frage nach dem unmittelbar im Formerlebnis mitgegebenen Gefühlston stellen, ohne befürchten zu müssen, daß wir einer Suggestivwirkung auf Grund unkontrollierbarer Assoziationen zu rasch unterlägen. Aus zahlreichen Reaktionen von Persönlichkeiten verschiedener Art sind folgende gemeinsamen Züge hervorzuheben:

Sobald das erste Stutzen überwunden ist, während dessen man sich fragt, ob das Werk nicht einfach ein Ausdruck kindlichen Unvermögens sei, rührt der Eindruck des Rätselhaften den Beschauer in steigendem Maße auf. Obgleich über die Realitätsferne des Tieres, in dem man nur ganz schwach Einzelformen der Kuh anklingen fühlt, kein Zweifel möglich ist, so überträgt sich doch unentrinnbar der Eindruck dieses Tierwesens als einer nicht nur denkmöglichen Abart, sondern als eines schlicht überzeugenden Organismus. Über diese Einheit im Sinne eines Tierindividuums hinaus spricht aber noch ein anthropomorpher Zug im Blick und in der ganzen Haltung, wozu auch die Vorderbeine in Kniestellung gehören, die man umsonst als ein Knieen vor dem Niederlegen rational zu deuten trachtet. Noch allgemeiner gesagt, berührt uns aus diesem

Werk ein Hauch von jener Einfalt, die uns still macht, wo immer sie uns begegnet, sei es in den Augen eines Tieres, eines Kindes, in Werken der Primitiven und früher Kulturen häufiger als in neuerer Zeit, im Osten häufiger als in Europa.

Gleichgültig ob der Autor nun bewußt ähnliches gefühlt oder gedacht hat, es liegt etwas von der seelischen Haltung in diesem Tierrelief, die man heute als den neuen Tiermythus zu bezeichnen pflegt und an den Namen Franz Marc knüpft. Damit ist nichts weiter ausgesagt, als die Tatsache, daß dieses Werk, abseits des Tageslärms hinter Anstaltsmauern von einem ungelernten und ungebildeten geisteskranken Maurer gearbeitet, viele Beschauer an eine bestimmte seelische Haltung in der Kunst der letzten Generation gemahnt, von der er keine Ahnung haben kann. Und vorher wurde gezeigt, daß dies selbe Werk eines Ungelehrten, eines derben Eigenbrötlers in seiner formalen Gestaltung eine souveräne plastische Auswägung der Massen, eine ansprechende Komposition, eine sichere und überzeugende Durchführung der spezifischen Relieftechnik ohne Entgleisung ins Plattrealistische, kurzum Qualitäten bewährt, die man nur mit Ausdrücken aus der Kunstbeschreibung schildern kann. Zusammengefaßt: dieses Bildwerk überträgt auf den Beschauer eine bestimmte seelische Haltung, indem es einen mageren, kindlich-beschränkten (Natur-) Formenschatz durch Gestaltungsmittel der Kunst zu einer scheinbar planvollen formalen Einheit fügt. Bei diesem Resultat mag die Analyse einstweilen haltmachen. Fragt man nun den Urheber selbst nach Erläuterungen zu seinem Werk, so macht man wiederum, wenn man will, eine „Normal-Erfahrung!“: daß nämlich eben der Urheber häufig genug der unzulänglichste Interpret seiner Schöpfung ist. Hier steigert sich diese Diskrepanz ins Groteske, indem Brendel nach einem unverständlichen Satz über Herodes, der gern Kühe auf der Weide habe, nur eines findet: dies ist „die Kuh, die auf katholisch geht“.

Aus dem Anfang seiner Tätigkeit stammt auch das größere ganz flache Holzrelief „der Arzt am Krankenbett“, Abb. 81, aus hellbraun gebeiztem Tannenholz. Von derben Rillen ist die rauhe spleißige Holzplatte kreuz und quer durchfurcht. Doch überträgt sich bei der Betrachtung alsbald der Eindruck einer gewissen Ordnung trotz aller ungefügen Derbheit. Wiederum wirkt dabei mit, daß die Vorderfläche maßgebende Formträgerin geblieben ist, und daß die Raumtiefe nirgends exakt angegeben wird. Der Raum im Sinne der Tiefendimension ist überhaupt nur links von dem Kopfe der Mittelfigur durch eine stärkere Aushöhlung angedeutet, die nun sogleich wieder einen formalen kom-

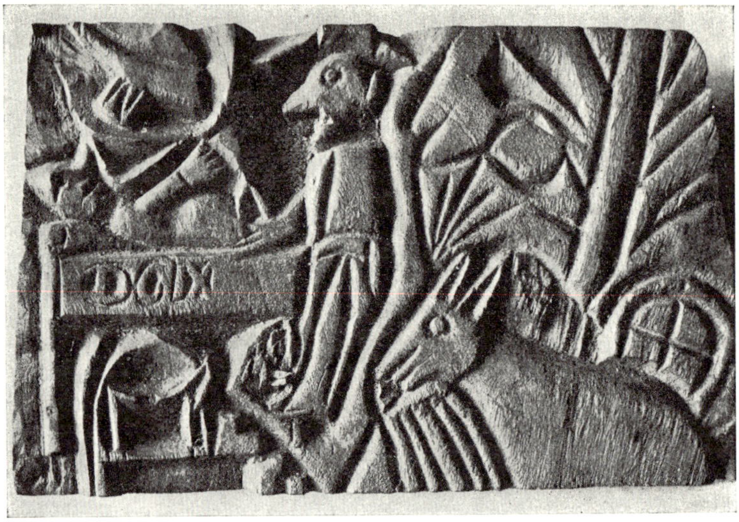

Fall 17. Abb. 81. „Arzt am Krankenbett" (Holzrelief). 21×13,5

positorischen Wert erhält. Sie hilft diese Mittelfigur akzentuieren, was im übrigen durch die zahlreichen parallelen Vertikalen im Rücken schon nachdrücklich besorgt wird. Zu der Mittelfigur gehört enger die linke Bildhälfte. Darauf weisen die Kurven des Reliefs ebenso sehr hin, wie die Linkswendung der Figur und die inhaltlichen Beziehungen. Das strahlige Abziehen der Linien vom Zentrum nach rechts, in das der Tierhals einbezogen ist, und dem sich der schräge Baumstamm auch noch zur Not einfügt, vereinheitlicht die rechte Bildhälfte und ordnet diese Teileinheit doch dem Ganzen genügend unter.

Das Detail steht auf derselben Stufe der Formarmut wie bei dem demütigen Tier. Nirgends ein Versuch, Naturnähe zu erreichen, Individuelles zu charakterisieren. Der so nachdrücklich hervorgehobene Mann — durch das Spitzzulaufen nach unten und die Querlinien in der Mitte der Gestalt (Rockabschluß?) als solcher gekennzeichnet — verfügt nicht über klar umrissene Extremitäten. An ihm ist überhaupt nur die riesige Nase und das Auge eindeutig aufzuzeigen. Die kleinere menschliche Gestalt, die mit schräg emporgereckten Armen auf dem kahlen Schragen mit der Inschrift: D O IX liegt, könnte als Christuskind gedeutet werden, zumal da auf der rechten Bildhälfte ein eselähnliches Tier die Szene ergänzt. Aber sie wäre dafür reichlich groß, und eine Krippenszene ohne Maria wäre selbst für einen Schizophrenen reichlich absurd. Brendel selbst läßt diese Auffassung zwar gelten. Aber als er längere Zeit, nachdem er die Arbeit abgegeben hatte, eine Reproduktion davon sah, bezeichnete er sie wieder, wie schon früher, als „Arzt am Krankenbette, unter dem ein Nachtgeschirr steht". Das Eseltier sei ein Reh, dahinter ein Baum; zwischen beiden ein Fenster.

Die Figur, die wir also wohl als Kranken verstehen müssen, hat einen Arm, der annähernd zu seinem Recht gekommen ist und sogar in die Hauptformen einer Hand mit vier Fingern ausläuft. Die andere Hand, W-förmig, taucht aus einem nicht näher bestimmbaren Gewirr von Kurven auf. Über die gemeinte Tätigkeit des Arztes gibt Brendel keine Auskunft. Das Nächstliegende wäre eine Amputation, oder wenigstens das Hantieren an einem Beinstumpf. Dabei mag der sexuelle Vorstellungskreis seiner größeren Intensität nach sich etwa in Gestalt einer Vaginaluntersuchung hereingedrängt haben. Unter dem Schragen erkennt man das Nachtgeschirr nicht gleich, da seine zylindrische Rundung konkav gegeben ist und der Henkel nach rechts etwas emporsteigt. Die Inschrift D O IX ist wohl als Versuch einer Jahreszahl in römischen Ziffern aufzufassen, als eine Art wichtigtuerischer Gebärde, wie das Notenschreiben von Leuten, die sich im Tonsystem nicht auskennen.

Ein Lieblingsmotiv sind die Treppenstufen, die auch auf neueren Schnitzereien noch oft wiederkehren, ohne jemals eine klare inhaltliche Funktion zu haben. Bei der Schilderung seines halluzinatorischen Primärerlebnisses erwähnte er einmal, daß ein Reh und eine Frau aus der Erde heraufkämen. Auf Frage gab er zu, sie seien eineTreppe heraufgestiegen. Aber auf den Zusammenhang mit dem Treppenmotiv in seinen Bildwerken ließ er sich nicht festlegen. Immerhin darf man diesen Zusammenhang mit großer Wahrscheinlichkeit gelten lassen, zumal er für andere gleichzeitige Erscheinungen unbezweifelbar ist, nämlich für Reh und Frau. Es verdient hervorgehoben zu werden, daß dieses Primärerlebnis überhaupt erst auf Grund dieser häufig wiederkehrenden Motive in der Exploration herauskam, so daß in diesem Falle die klinische Verwendbarkeit des Materials erwiesen ist.

Wie Reh und Baum auf der rechten Seite des bisher besprochenen Reliefs, so führen Reh und Frau auf einem anderen Stück (Abb. 82, braunes Holz) sicher auf jene halluzinatorische Szene zurück. Das Reh ragt hier als Hauptfigur über die ganze Fläche bis an alle vier Ränder, während über seinem Rücken ein weibliches Gesicht mit haubenartiger Umrandung und darunter eine breite, kegelförmige weibliche Brust ohne organische Beziehung zueinander aus dem Grunde gerade nach vorn drängen. In der rechten unteren Ecke erscheint wieder die schräge Treppe. Wie weit das selbst verfertigte Blechglöckchen am Halse des Rehes auf die akustische Komponente jenes Erlebnisses von 1906 hin-

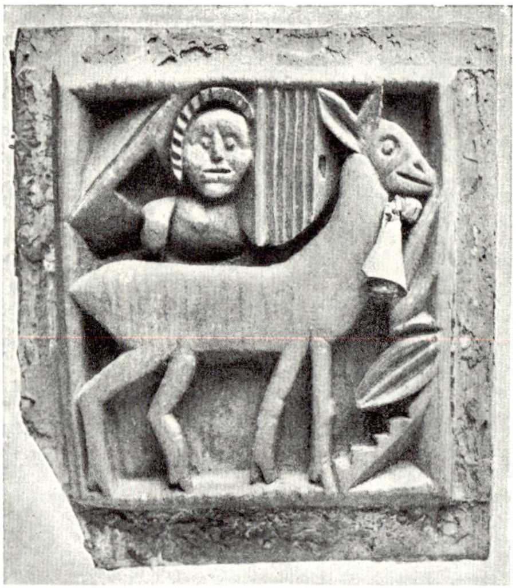

Fall 17. Abb. 82. 10,5 × 11,5
Reh und Frau (Holz).

weist, ist nicht zu entscheiden. Das Werk schließt sich in seiner ganzen Art eng an die beiden zuvor besprochenen an. Die Aushöhlung des Grundes dringt etwas mehr in die Tiefe, so daß das vorgesetzte Hinterbein sogar vom Grunde gelöst ist. Auch das Beiwerk ist durch stärkere Betonung seines realen Volumens verselbständigt worden, so daß es, vom Körper des Rehes rings durch einen tiefen Graben getrennt, eine Sonderexistenz erwirbt und auch in der Linienführung eigenwilliger, ja geradezu sperrig wirkt. Das Reh selbst ist dagegen diesmal eindeutig durch so richtige Details gekennzeichnet, daß man wohl an die Benutzung eines Vorbildes denken muß: Kopfhaltung, Beinstellung, vor allem die Spitzstellung der Zehen und das spitz auslaufende Hinterteil sind von ganz anderer Naturnähe als die Formen des vorigen Reliefs.

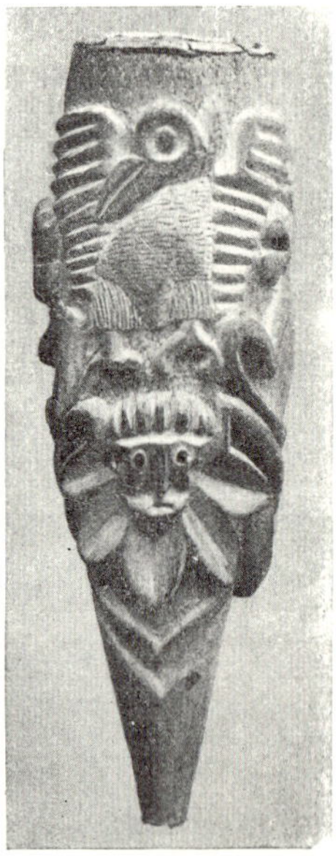

Fall 17. Abb. 83. 17 h.
Pfeifenkopf (Holz).

Durch die Vereinigung von formaler Gewandtheit und größter Präzision der Durchführung ist die ansprechendste Schöpfung Brendels der „Pfeifenkopf" (Abb. 83, Ahorn, innen mit Blech ausgeschlagen). Besonders verdient bei diesem streng symmetrisch angeordneten Werk die sichere, abwechslungsreiche und dabei höchst diskrete Schnitztechnik hervorgehoben zu werden, z. B. die verschiedene Schnittrichtung und -tiefe, die zur Belebung der Oberfläche des Adlers verwendet werden. Bei einer so reifen Plastik muß man schon Werke großer Kulturen zum Vergleich heranziehen, wenn man den Charakter des Endgültigen wiederfinden will, der diesem schlichten Relief eigen ist.

Zu der phantastischen Figur: „Fischjungfer" (Abb. 84, Ahornholz) sei nur angeführt, was Brendel bei einer Exploration äußerte: „Seejungfern oder Wasserweibchen sind jeden Tag da — auf der Wiese oder im Zimmer."

Phallische Bedeutung des Schwanzteiles leugnete er. An der Figur Abb. 85 tritt ein neuer Zug hervor. Sie ist sozusagen aus isolierten Körperteilen grob zusammengefügt. Ohne Rücksicht auf die naturgegebene Gliederung und das kontinuierliche Auseinander-Hervorwachsen der Teile liegen diese Fragmente kaum dem Aufriß des Organismus entsprechend beieinander, etwa wie Knochen in einem alten Grabe. Die Gesamtform ist bestimmt durch das Volumen der benutzten Holzleiste, das nirgends durch Ansätze überschritten wird. Die Proportionen weisen auf den Grundtypus aller primitiven Menschendarstellung hin: großer Kopf, kurze Beine. Dieser Kopf mit Helm nimmt mehr als ein Drittel der ganzen Gestalt ein, während der Abstand von dem Punkte, der die Gesäßvorwölbung bezeichnet, bis zu den Füßen knapp ein Viertel des Ganzen beträgt. Von den Einzelformen fallen am meisten die Teile des Rumpfes auf: ein ganz niedriger Brustkorb, an dessen unterer Grenze die Arme beginnen, ein birnförmiger Hängebauch und eine Art Stütze oder Sehne, die vom Gesäß aufsteigt. Die Konstellation dieser Teile wird aber noch wunderlicher, wenn wir von Brendel selbst hören, der birnförmige Appendix sei nicht als Bauch, sondern als Lunge zu verstehen — und zwar mit der klassischen schizophrenen Begründung „die Lunge ist außen, weil sie innen ja doch nichts nützen würde". Daß dies kein einmaliger Einfall, sondern eine systematisierte Vorstellung ist, beweist die Figur mit hochgehaltener Uhr, Abb. 91. Hier tritt aus dem deutlich erkennbaren Bauch ein ähnliches lappenförmiges Anhängsel hervor, das Brendel wiederum als Lunge bezeichnete. Zur Sinndeutung der behelmten Figur — man denkt an eine Zwitterbildung von preußischer

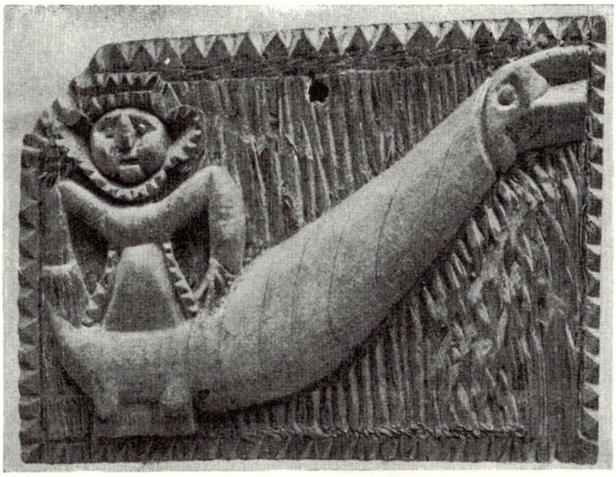

Fall 17. Abb. 84. Wasserjungfer (Holz). 17×12

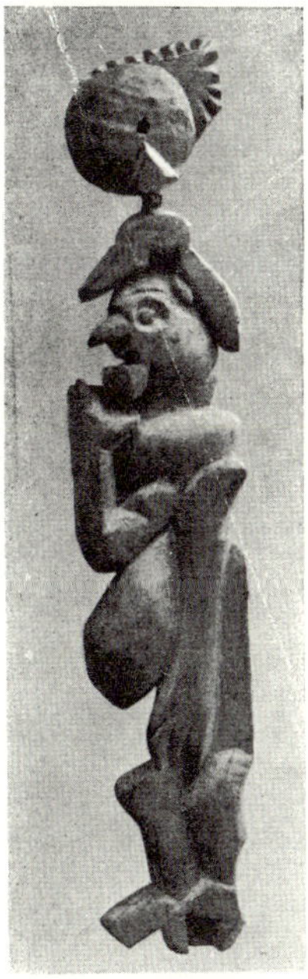

Fall 17. 24 h. Abb. 85. „Wetterprophet" (Holz).

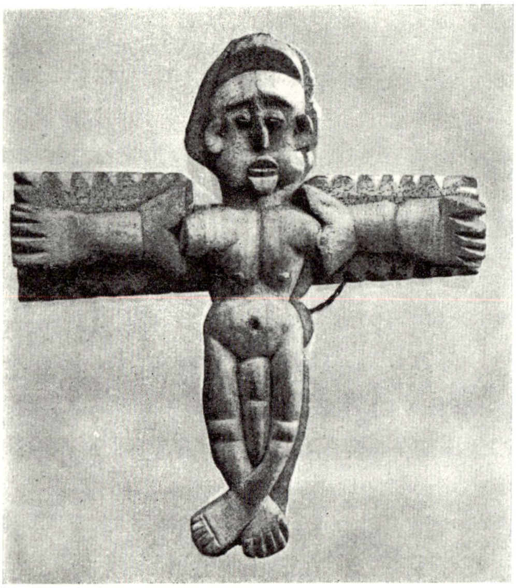

Fall 17. Abb. 86. Kruzifixus (Holz). 16×14,5

Pickelhaube mit bayrischem Raupenhelm — kann nur ein nachträglicher Ausspruch herangezogen werden. Er nennt die Figur „mit dem Kugelhelm" einen „Wetterpropheten" und schließt die zitierte Erwägung an, warum er die Lunge außen trage.

Viel ergiebiger ist der „Gekreuzigte" (Abb. 86, Fichtenholz), bei dem nun einmal das Motiv durch tausendfache Tradition eindeutig gegeben ist, so daß sicherer als bei irgendeinem anderen Stück die persönlichen Zutaten des Schnitzers in formaler und inhaltlicher Richtung aufgezeigt werden können. Die Größenverhältnisse von Rumpf, Kopf und Gliedern sind denen des Wetterpropheten einigermaßen ähnlich: sehr großer Kopf, der fast ein Drittel der Gesamtlänge einnimmt, kleiner Rumpf mit ganz selbständigem, durch tiefe Querfurche abgegrenztem Brustkorb. Dagegen haben die Beine fast ihre normale Länge mitbekommen. Und die Arme von Fingerspitze zu Fingerspitze haben ebenfalls ihre normale Erstreckung, von der allerdings die riesigen Hände einen ungebührlich großen Teil bestreiten. Die Anfügung dieser stulpenförmigen Arme nun an den Körper gehört zu den eigenartigsten Zügen in Brendels Schaffen.

Das Querholz des Kreuzes mitsamt den Armen ist für sich gearbeitet und von hinten an das Langholz angepaßt. Dadurch ergab sich das Problem, wie diese Vereinigung wohl zu bewerkstelligen sei. Dem rational gerichteten Wirklichkeitsmenschen wäre es wohl natürlich gewesen, die Armstümpfe des Mittelteiles in kontinuierlichen Zusammenhang mit den äußeren Armstücken zu bringen, die am Querholz haften. Dann wäre vielleicht eine Nahtstelle sichtbar geblieben, die man zur Not durch eine Kerbe hätte verdecken können, aber die Illusion der naturwahren organischen Einheit des Körpers wäre gesichert worden. Solche Erwägungen lagen Brendel offenbar völlig fern. Außer solcher naturalistischer Tendenz, der sich technische Schwierigkeiten zu fügen haben, wäre noch eine oberflächliche Angleichung der selbständig gearbeiteten Querstücke denkbar, ein nachträgliches Korrigieren. Auch davon kann hier keine Rede sein. Vielmehr hat die technische Schwierigkeit hier überhaupt nicht als Störung gewirkt, die überwunden und verdeckt werden muß — sondern gerade als formanregender Faktor. Den realen Hergang in der Psyche des Schnitzers können wir uns freilich nicht rekonstruieren, wohl aber spricht die Eigenart des Resultates eine verständliche Sprache. Gleichgültig, ob Brendel sich nun dies oder jenes gedacht hat, als er sein Kreuzproblem löste, oder ob er „sinnlos" drauflos geschnitzt hat — klar ist, daß keine naturalistische Tendenz seine Hand führte, sondern eine Tendenz zu realitätsferner, durch die Formgegebenheiten „Stumpf und Gliedansatz" determinierter Lösung. Bei dieser Einstellung nun waren wieder mehrere Varianten möglich: er hätte die Arme, nur den Abstand so bemessend, daß sie an die Stümpfe anschlossen, ganz für sich schnitzen können, ohne Rücksicht auf formale Beziehungen zu den Stümpfen. Dann wäre eine rohe, formal betrachtet sinnlose Nebenordnung ohne Bindung entstanden. Dies aber ist das Entscheidende: die von realistischem Standpunkt aus absurden, stulpenartigen Arme reichen in weiter Trichterform vom Kiefer bis zu den Brustwarzen, schließen die Stümpfe nicht ein, sondern lassen sie nach vorn herausragen und entsprechen diesem Ausweichen nur mit einer einfachen winkligen Kerbe — und trotz aller Einsicht in diese Absonderlichkeiten, die jeder rationalen Deutung widerstreben, kann sich der für Formen empfängliche Beschauer dem Eindruck nicht entziehen, es spreche hier ein Gestaltungswille, dem man sich beugen müsse, wie man sich dem Gestaltungswillen beugt, der aus einem Kunstwerk von großer Qualität sich als Gesetz der Form uns auferlegt. Von den Problemen, zu denen diese Erwägungen zwingend führen, wird im dritten Teil dieses Buches zu handeln sein.

Auch am Körper fehlt es nicht an sonderlichem Detail. Während die tief eingezogene Taille und die Brüste auf weibliche Formen weisen, betont ein Riesenphallus, der gar noch, den Knien ähnlich, eine Art Gelenk bekommen hat, das männliche Prinzip. Die Behandlung der Beine als weiche biegsame Masse wundert in dieser realitätsfernen Sphäre kaum mehr, zumal da die Masseneinheit dieses ganzen Unterteils recht abgeschlossen und ansprechend wirkt. In dem eckigen Gesicht sind alle Einzelformen für sich behandelt: Augen, Mund, Kinn, wie von außen angefügt, die dicken Backen wie Säckchen ringsum abgesetzt. Mit bemerkenswerter Sicherheit bringt die Stellung der Brauenbögen und des Mundes (obere Lippe hochgewölbt, untere flach) einen bei aller animalischen Dumpfheit, schmerzlichen Zug in das

Gesicht. Der Heiligenschein trägt die Initialen des Schnitzers eingekritzelt.

Einen neuen Beitrag zu dem Charakter der Realitätsfernheit liefert der aufrechte Kreuzesstamm, den man vielleicht gar nicht näher beachtet, da seine Hauptqualität, die Vertikalerstreckung, durch den Körper mitgegeben ist, während das Querholz die Wesenheit des Kreuzes dem Beschauer unzweideutig vor Augen führt. Allerdings ist das Folgende nur von der Rückseite deutlich zu sehen. Das Langholz nun ist bei näherem Hinschauen wohl unterscheidbar als Platte, die den Körper und Kopf beiderseits an den meisten Stellen einige Millimeter überragt. Aber — und hier wird die Gesamtvorstellung zugunsten eines Formimpulses durchbrochen — den Konturen des Körpers in freier Parallelität folgend, ist diese Grundplatte (nun nicht mehr Kreuzesstamm!) in Kurven ausgeschnitten. Ja noch mehr: nach der Rückseite zu ist sie abgerundet und im unteren Teil sind die seitlichen Einkerbungen so weit auf die Fläche fortgeführt, daß der Eindruck einer flachen Profilgestalt mit deutlichem Fuße entsteht. Schwerlich läßt sich dieser sonderbare Zug anders deuten, denn als ein Hinausschießen des Gestaltungstriebes über die natürlichen Schranken, die der Grundvorstellung „Christus am Kreuz" eigen sind. Und zwar mögen etwa diese Phasen in dem Ablauf der Gestaltung enthalten sein: 1. Kreuzesstamm, 2. reicher sähe er aus, wenn er auch ausgeschnitten wäre, 3. Drang den Umriß parallel dem Umriß der Figur auszugestalten, wie einen Schattenriß, 4. wenn der Stamm vorn abgerundet ist, muß er hinten ebenso sein, 5. das ist ja wie ein Mensch von der Seite geworden.

Ehe die inhaltliche Bedeutung des „Gekreuzigten" mit Hilfe von Brendels wörtlichen Äußerungen dazu erörtert wird, sollen noch zwei verwandte Werke kurz betrachtet werden: Einen „Knienden Christus" meint das Flachrelief Abb. 87. Die Komposition zeichnet sich durch einfachen Aufbau und eine natürliche Beweglichkeit bei aller Strenge der symmetrischen Hauptanordnung aus. Auch die menschliche Gestalt ist

Fall 17. Abb. 87. 13,5 × 13,5
Kniender Christus (Holzrelief).

viel ausgeglichener in den Proportionen und trägt sogar einen zu kleinen Kopf, was sonst bei Brendel nie vorkommt. Sie ist mit Brüsten versehen und ganz ohne Genitale. In ihrer rechten Hand hält sie etwa ein Stück Brot, in der linken einen Vogel, dessen Gefieder ganz wie bei den oben erwähnten zwei Exemplaren behandelt ist, dessen Kopf jedoch nur als muldenförmige Vertiefung erscheint. Ein Aluminiumring schließt sich um den linken Arm und ragt weit aus der Bildfläche hervor. Die Inschrift heißt: Lio Lomati XX + III und hat einen Zaubersinn, der aber aus Brendels Erklärungen nicht deutlich verstehbar ist. Zum dritten Male tritt das Christusmotiv in drei etwas späteren Figuren (Abb. 88) auf, die wir zunächst formal betrachten. Alle drei sind aus flachen Brettern geschnitzt, aber stark abgerundet. Die beiden kleineren entstanden vor der mittleren. Benannt waren sie zuerst „die Frau mit den Elephantenfüßen", und „die Frau mit dem Storch", der auf der Rückseite in Relief angebracht ist. Später nannte er auch die eine Figur Jesus, die andere Jesin. Diese beiden Namen aber wendet er ständig auf die größere mittlere Figur an, die auf der Rückseite ein bartloses Gesicht hat, und zwischen den langen, offenbar mehr nach dekorativen Gesichtspunkten geknickten Beinen zwei Hände trägt, während die kleineren mit einem lappen- oder auch skrotumartigen Gebilde ausgestattet sind. Die große Figur meint Jesus, der in ein Schiff gestiegen und zum Staunen des Volkes hinausgefahren ist. Tatsächlich steht die Figur lose in einem schiffartigen Fußstück. Diese Kopffüßer gehören zu den merkwürdigsten Werken des Maurers. Über die psychologischen Grundlagen des Motivs und seine Beziehungen zu anderen Gebieten bildnerischer Gestaltung wird später zu handeln sein. Hier sollen die drei Figuren als Zwitter und als Christusdarstellungen herangezogen werden.

Denn diese wunderliche Zwittervorliebe, die im Zusammenhang mit der Christusvorstellung, aber auch für sich in einer ganzen Reihe von späteren Werken wiederkehrt, verlangt eine nähere Untersuchung. Brendels Aussprüche über diesen Vorstellungskomplex sind folgende: (zu dem letzten Stück:) „man sieht nur den Kopf, weil der Leib am Kreuz angeschlagen worden ist — hinten ist die Jesin — er ist im Geschlecht gerade wie wir auch — nur läßt er das Mädchen ins Kloster — nichts Überirdisches ist dabei"; ferner auf die beiden anderen Kopffüßer der Abb. 88 bezüglich, die wiederholt als Frauen bezeichnet wurden: „auch so viel wie ein Jesus — weil jeder Mensch ein Jesus ist und sich dafür ausgibt. Jesus ist ein Teckel gewesen; — der Sack, das sind die Sakramente. Er trägt alles im Sack, wie der Nikolaus." (Wieso sind das Frauen?) „Die Jesin will eben die Vorhand haben; sie hat den Religionsvogel. Sie glaubt

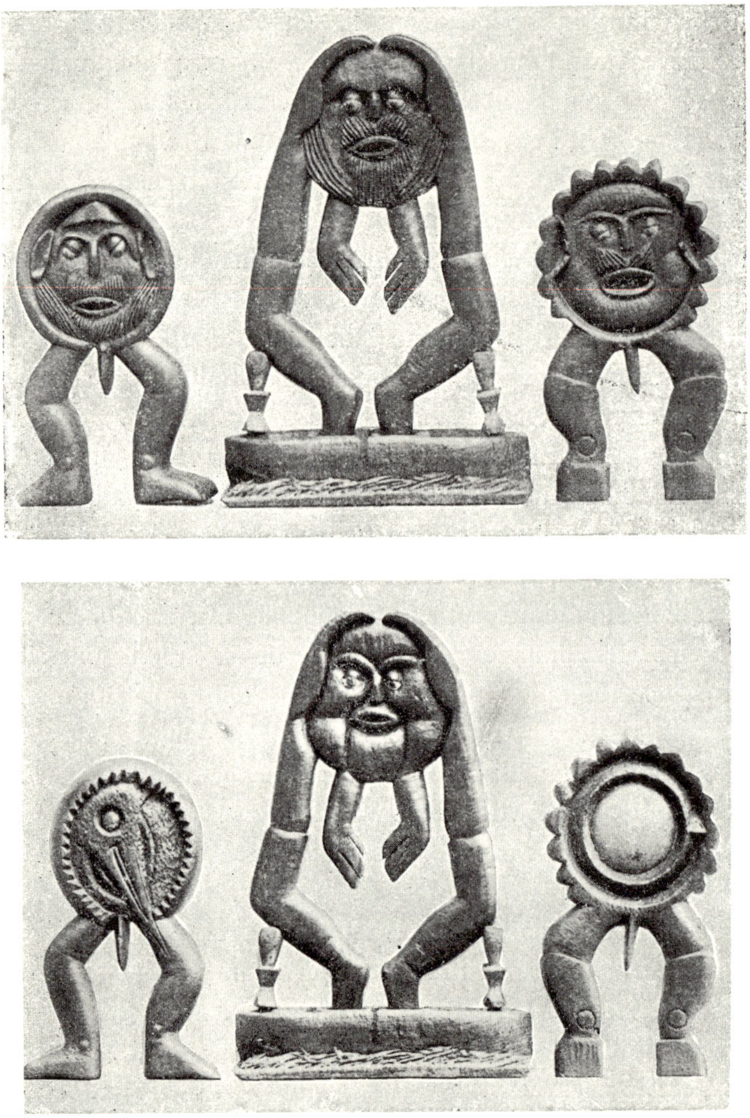

Fall 17. Abb. 88. 19 und 26 h.
Drei Kopffüßer, Vorder- und Rückansicht. Holz.

und glaubt doch nicht." Zu dem Flachrelief Abb. 87: „Jesus hat was in der Hand und verspricht seinem Vater was — natürlich hat er Brüste, weil das Weib die Vorhand haben will." Schließlich zu dem „Gekreuzigten": „Das ist ein gekreuzigter Heiland, — Die Arme sind für Abstumpfung — dann hat er Memmen, weil das Weib die Vorhand haben will. — Zu dem Jesus gehört doch eine

Jesin; — auch der Bruder Barnabas ist hinter ihm und die Hauer(?) — daher kommts, daß der Zabbedäus her muß — die Zone oder Notiz (gleich Phallus!). Die Brüste sind für die Milch, und das ist die Sünde (der Phallus) Einer hat die Sünde mit dem Sabbedäus hinter dem Altar gemacht."

Nehmen wir dazu einige zum Teil häufig wiederkehrende Äußerungen, wie: „der Mensch muß eine Opferung machen" — „der Geistliche Jesus Christus kommt nachts und macht mit dem Messer Löcher in die Hände" — „Lazarett heißt Nazareth, das ist so viel wie Jesus und beten; und der Lazarus bin ich" — — „Wenn ich ans Kreuz komme, gibts keinen Krieg mehr" — die Phantasien über Zwitterbildungen, die er bald auf ein Erlebnis mit einem abnormen Mädchen, bald auf Fälle, die er bei seinem Chirurgen v. B. gesehen habe, zurückführt — schließlich noch seine Stellung zur Ehe; so läßt sich der Vorstellungsgrund, aus dem diese Christuszwitter erwachsen, etwa so umschreiben:

Mit großer Wahrscheinlichkeit wurzeln in Brendels normaler Zeit zwei Komponenten: die Erfahrungen über Schwierigkeiten im Eheleben, oder besser allgemein gesagt, im Verhältnis von Mann und Weib. Der letzte Sinn seiner mannigfachen Äußerungen zur Problematik dieser Lebensgrundlage ist Gefühl mehr als Erkenntnis. Nämlich das weltanschaulich alles Vorstellungsleben durchdringende Grundgefühl der unentrinnbaren sexuellen Gebundenheit. Soweit er nur seinen eigenen Anteil daran völlig subjektiv betrachtet, läßt er ohne jede Scham schrankenlose Begierde sehen, die bei der Wucht seiner ganzen Persönlichkeit oft etwas urtümlich Grandioses hat, aber auch häufig den Charakter faunischer Lüsternheit annimmt und sich in derben, wenn auch relativ witzigen Zoten gefällt. Wendet er sich dagegen seinen Sexualobjekten zu, so hat er deutlich zwei Wertungen bereit: es gibt für ihn passive Sexualobjekte, die seine Phantasie am lebhaftesten umspielt, junge Mädchen, Kinder, Tiere — über reale, zugrunde liegende Erlebnisse ist nichts zu erfahren — und auf der anderen Seite die selbständige, als Person mit eigenem Willen auftretende Frau. Dieser gegenüber nun fühlt er sich unfrei — sie nutzt die „sexuelle Bindung des Mannes aus, um Macht über ihn zu erlangen („die Frau will die Vorhand haben" ist eine stereotype Wendung). Der Sexualtrieb wird dabei nur positiv gewertet. Er wird ohne Einschränkung anerkannt als über den Menschen verhängtes Los, wie als Quelle des Genusses. Daher wird er auch nicht als Sünde entwertet, oder in seiner Keimform, als Keuschheit, verehrt. Die völlig schrankenlose, brutale Gewalt des Triebes aber erscheint in den Erlebnissen, die mit Halluzinationen und körperlichen Sensationen, besonders in der Genitalsphäre, verbunden sind: in homosexuelle Handlungen und grausame Quälereien (den Penis mit Haken herausreißen usw.) deutet er das Verhalten der Wärter in seinen Erregungszuständen um. Hier fühlt er sich als Opfer ausgeliefert, vergewaltigt in einer Lebenssphäre, die er als Domäne der Kraft und Willkür kennt — mit Ausnahme jenes Abhängigkeitsverhältnisses zu seiner Frau, das eben durch die sexuelle Bindung fundiert ist.

Zu diesen zwei Erlebniskomplexen, in denen sich Brendel als Vergewaltiger und als Opfer fühlt, kommt ein dritter mit ähnlichem Charakter, nur ohne Beziehung zur Sexualität. Das ist die langwierige Leidensgeschichte, die sich an die Krankheit und Amputation seines linken Beines knüpft, wobei er wieder, zunächst körperlich, dann aber auch im allgemeineren Sinne bei den nachfolgenden Rentenkämpfen sich als Opfer überlegenen Mächten preisgegeben fand. Ob die Phantasien über Zwitterbildungen wirklich auf praktische Erfahrungen zurückgehen, wie Brendel behauptet, läßt sich nicht entscheiden. Wir müssen uns deshalb darauf beschränken, die auffindbaren psychischen Determinanten dieses ungeheuer zäh wirksamen Vorstellungskomplexes zu zeigen. In dem Gutachten von 1906 wird erwähnt, Brendel sei angeblich in geschlechtlichen Dingen sehr lange unaufgeklärt geblieben. Das macht es wahrscheinlich, daß er damals viel davon gesprochen hat, wie das aus der nächsten Zeit denn auch ausdrücklich betont wird. Jetzt erzählt er eine ganze Reihe von kindlichen sexuellen Erlebnissen spontan, bei denen man nicht feststellen kann, wie weit er konfabuliert, z. B. wie er den Unterschied zwischen Knabe und Mädchen im Bette an seiner Schwester studiert habe. Ferner kehren häufig wieder Erwägungen oder zynische Witze über Selbstbefriedigung bei beiden Geschlechtern, über das Sexualleben der Geistlichen, der Nonnen und Schwestern. In alle diese Betrachtungen trägt er seine eigene starke Sexualität hinein und stellt sich nach diesem Maßstabe ähnliche Erlebnisse überall vor. Dieser ganze Wust von sexuellen Phantasien hat nun bei Brendel nicht den kontemplativ lüsternen Charakter, der gewöhnlich dabei vorherrscht, auch nicht den Zug ins Moralisierende, die Verhüllungstendenz mit dem Gefühl der Sündhaftigkeit, sondern durchaus eine heidnische Diesseitigkeit und derbe Urwüchsigkeit. Der Sexualtrieb, den er meint, ist der Zwang, als unentrinnbarer Drang über alles Lebendige verhängt, richtet sich unbedenklich auf alles Lebendige, das ihm begegnet, und herrscht auch im Bereich der Religion — soweit eben Menschenart in Frage kommt. Daher sind nicht nur Nonnen und Geistliche, sondern auch Christus ihm unterworfen.

Hier führen wir nun eine analytische Hilfskonstruktion ein, deren Haltbarkeit leicht nachzuprüfen ist, da alle Glieder der Vorstellungskette in anderem Zusammenhang aufgezeigt worden sind. Uns scheint, die Zwittervorstellung ist etwa so verankert: in jedem Lebewesen herrscht das Verlangen nach dem anderen Geschlecht, als Grundtrieb immerfort, alles durchdringend — sind aber zwei vereinigt, so will das Weib die Vorhand haben — ist einer für sich, so wird die Unruhe noch größer — wie, wenn nun Doppelwesen das weibliche und männliche Prinzip in sich trügen, dem Drange entrückt wären und dem Machtstreben des anderen Teils? so nur kann man sich auch höhere Wesen vorstellen. Auf dem Grunde solches affektiv betonten Vorstellungsspieles mag dann eine Einzelerinnerung fast sinnliche Deutlichkeit und Intensität gewinnen — jedenfalls wird die beherrschende Rolle dieses Vorstellungskomplexes kaum ohne einen solchen Versuch, die affektive Grundlage aufzudecken, einigermaßen verständlich zu machen sein. Und hier an der Unmöglichkeit einer Deutung festzuhalten, darf man sich nicht mehr gestatten, außer einem Dogma zuliebe.

Es bleibt noch übrig, die Äußerungen Brendels über Christus als Gekreuzigten zu vereinigen und auf ihren tieferen Sinn zu prüfen. Da ist vor allem vorauszuschicken, daß Christus durchaus nicht so sehr als Gottmensch oder Religionsgründer im Sinne der Kirche aufgefaßt wird, sondern vielmehr als Repräsentant einer höheren Menschenart, die aber alle Eigenschaften und Leiden des Menschen in gesteigertem Maße besitzt. Auf der anderen Seite identifiziert Brendel sich selbst, wie das bei Schizophrenen ganz gewöhnlich ist, in seinen Wahnvorstellungen mit Fürsten, Königen und auch mit Christus. Nur haben wir in diesem Falle, wo er seinen eigenen abgeänderten Christus besitzt, viel anschaulicher die psychologische Einbettung dieser Identifikation in direkte Parallelvorgänge und Eigenschaften: wie Christus fühlt er sich geopfert, der weltlichen Macht schutzlos preisgegeben, obwohl er sich im Besitz überirdischer Kräfte weiß, Menschen mittels eines Sonnenstrahles hinrichten kann, sie freisprechen, wenn sie bereuen u. dgl. Umgekehrt projiziert er in dieses ihm so nah verwandte Christusbild die eigenen Gefühlserlebnisse und Triebe, vor allem die sexuelle Bindung, die er nun als Forderung formuliert. „Zu jedem Jesus gehört eine Jesin", „er ist ganz wie wir". Der Christuszwitter würde sich dann aufbauen aus dieser für ihn jetzt unerfüllten Forderung nach dem ergänzenden Weibe und der utopischen Wunschphantasie; wäre nicht alles gut, wenn Mann und Weib in einem Körper vereinigt wären, wodurch der Kampf um die Vorhand aufhören würde und der sexuelle Drang des Suchens überhoben wäre? Wenn der Begriff der Sünde überhaupt eine Rolle spielt in Brendels Vorstellungsleben, so fände er in dieser geschlechtlichen Zweieinigkeit des Gottessohnes ein entlastendes Symbol — dieser hat aus gleicher Not eine souveräne Rettung gefunden. Ein solcher Gedankenunterbau, gewiß nicht in Form logischer Schlußreihen, sondern mehr in freiem Spiel der affektiv am stärksten betonten Vorstellungen, kann wohl kaum als gekünstelte intellektuelle Konstruktion abgewiesen werden, sondern darf, da er sich eng an die objektiv gegebenen bildlichen und wörtlichen Äußerungen des Schnitzers hält, einen hohen Grad von Evidenz für sich in Anspruch nehmen. Diese rein psychologische Ausdeutung der Zwitterphantasie wäre nun noch durch eine Umschau in der Geschichte des menschlichen Geistes zu ergänzen[28] und gewänne erst dadurch ihre Bedeutung (vgl. S. 317 f.).

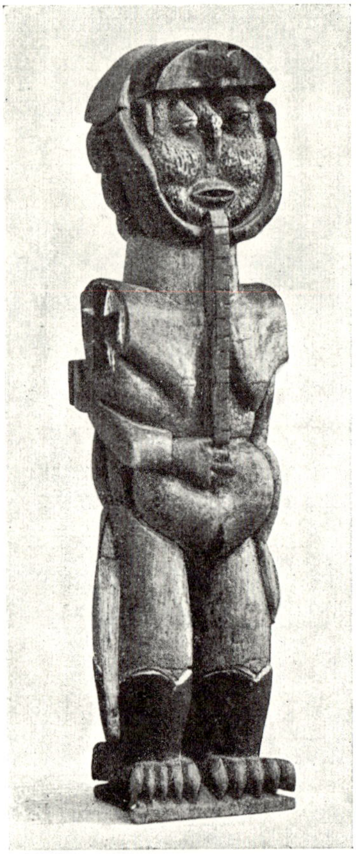

Fall 17. Abb. 89. 70 h.
Doppelfigur, mann-weiblich (Holz).

Hier seien noch einige Schnitzwerke angereiht, in denen die Doppelgeschlechtlichkeit wieder als inhaltliches Hauptmotiv wirkt. Abb. 89 (Holz, hellgrün gebeizt, mit schwarzem und rotem, gelbem und blauem Detail) schildert Brendel so: „Mann und Frau; sie hat den Maßstab zur Hand und führt ihn zum Mund, hat Bärenfüße, trägt das rote Kreuz vor dem Kopf; er hat den Hobel, trägt Kehlkopfkanüle und hat auch Bärenfüße." Die Doppelfigur hat zwei eher reliefartig flach behandelte Fronten. Die Seitenflächen treten in der Bedeutung ganz zurück; so kann von einem Profil gar nicht die Rede sein. Man sieht von der Seite einfach fast gerade, kaum eingekerbte Linien als Repräsentanten der Frontflächen. Wo die gegebene Form durch ihre Kurve die stetige Verbindung von Seiten- und Vorderfläche in realistischem Sinne herbeiführen könnte, ist dieser Möglichkeit ganz entschieden ein Riegel vorgeschoben, indem z. B. der Ellenbogen ganz einfach bis in die virtuelle Kante des ursprünglichen Zylindervolumens vorgedrängt und in schematischer rechtwinkliger Knickung gegeben ist. Die Betonung der Genitalien, formal eher zurückhaltend, wird durch feuerroten Anstrich gesteigert. Es verdient erwähnt zu werden, daß in der breitklaffenden Vulva zwei konusförmige Körper, offenbar Blasen- und Uterusmündung darstellen, und daß genau in der Mitte des gemeinsamen Dammes eine Aftermündung sorgsam ausgehöhlt und rot angemalt wurde. Die Neigung, menschlichen Figuren Tierfüße zu geben, tritt bei Brendel wiederholt auf.

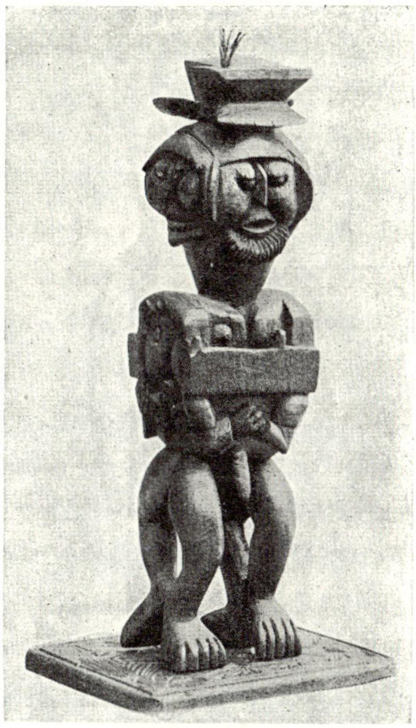

Fall 17. Abb. 90. (Holz). 30 h.
Doppelfigur mit vier Gesichtern.

Eine neue Spielart des Zwitterbildes bringt die Doppelfigur: Husar und Frau. (Abb. 90, weinrot gebeizt, mit feuerrotem, blauem und schwarzem Detail.) Nur ist hier die eminent plastische (in künstlerischem Sinne) selbständige Durchgestaltung aller vier begrenzenden Flächen noch weiter getrieben worden. Nicht nur ist das für „Husar" assoziativ naheliegende Motiv des Pferdekopfes nebst einem ebenso naheliegenden eisernen Kreuz auf die Seitenfläche komponiert, sondern die zwei Paar Beine sind in Seitenansicht so gestellt, daß je eines von der männlichen und weiblichen Seite zusammengefaßt werden können als Beingestell einer neuen Gestalt. Und in konsequenter Durchführung dieses Einfalls trägt jede Seitenfläche ein eigenes Gesicht, so daß deren vier an der Figur entstehen. Ein kurzer Bürstenpinsel krönt an einer Ecke der männlichen Seite die sonderbare Kopfbedeckung des „Husaren". Merkwürdigerweise tragen hier beide Geschlechter den Hobel quer vor der Brust, während er bei der vorigen Figur den Mann zu kennzeichnen schien, wobei die volkstümliche sexuelle Bedeutung des „Hobelns" mitgespielt haben könnte. Für die überraschende Kehlkopfkanüle hat Brendel selbst die sexualsymbolische Bedeutung in anderem Zusammenhange ausgesprochen, indem er für Penis synonym „Konüle" gebrauchte. — War bei der vorigen Figur die Frau durch spitze Hängebrüste eindeutig charakterisiert, so sind hier beiderseits kleine Andeutungen von Brüsten, und zwar jederseits nur eine durchgeformt, und auf der Mannesseite deutlicher und größer. Das Genitale ist auf beiden Seiten derber geformt als bei der grünen Figur. Eine neue Spielart bringt der Übergang, indem nämlich eine Art Skrotum oder hängender Damm von der weiblichen

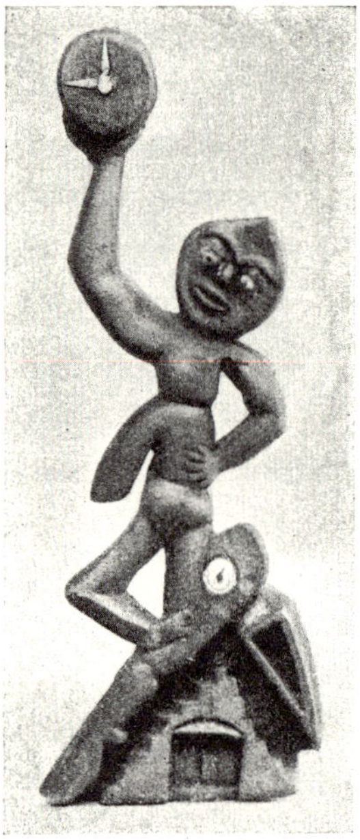

Fall 17. Abb. 91. 24 h.
Doppelfigur (Holz).

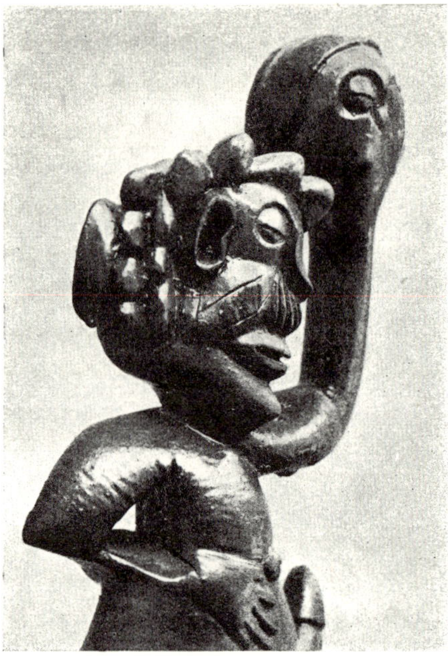

Fall 17. Abb. 92. 38 h.
Zwitter (Ausschnitt) Holz.

Seite her ungeheuerlich klafft und mehr nach der männlichen Seite hin einen After trägt.

Zwei weitere spätere Doppelfiguren entfernen sich wieder von dieser allseitigen Gestaltungsweise und nähern sich mehr dem plattenförmigen Typus der Kopffüßer. Die eine (Abb. 91, Holz, grau-braun gebeizt, mit blauem und rotem Detail) beschreibt Brendel so: „Mann und Weib sitzen auf einem Storchbein, welches auf einem Felsen liegt, in welches sein Haus eingehauen ist. Aus der Brust ragt die Lunge heraus, in der Hand hält er die Uhr mit Blume und Zeiger.“ Dieses Stück wirkt besonders ansprechend durch die bei allem abstrusen Detail überzeugende Art des linearen Aufbaues und die diskrete Tönung. Von bekannten Motiven tritt wiederum die Treppe, diesmal als Doppeltreppe mit einem ausgesparten Raum in der Mitte auf, und die heraushängende Lunge (vgl. S. 141). Die Brust ist in diesem Falle beiderseits völlig neutral behandelt, das Genitale diskreter, auf der männlichen Seite durch ein kleines Loch, vielleicht um einen Phallus anzusetzen. Die hochgehaltene Tonne, auf der einen Seite mit farbigen Blechmaiglöckchen unter gewölbtem Uhrglas, auf der anderen mit zwei Zeigern, weist auf das alte Zieruhrmotiv hin. Wie konsequent im Sinne der Erscheinungsform, nicht im Sinne des nachrechenbaren Organismus, beide Seiten selbständig durchgeführt werden, zeigt die Gestaltung der erhobenen Hand, die zwar außen nur einmal vier Finger, innen aber jederseits einen Daumen besitzt.

Eine völlig groteske Abwandlung dieser wenigstens formal eher ausgeglichenen Figur bringt die letzte Doppelfigur Abb. 92 (Holz, orangegelb, in Ölfarbe gestrichen). Brendel sagt dazu: „Weib und Mann, oder Adam und Eva, sollen sich im Geiste gegenseitig verstanden haben. In der einen Hand eine Uhr, welche mit dem Gehirn gleichbedeutend ist. Wie die Gedanken ablaufen, läuft auch die Uhr ab. Dextry-Stery heißt Gehirn." Niemand wird leugnen, daß gerade diese Gestalt, die als geformte Plastik sicher hinter den meisten anderen zurückstehen muß, nicht einfach absurd, sondern in viel stärkerem Maße grauenerregend wirkt. Hierbei vereinigen sich die trotz aller verzerrenden Gewaltsamkeit irgendwie überzeugenden Deformationen dieses scheußlichen Körpers mit ein paar Einzelzügen, wie dem Parallelismus der beiden halboffenen Augen an Kopf und „Gehirnuhr" und der wahrhaft irrsinnig pointierte Gegensatz zwischen dem runden Mondgesicht auf der Uhrseite und dem verschrobenen Karikaturprofil auf der Kehrseite. Besonders widerlich wirkt die verhältnismäßig materialistische, vollrunde Durchmodellierung der Unterpartie, zu der die phantastisch freie Behandlung der oberen Partie, die wieder streng auf reliefartige Wirkung gearbeitet ist, in peinlichem Gegensatz steht. Die gassenjungenhafte, plumpe Genitaldarstellung (mit Vulva von der Rückseite) vermag neben dieser tief beunruhigenden Diskrepanz kaum noch sonderlich abstoßend zu wirken.

In ein ganz andersartiges Vorstellungsgebiet mit viel freierer Formenphantasie führen einige Tierdarstellungen Brendels. Da ist das „Nilpferd mit zwei Köpfen auf dem Stiefelknecht". Abb. 93 (Holz, mit Ölfarbe rotbraun und graubraun angemalt), eine vollrunde Plastik, die man von allen Seiten betrachten kann, wobei aber doch einige Hauptansichten nachdrücklich hervorgehoben sind. Der Zwang, diese zu bevorzugen, wird vor allem durch den streng symmetrischen Aufbau des Fabeltieres ausgeübt. Ja, man möchte sogar von axialer Komposition sprechen: um eine von vorn nach hinten verlaufende Achse scheint der walzenförmige Körper zentriert. Dies Gesetz aber gab nicht der Bildner sich freiwillig, sondern es wurde ihm von dem Volumen des Holzblocks auferlegt, aus dem heraus er die Gestalt formte. Er nahm dies Gesetz an und dadurch legte er den Grund zu der ungewöhnlich strengen und doch

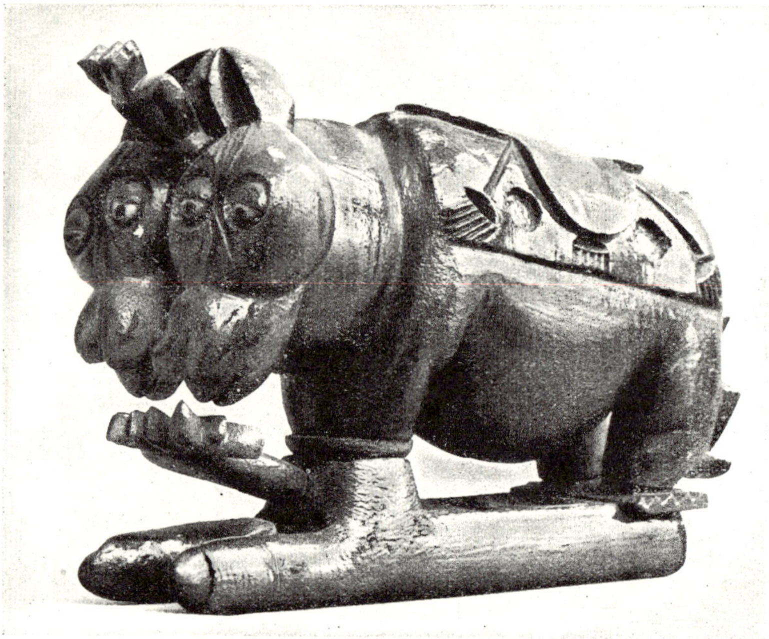

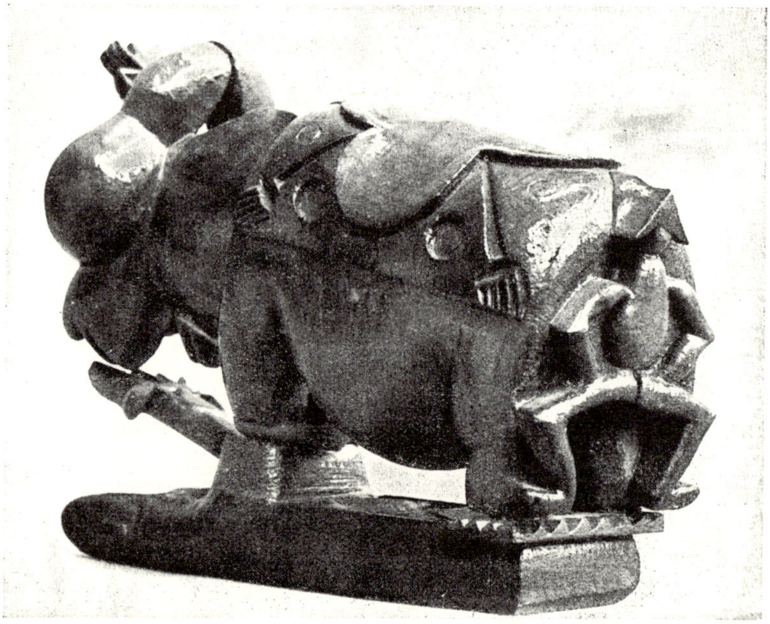

Fall 17. Abb. 93. 32 × 23.

„Nilpferd mit 2 Köpfen auf dem Stiefelknecht". Holz, bemalt.

nicht unfreien Geschlossenheit, die das Nilpferd (abgesehen von dem Untersatz) auszeichnet. Von der rein psychologischen Seite dieses Gestaltungsprozesses wird an anderer Stelle noch zu reden sein. Hier handelt es sich um die formalen Komponenten des Gesamteindrucks. Da fügt sich dem Charakter des Monumentalen, den die Herrschaft des ursprünglichen Blockvolumens konstituiert, die Gestaltung der Einzelformen in völlig gemäßer Weise ein. Entschiedene Dreiteilung der schweren Tiergestalt in eine lastende paukenförmige Rumpfpartie mit plumpen Beinstumpen, die über die Wölbung des Bauches nicht vorragen, ein gedrungener, konzentrisch verengter, ringsum scharf abgesetzter Hals mit einer Kurve des Nackengrates, die ein mühsames Tragen des wiederum scharf abgesetzten Doppelkopfes suggeriert — und dieser selbst im Profilkontur zum Ausmaß des Ursprungsvolumens zurückkehrend — das sind die wichtigsten formalen Komponenten der Seitenansicht. Ihnen ordnet sich die derbe Basis des Stiefelknechts als gut abgewogene Bodenmasse unter und die leichte Winkelstellung hebt nur den sonst etwas geneigten Kopfteil zu mächtigerer Wirkung. „Es steht mit den Vorderbeinen auf der Futterkrippe und frißt die Wurzel", erklärt der Autor. Die „Wurzel" (westfälisch für Rübe) füllt den Zwischenraum zwischen Maul und Stiefelknecht ganz passend aus — das ist ihre formale Funktion.

Die Vorderseite aber offenbart erst den ganzen Reichtum an phantastischem Detail, wiederum in strengster Bindung, nämlich eingefügt in den noch deutlich spürbaren Kreisumfang. Über sie, dem Darstellungsgrundsatz gemäß, nicht zu schwärmen, bedeutet einen gewaltsamen Akt der Selbstzucht für den, der in Geformtem frei zu leben gewohnt ist. Die sanfte Zuwendung der Schnauzen zueinander, die Sonderung der Nasenhälften zu eigenen Körperteilen, der schwermütig glotzende Ausdruck der ungleich gestellten Augen, die streng symmetrische Wendung der zwei Einzelohren zu einer Giebelkrönung, vor der noch eine Art Zierstrauß prangt — das alles regt aufs lebhafteste zu umschreibenden Schilderungen an. Nicht vergessen sei die Rückfront des mit reliefartig behandelter Satteldecke geschmückten Nilpferdes: da spreizt sich ein Hampelmann, ganz schematisch flach geschnitten. Brendel erklärt: „Am Hinterteil ein Mann, der aufpaßt, weil er (es?) kein Loch hat." Die Logik dieses echt schizophrenen Satzes wird kaum rational zu ordnen sein. Daß er eine Sphinkterphantasie enthält, liegt auf der Hand. — Im Stiefelknecht, unterhalb des Bauches, findet sich noch ein Haus mit einer Toreinfahrt, das er auch in seiner Beschreibung eigens hervorhebt. Die Entstehungsgeschichte dieses

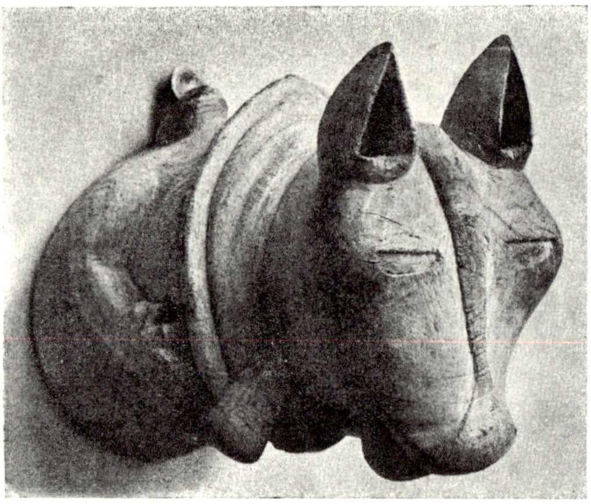
Fall 17. Abb. 94. „Dachhase“ (Holz). 19×15.

formal so reichen und geschlossenen Werkes ist leider nicht zu klären. Über die Anregungen von außen ist ebensowenig zu erfahren wie über die Einfälle, die zur Ausgestaltung des Details gerade in dieser Weise geführt haben. So bleibt nur die unsichere genetische Formel: das Werk ist entsprungen wahrscheinlich aus freiem Vorstellungsspiel, ohne Plan, Sinn und in Worten ausdrückbarem Gefühlsinhalt, gewissermaßen in blindem Gestaltungsdrang, dem freilich durch frühere Arbeiten der Weg bereitet war.

Von ähnlicher Bestimmtheit in der plastischen Durchgestaltung ist auch der „Dachhase“, Abb. 94, in dem die alte Tradition des Wasserspeiers an romanischen und gotischen Bauwerken wieder zufzuleben scheint. Der Körper zwar mit den flossenartigen Füßchen auf engstem Raum zusammengepreßt, bleibt Spielerei. Aber der Kopf, jedem Naturvorbild entwachsen, ragt in seiner strengen Geschlossenheit unversehens in den Bereich des Monumentalen.

Bei der gleichzeitig mit dem „Nilpferd“ entstandenen Gruppe Abb.95 (Holz, grün und gelb mit Ölfarbe angemalt) muß der Entstehungshergang in vieler Hinsicht ähnlich geschildert werden wie dort — und doch ist das Resultat in seinen formalen Qualitäten ganz grundsätzlich verschieden von dem Nilpferd. Gerade die Diskussion dieser Unterschiede wird auf die Komponenten des Gestaltungsvorganges ein erwünschtes Schlaglicht werfen. Brendel beschreibt das komplizierte Schnitzwerk folgendermaßen: „Eine Ruine, daran ein Sopha mit Pudelhunden, davor ein Mann, der einem Vogel die Eier herausholt; oben auf der Ruine ein Ochse, wie ein Engel aufgestellt, mit eigenem Mantel, welcher zugleich für ihn ein Dach ist.“

Zum ersten Male bei dem Schnitzer ist hier der übersichtlich klare Aufbau vernachlässigt, der die anderen Werke auszeichnete. Die verschiedenen Motive reihen sich ohne Rücksicht auf den Beschauer rings um den Stamm der „Ruine“, ohne daß man klare Ansichtsseiten herausfinden könnte. War sonst eine, wenn auch nicht rational faßbare, so doch unmittelbar erlebbare immanente Formgesetzlichkeit jedesmal stärker als der Realitätscharakter des Motivs, so muß

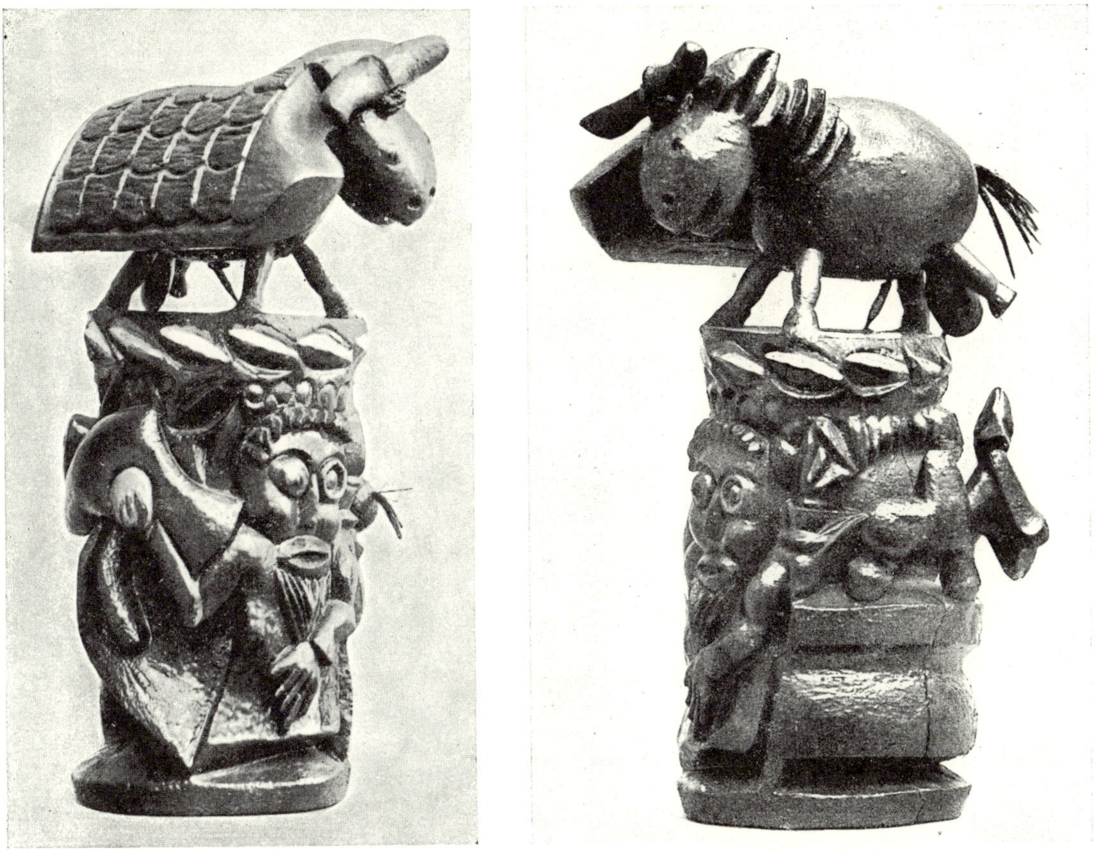

Fall 17. Abb. 95. „Ruine“ usw. (Holz, bemalt). 31 h.

hier von einer schwankenden Wirkung gesprochen werden: obgleich im einzelnen keine platte Naturnähe, sondern formale Abstraktion herrscht, liegt in der spielerisch zufälligen Zusammenordnung doch ein ganz kunstwidriger Zug von formaler Nachlässigkeit. Wodurch mag diese ungewöhnliche Eigenschaft verursacht sein? — Für die Entstehung des Werkes sind zwei Möglichkeiten denkbar. Entweder die eben zitierte Schilderung gibt ein dem Schnitzen vorausgehendes Erlebnis wieder, das nach Art eines Traumes, ohne streng logischen Zusammenhang, als freispielende, lockere Assoziationsreihe vorübergezogen ist — vielleicht an irgendeine Trugwahrnehmung sich anschließend. Oder aber auch hier ging der Formantrieb von dem Volumen des Ursprungsblockes aus, ohne Zielvorstellung, so daß von einem Schnitt zum anderen neue Impulse auftraten, die auf unklare Volumänderung gerichtet waren und am Entstandenen erspähte neue Möglichkeiten ausdeutend verwerteten. Diesen zweiten Typus glauben wir in vielen Fällen (z. B. August Klotz S. 168 ff.) annehmen zu müssen. Doch stellen sich solcher Annahme bei diesem Stück immerhin ernsthafte Bedenken entgegen.

Das spielerisch fortschreitende Verfahren ist nämlich zweifellos dort zu Hause, wo der Bildner zum Vorhandenen frei zufügt, also beim Zeichnen, Malen und Modellieren in weichem Material. Da kann in jedem Augenblick noch die Marschrichtung geändert werden: in einer Landschaftsskizze erscheint plötzlich ein Gesicht angedeutet — ein paar Striche und das Blatt stellt nur noch ein Gesicht dar. Bei dem wegnehmenden Verfahren der Holzschnitzerei verlegt jeder Schritt eine Reihe von eben noch vorhandenen Möglichkeiten. Der Spielraum wird immer enger. Es muß deswegen das stets lebendig wachsende Anschauungsbild dem nächsten Schnitt sein Ziel setzen, weil er nicht korrigiert werden kann. An unserem konkreten Beispiel: der Ochse mit seinem eigenen Mantel, den er auch als Dach benutzt, kann nicht wohl aus einem gewöhnlichen Ochsen sekundär entstanden sein, wie das beim zeichnerischen Hergang denkbar wäre. Sondern hier liegt eine primäre Formvorstellung vor: Ochse mit Anhang, der nach Art der Wampe sich aus dem Körper entwickelt und vom Rücken nach einer Seite überfällt. Für die grünen Dachziegel mag man dann sekundären assoziativen Ursprung gelten lassen. Ähnlich verhält es sich mit dem Sofa und den spielenden Pudeln darauf: wir vermögen nicht an dem primären Anschauungsbild zu zweifeln, und ebensowenig bei dem Mann, der dem Vogel die Eier herausholt. Spielerische Ausgestaltung als Folge momentaner Einfälle mögen die Pferdemähne, die Hufe und den Schweif aus Roßhaar bedingen. Hier haben wir die öfters erwähnte Neigung zur „Kontamination“ oder Verdichtung aus irgendwie verwandten Vorstellungen. Auch daß der Ochse nachdrücklich als Stier gekennzeichnet ist, gehört hierher, wenn es auch in den geschilderten erotischen Phantasien fester wurzelt als die übrigen Einfälle. So bleibt hier im Gegensatz zu den anderen Werken als eigentliches Problem nicht die formale Qualität, sondern das Rätsel des zugrunde liegenden psychischen Vorgangs, der die Motive bestimmt hat. Wie entsteht aus einer solchen lockeren Assoziationsreihe nach Traumart ein vollplastisches Bildwerk?

Diese Frage läßt sich nur auf psychopathologischem Boden behandeln. Von jedem, auch dem weitherzigsten, normalpsychologischen Gesichtspunkte aus muß die Zusammenordnung der drei Motive formal und inhaltlich als gleich absurd angesehen werden. Dagegen ist uns das Symptom der „Inkohärenz“ in den sprachlichen Äußerungen Geisteskranker, besonders Schizophrener, geläufig. Dies haben wir bereits in Brendels schriftlichen Aufzeichnungen konstatiert, aber zugleich an einem Beispiele gezeigt, wie bei genauer Kenntnis des zugrunde liegenden Vorstellungsmaterials Partien solcher inkohärenter Produkte sich aufhellen lassen. Die Vorstellungen, die in dem zur Diskussion stehenden Werke unmittelbar verkörpert sind, lassen sich leicht aufzählen: Ruine, Sofa mit zwei Pudeln, ungleichäugiger Mann, der einem Vogel ein Ei herausholt, Stier-Ochse mit Mantel. Über die logische Inkohärenz dieser Vorstellungen kann kein Zweifel bestehen. Ein psychologischer Zusammenhang, etwa in einem halluzinatorischen Erlebnis, war nicht feststellbar. Eine formale Einheit durch die anschauliche Zuordnung der Teile zu überzeugendem Gesamteindruck entsteht nicht. Hiernach läßt sich das Werk definieren als ein körperlich räumliches Individuum, von einem Menschen gestaltet, mit mehreren erkennbaren Formdetails, zwischen denen weder objektiv-logisch noch psychologisch, noch formal eine verständliche Einheit herzustellen ist.

Was das Detail anlangt, so mögen schon die Pudel auf dem Sofa, der Mann mit dem Vogel, als Einfall und in der Gestaltung etwas absonderlich anmuten. Erst bei dem krönenden Ochsen in der Stellung eines Engels usw. fühlt man den Boden des normalen Phantasiespielraums schwanken. Und in der Tat bietet die psychopathologische Terminologie allein die Begriffe, unter welche die Qualitäten dieses Fabeltieres zu subsumieren sind. Wie schon erwähnt, entspricht die Kombination von Ochse, Stier und Pferd genau dem, was man im Gebiet der Sprache als Kontamination bezeichnet. Brendel selbst nennt z. B. einmal das Verlangen der Frauen nach Unterhaltung „auffällig", d. i. einfältig + auffällig, welche beiden Bestandteile durchaus in den Sinn des Satzes passen. Ob die etwa bereitliegenden Roßhaare den Anstoß zu der Verschmelzung gegeben haben, oder ob vielleicht die ohne deutliches Leitbild einfach abstrakt stempelförmig gemachten Hufe die Assoziation „Pferd" heraufriefen, oder ob von vornherein das Doppelwesen geplant wurde, steht wieder dahin.

Schwerer ist der Mantel, den er auch als Dach benutzt, in seinem Entstehungsmechanismus verständlich zu machen. Wie schon oben ausgeführt, kann ein solches Formdetail nur nach einem Leitbild entstehen. Für diesen Fall scheinen uns drei Möglichkeiten vorzuliegen: 1. Das Fabelwesen, so wie es da ist, erschien, wenigstens mit seinem Hauptmerkmal, dem Mantel, halluzinatorisch. 2. Der Mantel entstand bei spielerischem Formphantasieren in der Vorstellung, wobei Analogien, wie Wampe, Decke, Dach mitgewirkt haben mögen. 3. Als freisteigende Assoziation (= Intuition). Alle drei Entstehungsarten haben gleichviel Wahrscheinlichkeit für sich. — Damit sind die verständlichen Zusammenhänge wohl ziemlich vollzählig angedeutet. Bleibt die Kernfrage, auf die wir gerade an diesem besonders befremdlichen Stück eine Antwort zu finden hoffen: In welchen Qualitäten steckt nun eigentlich das spezifisch „Geisteskranke" oder „Schizophrene"?

Gehen wir die Qualitäten noch einmal durch, vom Detail zum Gesamtbild aufsteigend. Jedes Motiv ist ungewöhnlich. Pudel pflegen nicht auf Sofas zu spielen, die Pointe dieser besonderen Zuordnung leuchtet nicht recht ein. Doch widerspricht nichts der real gedachten Situation. Wenn eine saloppe Formel für diesen Realzusammenhang gestattet ist, so wäre es etwa diese Frage: „Warum denn nicht?" — diese gleichgültig spielerische Frage scheint uns die innere Haltung des Bildners, als er diese Gruppe erfand, recht nahe zu treffen. Das zweite Motiv: Mann, dem Vogel Eier herausholend, mag auch zu einem Teil dieser Einstellung „warum denn nicht" entspringen, ist aber zweifellos von erotischen Vorstellungen her determiniert, was weniger aus dem Werk, als aus der Kenntnis des Autors zu belegen ist. Hier aber sprechen leicht auch rein formale Hilfsanlässe mit. Es ist sehr wohl denkbar, daß etwa die Rückenlinie des Vogels bei der ornamentalen Ausschmückung des oberen Ruinenstumpfes noch ohne die Leitvorstellung entstand und zu der Ausdeutung assoziativ Anlaß gab. Aber es spricht wenig für solchen Hergang. Ein paar Einzelheiten an beiden Gruppen weisen nochmals auf das spielerische „warum denn nicht" hin: der Roßschwanz des einen Pudels und die Hand des Mannes, deren vierter Finger die übrigen weit überragt. Hier freilich tritt ein technisches und ein formales Hilfsmotiv hinzu, so daß jene Einstellung eine noch passivere Rolle spielt als sonst: der Umfang der Hand ist mit drei oder vier großen Schnitten angelegt, wobei die Spitze an den Rand der unteren queren Rinne zu liegen kam. Nun wirkte offenbar einmal die Bindung dieser Gesamtform an den queren Grat, und dann der Parallelismus zu dem grobrilligen Spitzbart verpflichtender als das reale Handvorbild.

Anders sind die ungleichen Augen des Mannes zu beurteilen, die als völlig selbständige Individuen behandelt sind. Eines liegt in weiter, kreisrunder Höhle, das andere ist nach Art eines Froschauges halbkugelig aufgesetzt und seine Pupille besteht aus gelbem Glas. Hier genügt es nicht, einen spielerischen Einfall zur Erklärung aufzurufen. Denn hier handelt es sich um eine Tendenz, die tiefer verankert ist, in einem Bereich, wo magische Vorstellungen bestimmend wirksam sind. Der unmittelbare Eindruck weist schon darauf hin. Während die anderen Details wegen ihrer Absonderlichkeit ein affektloses Interesse erwecken, gewinnen diese völlig selbständigen Augenindividuen bei längerer Betrachtung etwas Grauenhaftes, gegen das kein intellektueller Einspruch schützt.

In der krönenden Tierfigur fanden wir bereits eine Verschmelzung aus Ochse, Stier, Pferd und setzten dies Gebilde damit in Parallele zu ähnlichen Wortneubildungen, die bei Schizophrenen häufig sind. Auch hier ist die spielerische Einstellung unverkennbar, eine verbindliche Aufrollung des Entstehungsvorgangs unmöglich, weil sich keine Ordnung nach dem Gesichtspunkt ergibt: er w o l l t e das und das darstellen. Wie man nun auch das zugrunde liegende Formerlebnis sich vorstellen mag, als Halluzination, als kombinatorische Spielerei, als freisteigende Assoziation, immer bleibt es so ungewöhnlich, bizarr und fremdartig, daß man auch im Traume nur selten ähnlich anmutende Erscheinungen antrifft. Ein Vergleichsbeispiel aus dem Traum eines Normalen mag immerhin zeigen, wie nah verwandt diese eine Hauptqualität in beiden Fällen ist: das Urteil „dies Sonderbare ist ja ganz natürlich". (Vgl. oben: „warum denn nicht?")

Der Traum lautet: „Ich reite in Uniform, links von mir ein Kamerad auf einem Goldfuchs, rechts ein steil ansteigender Wiesenhang. Mein Pferd bleibt etwas zurück, vielleicht, weil das Pferd links etwas andrängt. Ich treibe wiederholt an mit Schenkel und Sporen, merke aber, wie das Tier immer mehr nachläßt — dann rutsche ich rückwärts etwas ins Leere, ziehe mich an den Zügeln, die ich hochhalte wie beim Sprung, mehrmals in die Höhe, muß aber einsehen, daß alle Bemühungen aussichtslos sind. Da merke ich zu meinem Schrecken, daß mein Pferd nur halb ist — die hintere Hälfte fehlt! Als ich mir ganz entgeistert klarmachen will, wie das nur möglich sei, fällt mir plötzlich ein: ach, natürlich, das ist ja

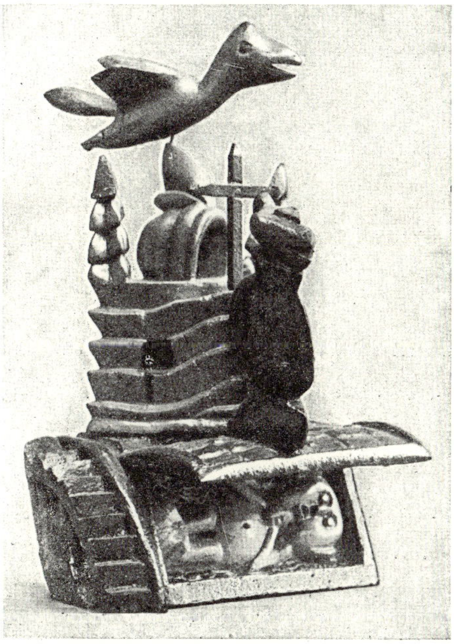

Fall 17. Abb. 96. 30 h.
„Kirche" (Holz, bemalt).

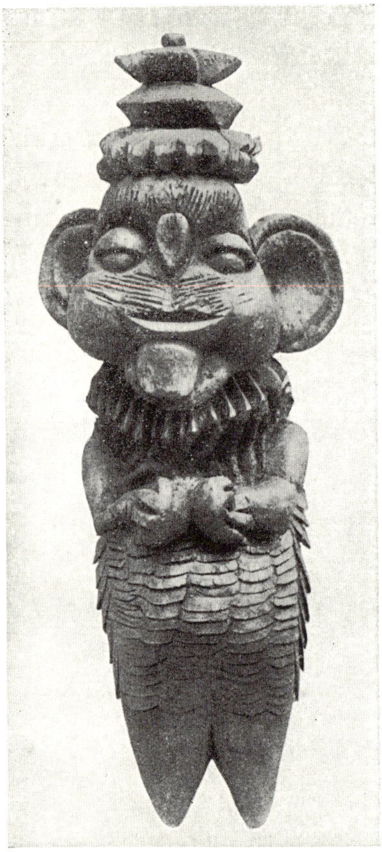

Fall 17. Abb. 97. 15,5 h.
Hindenburg (Holz).

das Hinterpferd!" Man wird zugeben, daß diese, aus zwei Sätzen entspringende kurzschlußartige Verschmelzung, die mit dem Gefühlston einer erleichternden Erkenntnis eintritt, in allem Wesentlichen mit den erwähnten schizophrenen Verdichtungen übereinstimmt.

Eine ähnlich lockere Aneinanderreihung von Einfällen wie bei der „Ruine" scheint auch bei der „Kirche" (Abb. 96) vorzuliegen, doch lehrt eine Prüfung der einzelnen Motive, daß hier ein viel klarerer innerer Zusammenhang zwischen diesen Motiven besteht, und daß nur in der freien, von der Realität gelösten Behandlung die Willkür des Schnitzers ein wenig befremdet. Zugrunde liegen durchweg persönliche Erlebnisse, die wir bereits kennen. Die „Kirche" mit ihren pagodenhaften Türmchen und der übergroßen Taube ist gleichzeitig als Altar gemeint. Vor diesem Altar steht der zu einem Fabeltier entstellte Pfarrer auf dem hochgeklappten Deckel des Grabes, in dem Christus liegt. An der Seite finden wir wieder die Treppe, hinten eine Art Gefängniszellen, die zugleich das Grab Christi und das Gefängnis wie die Anstaltszelle Brendels bedeuten.

Wenig Probleme werden von der kleinen halbrunden Holzfigur (Abb. 97, dunkelbraun gebeizt) geweckt, die wie ein Wurzelmännchen aussieht und auch an manche Ahnenfigur aus Neuguinea erinnert. Auf den Hinweis, daß diese Figur als Porträt eines allbekannten Zeitgenossen gemeint sei, haben einzelne Personen ohne weiteres — Hindenburg erkannt. In der Tat ist es nicht schwer, mit Hilfe der Äußerungen des Schnitzers die einzelnen Züge des Figürchens mit dem Urbild in Zusammenhang zu bringen: der Panzer, technisch wie der Vogel (Abb. 83) ausgeführt, kennzeichnet ihn als Krieger, die phantastische Krone symbolisiert die Hochschätzung, die ihm vom Volke widerfährt. Einmal sagte Brendel sogar: „Die trägt er für alle Fälle, wenn Wilhelm einmal abdankt." Da die Figur noch zur Kriegszeit geschnitzt ist, mag man nach Neigung die Prophetie des Maurers einschätzen. Die großen Ohren hat er, weil er alles hören muß, die Nase steht nach vorn, weil er alles riechen muß. Der typische Offiziersschnurrbart spricht für sich, die dicken Backen entsprechen besonders der Schilderung, die man von dem behaglichen Familienvater populär entworfen hat. Halskrause und gefaltete Hände sollen darauf hinweisen, daß er mit den Soldaten beten muß.

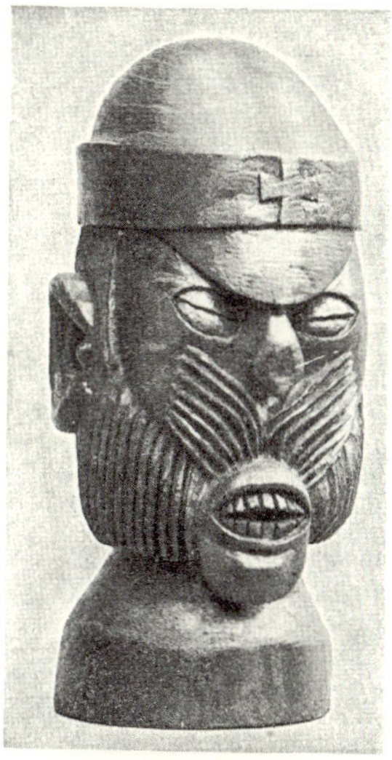

Fall 17. Abb. 98. 30 h. Wilhelm I. und II. (Holz).

Wie man sieht, ist durchweg ein recht sinnvoller Zusammenhang zwischen den anschaulich gegebenen, zunächst etwas absurd wirkenden Einzelheiten und dem Vorbild nachweisbar, ganz unabhängig davon, ob diese Erklärungen nun tatsächlich den Hergang der Produktion klarlegen oder ob ein Teil nur als nachträglicher Einfall in Rechnung gestellt werden kann. Immerhin erlebt man hier doch in ganz konzentrierter Form etwas wie die Mythisierung eines Zeitgenossen. Und dieser Vorgang, der dem letzten Jahrhundert zum mindesten völlig fremd geworden ist, da es noch nicht einmal Napoleon, geschweige denn Bismarck aus dem auflösenden Licht rationaler Sachforschung zu befreien wußte, vollzieht sich bei diesem Manne in seiner Weltabgekehrtheit so überzeugend, daß mancher lieber dies Ahnenbild des Schizophrenen, denn die übliche Wirtshausphotographie als gültiges Bild des volkstümlichsten Zeitgenossen gelten lassen wird.

Hier schließen thematisch zwei große neue Stücke an: der „Militarismus" (Abb. 99, Holz, dunkelbraun gebeizt) und „Wilhelm I. und II." oder „Lehmann aus Berlin" (Abb. 98, braun gebeizt). Die letztgenannte Büste zeichnet sich ebensosehr durch die plastisch klare sichere Gestaltung wie durch die Schlagkraft des grotesken Einfalles aus: die Vereinigung der beiden Kaiser in einem Kopf, der von dem ersten Wilhelm den Backenbart, von dem zweiten Schnurrbart und Mundpartie trägt, ist sicherlich nicht geistlos. Weniger vermag die sonderbare Rotkreuz-Mütze irgendwie auf normalem Assoziationswege anzusprechen. In zwei Richtungen ist uns das Werk theoretisch bedeutsam. Es beweist einmal, daß sehr wohl bestimmte inhaltliche Pointen vor oder während der Arbeit lebendig sein können, die den Zufallstreffer mit nachträglicher Deutung ausschließen. Und dann finden wir hier in ganz anderer Weise die besprochene Neigung wirksam, mehrere Personen zu verschmelzen. Handelte

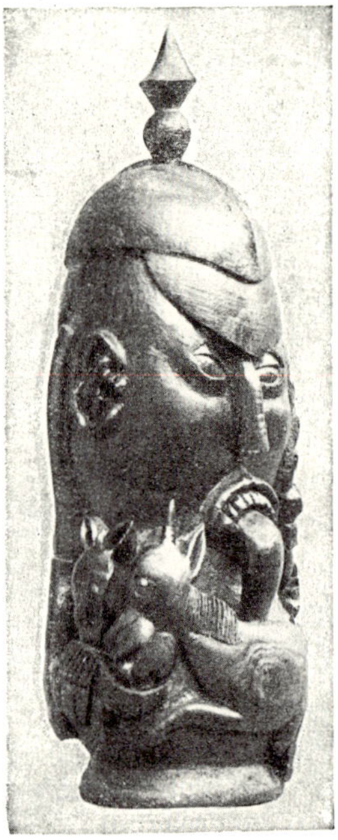

Fall 17. Abb. 99. 43 h
„Militarismus“ (Holz).

es sich bei den anderen Fällen aber um Zwitterbildungen, die bald mehr oder weniger aus zwei Körpern bestanden, bald auch in einem gefunden wurden (z. B. die bärtige „Frau mit den Elefantenfüßen“), so sind hier nun Großvater und Enkel vereinigt. Unter den möglichen Vergleichsmomenten würden wohl zwei in erster Linie zu erwägen sein: die von beiden geführten großen Kriege, und dann als Kontrastmoment die bescheidene Friedlichkeit des einen, die großsprecherische Arroganz des anderen — die denn auch den Ausdruck beherrscht.

Der „Militarismus“ ist nicht so einfach zu erfassen. In dieser Gruppe sind ganz verschiedenartige Einfälle zusammengeschossen. Der große Kopf, nach eingebürgerter Gewohnheit wieder doppelgesichtig angelegt, trägt den Helm mit Spitze. Dies plastisch höchst unangenehme Motiv ist, wie einige Bildhauer besonders betonen, fast mustergültig gelöst, wobei die Verkürzung der Spitze und die leichte Kurve des Grates von Wichtigkeit sind. Rein allegorische Zutaten sind die Gewehre an beiden Kopfseiten, die formal mit der Helmkette zur Trennung der beiden Kopfhälften dienen. Die unteren Gruppen aber sind schwer verständlich. Warum streckt der Militarismus die Zunge heraus bis auf den Rücken eines Pferdes? Formal wirkt diese Kurve gut, indem sie von der Seite gesehen einen sockelartigen Kontur anklingen läßt. Brendels Erläuterungen sind ganz unbestimmt. Nur die kleinen Figuren beschreibt er verständlich: ein Pferd frißt aus einer Krippe; an der Kinnkette des Helmes hängt mit einer Hand, die so groß ist wie der ganze Körper, ein Mensch, der mit dem Tiere ein Stuprum begehen will. Diese beiden Funktionen der Pferde scheinen also in Brendels Vorstellung vom Militarismus zu überwiegen.

Mit der großen Büste des Teufels (Abb. 100, dunkel gebeizt) mag die Reihe der plastischen Arbeiten des Maurers geschlossen werden. Dieser magere, etwas ziegenartige Kopf spricht für sich selbst. Ein hübscher schizophrener Zug hat die Ausgestaltung der Hörner bestimmt: er trägt nämlich statt des einen Hornes seinen — Pferdefuß auf dem Kopfe, da der Schnitzer ihn bei einer Büste sonst nicht anzubringen wußte und ihn doch wohl ganz unentbehrlich fand. Dieses scherzhafte Detail mildert den Ausdruck starren Grauens ein wenig, der sich auf manche Beschauer mit großer Gewalt überträgt.

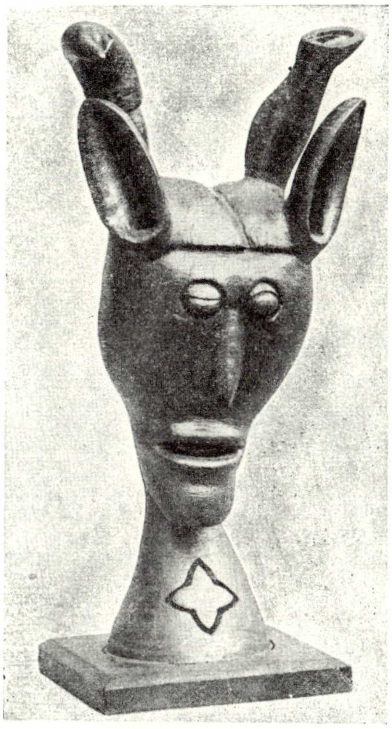

Fall 17. Abb. 100. 60 h.
Teufel (Holz).

Gezeichnet hat Brendel fast gar nichts. Die Mehrzahl der erhaltenen Blätter ist auf Abb. 101 wiedergegeben. Die obere Reihe zeigt sehr schön, wie er mit einem Vorbild verfährt, das in der Mitte zu sehen ist, während rechts und links seine auf Pausen fußenden Nachzeichnungen sind. Zunächst scheint ihn das Thema „Mann und Frau" an dem Vorbild zum Widerspruch gereizt zu haben, indem er einmal beide Personen bärtig, das andere Mal beide bartlos macht, während er jeder einzelnen eine Brille zuerkennt. Aus der Fülle von Umdeutungen der durchgepausten Konturen sei nur hervorgehoben die helle, kugelige Fläche in der Bauchgegend der bärtigen sitzenden Figur und das Gewimmel von drei kleinen nackten Beinen bei der entsprechenden unbärtigen. Diese Neigung, Gliederkonglomerate unabhängig von allem organischen Zusammenhang zu bilden, trafen wir ja schon wiederholt an. In höchster Steigerung zeigt sie die tolle Figur mit drei Köpfen, einem aus der Hüfte und einem aus dem Oberschenkel wachsenden Arm. In die Christus-Motivreihen paßt die gorillaartige „sonn kreuts" und die ähnliche „Mondstabkreuz" benannte Zeichnung, während das „Sternwartestab" genannte Zentaurenuntier nicht seinesgleichen hat. Die Beischriften weisen wohl auf irgendeine Anregung durch Lektüre hin. An die persönliche Prägung der plastischen Arbeiten gemahnt am meisten die dunkle Gestalt mit der Inschrift „O du" zwischen den gekrümmten Beinen. Die schematische Ausgestaltung der Genitalpartie zu einem wie umklappbaren rhombischen Schild ist besonders auffällig. Die Pferdchen sind natürlich durchgepaust.

Zu Erklärungen war Brendel nicht zu bringen. Er erinnerte sich nicht mehr recht, die Blätter gezeichnet zu haben. Im ganzen sind die Zeichnungen sehr wohl mit den plastischen Arbeiten in Einklang zu bringen. Sie gehen durchaus auf klare körperliche Formung und zumal auf Konturwirkung aus. Die Tendenz, die Körper in der Fläche sozusagen auszubreiten, mag durch die

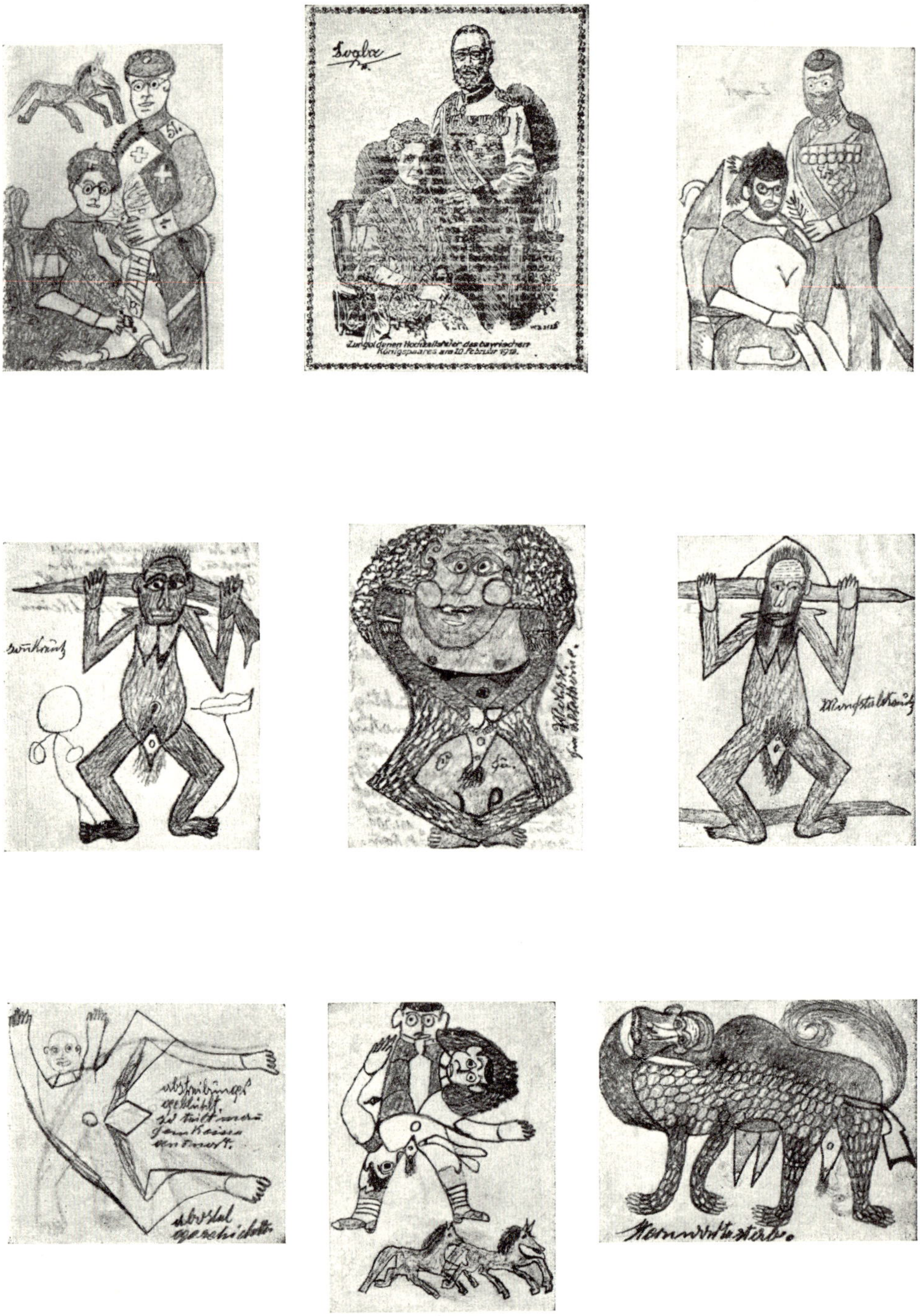

Fall 17. Abb. 101. Acht Zeichnungen (Bleistift). je 8×10

Reliefgewohnheit gestützt sein. Der plumpe, schwerflüssige Strich zögert an keinem Detail und trifft gerade durch solchen Wagemut manches ganz überzeugend.

Es bleibt noch übrig, von einem Ausspruch Brendels über sein Schaffen zu berichten, der sich in voller Übereinstimmung mit den berühmtesten Worten der großen Bildhauer befindet. Ja, die beste Formulierung, möchte man sagen, die überhaupt für das Formen aus dem Block geprägt worden ist, stammt von ihm: „Wenn ich ein Stück Holz vor mir habe, dann ist da drin eine Hypnose — folge ich der, so wird etwas daraus — sonst aber gibt es einen Streit.“ Man kann wohl Intuition und strebendes Ringen nicht anschaulicher beschreiben.

2. August Klotz

August Klotz, geb. 1864, ist der Sohn eines Kaufmanns mit eigenem Geschäft in einer wohlhabenden schwäbischen Mittelstadt. Unter dessen Geschwistern und Schwägern befindet sich ein Anwalt und ein Pfarrer, ein Großhändler in Marseille — Amsterdam. Der mit 44 Jahren an Schlaganfall gestorbene Vater war: „lautstimmig, befehlend und jähzornig", seine ganze Familie sanguinischen Temperaments. Die Mutter, aus anderem Volksstamm, lebt noch und scheint gesund zu sein. Von Nerven- und Geisteskrankheiten in beiden Familien ist nichts bekannt geworden. Geschwister des Patienten sind gesund. — Klotz besuchte das Gymnasium seines Heimatortes bis zum Einjährigenexamen und ging nach $2^1/_2$jähriger Kaufmannslehrzeit und Erfüllung seiner Militärdienstpflicht 1886—1891 ins Ausland (besonders Belgien und England), wo er in Exportgeschäften als Korrespondent tätig war. Von 1891—1903 gehörte er dem väterlichen Agenturgeschäft an, und zwar vorwiegend als Wein- und Sektreisender. Körperlich war Klotz immer gesund, bis auf das „Antwerpener Fieber" (= Gonorrhoe).

Bei guter geistiger Begabung machte Klotz nach seiner Meinung doch eine schwere Jugend durch, da er sehr zurückhaltend, ja verschlossen war. Genaues ist darüber nicht bekannt. Gegen einen Geschichtslehrer ist er noch heute erbittert, weil der ihn zurückgesetzt habe. Er hat Klavier und Violine gespielt. Sein Musiklehrer habe ihm geraten, er solle Förster werden und dann im Walde seine Violine spielen. Anscheinend hat er ziemlich flott, wenn auch in bescheidenem Maßstabe, gelebt. Wenigstens versicherte er öfters, er habe nur für „Wein, Weib, Gesang" Interesse gehabt und die „gynäkologischen Anfangsgründe mit der jeunesse dorée kennen gelernt". Sein Benehmen zeichnete sich stets durch große Formgewandtheit und Höflichkeit aus. Dem entspricht auch seine schriftliche Ausdrucksweise, die sich zwar im Geschäftsstil bewegt, aber von zahlreichen anschaulichen und originellen Wendungen durchsetzt ist. Ganz unerschöpflich und drastisch ist sein Wortschatz auf sexuellem Gebiet. Man darf wohl annehmen, daß auch dieser in gesunden Tagen schon angelegt wurde. Seine Tätigkeit als Weinreisender mag dazu Gelegenheit genug geboten haben. Wieweit er Alkoholist im vollen Sinne gewesen ist, läßt sich nicht sicher sagen. Er bestreitet es. Alles in allem erscheint er vor seiner Erkrankung als betriebstüchtiger Kaufmann, als Weinreisender von erheblicher Gewandtheit, als derb-origineller Mensch von vorwiegend sanguinischer Anlage, jedoch mit einem Einschlag von Schwerblütigkeit, wie das besonders in seinem Verhältnis zum Freimaurerorden sich zeigt, und in einer Liebesgeschichte, die kurz vor seiner Erkrankung spielt. Eigenartige schwäbische Stammeszüge sind unverkennbar. — Die Erkrankung hat wohl schon vor dem Jahre 1903 angefangen. Man hatte bemerkt, daß er in seinem Wesen verschlossener wurde. Nach einer schweren Influenza geriet er in Depressionen mit Versündigungsfurcht, glaubte seine Familie in Unglück und Schande gestürzt zu haben, aß nicht mehr, trank dagegen viel und fürchtete sterben zu müssen. Halluzinationen traten auf und versetzten ihn in heftige Erregungszustände. Eines Tages brachte er sich plötzlich einen Schnitt in den Bauch bei.

In der Anstalt herrschte anfangs die depressive Stimmung noch vor. Er weinte viel, sprach von traurigen Geheimnissen, brütete lange stumpf vor sich hin, oder aber er starrte mit ängstlichem Ausdruck und gefalteten Händen nach der Decke, wobei die sehr weiten Pupillen auffielen. Nach wenigen Tagen änderte sich das Bild, indem er nun Größenwahn erkennen ließ: er gab sich für Christus aus, schilderte die Leiden der Kreuzigung und zeigte auf die Speerwunde (vom Suizidversuch), predigte und zitierte Bibelverse. Von seinen Augen sei das eine das Auge der Liebe, das andere das der Wahrheit. Andererseits benahm er sich plötzlich ganz läppisch und machte einfältige Streiche, oder las laut die Zeitung vor, wobei er jede Interpunktion mit ausdrücklicher Betonung mitteilte. Zwischen den angedeuteten Extremen schwankte sein Benehmen in raschem, oft stundenweisem Wechsel hin und her. Dazu gesellte sich noch immer häufiger eine mürrische Gereiztheit, aus der er zunächst in wüstes Schimpfen und Poltern, später in plötzliche Gewalttätigkeiten ausbrach. Allmählich treten die Trugwahrnehmungen immer deutlicher als Anlässe seines absonderlichen äußeren Benehmens zutage. Er hört ständig gemeine Schimpfworte, Anklagen, Beschuldigungen, Drohungen — er sieht im Tapetenmuster Teufelsfratzen, die ihn angrinsen. Alles bezieht sich auf ihn. Die Wärter und Mitpatienten machen bedeutungsvolle Gesten, sprechen über ihn, verschwören sich, ihn umzubringen, verlocken ihn zu Unzucht, die Bilder im Saal enthalten gemeine Anspielungen. Sein Körper ist völlig verändert, das Herz herausgenommen, falsches Blut eingefüllt, und was dergleichen hypochondrische Wahnvorstellungen mehr sind.

Früher als die meisten Fälle, von denen hier berichtet wird, betätigt Klotz sich zeichnerisch. Die Fratzen im Tapetenmuster scheinen ihn nicht mehr losgelassen zu haben. Schon zu Anfang des zweiten Anstaltsjahres fand man eines Tages mit Fett eine Reihe schwer deutbarer Figuren in die Tapete eingerieben, die Klotz „Freimaurerzeichen“ nannte. Bald darauf wird wieder erwähnt, er beklage sich, daß er überall Totenköpfe sehe. Zugleich beginnt er außer endlosen Schriftstücken an Behörden, in denen er sich über die ihm zugefügten Quälereien beklagt, kaum verständliche Berechnungen und schematische Aufzeichnungen, Listen und dergleichen aufzustellen. Sein Zustand ist nunmehr gleichmäßiger geworden. Die anfänglichen schnellen Stimmungsschwankungen sind vorüber, die engeren Beziehungen zu seiner früheren Umgebung, zur ganzen Außenwelt sind gelöst, er hat sich ganz auf seine Wahnvorstellungen eingerichtet und ist so zu dem typischen schizophrenen Weltbild, zu einem ausgesprochenen Autismus gelangt. Damit ist die akute Phase der Krankheit abgeschlossen. In der Folge verändert sich Klotz nicht mehr in Grundzügen seines Wesens, sondern steigert nur noch die Verschrobenheiten, die 1905 bereits vorliegen.

In der neuen Anstalt, die ihn 1905 aufnimmt, findet man, er sei in hohem Grade abgestumpft, schwachsinnig, voller Wahnvorstellungen phantastischer Art ohne System, sehr eingenommen von sich selbst, voll absonderlicher und geheimnisvoller Züge. Abgesehen von Zeiten der Erregung, in denen immer wieder sein „explosives“ Losbrechen in Schimpfen und Drohungen gegen Patienten, Wärter, Pfarrer hervorgehoben wird, beschäftigt er sich seither mit Lesen, besonders in der Bibel, mit Briefschreiben, wobei er es bis auf 18 ausführliche Episteln an einem Tage bringt, und mit Zeichnen. Auch in den ruhigen Zeiten ist er äußerst reizbar und schlägt gelegentlich unversehens jemanden nieder, sogar in der Kirche. Nach wie vor steht er dauernd unter der Einwirkung seiner Wahnvorstellungen und Trugwahrnehmungen. Seine Umgangsformen sind von etwas feierlicher Höflichkeit. Im Gespräch folgt er scheinbar sehr aufmerksam, beantwortet Fragen zunächst präzis mit genauen Daten und vielen Einzelheiten, schweift aber unversehens auf phantastisches Gebiet ab, vielleicht von Halluzinationen veranlaßt, da er mitten im geordneten lauten Sprechen oft seitwärts murmelt, als antworte er Stimmen. Obgleich Klotz kein eigentliches Wahnsystem entwickelt hat, wie etwa der Patient Neter (vgl. S. 204), so ist sein Vorstellungsleben doch von einigen unveränderlich feststehenden Tendenzen und Meinungen beherrscht, deren Kenntnis uns vielleicht die Erfassung seiner persönlichen Art zu zeichnen erleichtert. Wie erwähnt, fühlte er sich schon in der akuten Phase getrieben, auf die Teufelsfratzen und Totenköpfe, die ihm hauptsächlich im Tapetenmuster erschienen, aktiv zu reagieren, indem er Freimaurerzeichen unverwischbar — mit Fett — in die Tapete prägte. Auf die Wände kritzelt er auch weiterhin gern „fächerförmige, fädige Figuren“, denen er geheimnisvolle Bedeutung unterlegt. Diese starke Anregbarkeit seiner Gesichtseindrücke bleibt auch fernerhin ein Grundzug seiner bildnerischen Tätigkeit. In zweiter Linie ist Klotzs Systematisierungsdrang zu erwähnen. Schon 1905 schickt er seinem Onkel sein „Farbenalphabet“, das ihn vielleicht für seine Färberei interessiere. Es lautet folgendermaßen:

1 *A* = England = roth, rothe Rübe
2 *b* = Bronzfarben Metall
3 *c* = Cochenille = roth
4 *d* = Sonnenlichtgelb = Straßenstaubfarbig
5 *e* = Orangefarbig = Deutschland
6 *f* = feuerflamigroth
7 *g* = gold
8 *h* = heliotropfarben
9 *i* = himmelblau Vergißmeinnicht
10 *k* = braungold (Hahnenhals Cochinchina)
11 *l* = braun, Maikäferflügel
12 *m* = Marineblau, Bethunie
13 *n* = naturfarben
14 *o* = tagweiss, Österreich-Ungarn
15 *p* = purpurfarbig
16 *q* = quarzfarbig (Crystall Glimmer, Marienglas)
17 *r* = rosenroth La France

18 *s* = kleines s = schwarz Rabe, großes S = citronenfarbig gelb	22 *w* = Wasserfarben (Sonnenlicht durch Wasserglas auf den Tisch fallend)
19 *t* = lila = Veilchen	23 *x* = lacrimae Christi = roth = Eisenroth (Blut-Eisen)
20 *u* = grün = Frosch = Rußland	24 *y* = ;;;;;;;;;;
21 *v* = Pfauenblau	25 *z* = zinnoberroth

Daran schließt sich eine andere Liste, in der die Beziehungen von Chemikalien, Drogen und Farben gruppiert werden. Z. B. richtig: Blausäure = Arsenik = Apfel-, Pfirsich- und Mandelkerne. — Dann: hypermang. Kali = blaues Farbholz Quebracho = Heidelbeer, Bairisch Kraut, Rübe. — Strychnin = Lauch, Schnittlauch, Knoblauch, grün. — Safrangelb = Gelberübenkraut. — Silber = Kalk, Eiweiß, weiße Blutkörper, Mondlicht, Aarische Rasse. — Stahl-Eisenerzquellen = Menschenblut von den Schlachtfeldern früherer Zeitläufte. — Schwefel = Eigelb, Stickstoff, Epidemieleichen; usw.

Ein zweites Farben-Zahlen-Buchstaben-System wurde 1914 im Krankenblatt aufgezeichnet und ist heute noch im Gebrauch. Es lautet:

1 = *tg/hys*	5 = *s*	9 = *c*
2 = *p*	6 = *eb*	10 = *kl*
3 = *im*	7 = *x*	11 = *sidnow*
4 = *nv*	8 = *ar*	12 = *gft*

Klotz verfährt nun so, daß er nach diesem Schema bei Hauptworten die Quersumme der den Buchstaben entsprechenden Zahlen errechnet (was bei ihm sehr geschwind geht) und diese in Klammern hinter das Wort setzt. Also etwa: Land (= 10 + 8 + 4 + 11 = 33) schreibt er Land (33). Nun aber beginnt erst das Kombinationsverfahren. Entweder nämlich sucht er mit großer Virtuosität ein Wort, das die gleiche Quersumme ergibt und fügt dieses auf Grund solcher kabbalistischer Beziehung an, oder aber er verwendet viel kompliziertere Verfahren, die offenbar immer neu erfunden werden. Z. B. nimmt er von der Quersumme nochmal die Quersumme (6 im Beispiel) und setzt dafür eine Farbe, die ihrerseits neue Assoziationsketten wachruft. Z. B. (im Gespräch): 4 = grün = Egland, Spanien, Portugal und Frankreich = Westeuropa. Oder nach Kr.-Gesch.-Notiz von 1914: Er erklärt „11 ist alles Silberne: si = Silber, d = Dattelhautsilber, n = naturweissilber, o = Eiweissilber, w = weissilber. Oder 12 = alles Goldene: g = gold, f = feuergold, z = zinnobergold". Damals schrieb er gern lange Zahlenreihen und deutete z. B. so: (80) (8) (19) (10) (1) (0). Es ist nämlich in der ersten Klammer: 8 + 0 = 8; 8 + 0 aber auch = 19, wenn man die 0 nicht als Ring, sondern als Ei nehme und dementsprechend dafür 11 (= eiweissilber) setze. 1 + 9 = 10. Schreibt man diese getrennt als (1) (0), so ist das der aufgelöste Kristall oder die getrennte Ehe. 1 ist er und 0 sie. — Es läßt sich denken, daß Klotz durch fortwährende Beschäftigung mit solchen Spielereien sich eine erstaunliche Fertigkeit darin erworben hat. Merkt er einmal einen Rechenfehler, so ist er sehr ärgerlich und führt ihn darauf zurück, daß jemand mitgerechnet habe. Wir buchen diese Neigung des Klotz als Tendenz, Systeme und Ordnungen zu errichten, wobei er sich durch kein überkommenes Wissen gehemmt fühlt, sondern rein spielerisch, nach äußeren Beziehungen willkürlich vorgeht. Der Einzelschritt in der Formulierung: „dafür kann man auch sagen“ ist logisch einwandfrei, die Deutung jedes schrittweise erlangten Resultates jedoch ebenso willkürlich, wie die zugrunde gelegte Ordnungsreihe.

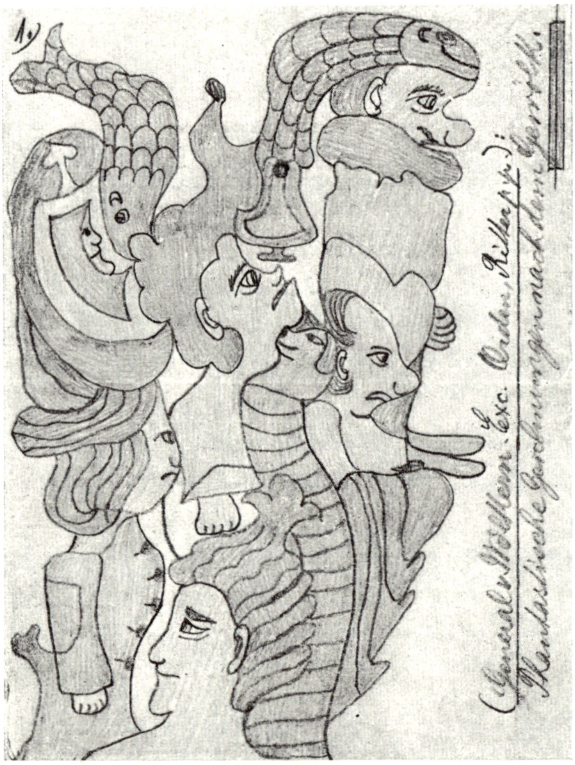

Fall 36. Abb. 102. 16 × 20
„General von Wölkern“ (Bleistift).

Die Zeichenweise des Klotz stellt in ganz seltener Weise einen Typus rein dar: das spielerische Kritzeln, das Stück für Stück ausgedeutet wird. Dabei dient meistens ein Gesichtseindruck als erste Anregung, z. B. ein Fleck an der Wand, ein Blatt oder Stein, im Garten aufgelesen, eine Wolkenform (vgl. im theoretischen Teil S. 24ff.). So trug er eine Zeitlang einen nierenförmigen flachen Stein von 6 cm Größe in der Tasche, der nun auf zahlreichen Blättern einfach mit dem Stift umfahren wurde. Auch ein kleines Lineal, das er immer bei sich hat, wird oft zu Hilfe gezogen. Wesentlich ist, daß er zu Beginn des Zeichnens keine Gesamtvorstellung hat, sei sie noch so unklarer Art, daß er vielmehr grundsätzlich sich sozusagen mit geschlossenen Augen treiben läßt. Dies trifft für einen Typus seiner Bilder buchstäblich zu, z. B. Abb. 102. Niemand wird sich gedrängt fühlen, für dieses Konglomerat von Köpfen, Armen, Fischen, einem Wurm usw. eine andere Entstehungsart als die geschilderte zu fordern. In der Tat konnte sie bei einem ähnlichen Bilde von Anfang bis zu Ende beobachtet werden. Dieses Blatt wurde hier wiedergegeben, weil es schon von 1912 stammt und daher eine leichter verständliche Erklärung trägt als die späteren Stücke. Eine solche Erklärung fehlt bei kaum einem der sehr zahlreichen Blätter, die Klotz im Laufe der Jahre angefertigt hat. Sie steht auf der Rückseite, oder, da er sehr gern auf Papier zeichnet, das in Briefbogenform geknickt ist, auf den drei übrigen Seiten eines solchen Bogens; der Anfang oder ein besonderer Titel oft auch auf der Bildseite, wie in dem vorliegenden Falle: „General v. Wölkern Exc. Orden, Ritter pp. Phantastische Zeichnungen nach dem Gewölk." Der Text lautet dann weiter:

„Ein Glas Bier". — ‚Der Septant'.
Die Madonna sieht aus einem Orden,
Der Karneval nach der Feierabendglocke,
Der Wintersmann vom hohen Norden,
steht über dem Hosenanzieher Herrn Korday:
Die Dame bewundert den Schlangenhund,
die auferstandene Schönheit beschattet:
zwei Karpfen sind da, mit dem Fragemund:
Wird denn in einer Heilanstalt auch begattet?
erschrocken siehet das Ganze darein,
für Dich ist es eben, du, ohne Ranzen,
an der Herbstwagendeichsel steht im Faß der Wein,
die Nase ist dabei, mit Zinken zum Tanzen.
das Wesentliche nur hinein in die Natur,
man schiebe am Herzen der Blase,
der Vierwindensack hilft auf die rechte Spur,
ist es nicht beim Wein, dann beim Bier im Glase.

W., 16. August 1912 Aug. Klotz von H.

Warum wetzen Herr Schied und Herr Grotz meinen Arm?

Hier ist noch eine Tendenz spürbar, die zufälligen Formen der Zeichnung in irgendeinen lockeren Zusammenhang zu bringen, wie es etwa Justinus Kerner mit seinen Klexographien machte. Der Vorgang dabei ist nicht viel anders, als

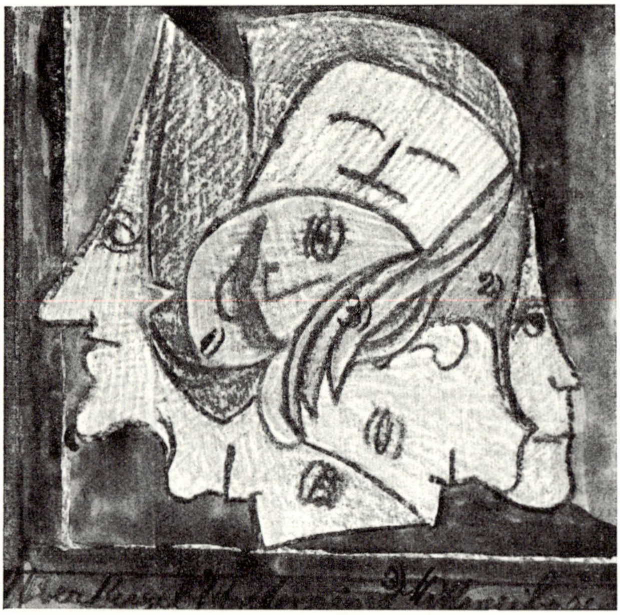

Fall 36. Abb. 103. 19×19
Sechs Gesichter (Bleistift und Aquarell).

wenn man sich vornimmt, von anderen gegebene Worte in einem Gedicht unterzubringen, oder ein Akrostichon oder sonst ein Verskunststück auszuführen. Wobei erfahrungsgemäß die äußere Virtuosität des Gelegenheitsdichters und Tafelredners am besten zum Ziel kommt. Klotz besitzt nun zweifellos solche Anlagen und besitzt vor allem Witz und drastischen Humor, wie sich bei einigen anderen Blättern noch zeigen wird. Dies Gedicht ist jedoch weitaus das klarste, das er produziert hat. Auch hat er sich sonst nicht mehr so nahe an das zugehörige Bild gehalten, sondern nach wenigen unterschriftartigen Worten alsbald frei assoziiert, wobei er natürlich dann gleich ins Uferlose gerät.

Von den sechs Gesichtern, die auf Abb. 103 zu einem dichten Gewirr verschlungen sind, tragen drei die Zahlen 1—3. Die Beischrift beginnt: „1) Oberkugel 2) Unterring 3) Mitteneibogen“. Ferner in anderer Richtung: „Die Conglomeratseele „Fichtdichsan“ dem Spitzwart: Reuchhaupt, Loisset, Flammer,“ usw. Und auf der dritten Seite dann die von Klotz so geliebten Wortungeheuer: „1) Halmdolchfischgradtropfeneiweiss; 2) Weidenfleischgansspringerbogendotter 3) Ameisengoldvogelschnabelzwickeglas: Sternhautbrenemabspinnennetzkorbgeflechteschtantlederfinnenteppichlaushautfett.“ — Ferner: „7000 Morkblätter einspinnen, daß er den Baum falle, wie ein Nachtwächter des Tages das Licht ausbläst = am Malvendocht der Häringsseele seilet sich der abgefallene Fischschwanz und Transportleuchtestiel in das Mutterat = den Mehlbürzel der Bierzellenkreide — — als er in den Wald stieg und zog am Ätherleinenwurzelfaserluftgewebe wie ein Moessmer an der Samenglocke, rammelte er als Affe in den Haarfedern des Mimosenfleisches Rührmichnichtan vom Boxhornapothekerstrich im Mädchenscheibenglas den Schädels Nasenherz, die Jagdstube ......" Die möglichen Beziehungen dieses zum Teil immerhin amüsanten Gallimathias zu dem Sechskopfblatte zu ergründen, sei dem Leser überlassen. Dies Bild, mit Aquarell, Kreide und Buntstift (vorwiegend blau-rot) stammt wie das folgende aus dem Jahre 1915.

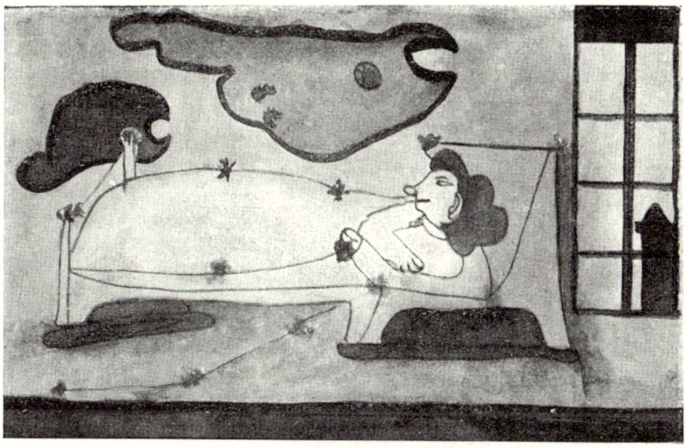

Fall 36. Abb. 104. 23×14
„Frau im Bett" (Aquarell).

Von den vorigen unterscheidet sich Abb. 104 dadurch, daß hier eine ansprechende dekorative Gesamtwirkung erzielt worden ist, die sogar etwas Bildmäßiges hat. Wahrscheinlich haben hier Wolkenbilder als Anregung gedient; das Fenster wird wohl zum Schluß hinzugefügt worden sein, als die Frau im Bett entstanden war. Man kann dem Stück einen gewissen fragilen Reiz nicht absprechen, der wohl vorwiegend in der spärlichen, aber irgendwie suggestiven

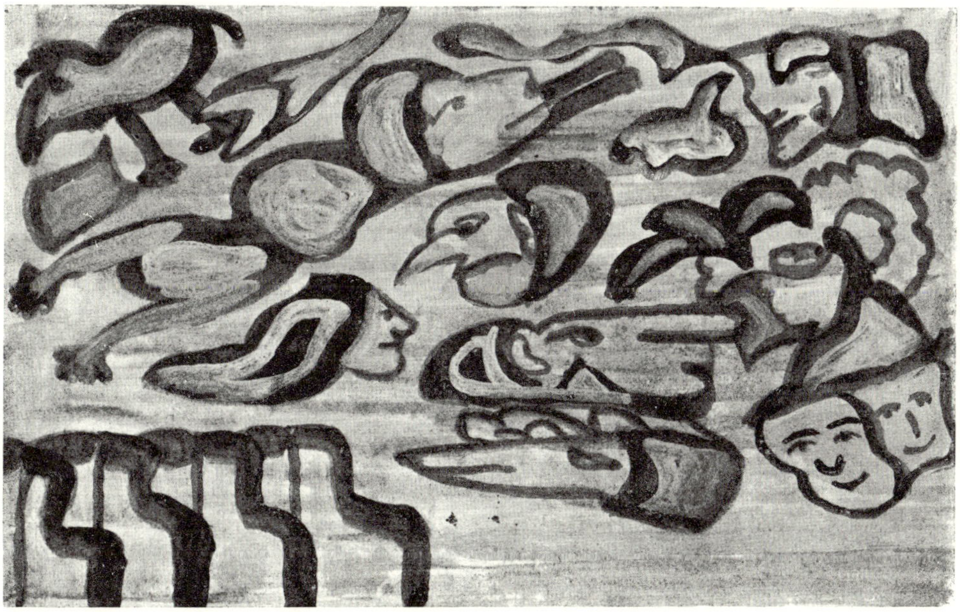

Fall 36. Abb. 105. „Kaminfegerschnee" (Aquarell). 16×11

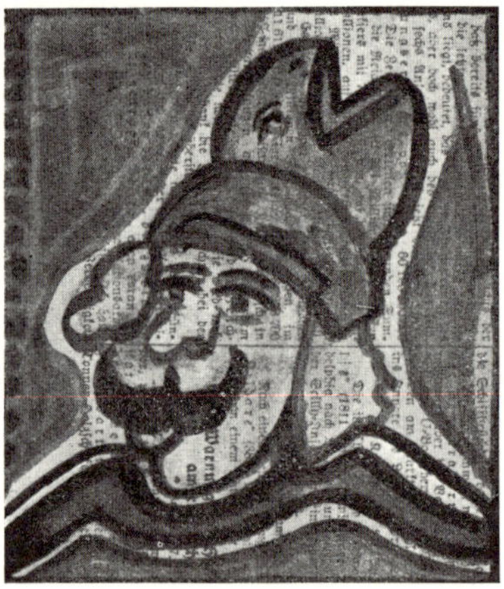

Fall 36. Abb. 106. 11×12
„Harnröhrenöffnungshelm"(Aquarell).

Verwendung langer, matter Linienzüge beruht, die durch grüne Tupfen auf hellblauem Grunde bizarr belebt werden. Die wolkenartigen Gebilde sind mattrot gehalten, der Grund gelbbraun. Die Unterschrift des Bildes beginnt so: „Der Taschenschaden ist Apostel: Du hättest die zwei Hüte zu Karpfenfallen unter dem Bette — der Wagner ist auch Bremser: aus Bremen? Probelant: Die führen die böse That gegen sich womit sie den Richter zum Blocken zwingen wollen in einem allgemeinen Doppelsprachensystem-Zeichen gar nicht aus ... Die Frau Sch. am Strick liegt da im Bette (— deshalb bist Du der Bräutigam —)" Später notierte er, was die Stimmen ihm offenbar während der Arbeit sagen: „Zuruf: Schererschensky ist es, der so etwas unterschreiben würden — Scheere auf dem Linolboden gegen oberen Abtritt M 7 — Alette — Valet: Kleinsaalwerth".

Ganz ungeformte Spielerei ist wieder Abb. 105 mit der echt schizophrenen Unterschrift: „Kaminfegerschnee im Frühling", in der zweimal Gegensätze vereinigt sind: schwarz-weiß und Winter-Frühling. Dagegen macht der auf Zeitungspapier mit Aquarell hingeworfene Kopf Abb. 106 wieder einen überraschend sicher geformten Eindruck. Damit aber das Groteske nicht fehle, heißt das Blatt: „Der Harnröhrenöffnungshelm". — Andere Blätter, wie Abb. 107, lassen kaum bestimmte Formen erkennen. Ein Kopf hier, ein Arm

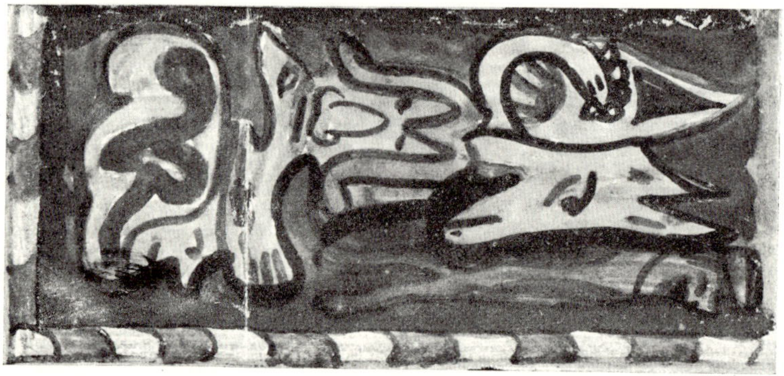

Fall 36. Abb. 107. „Fuchsschnecken" (Aquarell). 15×6

dort, ein Tierleib, alles vom Zufall gefügt und nur durch Beziehung auf den Rand und durch die Farbverteilung zu einem Gesamteindruck gebracht — das irrlichtert oft auf engem Raume. Selbst bei so aufgelöstem Formspiel aber muß man sich hüten, einfach als verantwortliche Stelle die Krankheit zu zitieren. Ein Blick auf die Wand des bekannten mykenischen Goldkästchens (Abb. 179) lehrt besser als Worte, daß auch freiestes Formenspiel im Dienste dekorativer Flächengestaltung noch nicht — schizophren genannt werden darf.

Aus der großen Zahl dieser fast immer originellen Bildchen ragen einige Blätter durch stärkere Pointierung heraus, bei denen man mit rein spielerischer Entstehung schwer auskommt, ohne daß doch eine rationale Komponente aufzustellen wäre, die solche Zuspitzung in karikaturistischer Richtung erklärte. Denn wir finden ja nicht eindeutige Pointen, sondern schizophrene, d. h. vieldeutig dunkle. Etwa auf der fast eleganten aquarellierten Zeichnung: „Keller, Wirtshaus, Salon, Stall in Einem. Cigarre weg!“ Abb. 108. So überraschend dieser Titel auch klingt, so läßt sich in diesem Falle doch zeigen, daß er sich eng an das anschaulich Gegebene hält. Der Keller wird offenbar durch die Bogenlinien links repräsentiert, die man wohl als Faßrand verstehen muß. Das „Wirtshaus“ mag in dem Gegenüber der zwei Profile liegen. Der Salon ist durch den stutzerhaften Mann gegeben, der Stall durch den Ochsenkopf rechts unten. Und das „Cigarre weg!“ bezieht sich auf den grotesken ganymedartigen Knaben, der auf dem Adler sitzend tatsächlich eine Zigarre aus der Hand fallen läßt. Daß der eine Flügel des Adlers zugleich die Haartolle des Gecken darstellt, wundert uns nicht mehr. Wir haben solche Doppeldeterminierungen als charakteristisch für schizophrene Vorstellungsweise wiederholt angetroffen. Das ganze Bild zeigt in selten drastischer Weise, was uns als Verdichtung, Verschmelzung, Kontamination aus der Sprachsphäre geläufig ist. Nicht weniger als vier Örtlichkeiten werden auf der Bildfläche vereinigt. Aber nicht wie auf alten Bildern, daß mehrere Örtlichkeiten nebeneinander dargestellt wären. Sie werden einfach symbolisch repräsentiert durch einen Bildteil, und damit muß der gleiche Bildraum für alle vier Orte gleichmäßig dienen und obendrein noch den Ganymed aus sich entlassen. Das klingt unglaublicher, als es bei genauerer Überlegung ist. Denn genetisch verhält es sich doch so, daß der Mann sicher nicht vorher überlegt: dies Blatt soll mir vier Orte repräsentieren. Sondern er zeichnet, wie immer, spielerisch „ins Blaue hinein“ und hört dabei Stimmen, die in ihrer Wirkung nicht prinzipiell anders zu werten sind, als jeder beliebige Einfall — sie drängen sich nur zwingender auf. Indem er nun, solchen „Ein-

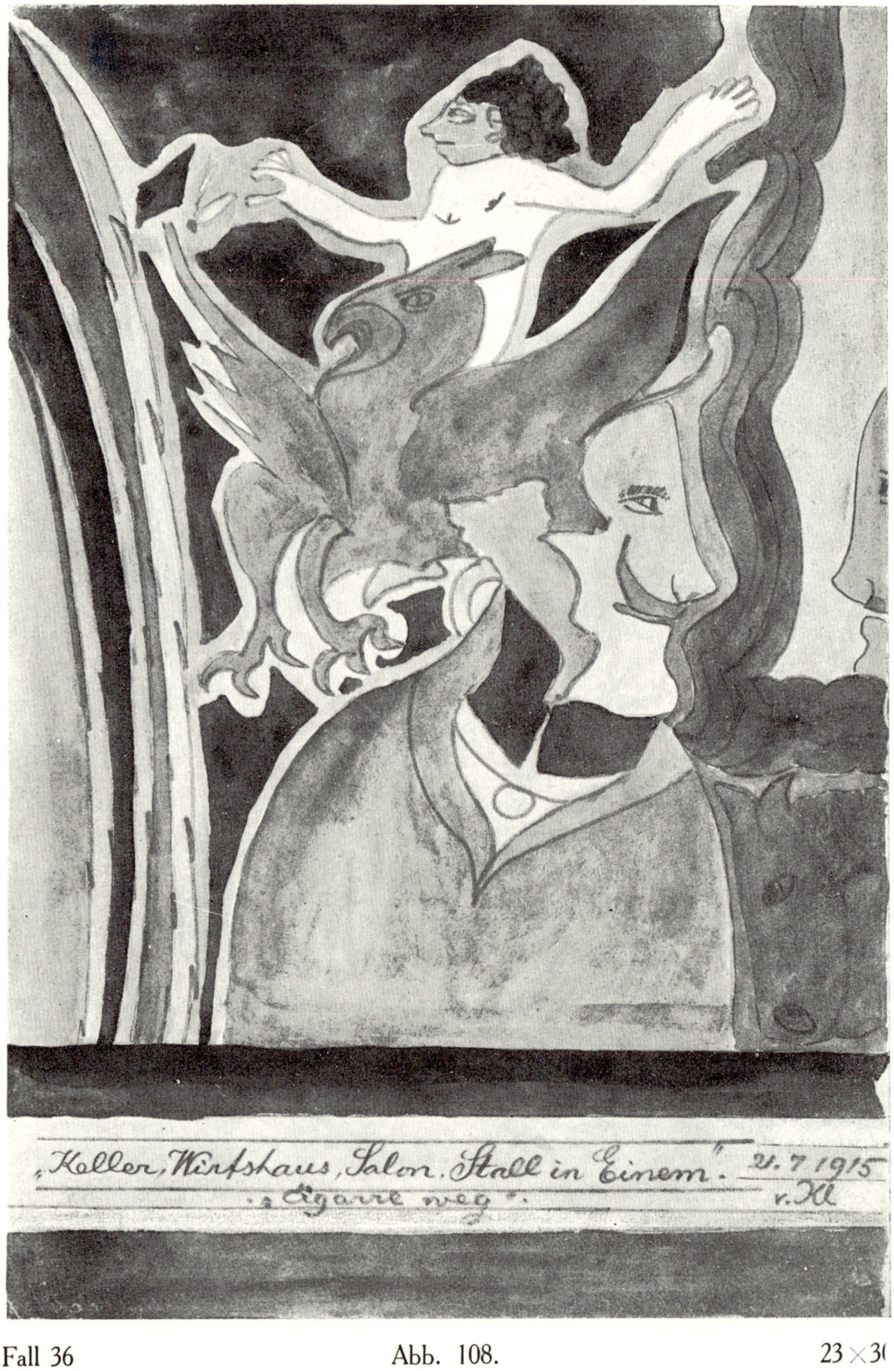

Fall 36 Abb. 108. 23×3(

„Keller, Wirtshaus, Salon Stall" (Bleistift und Aquarell)

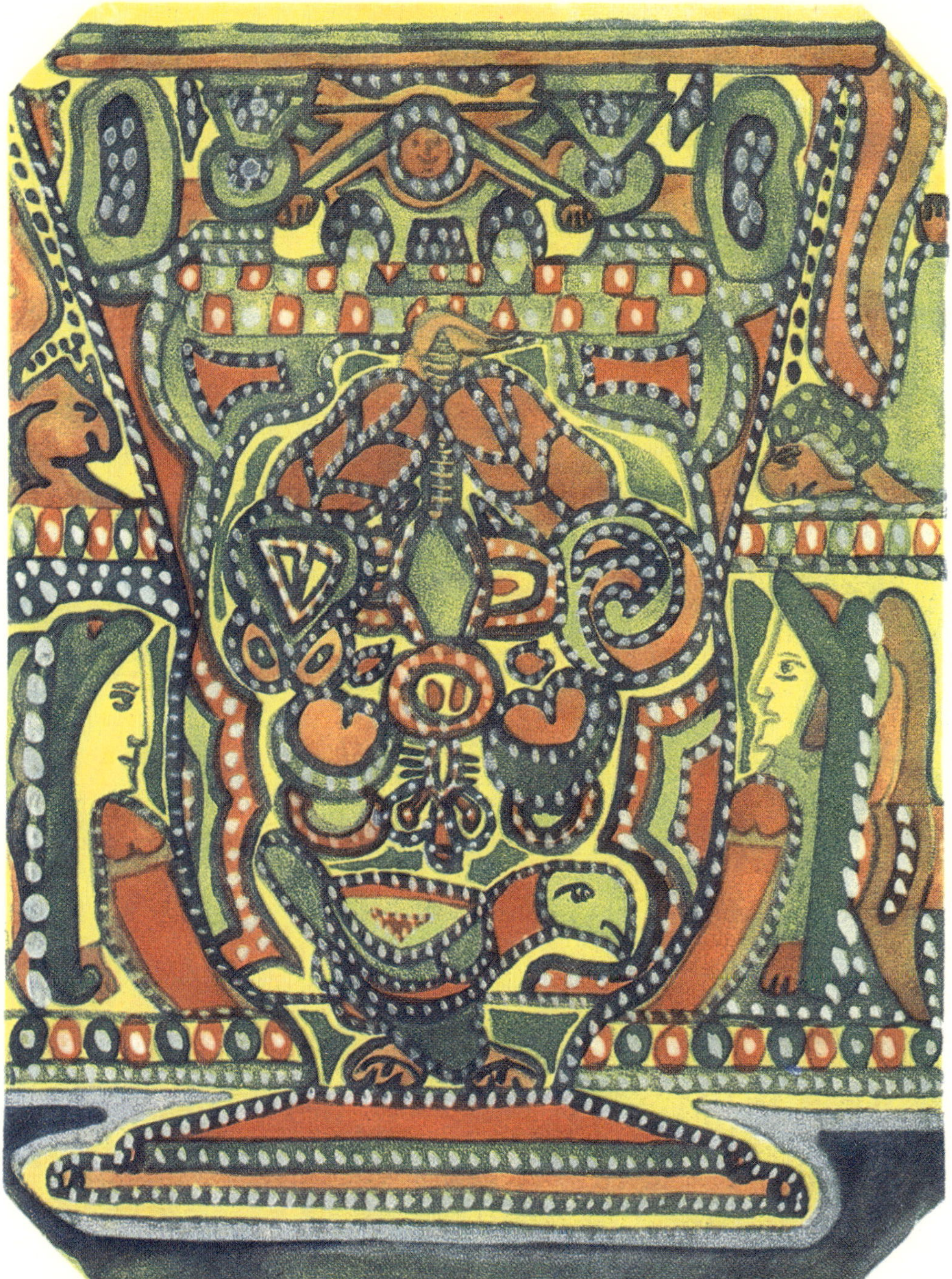

Fall 36. Abb. 109. Spielerisch-dekoratives Blatt (Aquarell). 26 × 34

fällen" verschiedener Art preisgegeben, die Formen prüft, die er mechanisch abzeichnend oder aus unbedachten Impulsen spielend mit dem Stift hingeworfen hat, klingen (bislang noch) anonyme Formteile mit Vorstellungen, Gefühlen und allem möglichen psychischen Material zusammen. Was dabei siegt, hängt gewiß von affektiven Faktoren und der seelischen Konstellation des Augenblickes ab. Vermutlich wird öfters ein Kampf zwischen einfachem Erinnerungsmaterial und halluziniertem Material entstehen, wie wir das aus Selbstschilderungen von Kranken (aber nicht in bezug auf Zeichnungen) wissen. Und dabei ist zu bedenken, daß der Inhalt der Halluzinationen ja ebenfalls vorhandenen seelischen Besitz verwertet. Können wir demnach den Strom der Einfälle materiell dem des Gesunden gleichsetzen, so muß das Spezifikum im Gestaltungsprozeß selbst liegen. Auch die Fähigkeit, spielerisch, ohne Zielvorstellung, zu zeichnen, enthält nicht die besondere Komponente. Vielmehr steckt sie zweifellos einmal in der Art, mit der jedem auch nur in einer Richtung zutreffenden Einfall volle Wirkungsfreiheit eingeräumt wird. Und dann in der Freude an vielfältigen Pointen, die sich nicht zu einer Hierarchie vereinigen lassen, sondern gegeneinander streiten und ständig jene Spannung vor Entscheidungen aufrechterhalten, in der noch alles möglich ist. Von diesen rein psychologischen Versuchen, in das schizophrene Weltbild einzudringen, ist an einer anderen Stelle noch ausführlicher zu handeln.

Wir gehen nun über zu einer ganz anderen Art von Bildern, in denen Klotz eine Strenge der Komposition zeigt, die man wohl kaum von ihm erwartet hätte. Große, nach allgemeinen Gestaltungsprinzipien aufgebaute Blätter, wie Abb. 109 hat er über zwanzig gemacht. Und wiederum müssen wir eine Abwandlung seiner ursprünglichen, ziellos spielerischen Gestaltungsweise feststellen, wenn wir gleich auch hier noch diese als vorherrschend betrachten. Denn eigentlich geschieht ja nichts anderes, als daß dem Zeichner der Reiz symmetrischer Anordnung um eine Mittelachse aufgeht. Und nun wiederholt er, was er sonst ganz frei phantasierend entwarf, immer rechts und links von dieser Achse. Es spricht für die Beweglichkeit des Mannes, daß er dabei nie pedantisch verfährt, sondern sich Ungleichheiten gewandt anpaßt, und auch Profilformen wie den Vogel unten ohne Mühe einzuordnen weiß. Dieser Vogel gehört zu den wenigen Objekten, die er häufig in gleicher Weise zeichnet, obwohl sie aus ganz verschiedenen formalen Situationen hervorwachsen. Daraus geht hervor — was für jeden Zeichner selbstverständlich ist —, daß ein gewisser Umkreis von Formen ihm so geläufig ist, daß er sich häufig in irgendeinen Zeichnungsablauf

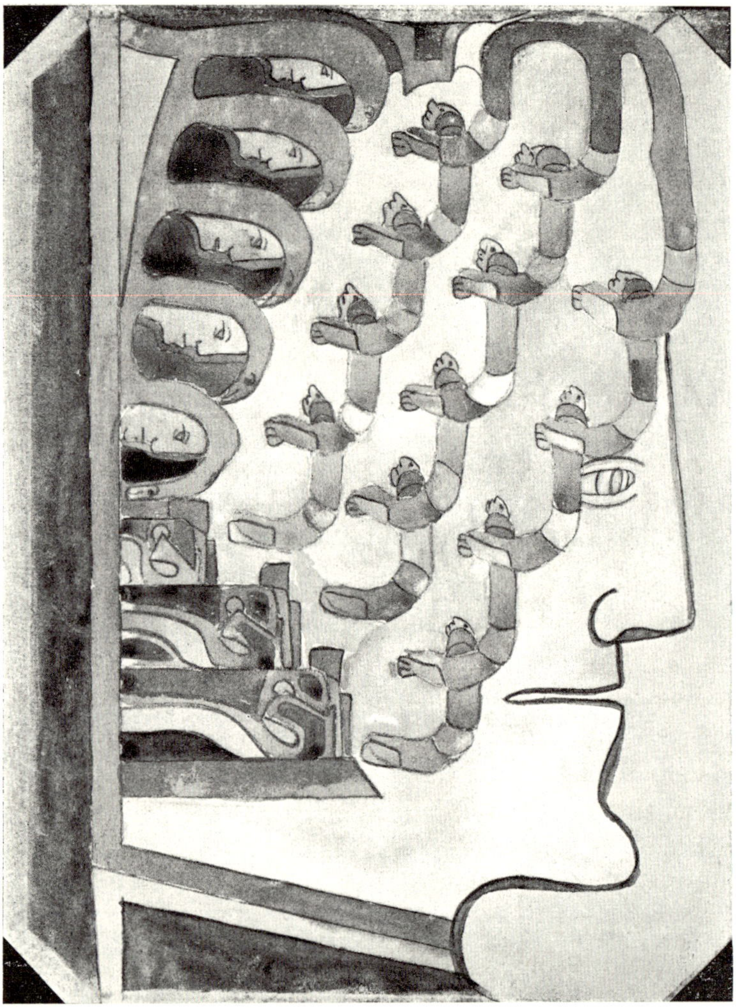

Fall 36. Abb. 110. „Wurmlöcher usw." (Aquarell). 25×33

hineindrängt. Dabei könnte man sich wohl vorstellen, daß, sobald der Vogel ihm einfällt, der vagabundierende Stift auch schon eine Kurve macht, in die Kopf, Schwanz oder Füße hineinpassen. Oben auf dem Bild bemerken wir übrigens beiderseits den Umriß jenes nierenförmigen Steines, von dem schon die Rede war (S.172). Die Punktmanier, zumal die weiße Punktkette auf farbigen Streifen, erinnert an manche Miniaturen aus Irland z. B. und kommt auch auf mykenischen Vasen vor. Die Beischrift auf der Rückseite hat denselben Charakter wie die sogleich wiederzugebende zu dem folgenden Bilde, Abb. 110.

Die Vereinigung aller bisher erwähnten Tendenzen müssen wir in diesem großen Kopfe mit den äußerst sonderbaren Bogenformen sehen. Als Gesamtbild nämlich ist er von einer monumentalen Feierlichkeit erfüllt, die, in solcher Schlichtheit zumal, ungewöhnlich ist. Wir danken sie wohl der an den streng dekorativen Blättern erworbenen Sicherheit. In den Bogen aber, die eine absurde Kombination aus Wurmleibern, Fingern mit Nägeln und Raupenköpfen sind und zugleich als Haare auftreten, haben wir die Verbindung mit dem spielerischen Verfahren des Anfangs. Nun aber wendet er auch auf dies Motiv das Prinzip der Reihung an, an dem er inzwischen Freude gefunden hat. Das Blatt stammt aus dem Jahre 1919. Seine Beischrift gibt Klotzens heutige Art frei zu assoziieren gut wieder und folgt im Auszug: „Wurmlöcher (Badegesichter) Wurmzüge (Klaviermusikstockzähne) Wurmbänder (Speichelbadeleben der Erzleiergallerie-Zinn-Zeitler-Spieglereien: ad Mutterzuckermond im Siebensalznasenwasser. Die Sehzunge ist in den Kopfmandeln der Unterleibhoden im Wechselzuckfünfer der Nasenspitze ad Sehsim-Kalender 1905 Jordon ad Biblia = Leib = Ja = Eselsbrücke = Heytrajekt = Stalenlöcherstecher = Kastanienholzgeistameisen = Kupferroth = Glasmilch = Lakmus = Lakaien = Kalium: Lamm — Ohr am Stein Aug am Herz = Scholle unter dem Brunsteiter = Krebs: Gottfels = Sohn = salzsule = Hymengeist = Dreiheit Ammoniak Salmiak Spiritus veris (Ameisengeistwurmdrehe) Igelfisch = Kaviarstaterlocher = im = Magennasenaftermaul„auge" = Politur = Polizze = Daumen = Damenschlafsilberhandel = ad M. 500 000 Y ad Eschrich Zimmermann. 27. März 1919 Fingerhackeldaumendamenniere = Frl. Schwarz (30) Y „Siehe dies an und unterstütze" (206) Untergesichts — Taster — Strontiam — Salat Dr."

Es bleibt noch übrig zu zeigen, wie weit Klotz, der unermüdlich seit Jahren eine Zeichnung nach der anderen entwirft und aquarelliert, mit seiner großen Übung sich in das Gebiet ernsthafter künstlerischer Gestaltung vorarbeitet. Die „Germania", Aquarell auf Zeitungspapier, Abb. 111, aus den letzten Jahren stammend, ist ein Beispiel dafür. Wiederum wimmelt die Fläche von verschieden gerichteten Köpfen, die wohl nach alter Gewohnheit aus zufälligen Liniengeweben ausgedeutet wurden. Aber die Gesamtform dieses Riesenkopfes in gelb-schwarzem Strahlenkranze, in der Schlichtheit der Konturen wie der Haltung an eine Athena gemahnend, verlangt als künstlerische Leistung von ansehnlicher Qualität gewertet zu werden und hält jeder Kritik stand.

Das „Ägyptische Krankenbett" Abb. 112 aber, rein als farbige Komposition

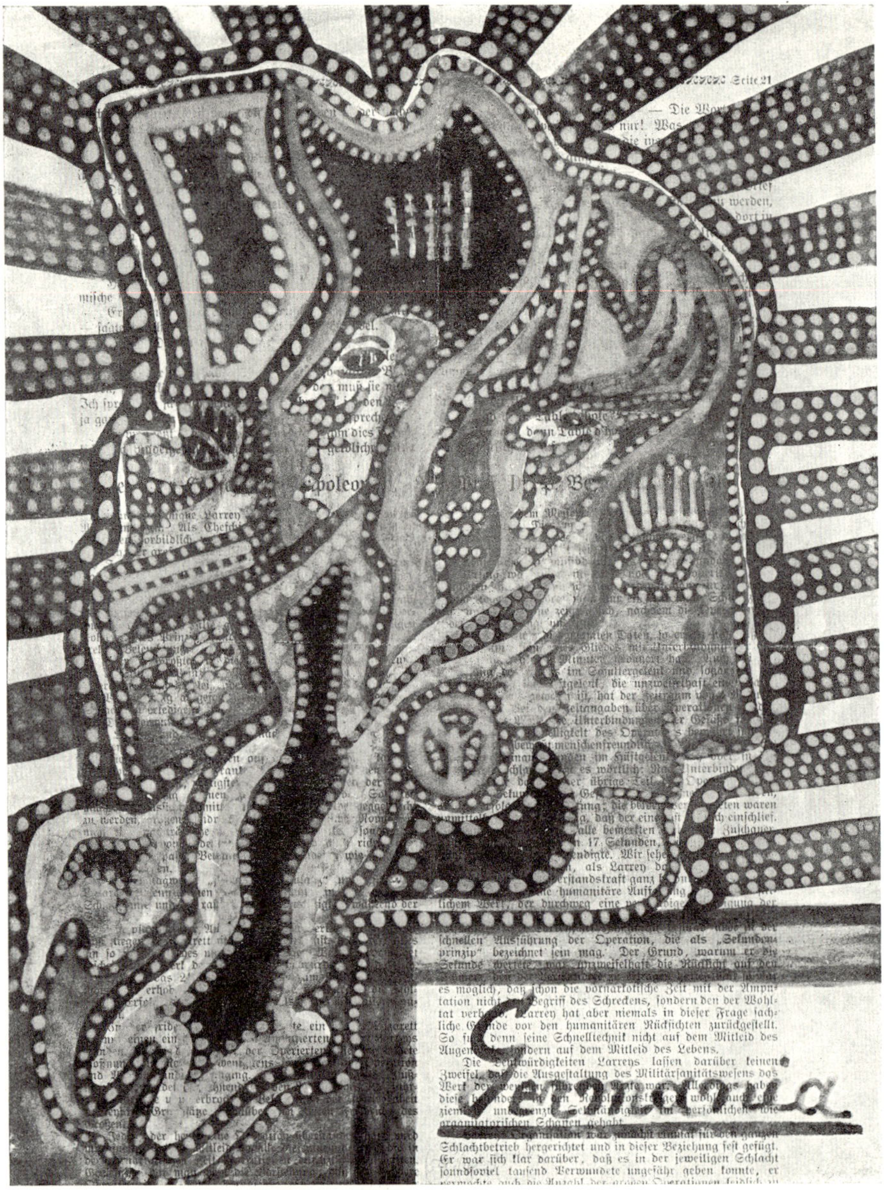

Fall 36. Abb. 111. „Germania" (Aquarell). 23×29

ein Akkord aus hellgrün und hellviolett von einem milden Zauber subtilster Art, gehört trotz wunderlicher Unstimmigkeiten in den Formelementen doch auch als szenisches Bild zu jenen wenigen Werken der Sammlung, vor denen man mit einer gewissen Erschütterung stehen bleibt. Die derben Ornamente

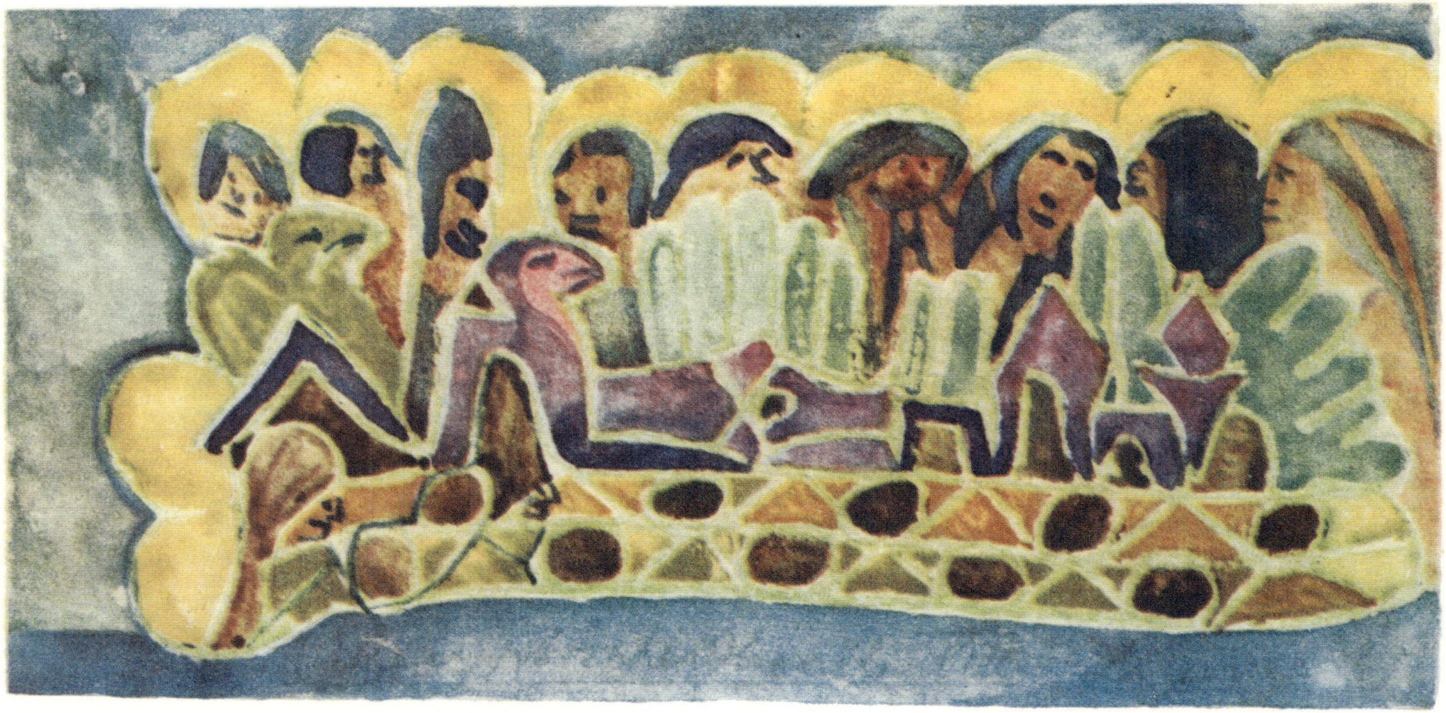

Fall 36. Abb. 112. Ägyptisches Krankenbett (Aquarell). Originalgröße

unten mögen sich immerhin mit einer starren Sinnlosigkeit als Kulisse aufbauen, wie wenn das Ganze eine dekorative Phantasie werden sollte. Der Sperberkopf des Gottes Osiris, den er wohl in einer Zeitschrift gefunden hat, mag zunächst etwa wie ein Majolikaaufsatz erscheinen, sein liegender Körper als ein zufälliges Gefüge der Farbflecke — die Wiederholung des Kopfes (links) gar wie ein unpassender Scherz; dennoch zwingt die Kopfreihe dahinter, auch nur derb angedeutet, aber gegen die kristallinische Farbenpracht vorn fast grob-realistisch wirkend, alles zu apostolischer Feierlichkeit zusammen. Manche dieser Köpfe, wie der dritte vorn rechts, aus dem etwas weich Ekstatisches zu sprechen scheint, erinnern etwa an Apostelköpfe von Emil Nolde. Daß der Umriß der hellen Fläche oben in seinen Kurven den Köpfen folgt und so eine Art Heiligenschein-Reihe suggeriert, erhöht die sakrale Grundstimmung.

So wenig man bei diesem Bilde von formal einheitlicher Gestaltung reden kann, so offen die „Fehler" zutage liegen — seine packende Wirkung, besonders auf Künstler sehr verschiedener Richtung, ist vielfach erprobt. Wenn man sich klar werden will, was denn eigentlich diese Wirkung hervorbringe, so ist zwar der ansprechende Farbenakkord gewiß zum Teil dafür verantwortlich zu machen. Aber darüber hinaus muß doch in der „Grundstimmung" der Szene, wie wir ganz allgemein sagen, noch eine faszinierende Komponente stecken. Irgendwie rührt gerade der Kontrast zwischen der farbigen Kristallwelt — in der unser Gefühlston für ägyptische Kultur wohl frei anklingt — und den dumpf bewegten Köpfen dahinter uns noch besonders auf. Mögen darin nun Zeitstimmungen zum Ausdruck kommen — mag Metaphysisches durchtönen — oder die schwebende Doppeldeutigkeit schizophrener Denkart uns fesseln, die Tatsache ist nicht zu bezweifeln. Wahrscheinlich wirken alle drei Komponenten zusammen.

Klotz repräsentiert uns, so können wir zusammenfassend sagen, den ungeübten Zeichner mit einiger Begabung und lebhafter Ansprechbarkeit der visuellen Sphäre, in dem spielerischer Betätigungsdrang durchaus vorherrscht. Er läßt sich grundsätzlich von Augenblicksimpulsen treiben, so daß seine Bilder, allgemein gesagt, die unbewußten Komponenten des bildnerischen Gestaltens in seltener Reinheit verkörpern. Dabei fanden wir eine deutliche Entwicklung vom einfachen chaotischen Wühlen in Einzelheiten bis zu bildmäßigen Schöpfungen von ansehnlicher Qualität — zugleich aber einen fortschreitenden Verfall seiner Persönlichkeit, soweit diese aus seinen schriftlichen Erläuterungen zu den Bildern zu erschließen ist. — Man kann seine Eigenart auch so formulieren: er schafft völlig passiv, als Zuschauer fast, und sucht nachträglich zu deuten, was da entstanden ist. Darin liegt, daß Klotz eine Art inspirierter Haltung einnimmt, ohne daß eigentlich ein Inspirationserlebnis erfolgt. So wenig Plan und Absicht bei ihm vorhanden ist, so könnte man doch auch sagen, er verhalte sich, als ob er in den Niederschlägen seiner Augenblicksimpulse Offenbarung erwartete. Er will nicht gestalten, was sich auch in Worte fassen ließe (wie etwa der Mystiker, von dem Abb. 78 stammt) oder was ihm überhaupt in irgendeinem Sinne als seelischer Besitz bewußt ist. Sondern Gestalten ist ihm nichts anderes als ein endloses, planloses, irgendwie erfreuendes Formendeutespiel, aus dem dann unversehens unter zahllosen nichtssagenden Schmierereien einige Bilder sich ernsthafter Kunst nähern.

3. Peter Moog

Peter Moog, 1871 geboren, wuchs in ärmlichen Verhältnissen in der Eifel auf. Der Vater, der 81jährig starb, soll nach Angabe der Mutter zeitweise geistesgestört gewesen sein, war aber anscheinend nicht in einer Anstalt. Ein Bruder hat sich zu Wohlstand und einiger Bildung emporgearbeitet. Andere Familiennachrichten fehlen. — Moog wird als gutmütiger, gescheiter Junge geschildert, schnell auffassend, mit gutem Gedächtnis, immer einer der besten Schüler. Er wurde Kellner, soll sehr flott gelebt und als lustiger rheinischer Bursche sich an Wein, Weib und Gesang reichlich ergötzt haben. Von diesen Erinnerungen zehrte er später noch lange. Es fehlte auch nicht an dem körperlichen Denkzeichen jener liederlichen Zeit in Gestalt einer Gonorrhöe mit Drüsenaffektion usw. Seine Militärdienstzeit machte er größtenteils als Bursche eines Majors durch. 1900 heiratete er als Oberkellner. Die Ehe war aber schlecht. Nach seinen Angaben hat die Frau alles vertrunken und ist 1907 an „Trunk- und Wassersucht" gestorben. Ein Kind lebt und ist gesund, zwei sind klein gestorben. In den Jahren 1902—1907 führte er eine eigene Wirtschaft, die dann in Konkurs geriet. Nachdem er nochmal einige Monate als Geschäftsführer eines größeren Hotels gearbeitet hatte, wobei wieder reichlich getrunken wurde, brach die Krankheit 1908 plötzlich an einem Tage mit einem „Nervenschlag" aus, der dann ärztlicherseits bald als „Nervenschock", bald als organischer Schlaganfall aufgefaßt wurde. Nach den sogleich näher zu beschreibenden Begleiterscheinungen war dies aber nichts anderes als ein schizophrenes Primärerlebnis, über dessen körperliche Grundlagen wir ja allerdings nichts wissen.

Moogs Persönlichkeit läßt sich aus diesen Daten in den Hauptzügen wohl erfassen: ein begabter, geistig beweglicher Mensch, der sich aus kleinen ländlichen Verhältnissen durch den Kellnerberuf vielerlei Kenntnisse und eine große Weltgewandtheit erworben hat. Sein rheinisches Temperament führt ihn zu einem etwas lockeren Leben, zu Alkoholismus und sexuellen Ausschweifungen, eine schlechte Ehe macht ihn vollends haltlos. Seine gesellige Neigung scheint immer auf einer stärkeren Begabung zu jenen Wortspielereien, schwungvollen Phrasen und zu jenem Bramarbasieren beruht zu haben, das den als „Original" beliebten Studentenwirt ausmacht. Aber dem lag von Kind an eine gewisse Neigung zum Gestalten zugrunde. Durch den Bruder ließ sich Moogs eigene Angabe bestätigen, daß er als Schüler viel Freude an Handfertigkeiten bewiesen habe. So hat er für den Unterricht in der Körperlehre Pyramiden, Kegel, Zylinder, Würfel u. dgl. sauber aus Holz geschnitzt und gern gezeichnet, besonders Häuser und Kirchen. Später will er als Soldat einmal eine Festung abgezeichnet haben. Auch Gedichte hat er öfters gemacht. So viel läßt sich aus seinen gesunden Tagen feststellen.

Der Ausbruch der Krankheit spielte sich nach Moogs eigenen Angaben so ab: er hatte wieder gekneipt — ein paar Flaschen Burgeff —, da fuhr es morgens beim Kontrollieren der Bücher auf einmal wie ein elektrischer Schlag in sein Gehirn, wie 100 000 elektrische Strahlen vom Himmel. Er ließ die Arme hängen und rief: „Ich bin ein Künstler, hurra, ich bin ein großer Dichter, ein großer Mann, habe eine halbe Million." Andauernd gingen Zuckungen durch den ganzen Körper.

Auf dem Wege zum Klosett sah er plötzlich vor seinem geistigen Auge die Büsten Schillers und Goethes und dachte, er werde nun auch so einer werden. Das Gehirn drehte sich wie eine Kaffeemühle. Er mußte aufspringen und rufen: „Es lebe der Hauptmann von Köpenick und Zeppelin!" (die beide damals gerade Tagesgespräch waren). Bei alledem war er immer ganz orientiert, eher besonnen. Ohne Hut rannte er nach Hause, wo ihm nachmittags zwei Ärzte Beruhigungspulver gaben. Er glaubte, das Zimmer sei eine Bühne und sah „seine eigenen Bücher und Gedichte" vor sich. Man wollte ihn in eine Anstalt bringen, er weigerte sich aber, weil er sich riesenstark fühlte. Seine Herztätigkeit war „furchtbar". Er meint Fieber gehabt und 10 Flaschen Mineralwasser getrunken zu haben. Gegen 2 Uhr nachts „vollzog sich langsam, bei vollem Bewußtsein, der Abschied vom Leben und der Gang zum Schafott mit all seinen seelischen und körperlichen Qualen"; er hörte das Sterbeglöcklein läuten. „Mit der Tagessonne fühlte er seinen Humor wieder steigen." Er hatte sich nachts „reif für das Irrenhaus" gefühlt, aber nun waren Körper, Gedankenwelt, Aussprache, Tun und Handeln wieder vollständig in seiner Gewalt, als er früh in seine Heimat fuhr — um nach einer unheimlichen Nacht wieder in die Stadt zurückzukehren. Auf der Fahrt war alles befremdlich. Er bekam ein ganz besonderes Billett, das 30 Pfennige mehr kostete. Die Schaffner klopften eigentümlich mit ihren Zangen auf, das bedeutete: „da kommt ein Geisteskranker oder ein Verbrecher". Bei dem Wirt, mit dessen Tochter er sich damals (schon vorher) verloben wollte, trank er viel, fing aber nicht von der Verlobung zu sprechen an, da er merkte, daß man sich gegen ihn ablehnend verhielt. — Er verlor seine Stellung, war aber durch dies Erlebnis „zum Dichter geschlagen", es war „so eine obere Mystik" über ihn gekommen und er schrieb nun aus dem Stegreif ohne Mühe die schönsten Sachen.

In den folgenden Wochen trieb er sich in den verschiedensten Städten umher. Seine Schilderungen dieser Zeit widersprechen sich und stimmen in den Daten nicht. Vermutlich verlegt er einzelne frühere Erlebnisse in diese akute Phase seiner Krankheit. Jedenfalls scheint er den Ort aufgesucht zu haben, in dem er mit seiner Wirtschaft Bankrott gemacht hatte, und seinen Nachfolger belästigt zu haben — und zugleich nach einem Streit mit „Hausfriedensbruch" aus seiner Schlafstelle hinausgeworfen worden zu sein. Dann wollte er angeblich literarische und humoristische Vorträge halten, mietete viermal einen Saal, der ihm dann im letzten Augenblick verweigert wurde usw. (dies ist nicht bestätigt und kann konfabuliert sein). Als er alles Geld durchgebracht hatte, zog er sich zu seiner Mutter in die Heimat zurück. Es war eine große Änderung mit ihm vorgegangen, innerlich und äußerlich, geistig und körperlich. Er wollte Schriftsteller werden und zur Veröffentlichung seiner Werke, von denen angeblich vier Bände fertig dalagen, eine eigene Druckerei und Buchhandlung einrichten. Damit sollte dann eine Kunsthandlung verbunden werden. Einen Grundstock von alten Kunstgegenständen hatte er angeblich schon vor zwei Jahren gekauft, aber bei einem Händler versetzt. Nach Streitigkeiten mit seinen Angehörigen, die schließlich zu nächtlichen Raufereien führten, wurde er 6 Wochen nach jenem „Nervenschlag" in die Anstalt eingeliefert.

Sein Verhalten entsprach dem, was wir als „flotte Manie" bezeichnen: er fühlte sich außerordentlich wohl, freute sich, zur Erholung in eine so angenehme Umgebung geraten zu sein, fand das Essen vorzüglich, machte fortwährend Witze und Wortspiele, wollte ein Versöhnungsfest mit der Familie feiern, der ganzen Welt verzeihen usw. Dabei machte er Andeutungen über seine Abstammung, prahlte mit seinem Reichtum — er habe Altertümer im Wert von einer Million, ein

Hotel, eine Burg. Sein Betätigungsdrang richtete sich vorwiegend auf ein Kunstmuseum, das er in seiner früheren Wirtschaft einrichten wollte. Die Einrichtung sei schon bestellt, 2—3 Bilder werde er selbst täglich dafür malen. Der Madonna seines Heimatortes stiftet er einen Purpurmantel und ein goldenes Szepter nach eigenem Entwurf. Nebenbei konstruierte er ein lenkbares Luftschiff aus Aluminium und Marienglas für 3600 Personen. Sein Vermögen steigerte sich bald auf unsinnige Beträge: „hunderte von Milliarden, hundert Hotels, ebensoviele Schlösser und Burgen, Tabakplantagen, Hochwald und -wild, Obstwälder — ein Herz voller Liebe — eine Königskrone! Hermelinbekränzt! Brockatgeschmückt! Ein aufgehendes Morgenrot, Meiner Göttin, gez. Friedrich von Schiller." — Damit kommen wir zu Moogs schriftlichen Äußerungen. Feierliche Send- und Bittschreiben an die Anstaltsdirektion, den Bürgermeister des Heimatortes, an „Carmen Sylva, Kronprinzessin von Griechenland", und vor allem an eine Phantasiebraut Amalie von Pisack (von dem volkstümlichen „pisacken" = necken, ärgern, quälen abgeleitet), deren Adresse einmal lautet: „Himmelreich, Paradiesstraße Nr. 500, bei den Englein in der Zuckerdose." Die Unterschrift meist: „Schiller". Einige Stilproben in Vers und Prosa mögen die äußerliche Gewandtheit zeigen, die über hohle Stellen hinweggleitet, Entgleisungen halb verdeckt, oft aber einen gewissen literarischen Anstrich erzielt.

„Doch stille, stille schleichen die Schatten an meinen Augen vorbei und malen mit ihren Fittichen liebe schöne Bilderbogen auf die Wolken des Himmels, auf das blaue Firmament. Wenn dann gelegentlich die Muse kommt und ein brütendes Menschenkind aufrappelt, dann zupft auch schon so ein kleiner Kobold mich an beiden Ohren. Ich schlief — ich träumte vom Himmel — vom Glück — vom Siegeszug der Liebe!"

„Das schönste Schloß im deutschen Reich,
Ich bring es meiner Liebe dar,
Der Lilie diesen Palmenzweig,
Und was mein Land noch sonst gebar,
Forellen blau, im Enten-Teich.
Der Fürstin einen Zollern-Aar,
Auch treuste Liebe bis zum Tod
Mein Morgenstern, mein Abendroth.

Friedr. von Schiller."

Gegenüberstellung von grobsinnlicher und idealer Liebe, ein recht lüsternes Schwärmen von Jungfrauen, ist häufig:

„Wo immer dann die lichten Zwiegestalten,
In Ruhm gebahrt, die zarten Hände falten,
Da flieht der Wüstling, wird ihm nichts ergänzt —
Urkundlich fehlt ihm dort das höchste, schönste Recht —
Was ihm ein zottig Weib oftmals kredenzt —
Am Freudentisch genießt's manch' loser Specht . . .
Ein Heiligtum sei jene schönste Welt,
Ein Lorbeerhain! Ein Ruhm! Ein Sternenzelt!

Grace et Gloire, wer immer sich vergißt
Mit Liebe nur und Liebesgleichen mißt,
Dem wird der Himmel hier auf Erden blüh'n
Ein Kampf um's Paradies muß Männerschultern zwingen,
Es soll am Herd die Sonnenblume glüh'n
Die Anmut fleht, schier betend soll er ringen,
Um jene Freuden — sittsam — reich — gepaart,
Wo blüht das Glück! Wo Liebe aufgebahrt!"

„Wilde Rosen sind schön, lassen aber leicht die Blätter fallen, haben lose Blüthenstiele, duften nicht, werden von vielen gepflückt und dann bei Seite geworfen. Achtlos — bis ein Sturm sie zerdrückt, zerpflückt, — vollends — Schade! — Deshalb Cultur — Kunst — sie veredelt, bringt erst den Duft, mit der vollen Götterknospe, die jeder unberufenen Menschenhand sich verschließt, und lieber im Sturm zerfliegt, oder vom Zeus sich vernichten läßt, und zum Himmel schreit, um Hülfe, eh' sie sich — ergibt!" — „Ich ahnte Stürme, und kam Dir zu Hülfe. So ein Kerl, wie ich, hat Erfahrung. Ich habe schon öfter wie einmal am Bettchen einer schönen holden Jungfrau gewacht, ohne zu disponiren. Eine Heilige Stätte ist mir immer heilig gewesen. Das kann ich mit gutem Gewissen sagen." „Hören Sie nicht die Harmonie meiner Seele und meines Geistes. Ich stehe im Begriff Großes und Schönes aufzubauen, zum Ruhme der Menschheit, zum Triumphe des deutschen Volkes,
die Palme meiner selbst,
dem deutschen Weibe sei der Lorbeer,
der Jungfrau die Myrthe,
dem Jüngling die Freiheit,
dem Manne das Eichblatt,
dem Alter die Krone,
dem Tod und dem Grabe der Sieg
in der Auferstehung. Spott dem Feigling.
„Es lebe das jüngste Gericht!".

Alle diese Schriftstücke haben, auch in der flüchtigen, ungleichen Schrift und ihrer Anordnung auf dem Blatt, manischen Charakter. Dementsprechend wurde in der ersten Anstalt auch die Diagnose gestellt. Mancher Passus mit dem gewissen Kriegervereins-Pathos könnte geradezu als ein Musterbeispiel manischer Ausdrucksweise gelten. Z. B. an die Anstaltsärzte: „Es hat mich gefreut so viel ausgezeichnete Herrn, soviel Liebenswürdigkeit, Opositionsgefühl, stahlharte, kernfeste Männer, kennen und schätzen zu lernen. Es sollte mich sehr freuen, mich demnächst, als Einer der Ihrigen, aufzunehmen, in einem gewissen Sinne, soweit es Herkunft und Bildung zuläßt. Sie werden in mir nur den liebenswürdigen, allzeit zuvorkommenden Gesellschafter finden, dem es auf eine gehörige Dosis Humor und Künstlerpech und Spott und Draht, nicht ankommt."

Seinem Heimatort stiftet er feierlich 12 Exemplare seiner gesammelten Werke, nachdem er im Interesse der „Wohlfahrt des Landes" und „seiner lieben Landsleute" auf eine gerichtliche Verfolgung seiner Geschwister wegen ihres Benehmens gegen ihn verzichtet hat. — Die Unternehmungslust und euphorische Stimmung hielt jedoch nicht lange einheitlich an. Bald setzten Zeiten der Gereiztheit und gedrückter Stimmung ein. Man fand ihn öfters in Tränen, er beklagte sich über nächtliche Quälereien. Dann wieder lobte er die nächtlichen Besuche von „Geistern, Genien und Grazien, die ihm das Genie des Drama's verheißen", fühlte sich „rein elektrisch von dichterischer Begabung und Schaffenskraft durchströmt" oder es wurden „wie durch Explosionen wunderbare Gedanken und Dichtungen in seinem Kopfe frei".

Die Abgrenzung einer akuten Krankheitsphase bei Moog ist nicht möglich. Er arbeitete schon in den ersten Jahren zeitweise im Hause und im Garten ganz friedlich, zu derselben Zeit, in der er als „Dichterfürst" so viel Papier beschrieb, als ihm zugänglich war. Die reizbare Grundstimmung nahm im Laufe der Jahre zu. Er neigt zu unvermittelten Wutausbrüchen gegen Mitkranke, Pfleger und Ärzte. Nur die Gegenwart von Frauen erzeugt sogleich gute Stimmung, ja schwärmerische und etwas alberne Verzückung bei ihm. Über die Rolle halluzinatorischer Erlebnisse ist gegenwärtig nichts Sicheres von ihm zu erfahren. Doch berichtet die Krankengeschichte gelegentlich, er verlobe sich alle paar Tage neu, spreche eifrig mit seiner Phantasiebraut und höre sie sprechen. Dann zeigen sich wieder einmal Züge von Größenwahn: er nennt sich Rittergutsbesitzer und will einen seiner Beamten telegraphisch befördern: jeder Spatenstich von ihm sei eine Million wert. Oder er fühlt sich verfolgt: ein die Anstalt inspizierender Herr hat ihm Fußangeln gelegt. In einer Periode ruhiger Arbeitsamkeit gerät er plötzlich in manische Erregung, verkündet in einem Wirtshaus, wo er sich in Abwesenheit des Wirtes so viel Bier abzapft, wie er hinunterzuschlucken vermag, jetzt komme der schönste Augenblick seines Lebens; telegraphiert und schreibt nach allen Richtungen unsinnige Nachrichten. — Eines Tages sammelt er Glasstücke und Steine im Garten und berechnet den Wert dieser „Kleinodien" auf Millionen. Ein Metallstückchen ernennt er zur Reliquie, die ihn vor Tod und Verderben schützt. Während mehrerer Jahre hat er trotz solcher verschrobener und illusionistischer Handlungen als Büroschreiber der Anstalt wertvolle Dienste geleistet, bis sein reizbarer Eigensinn und seine Wahnvorstellungen ihn wieder an die Abteilung fesselten.

Heute ist Moog hauptsächlich mit Hausarbeit beschäftigt, die ihm Zeit genug läßt, Messen zu dichten und Bilder zu malen. Er ist ein untersetzter, etwas abgemagerter Mann, mit großem Kopf, spärlichem dunklen Haar, etwas stechenden, mißtrauischen dunklen Augen. Mit vorsichtig-schleichenden Schritten bewegt er sich nur zögernd, wenn ein Besucher kommt, verneigt sich sehr devot und spricht in salbungsvollem Tone in gesucht höflicher, süßlicher Weise, wobei er gern die Augen senkt. Öfters spielt ein flüchtiges, überlegenes Lächeln um seine Mundwinkel, als beziehe er sich auf geheimes Wissen. An den Hauptstellen spricht er in dozierendem oder predigendem Ton und macht dann auch einige weiter ausladende Gebärden. Auch nachdem er im Gespräch etwas freier und natürlicher geworden ist, läßt er immer wieder seine höhere Berufung durchblicken. Seine sprachliche Ausdrucksweise ist sehr gewandt und enthält wenig Verschrobenheiten.

Suchen wir uns nun zu vergegenwärtigen, welche Vorbedingungen zu bildnerischer Betätigung bei Moog gegeben waren, so läßt sich mit einiger Sicherheit dies sagen: er zeigte schon als begabter Junge in der Schulzeit eine ausgesprochene Neigung sich formend zu betätigen. Neben Gebäuden, die er (nach eigener Angabe) aus Kalendern abzeichnete, zogen ihn stereometrische Elementarformen an, die er für den Unterricht schnitzte. Später, bis zum Jahre 1912, scheint er sich nur in seltenen Ausnahmefällen im Zeichnen versucht zu haben. Dagegen hat er offenbar sehr gern Bilder betrachtet, zumal in den Kölner Kirchen und im Museum; wenigstens betont er dies jetzt. Und von seiner Vorliebe für Antiquitäten war im Beginn seiner Krankheit viel die Rede. Aus alledem geht hervor, daß er ungewöhnlich lebhaft auf anschaulich Gestaltetes anspricht und sich von jeher betrachtend und gelegentlich auch ausübend darum bemüht hat. Zu diesen Anlagen in der anschaulichen Sphäre gesellt sich aber bei ihm der sprachliche Gestaltungsdrang. Und hier überwiegt über Abbilde- und Ordnungstendenzen Neigung zu Spiel, Symbolik und Metapher, während im Versbau sich eine gewisse Gewandtheit und Vielseitigkeit im Rhythmischen, also auch auf Ordnung abzielende Bestrebungen, kundtun. Wenn man will, kann man in der Neigung zu blumenreicher Sprache auch das Wuchern einer Schmucktendenz finden.

Im Jahre 1912 nun zeichnete er zunächst einige Ansichtskarten ab, von denen sich leider keine mehr auffinden ließ. Dagegen ist etwa aus jener Zeit ein brauner Karton vorhanden, auf dem er, ebenfalls nach einer Postkarte, ein villenartiges Gebäude unter Bäumen mit Buntstiften und Wasserfarben dargestellt hat. Das Bild zeigt wohl, daß relativ klare Formvorstellungen und einige Erfahrung in der Wiedergabe von Formdetail vorhanden war. Aber es verzichtet durchaus auf Perspektive und Raumdarstellung, was den geübten Zeichner sogleich verraten würde. Er hat schon seine ersten Arbeiten als „pompöse Gemälde“ von Millionenwert gepriesen. Kurzum, er ging an die Malerei im Vollgefühl, daß er, der große Dichter, auch ein ganz anderer Maler sei, wenn er sich nur die Mühe nähme, das, was in ihm lebte, in Bildwerke umzusetzen.

Und nun stehen wir vor der höchst überraschenden Wendung: dieser süßliche Frauenschwärmer, lebemännische Kellner und derb-originelle Studentenwirt fühlt sich berufen zum Heiligenmaler! Der genaue Zeitpunkt für diese Wandlung ist nicht aufzufinden. In seinem Benehmen hat man auffallende Veränderungen nicht bemerkt. Wir können daher nur nachträgliche Äußerungen Moogs aus dem Jahre 1920 beibringen zur Erklärung der Tatsache, daß er, mit Ausnahme des eben erwähnten Stückes, nur Heiligenbilder feierlichster Art gemalt hat. Er behauptet, er habe vor zwei Jahren ein Gelübde getan, nicht zu rauchen, nicht zu trinken und wie ein Mönch zu leben. In der Tat stammen seine Bilder wahrscheinlich alle aus dieser Zeit. Wir müssen die Erörterung der seelischen Zusammenhänge an den Schluß stellen, da wir bei der Betrachtung der Bilder einige wichtige Aufklärungen erhalten werden.

Von den abgebildeten Werken sind das „Abendmahl", „Das jüngste Gericht" und die „Zerstörung Jerusalems" früher, nämlich von 1918, die drei übrigen von 1920. Am klarsten im Aufbau und am verständlichsten in den Motiven ist das Abendmahl (Abb. 113). Auf dem Altartisch in der Mitte thront die riesige Madonna, den Kruzifixus samt Kreuz quer auf dem Schoß haltend. Vor dem Altar der kleine, christusähnliche Priester mit Bart und Heiligenschein, mit dem Kelch in der Hand. Vorn knieen Gläubige. So türmt sich streng in der Mittelachse ein Motiv auf das andere, jedes möglichst vollständig flächenhaft ausgebreitet, so daß Überschneidungen auf ein Mindestmaß beschränkt werden. Die Leuchter zu beiden Seiten des Altars stehen in der Luft. Ihre dekorative Aufgabe im Bildganzen ist wichtiger, als die Sorge um eine reale Stütze für sie. Links unten der große Engel mit dem Schwert hält Wache, daß sich kein Unwürdiger herandrängt. „Am linken Rand in der Mitte ist die heilige Familie auf der Flucht nach Ägypten dargestellt, Joseph und Jesus tragen Rucksäcke". Gegenüber rechts: „der Abschied nehmende Tobias wird von seinem Vater gesegnet. Tobias trägt einen Ranzen, auf dem er einen Stiefel festgeschnallt hat. Daneben steht der ihn begleitende Engel." Die im Segnen noch demütige Gebärde des Vaters gehört zum Feinsten, was Moog gelungen ist. Oben sind einander gegenübergestellt der gute Hirte und der Pelikan, der seine Jungen mit seinem Blut säugt. Diese anscheinend ganz originelle, von namhaften katholischen Mystikern rückhaltlos bewunderte Gegenüberstellung, und der nicht minder originelle Aufbau der Pelikangruppe sind inhaltlich die merkwürdigsten Bildteile. Während nämlich die Wanderung nach Ägypten und die fast ebenso geläufige Wanderung des Tobias eine solche Parallelisierung nahelegen und tatsächlich öfters gemeinsam vorkommen, gilt der gute Hirte in der Tradition meist als krönende Einzelgruppe, oder aber er ist einer anderen Erscheinungsform Christi zugeordnet, angeblich jedoch nie dem Pelikan. Wenn diese tief sinnvolle Kombination wirklich Moogs Eigentum ist, so muß man darin einen echt schöpferischen Zug anerkennen. Denn diese Wahl ist nicht nur sinnvoll, sondern fast geistreich und zeigt einen hohen Grad von Freiheit im Schalten mit kirchlichen Symbolen an: der gute Hirte, der sich jedem Lamm völlig widmet — und der Pelikan, der die Seinen mit Herzblut säugt.

Der Aufbau der Pelikangruppe aber zeugt wieder von jener traumhaften Sicherheit, mit der Ungeübte, Unverdorbene, Lösungen großen Stils zu finden vermögen. Mittelachse und Diagonalen des Rechtecks tragen allein die Körper- und Flügelachsen. Die obere Hälfte gehört dem Muttertier mit herabgebogenem Kopf und hochgeschlagenen Flügeln. Von unten strecken die drei Jungen ihre langen, spitzen, rüsselartigen Schnäbel mit gieriger Bedächtigkeit nach der Brust. Die glüht in roten Tupfen wie ein Rosenbeet aus der stahlblauen Umgebung heraus. Alles ist knitterig, unsicher, ohne bestimmte Formvorstellung gezeichnet. Und dennoch dieses Mystisch-Erhabene in der Gesamtwirkung, etwas, das man in alten lateinischen Hymnen am ehesten wiederzufinden vermeint. Moog behauptete einmal, die Pelikanidee habe er, solange er denken könne; sie werde wohl auf ein Symbol in seiner Heimatkirche zurückgehen — aber, er wisse doch nichts davon, daß dort eine derartige Darstellung vorhanden sei — vielleicht gehe sie auch auf eine Vision zurück. Sie meine zugleich die Dreieinigkeit. — „Alle Ideen wurzeln ja in der Kindheit.“ Die Kirche seiner Heimat ist neu, daher in den Kunstdenkmälern nicht verzeichnet, direkte Nachricht war nicht zu erhalten, da sie jetzt belgisch ist.

Im übrigen fesselt das Gewand der Madonna die Aufmerksamkeit noch besonders. Es setzt sich zusammen aus lauter schmalen, sehr bunten Streifen, die in loser Anlehnung an Körperformen geführt, aber jeder ganz für sich mit eigenem Ornamentmuster geschmückt werden. Und aus dieser spielerischen Buntheit, in der niemand ein Gesetz wird finden können, erhebt sich das Ganze zu fast monumentaler Wirkung. Die Gesamtordnung folgt, rein formal gesehen, am meisten Teppichprinzipien. Das ganze Blatt ist völlig übersponnen mit Formteilen. Jeder leere Raum, den die Hauptszenen nicht bedecken, wird mit geometrischen Mustern ausgefüllt, die sich jedoch vielfach zu stereometrischen Körpern zusammenschließen, besonders Türmchen von allen Ausmaßen darstellend, oder kristallinische Formen. Da kehrt nun auf einmal die Liebhaberei des Knaben wieder, der beim Viehhüten solche Körper schnitzte. — So löst sich die ganze Fremdartigkeit, die dem Blatt auf den ersten Blick eigen ist, in lauter verständliche und sogar sehr verständige Einzelheiten auf. Und die Teppichbuntheit belebt sich, wenn man die Teile kennt, zu einem zwar vielfältig verschlungenen, aber doch keineswegs sinnlosen, ja in vieler Hinsicht durchaus als Geformtes ansprechenden — Bildwerk oder Kunstwerk? Von diesem Problem später.

Zu dem „Jüngsten Gericht“ (Abb. 114) hat Moog ausführliche Erklärungen gegeben, die hier im Auszug wiedergegeben werden sollen: „In der Mitte über dem Kruzifix kommt Christus mit der Wage vom Himmel herunter, in großer

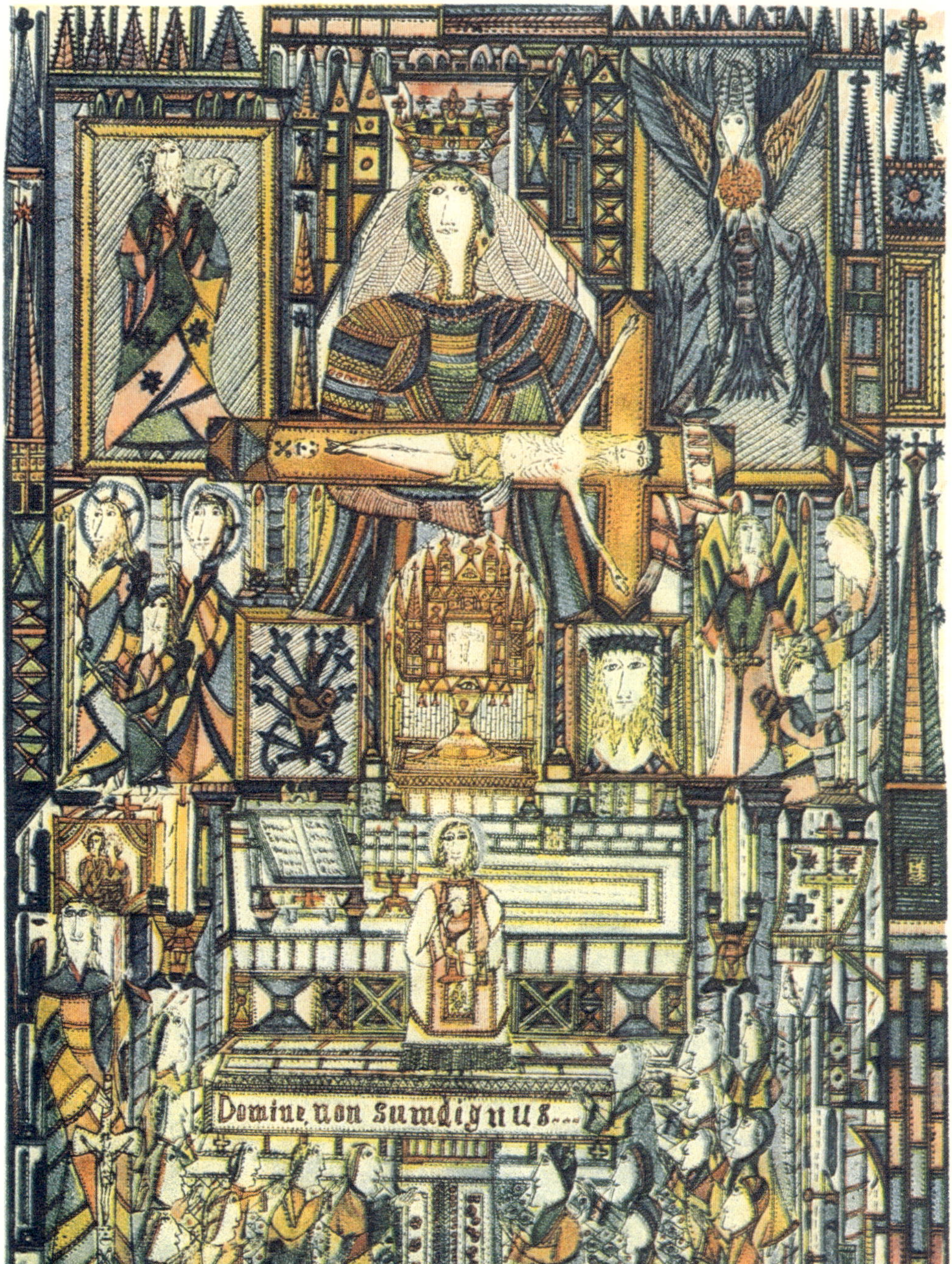

Fall 16. Abb. 113. Altar mit Priester und Madonna (Aquarell). 20 × 28

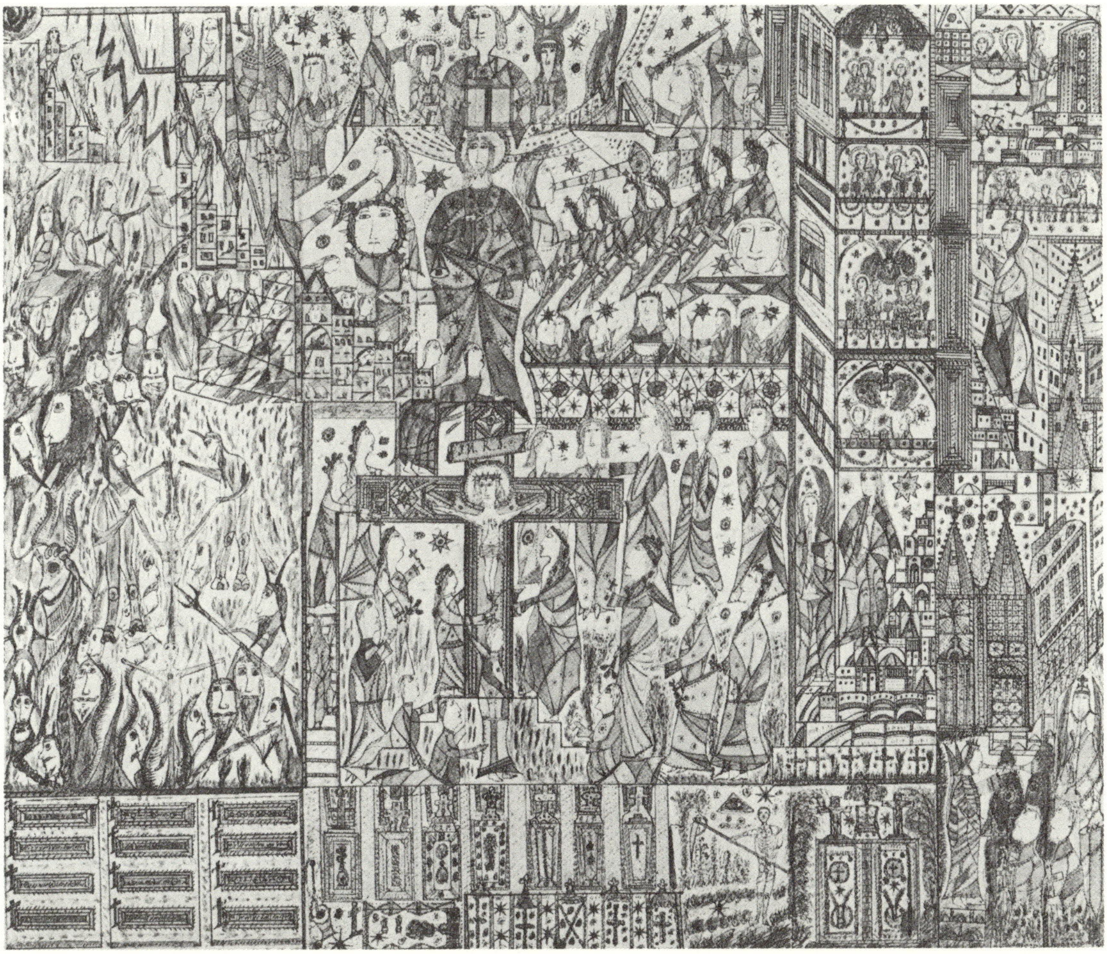

Fall 16. Abb. 114. Jüngstes Gericht (Tinte und Aquarell). 45×36

Macht und Herrlichkeit, umgeben von Engeln mit Posaunen und Racheengeln mit Schwertern. Darüber Gott Vater in den Wolken, wie er Gericht hält; er hat das große Schuldbuch der Menschen aufgeschlagen und ist auch von Engeln umgeben. Auf dem ganzen Mittelstück des Bildes stürzen Sterne und Feuerregen vom Himmel — ebenso auch die Sonne oder Jupiter und der Mond oder Venus (die großen Köpfe rechts und links von Christus in Brusthöhe). Unter den 7 Racheengeln sitzt David auf dem Balkon seines Hauses im Kreise seiner Getreuen und nimmt am jüngsten Gericht teil. Um das Kruzifix herum ist das Fegefeuer gemeint und die Seligen, die in den Himmel eingehen werden. Diese steigen z. T. erst eben aus den Gräbern und sind daher noch nicht gereinigt. Einige sammeln das Blut aus den Wunden Christi. Unten sieht man züngelnde Flammen. Die in ganzer Figur Sichtbaren schreiten schon aus dem Fegefeuer heraus; darunter drei Gelehrte, zwei Patriarchen mit Palmen und Krone, einige alte Jungfern, die sich ihr Leben lang geplagt haben. Links am Rande der Hölle geht es die Leiter hinauf in den Himmel. Zu Füßen des Weltenrichters zwängt sich ein Mensch durch, der eben noch an der Hölle vorbeigekommen ist — das soll der Rechtsanwalt Cohn aus X. sein.

Die linke Seite stellt die Hölle dar. In der Mitte rutschen die Verdammten auf einem langen Rasiermesser herunter. (Nach der Schreckenskammer in Castans Panoptikum!) Satan, Luzifer und alle Großen der Hölle sind versammelt, dazu das ganze Teufelsgewürm, wie es in der Hauspostille abgebildet war. (Aus seinem 8. Jahr sei ihm dies haftengeblieben.) Über den Teufeln verdammte Weiber, die Unzucht getrieben haben, in ihrer verführerischen Schlechtigkeit, dekolletiert. Oben ganz nackte Leute, die schon verdammt sind und daher ihre Kleider nicht mehr zu holen brauchen. Andere Verdammte hoffen vergebens hinter Gittern und in Verliesen auf Erlösung. Die rechte Seite stellt den Himmel dar. Ganz unten zwei Heilige mit zwei Engeln. Darüber die Peterskirche in Rom, durch welche die Seligsprechung erfolgt. Links neben der Kirche das himmlische Jerusalem, wie es sich allmählich in die Himmelsburgen erweitert und verschönt. Darüber vier himmlische Balkone. Rechts davon klettert eine Heilige hinauf, zieht einen Glockenzug, um zu den oberen Regionen des Himmels zu gelangen.

Unten die Reihe verschiedenartiger Gräber bedeutet vielerlei. Links 12 dunkle Gräber der Verdammten. Daneben Gräber seliger Auferstandener, mit schönen Grabsteinen geschmückt und einem Weihrauchfaß dabei. (Weiterhin eine hübsche biedermeierische Gruppe: Tod, mit Hippe, Sternen, dem Auge Gottes, wie er unverhofft kommt und auf uns niedersaust, und weiter das Familiengrab für die Eltern seiner Jugendfreundin.) Die fünf kleinen glashellen Denkmäler darüber bezeichnen die Grabstätten von kleinen Geisteskindern, die gestorben sind. Man sagt gewöhnlich, wenn ein Mensch Onanie treibt, tötet er einen Engel. Gemeint sind also die Gräber der kleinen Kinderseelen, die auf diese Weise gestorben sind. Darunter ist auch der 7 Monate alt gewordene Sohn Emil." — Wiederum ist das Resultat der eingehenden Bildbetrachtung an der Hand eigener Erläuterungen des Autors, daß er vorwiegend recht verständige Einfälle illustriert. Die einzelnen Szenen werden nun zwar etwas spielerisch aneinandergesetzt, wie man als Kind ausgeschnittene Bildchen zusammenkleben würde. Und immer wieder als Füllstücke geometrische und kristallinische Formen. Die einzige Absurdität stellen die kleinen Grabmäler der durch Onanie getöteten Kinderseelen dar, und diese ist, richtig genommen, nicht unwitzig.

Von der „Zerstörung Jerusalems" gibt Abb. 115 nur den oberen Teil, der zwei Fünftel des sehr komplizierten Bildes ausmacht und allein gut übersehbar ist. Diese Szene sollte zuerst darstellen: „Elias entführt auf feurigem Wagen seine Braut Aphrodite aus den Trümmern Jerusalems." Von diesem Plane kam Moog jedoch aus verschiedenen Gründen ab. Er als Kirchenmaler dürfe keine nackten Gestalten malen und Aphrodite könne man doch nicht anders als unbekleidet wiedergeben. Schließlich kam er darauf, Elias lieber die Madonna entführen zu lassen, denn „die Madonna ist die Beschützerin der christlichen Kunst, und wenn ich diese hineinbringe, erhalte ich die meiste Kraft zur Schaffung des Bildes."

Moogs ausführliche Erläuterung dieses Bildteiles ist so kennzeichnend für seine Art, daß sie vollständig zitiert werden soll: „Der Kopf mit dem Drachen ist eine Dichtung von Schiller oder Goethe — ich weiß es nicht so genau — und es muß eine gewisse Assoziation bestehen zwischen der Dichtung als Weissagung

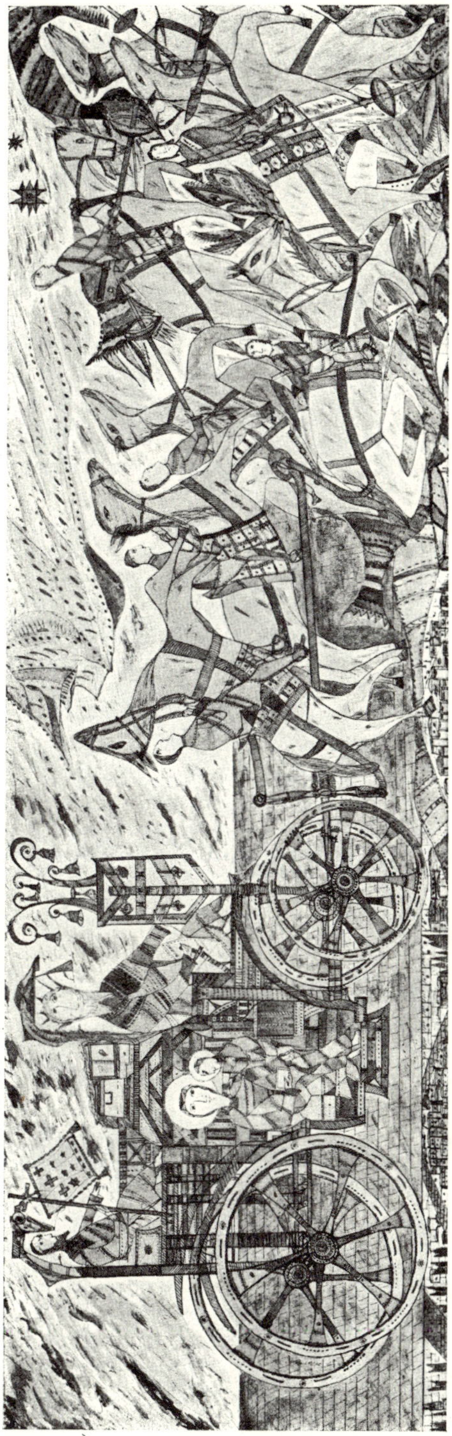

Fall 16. Abb. 115. Georgsritter-Kampf und Madonna (Ausschnitt). Tinte und Aquarell. 50 × 18

und der Ausführung meines Bildes. Der Kampf mit dem Drachen ist eine Tragödie — an und für sich ist diese das Höchste, was es gibt — auch bei den Ärzten gibt es Tragödien — und wenn diese überwunden sind, erreicht man die Erkenntnis. Dieses wollte ich durch die Tötung des Drachen darstellen. Vorn auf dem Wagen sitzt der Prophet Elias; die rechte Hand hat er an der Bremse, mit der er den Wagen sofort aufhalten kann. Mit dem rechten Fuß kann er auch bremsen. Die Bremsen sind meine Konstruktion. Der ganze Wagen ruht auf Spiralfedern, die auf den Achsen angebracht sind. Dies ist auch meine eigene Konstruktion. Der Wagen bewegt sich so in seiner Federung, daß man ihn herumkippen kann, wodurch der Schellenbaum läutet. — Hinten auf dem Wagen sitzt der Prophet Habakuk, die Kreuzesfahne in der Hand. Er ist der Schutzheilige des ganzen Gefährts. In der Mitte sitzt die Madonna mit dem Jesusknaben, in der Hand hält sie ein Schriftstück, die Bestätigung der Weissagung von der Zerstörung Jerusalems. Die Madonna habe ich auf Reisen dargestellt, deshalb Koffer und Schachteln und alles mögliche (über der Madonna). Auch der Anstrich des Wagens ist der einer Postkutsche. Vor dem Wagen sieben Georgsritter auf Pferden, die z. T. mit dem Drachen kämpfen und ihn töten. Die zwei hintersten Ritter haben keine Lanzen; hier sind auch die Pferde fester bespannt, an der Deichsel. Diese können den Wagen allein retten, selbst wenn die anderen fünf Pferde zugrunde gehen. Am zweitletzten Pferd eine Karabinertasche, sonst Zaumzeug, Sattelzeug, alles luxuriös, sonntäglich. Die zwei hintersten Ritter haben nur zu fahren, die fünf vordersten kämpfen mit dem Drachen. Sie haben Lanzen mit besonderem Schutzschild. Wenn sie den Drachen verwunden, kann ihnen das Blut nicht ins Gesicht spritzen. Dann hemmt das Schutzschild aber auch den Stoß, daß er nicht zu tief eindringt. Dies Schutzschild ist meine eigene Konstruktion. Der eine Ritter dirigiert sein Pferd durch Schenkeldruck. Dieses beißt den Drachen, tritt ihn tot. Außerdem ist es in Paradestellung, wodurch es dem Ritter den Stoß erleichtert. Unter und zwischen den Pferden ist der Drache mit vielen Köpfen, Schwänzen und Beinen. Mit einem Bein hat er sich in die Erde verankert. Oben auf dem Bilde ist der feurige Widerschein in den Wolken von dem brennenden Jerusalem. An einer Stelle sieht man soeben noch die aufgehende Morgensonne, an anderer Stelle den Abendstern. Dies soll versinnbildlichen, daß der Kampf von morgens bis abends dauerte."

Bewies die genaue Betrachtung der ersten Bilder, wieviel Verständiges in dem Manne lebendig ist, so wird in dieser Erläuterung zu dem Georgsritter-kampf ein ganz andersartiger Gegensatz klar. Wie plump und kindlich und falsch das Detail, besonders der Pferde, auch ausgefallen ist, niemand wird sich besinnen, dem ganzen Bildausschnitt einen Zug ins Grandiose zuzusprechen. Und demgegenüber ist alles, was Moog zur Erklärung beibringt, nicht nur gleichgültig oder durch das Spielen mit Nebensachen lästig, sondern man muß es schon als objektiv schwachsinnig bezeichnen. Daran können auch die wenigen originellen Einfälle — daß der Drache sich mit dem Schwanz in den Boden verankert, daß die Ritter an ihren Lanzen Schutzschilde gegen das spritzende giftige Drachenblut tragen — nichts ändern. Es bleibt die überraschende Tatsache, daß aus einem ungeübten Geisteskranken, der voll von törichten und schwachsinnigen Spielereien steckt, doch etliche originelle und dabei sinnvolle Formgedanken hervorbrechen und auch gestaltet werden. Zwar schalten seine Einfälle so frei und willkürlich mit gewohnten Vorstellungen, wie wir es sonst nur in ganz phantastischem Kunstschaffen, zumal in Grotesken kennen. Wir vermögen zur Not statt des hl. Georg eine ganze Rotte von Georgsrittern im Kampf mit dem vielköpfigen Drachen hinzunehmen, da die Gruppe als solche uns interessiert. Auch den kaleidoskopartig bunten Wagen mit den Propheten und der Madonna lassen wir uns vielleicht gutwillig gefallen. Aber die Vereinigung beider Gruppen zu einer Szene bleibt als Einfall sinnlos, als Gestaltung klaffend. Wir weigern uns, anders ausgedrückt, die Bildeinheit, die uns hier zugemutet wird, zu vollziehen, da wir uns weder von der formalen noch von der stofflichen Seite dazu aufgefordert finden, sondern lediglich von der Willkür des Bildners. Und die haben wir als wenig überzeugend kennen gelernt.

Die Anbetung (Abb. 116) ist ein ganz einfaches Blatt, das sich stofflich schlicht an die Konvention hält. Dadurch ist die Bildeinheit von vornherein gesichert. Auf eine genauere Besprechung des in ganz hellen Farben gehaltenen Bildes können wir verzichten. Nur auf einen hübschen Einfall muß hingewiesen werden. Die Strahlenfiguren, aus hellen, buntfarbigen Punkten und Strichen, die den Rand links und oben beherrschen, aber auch an den Menschen und zwischen ihnen reichlich angebracht sind, leitet Moog von Schneekristallen ab — ist doch die winterliche Weihnacht gemeint. Daß diese Strahlensterne mit rotem Zentralpunkt am Halsansatz der Menschen prangen, könnte manche Erwägung in okkultistischer Richtung wachrufen, da von jener Seite solchen Ausstrahlungen, zumal aus der Halsgrube, tiefe Bedeutung beigemessen wird.

Die zwei letzten großen Bilder Moogs zeigen ihn erfolgreich bemüht, eine

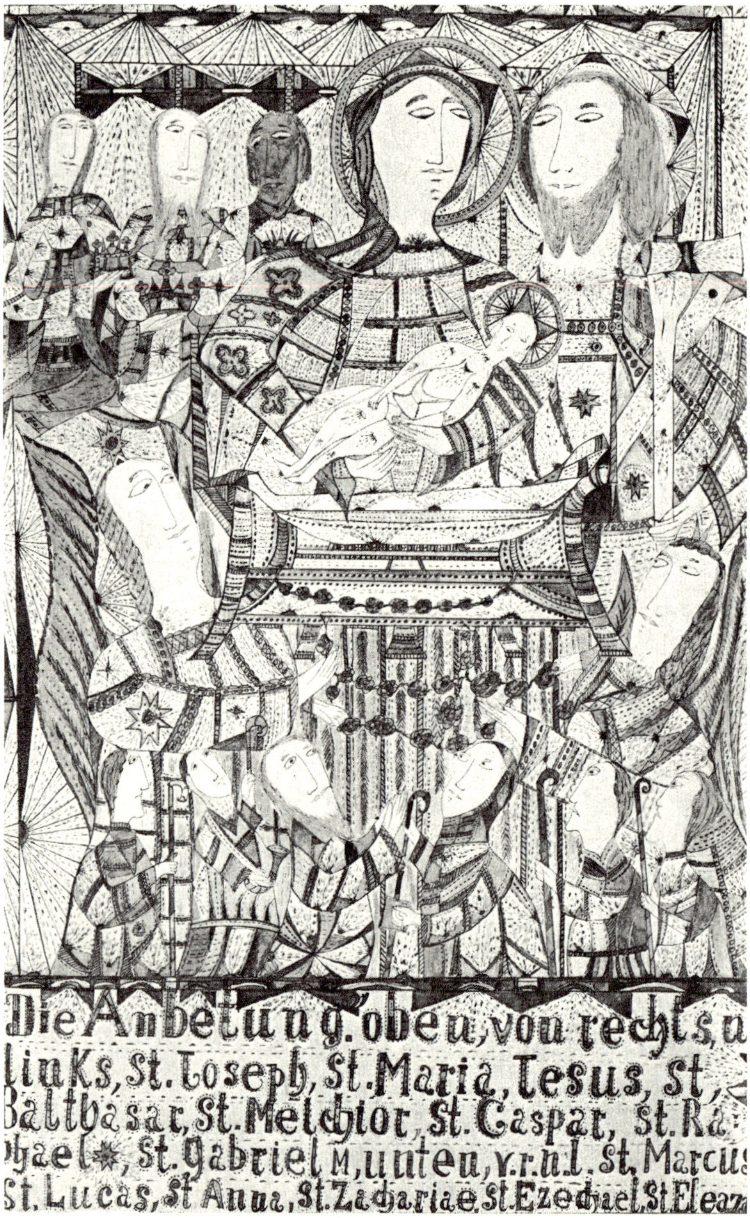
Die Anbetung: oben, von rechts u
links, St. Joseph, St. Maria, Jesus, St,
Balthasar, St. Melchior, St. Caspar, St. Ra
phael, St. Gabriel M, unten, v.r.n.l. St. Marcus
St. Lucas, St Anna, St. Zachariae. St. Ezechiel St Eleaz

Fall 16. Abb. 116. Madonna (Tinte und Aquarell). 21×32

Hauptszene beherrschend in den Mittelpunkt zu stellen. Die „Kreuzabnahme" (Abb. 117) zeichnet sich durch die übersichtliche Komposition des Ganzen und besonders der zwei Hauptteile aus. Man ist versucht, an ganz bewußte Anwendung raumschaffender Mittel zu glauben. Die schräg gestellten Leitern täuschen fast einen Kuppelraum vor. Die großzügige Anordnung der Pietà darunter mit den leuchtenden gelben und blauen Kreisen paßt zwar nicht recht in die vorwiegend auf rot-grün abgestimmte Gesamtfarbe, ordnet sich aber wenigstens im Format der selbständigen oberen Hälfte völlig unter. Die Grabkammer mit den zwei Hütern links und der Garten rechts sind leicht verständlich. Man wird nicht leugnen, daß dies Stück etwas von echter, feierlicher Größe hat. Komposition und Farbe vereinigen sich zu solcher Wirkung.

Auf der „Bergpredigt" (Abb. 118) ist „Christus kurz vor Antritt seines Leidensweges dargestellt. Hinter ihm steigt Jerusalem auf. Vier Sonnenblumen wenden sich ihm zu und empfangen ihr Licht von ihm. Ich wählte sie als Königin der Blumen, natürlich symbolisch gemeint. Daneben sieht man Königskerzen, die, wie Sie jedenfalls wissen, mit der Medizin eng verknüpft sind. Und dann habe ich ringsum Rosen aufgebaut. Zwei Engel halten die Krone. — Rechts und links sieht man Zuhörer. Rechts vorn ist die Zeit der Schwangerschaft dargestellt; ganz vorn eine Dorfälteste, zum Schützen berufen, dann eine alte Jungfrau oder auch Bergfrau, vertraut mit Kräutern — eine Kräuterbabe, wie man bei uns sagt. — Alle Dargestellten sind Heilige aus jener Zeit. Ich darf als Heiligenmaler nur die Heiliggesprochenen suchen, nichts Gegenwärtiges. Hinter diesen Figuren die schützende Garde — eine Art römischer Liga — dahinter wieder die Altväter, ebenfalls schützend, und auch als Gatten der Frauen gedacht. Es sind Patriarchen oder Patrizier — das hat was Verwandtes. Rechts vorn junge römische Garden zwischen 20 und 30 Jahren. Für diese Köpfe ist mir manches haften geblieben von Studenten in X. Links oben fünf Privatdozenten zwischen 30 und 40. Die Glocke lädt zur Andacht ein, von Petrus geläutet. Daneben habe ich mich selbst porträtiert, auch am Strang ziehend. Über mir ist ein Seraph d. h. ein wachhaltender Engel." — Auch zu den kleinen Szenen, die am oberen und unteren Rande angebracht sind, hat Moog ausführliche, aus hübschen Einfällen und grotesken Absurditäten gemischte Erläuterungen bereit. Hier sei davon nur angeführt, was auf seine seelische Grundhaltung ein so überraschendes Schlaglicht warf. Nachdem er nämlich schon zu der Schafherde links oben mit dem Lamm Gottes darunter von den verschiedenen Rassen und Geschlechtern mit Betonung gesprochen und es „ein Fach für sich" genannt hatte, die Widder zu erkennen, verbreitete er sich über Stier, Ochse, Kuh in der rechten oberen Ecke und blieb dann an dem Einhorn haften, das ihm das Zölibat bedeute, wie es auch für Apoheker, Männer der Wissenschaft und solche, die Geheimnisse erkennen wollen, von großem Wert sei.

Mit einigem Widerstreben gab Moog an dieser Stelle schließlich als offenbartes Wissen, von dem außer ihm kaum jemand etwas ahne, eine Art Theorie der geschlechtlichen Differenzierung zum besten, für die der Widder von Bedeutung sein soll: er habe nämlich einmal „in einer Vision ein Wesen gesehen, halb Mensch, halb Tier, zwischen Wissenschaft, Künsten und Menschen vermittelnd, etwas wie ein Zentrum, harmonisch nach allen Seiten, korrespondierend; auch die Physiognomie war Mensch und Tier zugleich". Diese Erscheinung also gilt irgendwie als ideeller Mittel- und Richtpunkt seines Systems

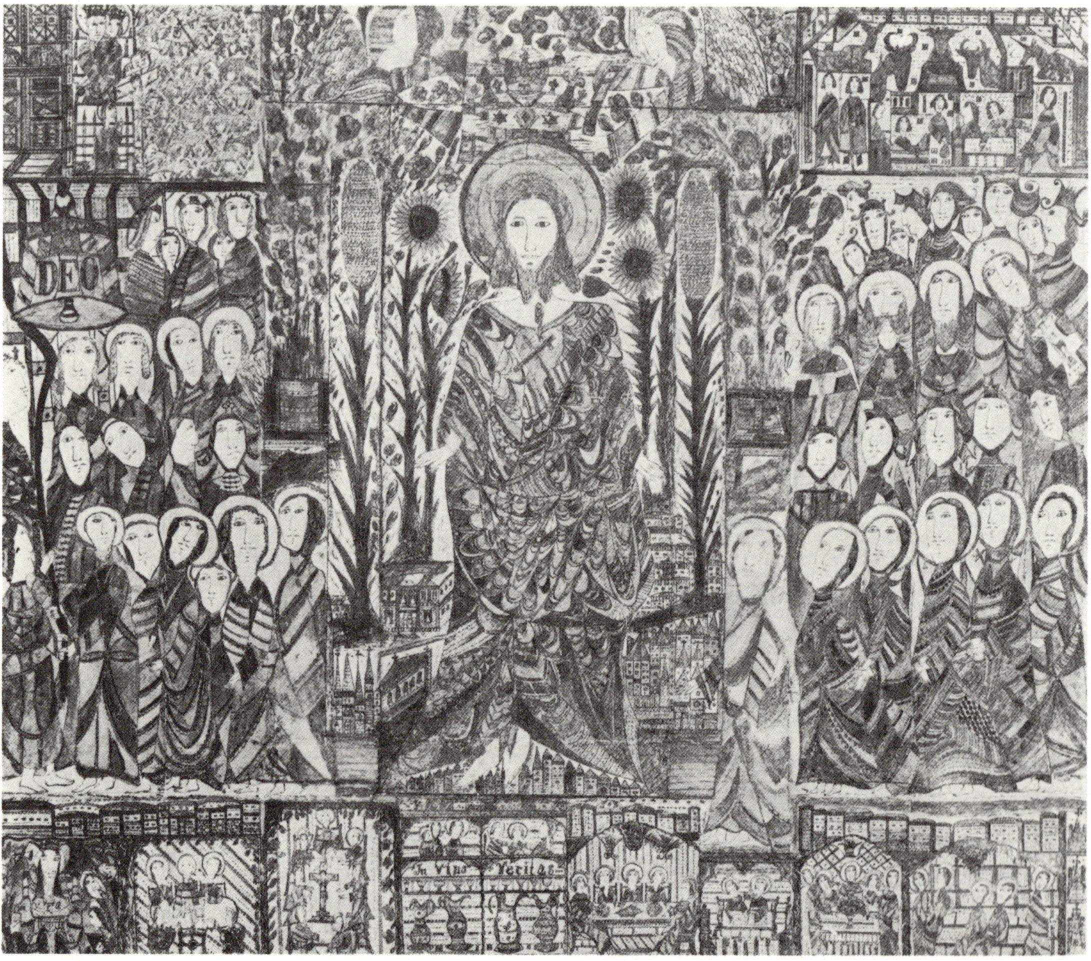

Fall 16. Abb. 118. „Bergpredigt" (Tinte und Aquarell). 58×30

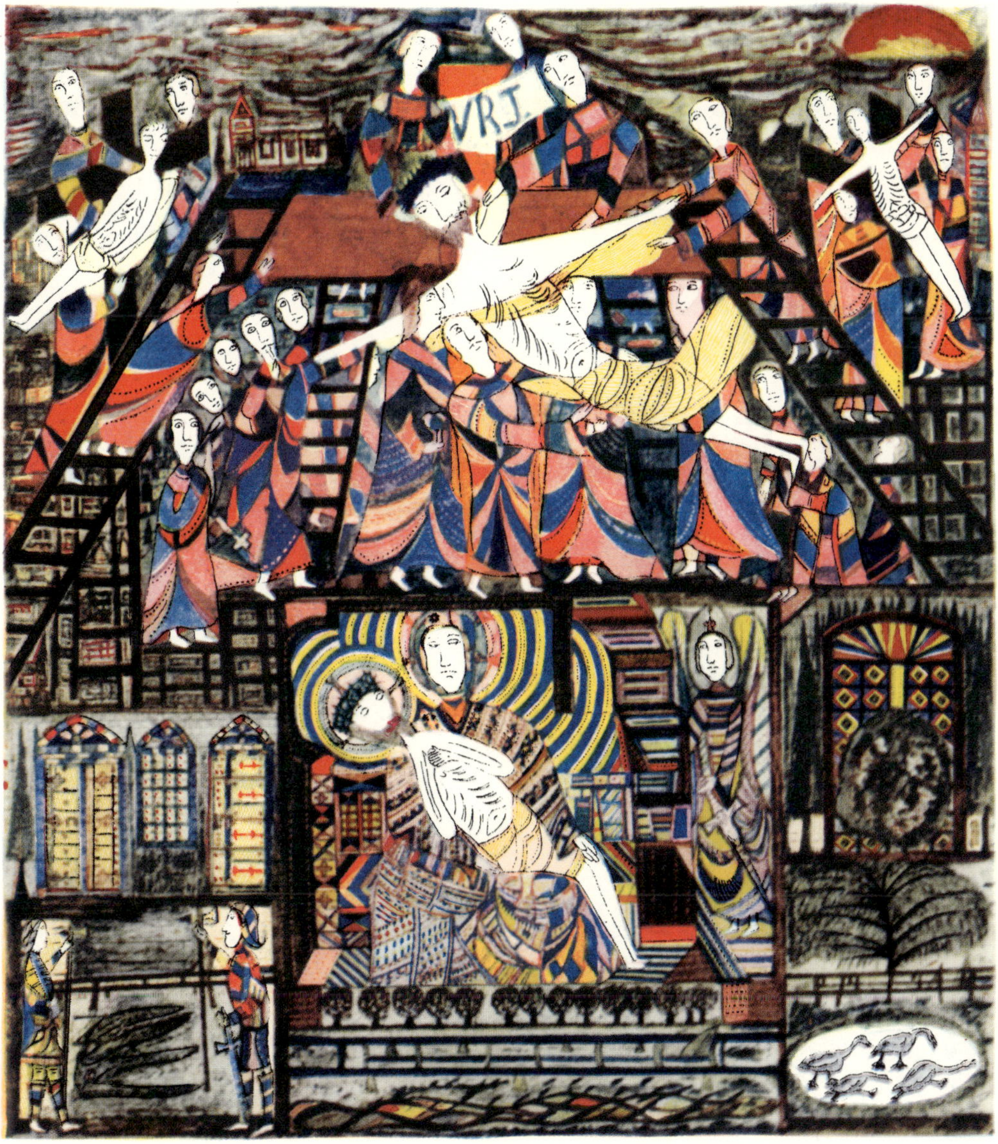

Fall 16. Abb. 117. Kreuzabnahme und Pieta (Aquarell). 40 × 45

von den „drei Rassen in jedem Geschlecht“, das in anderem Zusammenhange noch erörtert werden soll. Hier nur so viel: unter den Männern gibt es außer der mannbaren, zeugungsfähigen, zur Ehe berufenen Rasse, eine zweite, die zwar körperlich gleich gebaut und veranlagt ist, aber ihre Kräfte im Beruf vergeuden muß („die Leidenschaft erfüllt sich dann im Geistigen, in Reinheit im Beruf“) — das sind die Zwitter (!). Und drittens die Theologen — die sind rein geboren und sollen nicht fallen, sind auch körperlich anders gebaut. Unter den Frauen gibt es 1) Ehefähige, 2) Zwitter, die gebaut sind wie Männer und als Nonnen oder Lehrerinnen im Zölibat dem Dienst der hohen Sache obliegen sollen, 3) solche mit noch anderem Bau, vor allem die Haushälterinnen der geistlichen Herren, sie tragen wie diese einen Hoden als Heiligtum in sich. Daß nicht nur eine vage Erotik, sondern die platte körperliche Geschlechtlichkeit in Moog sehr rege ist, ging schon aus mehreren Zitaten hervor. Auf einem anderen Bilde gibt es eine Szene, die er so beschreibt: „Die Vanitas hat ein geistiges Lasterkind geboren und weiß damit nicht aus noch ein. Die Walküre, eine hochweise Frau und Schützerin, hält die Hand über das Kind, um die Vanitas, eine Geisteskranke, zu heilen. Darunter Gesichter, die von Lastern durchseucht und verzerrt sind; sie stellen die vererbten geschlechtlichen Erkrankungen dar und zeigen die verschiedenen Charaktere des Lasters. Ferner angedeutete Gebrechen des Körpers, z. B. geschwollene Drüsen, Mandeln usw. Mitten darin das Bild des versöhnenden Messias.“

In der Tat erhält man nach diesen Stellen im Gespräch mit Moog noch stärker den Eindruck, er lebe in dauerndem Kampfe mit seiner Sexualität. Daß er seine Berufung zum Heiligenmaler so krampfhaft betont, entspringt offenbar einem Bedürfnis, seine Sündhaftigkeit wettzumachen, indem er verstiegenen Idealen zustrebt. Dazu paßt, daß er eigens ein Gelübde tat, keusch wie ein Mönch zu leben, Alkohol und Tabak zu meiden. Durch solchen Lebenswandel glaubt er die Urkraft wiedergewonnen zu haben und wieder wie mit 18 Jahren zu sein. Dem Beichtvater und der Kirche verdankt er, daß er jetzt im dritten Jahre so rein lebt. „Nun brauche ich von alter Kraft, was ich im früheren Leben erübrigt habe, daraus schaffe ich die heiligen Bilder. Die religiöse Kunst wird angeboren und hängt ab vom sittlichen Lebenswandel, nicht etwa vom Lernen. Das erzeugt nur Dilettanten. Der Herrgott hat mir einfach gesagt: Kerl, ein Fehltritt und du kriegst nichts mehr. — Damit ist mir mein Weg vorgezeichnet.“

Diese plump-direkten Formulierungen für das alte, rätselhafte Kräftespiel zwischen Inspiration, Berufung, Verwendung der eigenen Kraft (eindeutig als

Sublimierung sexueller Libido oder gar noch derber der Sexualprodukte gefaßt) scheinen uns über den Fall Moog hinaus von Belang zu sein. Angedeutet finden wir derartige Vorstellungen häufig bei Gesunden und Kranken, aber selten in solcher Plattheit, bei so pathetischer Haltung, wie er sie als Heiligenmaler zur Schau trägt. Die Alternative Sexualität = Sünde und Reinheit = Kraftüberschuß kehrt bei Moog noch in zahlreichen Spielarten wieder, ja „standesgemäße Ernährung" und Brotzulagen werden dann gemeinsam mit göttlicher Berufung auf der Seite des Kraftüberschusses gebucht. In dem Bestreben, sich der Reinheit und Kraft zu versichern, geht er so weit, daß er seine Ehe wegzuleugnen sucht. Er sei zweimal verheiratet gewesen, aber „nur morganatisch, in künstlicher Ehe. Seit dem Tode der Frau lebe ich isoliert und dies Abgesperrtsein beweist, daß ich nur in der Seelenwanderung verheiratet war." Aus der Seelenwanderung kennt er auch Ozeanien, den 6. Erdteil — „manchmal kommt doch etwas zustande, was nie existiert hat; ein Berufsphotograph z. B. kann aus einem Wassertropfen, einem Blutstropfen, aus dem Äther alles Mögliche herausnehmen, was nicht materiell, sondern nur immateriell besteht. So wird auch manches vielleicht nie materiell bestanden haben, was wir jetzt kennen." — Der Sinn solcher Betrachtungen, die wiederum typisch sind, ist doch offenbar etwa: „Was ‚wirklich' ist, und was nicht, weiß ich nicht; was mir am wirklichsten schien, nannte man Trugwahrnehmung; was mich noch in der Erinnerung leiden macht, soll ich als erlebte Wirklichkeit weiter mit mir schleppen. Kann meine Erinnerung nicht ebensogut Trug sein, wie meine Halluzinationen —?"

Über sein Verfahren beim Zeichnen und Malen berichtet Moog folgendes: Den Hauptplan hat er ungefähr im Kopf, wenn er anfängt. Mit Bleistift gibt er zuerst die Köpfe und äußeren Umrisse und etwa noch die Faltenwürfe an — nun erst bedenkt er, was diese Gruppen wohl bedeuten könnten und legt ein Motiv unter, das gelegentlich wieder vertauscht werden kann. Für die großen Stücke hat er etwa zwei Monate gebraucht. Vorlagen hat er nie benutzt. Aber „aus einem Bodenmosaik, aus der gesprenkelten Wand finde ich hunderte von Gesichtern — Gott kommt mit seinem Zufall den Menschen zu Hilfe. Das sind Geschenke für die, die ihm dienen durch die Kunst." — „In der Hand fühle ich oft vibrierend die Kraft, so daß oft sogleich etwas mit Tinte gelingt; aber meist muß ich erst mit Blei vorzeichnen." Ursprünglich waren alle seine Bilder angeblich für den Kreuzgang des Kölner Doms bestimmt. Auch für den Festsaal der Anstalt plante er Bilder. — Er gibt alle Bilder ohne weiteres her. „Mit dem Augenblick, wo ich Geld verlangen wollte, ist meine Berufung dahin; das wäre Simonie. Wenn ich die Sachen ahgegeben habe, sind sie bezahlt. Das alles dient zur Tilgung meiner Schuld — ich habe ja damals ein Hotel gekauft und muß einen Teil der Kaufsumme noch abtragen." Die „Schuld" ist also wieder in doppeltem Sinne genommen, einmal als Sündenschuld Gott gegenüber und dann als Geldschuld den Menschen gegenüber.

4. August Neter

August Neter, geboren 1868, ist der Sohn eines schwäbischen Sparkassiers, der schon 1871 an Pocken starb. Die Mutter wurde über 80 Jahre und war gesund. Nerven- und Geisteskrankheiten in der Familie sind nicht vorgekommen. Neter ist der jüngste von 9 Geschwistern. Er war als Kind aufgeweckt und lernte auch, nachdem er 7 Jahre eine Realschule besucht hatte, als Mechaniker gut. Er diente zwischendurch als Einjähriger, wurde aber nicht befördert — aus Mangel an Interesse, wie er meint. Seine Unternehmungslust trieb ihn als Elektromonteur weit in der Welt umher: nach der Schweiz, Frankreich und sogar Amerika. Nachdem er noch in verschiedenen großen deutschen Städten als Mechaniker gearbeitet hatte, gründete er 1897 ein eigenes Geschäft in einer Universitätsstadt, das 10 Jahre lang leidlich ging. Aus den Wanderjahren ist nur bekannt, daß er eine Lues durchgemacht hat und mit Schmierkuren behandelt worden ist. Später heiratete er. Die Ehe blieb kinderlos. Soweit es die spärlichen Nachrichten über die Persönlichkeit zulassen, können wir uns etwa dies Bild von Neter machen: Er war ein gut veranlagter, strebsamer Mensch, mit einem Zug ins Abenteuerliche. Dem entspricht, daß er zwar zeitweise energisch seinen Plänen nachging, aber eigenwillig auf seinem Kopf bestand, und daher gleichgültig wurde, wenn eine Tätigkeit seinen Neigungen nicht entgegenkam. Eine gewisse Gewandtheit, die nicht gerade weltmännisch ist, aber doch den Weitgereisten in ihm vermuten ließe, ist in seinen ersten Briefen erkennbar. Ferner eine höchst temperamentvolle pathetische Ausdrucksweise von großer Anschaulichkeit. Soweit dürfen wir wohl in den ziemlich geordneten Briefen der ersten Krankheitszeit eine Spiegelung des ursprünglichen Charakters sehen. Leider fehlt jede Möglichkeit, über die sexuellen Schwierigkeiten, die konstitutionell zu sein scheinen, einige Klarheit zu gewinnen. Für eine gewisse Derbheit seiner Bedürfnisse spricht alles. Und dabei nimmt er eine schwächliche, feiner organisierte Frau, an der er mit Verehrung hängt, und zu deren Schonung er gewohnheitsmäßig Dirnen aufsucht.

Im Jahre 1907 ließ seine Arbeitslust nach; er „konnte nichts mehr anregen, hatte seine Gedanken nicht mehr bei der Arbeit“. Angeblich trug er sich die Zeit vorher mit verschiedenen Erfindungen und Patenten, die ihm schlaflose Nächte verursachten, so daß er glaubte, sich überanstrengt zu haben. Schon im Frühjahr suchte er deswegen ärztlichen Rat. Im Verlauf des Sommers verschlimmerte sich der Zustand. Er war deprimiert, machte sich hypochondrische Gedanken und äußerte sich über das bevorstehende Weltgericht in ängstlich-erregter Weise. Nachdem er versucht hatte, sich die Pulsader zu öffnen, wurde er einer Anstalt überliefert, wo sich alsbald zeigte, daß er in der akuten Phase eines schizophrenen Prozesses stark expansiver Färbung mit zahllosen Wahnvorstellungen und einem großen halluzinatorischen Primärerlebnis stand.

Im Mittelpunkt der ganzen Krankheit bleibt dauernd dieses halluzinatorische Erlebnis, das Neter zu verschiedenen Zeiten immer wieder geschildert hat, und zwar jedesmal in gleicher Weise, so daß man dem wohl Glauben schenken darf. — Es war in einer Residenzstadt an einer Kaserne, Montag mittag um 12 Uhr, da trat am Himmel eine „Erscheinung“ auf: „Zunächst sah ich in den Wolken einen weißen Fleck in nächster Nähe — die Wolken blieben alle stehen — dann entfernte sich der weiße Fleck und stand während der ganzen Zeit wie ein Brett am Himmel. Auf diesem Brett, oder dieser Leinwand oder Bühne, folgten einander nun blitzschnell die Bilder, wohl 10 000 in der halben Stunde, so daß ich nur mit äußerster Anstrengung die wichtigsten auffassen konnte. Der Herrgott selbst erschien, die Hexe, welche die Welt erschuf — dazwischen weltliche Szenen: Kriegsbilder, Erdteile, Denkmäler, Schlachtenbilder aus den Befreiungskriegen, Schlösser, wunderbare Schlösser, einfach die Herrlichkeiten der Welt — aber dies alles in überirdischen Bildern. Sie waren wenigstens zwanzig Meter groß, deutlich zu sehen, fast farblos, wie Photographien, manche auch etwas farbig. Es waren lebende Figuren, die sich bewegt haben. Zuerst meinte man, daß sie eigentlich kein Leben hätten, dann wurden sie mit einer Verklärung durchdrungen, es wurde ihnen die Verklärung eingehaucht. Es war schließlich wie in einem Kino. Die Bedeutung wurde sogleich klar beim Anschauen, wenn auch das Einzelne erst viel später beim Zeichnen bewußt wurde. Das Ganze war sehr aufregend und unheimlich. Die Bilder sind Offenbarungen des Weltgerichts gewesen. Christus konnte die Erlösung nicht vollenden, weil ihn die Juden vorzeitig gekreuzigt haben. Christus sagte am Ölberg, daß er unter den dort erschienenen Bildern gezittert habe. Das hier sind also Bilder, wie die, von denen Christus gesprochen hat. Sie werden mir zur Vollendung der Erlösung von Gott offenbart."

Auf den Inhalt der Erscheinungen werden wir später eingehen, wenn wir Neters Bildwerke zu besprechen haben. Hier ist seine Psychose und die Entwicklung des paranoischen Wahnsystems zu verfolgen, das sich in diesem Falle besonders durchsichtig aufbaut. Bei der Aufnahme war Neter völlig orientiert und zeigte gute Kenntnisse. Mit dem Rechnen stand es schwach, die Merkfähigkeit war sehr gering (wohl Aufmerksamkeitsstörung). Im Vordergrund standen seine wortreichen und hartnäckig vorgebrachten Klagen über körperliche Sensationen. Nach dem Krankenblatt gab er an: „es sei ihm, als fege ein Kehrbesen in seiner Brust und in seinem Bauche herum; seine Haut sei zu einem Fell geworden; seine Knochen und Kehle versteinert; im Bauche habe er einen Baumstamm; sein Blut bestehe aus Wasser, aus seiner Nase kommen Tiere herunter. Er sieht den Teufel in Gestalt einer Feuersäule Tänze vor ihm aufführen; legt er die Hand auf den Tisch, so ist es, als ob er mit den Knochen das Holz berühre; in der Zeitung kommen Gedichte über ihn; er ist der Antichrist, der echte; er müsse ewig leben, er könne nicht sterben; er habe kein Herz mehr, seine Seele sei herausgerissen. Starkes Knarren in den Kniegelenken erklärt er als Telephonieren, wodurch dem Teufel stets sein Aufenthalt nach unten berichtet wird. Er behauptet nie zu schlafen; Stuhlgang habe er — seit er hier sei — noch nie gehabt. Er ist meist in gedrückter Stimmung, weil er viel über sein Schicksal infolge einer Todsünde nachdenke." Es würde zu weit führen, die drastischen Briefe, die er aus Zerknirschung und Wut über diese „Todsünde" an die beteiligte Dirne und den Bürgermeister jener Stadt geschrieben hat, zu zitieren, obwohl die groteske fast pantagruelisch derbe aber anschauliche Ausdrucksweise, die er für seine tollen Wahnerlebnisse findet, ungewöhnlich fesselnd ist.

Der Verlauf der Krankheit brachte in dem äußeren Benehmen Neters wenig Abwechslung. Wohl schwankte die Stimmung in Phasen von einigen Monaten. Bald standen die depressiven und hypochondrischen Vorstellungen im Vordergrunde, er war unfähig zu arbeiten, gereizt gegen Ärzte und Personal — bald wieder drängten sich die expansiven Seiten mehr vor: Größenwahn in verschiedener Richtung (er ist Fürst, König, Kaiser, Christus) Unternehmungsgeist, Neigung zu arbeiten, kleine Erfindungen zu machen. Durch alle Phasen hindurch aber entwickelt sich und systematisiert sich immer mehr das Wahngebäude, das nunmehr noch in seinen Hauptzügen zu skizzieren ist. Es ruht erstens auf der Entdeckung seiner wahren Familiengeschichte: er weist mit der formal bestehenden Pseudologik, die den Paranoischen eigen ist, umständlich nach, daß seine Großmutter ein uneheliches Kind Napoleons I. und der Isabella von Parma gewesen sei. Als Gräfin Wolgschaft in einem Stift aufgewachsen, habe sie noch später Beziehungen zum Hofe des Landes gepflogen. Möglicherweise liegt dem zugrunde, daß sie als Näherin etwa tatsächlich solche „Beziehungen" gehabt hatte. Allerlei Kindheitserinnerungen klären sich ihm, wenn er sie im Lichte dieser Entdeckung sieht. Er richtet seine Herrschaft im eigenen Lande auf, unabhängig von Frankreich und Deutschland und nennt es „Marquise Wolgschaft". Sich selbst unterschreibt er meist „Août IV-Napoleon", indem er seinen Vornamen mit dem gleichlautenden Monatsnamen vertauscht und übersetzt. Er macht Anspruch auf verschiedene Throne und erläßt Sendschreiben an Regierungen und Fürsten, besonders während des Krieges, der vorwiegend zu seiner Befreiung aus schmählicher Internierung geführt wird. Stets laufen dabei ausgezeichnete Einfälle mit unter, die sich über Politik oder kulturhistorische Wertmaßstäbe oft in witzigen Glossen ergehen.

Während er so sein Reich auf Erden ausbaut, spielen auch seine himmlischen Beziehungen weiter, wenn sie auch zeitweise etwas zurücktreten. Immerhin drängt es ihn von Zeit zu Zeit, eine gewisse Verbrüderung zwischen beiden Bezirken herzustellen, sei es mit Gott selbst, sei es mit einem anonymen Weltenlauf. Dafür findet er jenes grandiose Bild, das uns in anderer Form bei Strindberg begegnet und vor allem das Drama des Grauens aus seiner Spätzeit „Damaskus" trägt: die rückwärts gehende Weltuhr. Die Untertanen sollen nur „Vertrauen auf die künftige Weltregierung setzen (— nämlich seine —), da die Weltuhr im Ablaufen ist und rückwärts geht, indem die Zeiger derselben immer vorwärts gehen, um die Menschen über die Unordnung des Werkes im Inneren hinwegzutäuschen, das nur ein Weltuniversitätsmechaniker verstehen kann". An einer anderen Stelle heißt es: „auch zeigte mir Gott das Bild Napoleons, Christus und anderer, was Ich teilweise auch nachgezeichnet habe, und die steinernen Gesetzestafeln der Zukunft und der Vergangenheit, so daß mit Sicherheit anzunehmen ist, daß Napoleon I. eine Erscheinung ähnlich wie Christus in der Welt war, als Kriegsgott, und Ich dessen auserwählter Sohn und Erlöser von Welt zu Welt, von Wolgschaft zu Wolgschaft v. Folgschaft." — Auch nach erotischer Seite baut er phantastische Beziehungen aus und verquickt seine Wahngestalten mit der nächsten Umgebung. Eine ganze Reihe von Gemahlinnen tritt im Laufe der Zeit in Erscheinung und er gewöhnt sich daran, in allen Frauen, die er sieht, einschließlich der Ordensschwestern, verkleidete Gemahlinnen zu erkennen, die er nun mit ausgesuchter Ehrfurcht behandelt und zugleich mit erotischen Phantasien umspielt.

Unter seinen Schreibereien, die durchweg mit sauberer, pedantischer, wie gestochener Handschrift sorgfältig abgefaßt sind, finden sich einige burleske Gedichte mit manchen witzigen Wendungen unter albernen Klangassoziationen. Zu der wiedergegebenen Probe erläutert er: „Das von mir reparierte Klavier der I. B.-Abteilung war von Schaben stark zerfressen und soviel Staub darin, daß es sich lohnte denselben zum Andenken aufzuheben, was Mich veranlaßte, ihn der Anstaltsmutter als Kaiserliches Lehen zu vermachen.

Diese Schachtel mit Verlaub
Ist gefüllt mit „Musikstaub"
Seiner höchsten Majestät

Hurrah — prima Qualität
„Nahrungsmittelmehlersatz“
Ist gerad am rechten Platz
Für das beste Auszugsmehl
Schlägt „Piano“ gar nicht fehl
Putzt man es nach Jahren aus
Zieht man einen Nutzen draus
Was die Schaben nicht gefressen
Dient der Mutter jetzt zum Essen
Wird sie von dem Mehl nicht dick
Machts vielleicht doch die Musik
Ist sie brauchbar reparirt
Wird bezahlt und dann probiert.

S. M. Août I.“

Kurz zusammengefaßt ist von der Persönlichkeit Neters, sowie sie uns heute, nach 13 Jahren der Krankheit entgegentritt, etwa dies zu sagen: Das erste, was einem an dem kräftigen, etwas untersetzten Mann auffällt, sind seine raschen, sicheren Bewegungen, sein bestimmtes, selbstbewußtes Auftreten. Dem entspricht der gerade, lebhafte, etwas flackernd-glänzende Blick seiner hellen Augen. Er ist sehr höflich und zugänglich in der Unterhaltung, spricht schnell, mit energischem Nachdruck, als wolle er von vornherein jedem Widerspruch begegnen und drückt sich gewandt und präzis aus. Und doch fühlt man vom ersten Augenblick ab, daß er einen nur mit Vorbehalt gelten läßt und nicht bereit ist, wechselseitigen Kontakt zu suchen, sondern einen willigen Hörer, den er vielleicht besser von seinem Wissen, seinem Lebensgefühl und seiner Mission überzeugen könnte als seine dauernde Umgebung. Er spricht daher nur mit etwas äußerlicher Geschäftigkeit von seinen tatsächlich guten technischen Erfindungen, ungern von seinen Zeichnungen, solange man nach nüchternen Tatsachen fragt. Dagegen bricht er ungestüm los, sobald man seine Wahnvorstellungen berührt.

Wir finden also auch heute noch den gewandten, gutmütigen, aber eigensinnigen Techniker, als der er früher geschildert wurde. Temperamentvoll, affektbetont (eher cholerisch), dabei zäh in der Verfolgung seiner Ziele, die nun einerseits praktischer Art sind: allerlei kleine Erfindungen und Leistungen im Anstaltsbetrieb; andererseits aber völlig ideeller Art: höchste Steigerung des Selbstgefühls. Im Dienste dieses Grundtriebes hat er alle Erlebnisse und alles Wissen, das ihm zugänglich ist, zu einem System aufgebaut, zu einer Welthierarchie, in der er selbst die höchste Spitze darstellt. Suchen wir psychologisch zu erfassen, welche Funktionen ihm fehlen, im Vergleich zur normalen Verhaltungsweise, so drängt sich gerade hier jene „Fonction du réel“ auf, die in der französischen Psychologie und Psychiatrie eine so große Rolle spielt, und mit unserer „Wirklichkeitsanpassung“ nur schlecht in Einklang zu bringen ist. So viel ist jedenfalls sicher, daß er die sonst verpflichtenden Einigungstendenzen zwischen Vorstellung (Phantasie) und diskutierbarer „Wirklichkeit“ nicht besitzt. Die wirkliche Umwelt hat für ihn keinen Objektivitätscharakter, sondern liefert ihm nur Material, das er beliebig im Sinne seines Grunddranges verwertet. Er hat sich von der Umwelt weg ganz auf sich selbst gewendet, ist autistisch geworden. Daß er dabei die beiden Vorstellungssphären, die wahnhafte, in der er Fürst, Kaiserherzog von Frankreich, Welterlöser usw. ist, und die andere, auf einfacher Wahrnehmung beruhende, in der er Mechaniker, Patient und Bürger ist, ohne Konflikt nebeneinander erleben kann, ist wiederum schizophrener Grundzug. Nur liegt hier die Gewichtsverteilung anders als bei den übrigen Fällen: für ihn hat die wahnhafte Sphäre weitaus das Übergewicht und ist in systematischem Aufbau geordnet, während er sein bürgerliches Dasein gering achtet, aber von dem Wahnsystem konsequent freihält. Daher benimmt er sich in seiner praktischen Tätigkeit wie ein Normaler, hat sich auch keine verschrobenen Stereotypien angewöhnt. Viel geringer als bei den meisten anderen Fällen ist dementsprechend die allgemeine assoziative Lockerung. Allem, was er tut und denkt, ist eine gewisse Straffheit eigen, eine fast sachliche Konsequenz, im Praktischen wie im Wahnsystem.

Die Rolle der Erotik in diesem Leben zu erschließen, ist im Rahmen dieser beschreibenden Darstellung nicht möglich. Die uns bekannten Tatsachen sind spärlich und derb: Dirnenumgang als Gewohnheit in einer gefühlsmäßig eher hochstehenden Ehe; heftigste Reuereaktion auf eine leichte Perversionshandlung hin (allerdings erst in der Psychose). In neuerer Zeit zwangsmäßig stark sexuelle Auslegung aller Worte und Handlungen weiblicher Personen seiner Umgebung, auch der Ordensschwestern. Dabei werden diese jedoch in Zusammenhang mit dem Wahnsystem gebracht und als Gemahlinnen usw. angesehen, ohne daß er praktische Konsequenzen daraus zöge.

Die Bildwerke dieses Mannes, zu denen wir uns erst jetzt wenden, entsprechen in ihrer Faktur dem soeben umrissenen Persönlichkeitsbilde auf das vollkommenste. Durchweg nüchtern klare Sachlichkeit im Strich, nach Art einer technischen Zeichnung. Hier sollen Tatsachen exakt mitgeteilt werden, so scheint es. Die Erklärungen, die Neter nach langem vergeblichen Bemühen der Anstaltsärzte schließlich einer intelligenten Patientin gab, bestätigen das. Sie decken sich mit den von Anfang an häufig wiederholten Teilangaben, die er den Ärzten und in seinen Sendschreiben an verschiedenen Stellen gemacht hat. Denn es handelt sich durchweg um die Wiedergabe der Halluzination, die ihm unter jenen 10000 Bildern in der halben Stunde seines großen schizophrenen Primärerlebnisses haften geblieben sind (vgl. oben S. 204).

Neter hat seit dem Jahre 1911 gezeichnet. Bei ihm sind nun ganz überzeugend zwei durchaus verschiedene Arten von Bildern zu unterscheiden. Die für uns wichtigsten gehen nach seinen Angaben alle auf jenes oben erwähnte halluzinatorische Erlebnis zurück, in dem er eine ungeheure Fülle der Gesichte deutlich draußen am Himmel in den Wolken wahrgenommen haben will. Außerdem aber hat er eine Anzahl von Bildern in Aquarell gemalt, die ganz nüchtern realistisch gemeint sind, mit größter Geduld und Pedanterie ins Kleine gehen und sich nur hierdurch von gewöhnlichen dilettantischen Versuchen unterscheiden. Ein Blumenstück nur ragt durch geschmackvolle Vereinheitlichung bei aller Buntfarbigkeit über das Niveau der anderen hinaus.

Wenn Neter nun von Anfang an versichert, er zeichne die halluzinatorischen

Erscheinungen, die er etwa sechs Jahre zuvor gehabt habe, so müssen wir von vornherein einige Bedenken gegen die Zuverlässigkeit dieser Zeichnungen als sachlicher Dokumente erheben. Was stellt er, psychologisch betrachtet, wirklich dar, wenn er die sechs Jahre zuvor gesehenen Bilder auf Papier zu bringen vermeint? Es soll hier keineswegs der meist ungebührlich betonte Einwand gemacht werden, der Mann werde doch sehr viel von dem vergessen haben, was er damals erblickte. Wir finden immer, daß gerade Schizophrene für Erlebnisse, die ihnen bedeutsam waren, so nichtig sie auch allen anderen scheinen mögen, ein ganz außerordentlich gutes Gedächtnis haben. Viel wesentlicher ist aber bei paranoischen Kranken der umgekehrte Einwand: was mag sich im Verlaufe von Jahren alles an einen Erinnerungskomplex von so ungeheuerer affektiver Wucht, wie es das schizophrene Primärerlebnis ist, noch angegliedert haben? Zumal da wiederholt betont wurde, wie kurz die einzelnen Gestalten („über 10000 in einer halben Stunde") sichtbar geworden seien. Und zweitens: was mag ein Schizophrener mit seinem Drange, jeden Augenblickseinfall in irgendeine Verbindung mit seinen Hauptvorstellungen zu bringen, an spielerisch hingeworfenem assoziativen Material in eine solche Darstellung mit hineinverarbeiten? Da wir keine Instanz kennen, vor der solche Fragen gültig gelöst werden können, so müssen wir uns auf Vorsichtsmaßregeln beschränken. Wir werden also vor allem die Schilderungen, die Neter vor der Anfertigung der Bilder in Worten gegeben hat, als sicherste Gründlage annehmen. Und werden ferner nur diejenigen Äußerungen, die er zu verschiedenen Zeiten fast gleichlautend tut, als beweisend für die Echtheit seiner Visionen gelten lassen. Diese Vorsicht ist hier um so mehr geboten, als zwei der gleich zu besprechenden Zeichnungen, soweit wir ermitteln konnten, die einzigen bisher bekannten sind, in denen erstens der Urheber Halluzinationen direkt abzubilden behauptet, die er auch in Worten genau beschreibt, und die zweitens völlig eigenartige, phantastische Kombinationen von abbildenden Formelementen zu starker Wirkung gestalten.

Wir erinnern uns, daß die Visionen am Himmel, wie auf einem Brett, oder einer Leinwand, oder auf einer Bühne erschienen. „Es wurde immer wieder ein Teil abgewaschen und was anderes aufgezeichnet, wie wenn ein schneller Zeichner ganz rasch zeichnen würde." Als erste Gruppe nennt er die „Rockverwandlungen", von denen vier auf Abb. 119 wiedergegeben sind. Bei diesen vor allem muß man annehmen, daß die sehr detaillierte Schilderung, die Neter im Jahre 1919 zu dieser Serie gab, eine große Menge Augenblickseinfälle

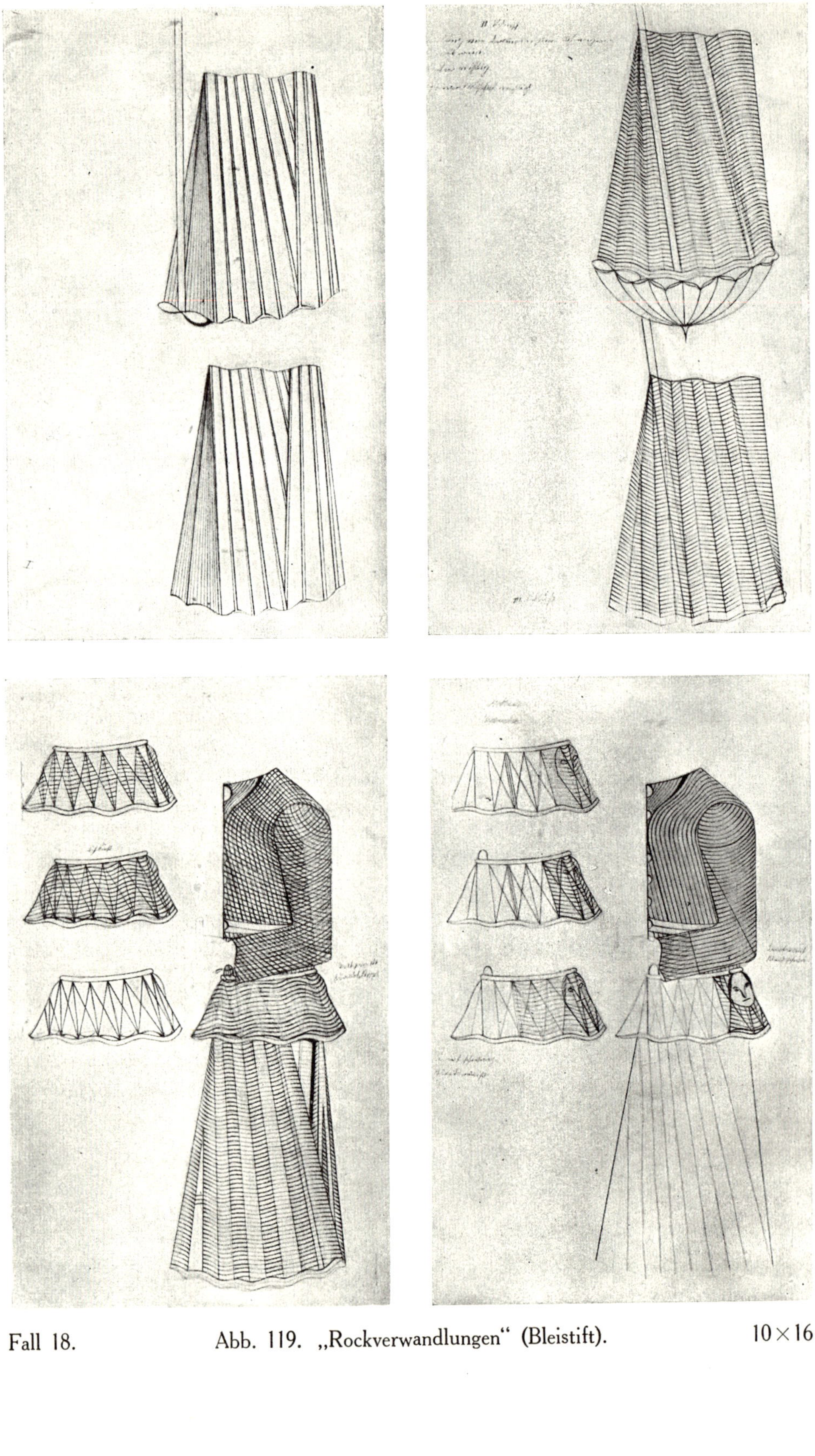

Fall 18. Abb. 119. „Rockverwandlungen" (Bleistift). 10×16

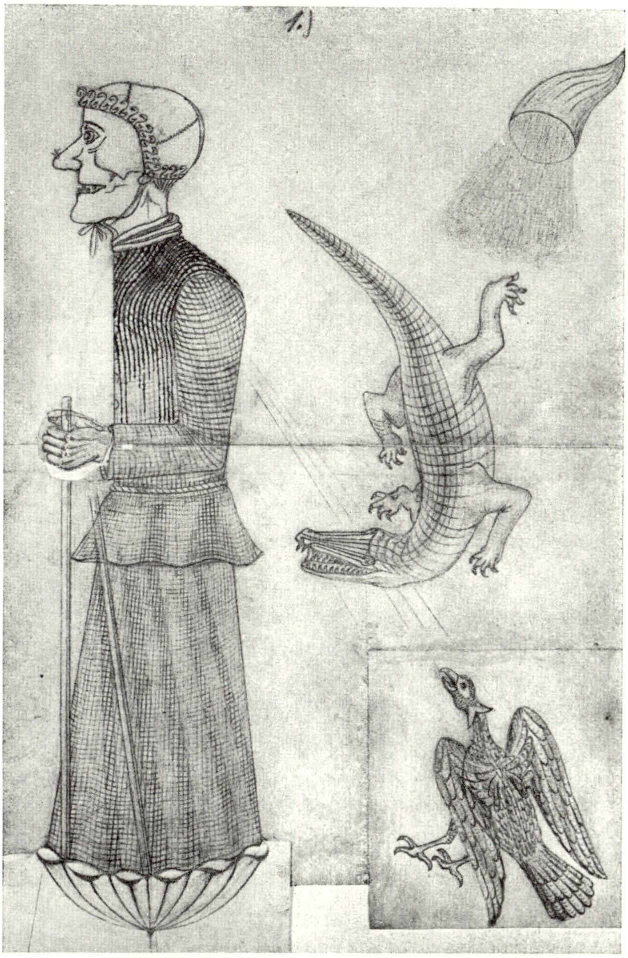

Fall 18. Abb. 120. „Hexe mit Adler“ (Bleistift). 20×25

enthielt, weshalb hier nur wenig daraus mitgeteilt werden soll. Der Rock entstand in mehreren Phasen. Zuerst in Form von Orgelpfeifen, dann als Musikinstrumente, als Gesetzestafeln, die wie Backsteine geschichtet lagen, als Fels und steinerne Kanzel. Das Mittelstück sah aus wie ein umgestürzter Korb; an ihm erschien ein Gesicht, die Götterdämmerung, die sich umwandelte in eine Teufelsmaske, in Moses, Christus, Napoleon I. und zuletzt in den Patienten selbst, und zwar als Kind. Unten am Rock bildete sich eine liegende 8, dann eine Schlange, schließlich eine Muschel wie ein Regenschirm. Ferner war in den Rockfalten ein N und ein A zu sehen, und andere wunderbare Schriften, darunter „Mann-Weib“ von hinten nach vorn ganz gleichlautend zu lesen, und seine sämtlichen Titel.

Das Schlußstück dieser Gruppe ist Abb. 120. Hierzu folgt einiges aus Neters Erläuterungen wörtlich: „Das Gesicht erschien mir als Totenkopf, hat aber doch Leben gehabt — — Die Nähte vom Schädel haben eine Nachthaube gebildet — An der Nachthaube kam dann ein Rüsche aus lauter Fragezeichen und diese wurden verwandelt in Federn — das Auge hat wie ein Glasauge ausgesehen, hat ganz gefunkelt; es war frei in der Augenhöhle. — Am Halse wurden auch verschiedene Veränderungen vorgenommen, und zwar wurde ein Ort damit versinnbildet, die Stellung über einen geheimnisvollen Ort. — Die ganze Figur

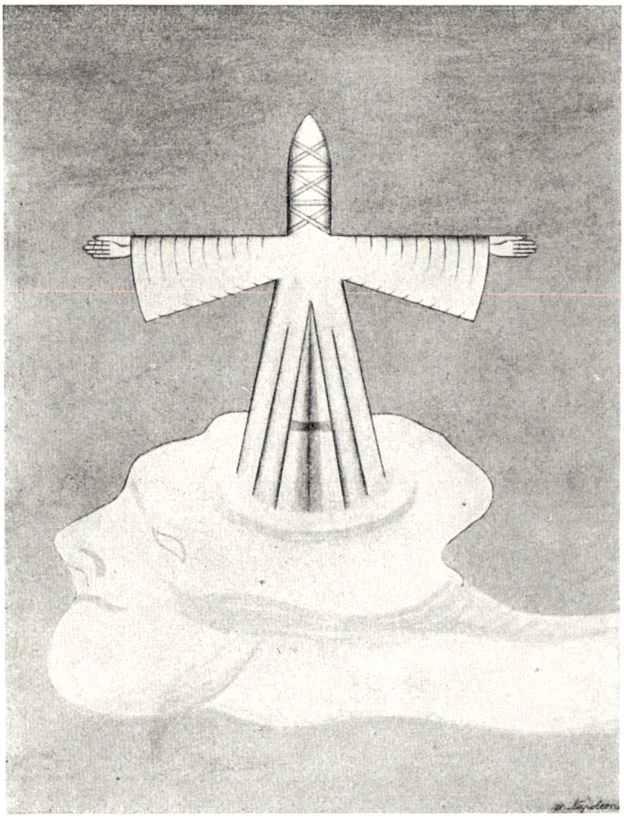

Fall 18. Abb. 121. „Antichrist“ (Bleistift). 20×26

ist eine Hexe: versinnbildlicht die Schöpfung der Welt als Hexenwerk. — Die beiden Tiere: Adler und Krokodil sind der Hexe ihre Boten — — Sie sind immer bereit und gefaßt auf den Wink der Hexe, immer sprungbereit. — Der Adler wurde in alle möglichen Gestalten verwandelt. Die Federn wurden abgeteilt durch Striche schwarz und weiß. Auf dem Adler waren alle möglichen Erscheinungen: zwei Schlösser, die verschlossenen Schlösser der Hölle jedenfalls — Dann ein Keller mit zwei Eingängen, die Pforten der Hölle — Einmal war darauf ein wunderschöner Kahn, dieser Kahn hat eine Feder als Segel gehabt; dann kam ein Sturm und der Kahn, das Schifflein wurde umgeworfen, es hat ihm aber nichts gemacht. — Den Kahn kann man vergleichen mit dem Schifflein, in dem die Jünger Jesu waren und gefischt haben, und Petrus zum Herrn gerufen — Auf dem Halse des Adlers hat sich ein Herz gebildet, — und der Adler ist mit dem Herzen in den Himmel geflogen. Das Herz war durchstochen, ein Zeichen, daß es leiden mußte — und ich war drinnen gesteckt! Auf dem Kahn war ein 4er: führen, ich soll führen, — Führerschiff der Welt.! Das ganze Bild der Hexe war eine zeitlang wie von Gips — und dann erschien es in einem Glaskasten und war wie von Stein — und zuletzt wurde es eingefaßt und — — — — weg war es! Und dann kam Regen (Füllhorn oben rechts) wie aus einer Gießkanne und hat sich über das Krokodil ergossen — und dadurch hat das Krokodil die Schattierung bekommen.“

Auch zu der Abb. 121, dem „Antichrist“, „Prophet“, „Kanonischen Papstrock“, „St. Thomas“ oder dem „Geist Gottes in den Wolken“ sind ausführliche Erläuterungen vorhanden. Es folgt eine von 1917, die er eigenhändig aufgeschrieben hat, nachdem er die Gestalt nochmals als Laubsägearbeit angefertigt und bemalt hatte:

„St. Thomas der Geist Gottes in der Gestalt des falschen Propheten verkündigte dem Erlöser auf einer Wolke stehend das über die sündige Menschheit verhängte Weltgericht im Anfang Nov. 1907. Ich habe diesem unbekannten Geiste den Namen Thomas, Geist des Unglaubens, beigelegt, weil seine Gestalt einem T gleicht, das aus drei (,) Kommas zusammengesetzt ist, den Kopf bildete etwa eine 42 cm Granate, die sich in eine päpstl. Tiara u. zuletzt in einen prachtvollen Strohhaufen verwandelte. Wenn das Kreuz groß am Himmel erschienen ist, werde ich alles an mich reißen. Dasselbe war etwa drei Meter hoch und wurde dadurch gebildet, daß der Geist aus den Hemdärmeln die nackten Arme wagrecht ausstreckte und durch rasches Wiegen derselben die Kreuzesform erzeugte. — Daß der Prophet falsch (zornig) war, erhellt daran, daß er das geweissagte Weltgericht (von dannen er kommen wird, zu richten die Lebendigen und die Toten) durch seine Erscheinung ankündigte, was für die ungläubige Menschheit einen falschen Profit bedeutete, dessen Folgen sie auch bald zu spüren bekam, als sie sich von der Wahrheit überzeugen mußte, nachdem sie den Erlöser aus Unglauben für geisteskrank erklärte, indem sie von den Erscheinungen der Offenbarung Gottes behauptete, das gebe es nicht u. den Erlöser Napoleon ins Narrenhaus verbrachte, damit er kuriert werden solle. Dieser Geist ist nun aber in seiner Wiedergabe von ungemeiner Bedeutung u. unbezahlbarem Werth, damit jeder Ungläubige durch ihn nicht verloren gehe oder ins Narrenhaus komme, weil er ihn gesehen u. doch nicht geglaubt hat. Wenn aber die Doctoren nicht geglaubt haben, sondern diese u. andere Erscheinungen in das Reich der Fabel gezogen haben, so werden sich dieselben an diesem hölzernen Geisterbild spiegeln können u. ihr Unwissen leuchten lassen, indem sie für die Aufklärung das Lehrgeld bezahlen, um ihre Wissenschaft durch Wort und Bild zu bereichern, dann erst sind sie gemachte Doctoren, die sich für ihr Geld sehen lassen können. (auf dem Potsdamer Ausstellungsplatz).

Als Ich Meinem Schwager u. Meinem Bruder von den Erscheinungen der Offenbarung Gottes, (wozu auch die hlg. Maria oder des Teufels Großmutter mit ihren Hausthieren, dem Adler „Phönix“ u. dem Krokodil, welche von Mir ebenfalls im Bilde dargestellt) Mitteilung machte, wurde Ich kurzer Hand für verrückt erklärt und ins Narrenhaus zur Beobachtung Meines Geisteszustandes gebracht, welche denn auch etwas lang ausgedehnt wurde, während Ich überhaupt keine Beobachtung verlangte, indem Ich ja selbst am besten wußte, woran Ich war, namentlich da Mir Gott auch Mein Standesverhältnis als Kaiser von Frankreich und Deutschland geoffenbart hatte. Zum Schluß der Vorstellung gab Mir Gott die Weisung auf Meine Gedankenfrage: „König von Württemberg, geh' nicht von Württemberg." Darauf bauend wollte Ich zu König „Wilhelm" zwecks Aufklärung, wovon jedoch Mein Bruder nichts wissen wollte und deshalb Meine Verbringung in eine Anstalt beschleunigte, was Mir zwar unangenehm war, aber trotzdem ein Trost, indem Ich Mir sagte, Gott wird Mein Schicksal nach seiner Offenbarung so lenken, daß Ich als dessen Sohn auch im Narrenhaus als König ausgehen kann, da seine Macht keine Grenzen kennt und die Spitzbuben auf den Fersen verfolgt, falls sie Mich Meines hohen Standes als Napoleon wegen nicht mehr herauslassen wollen. Die ganze Reihe von Meinen Gemahlinnen war Mir als lebende Figuren auch geoffenbart, sodaß Ich dieselben theilweise erkannte, sofern Ich deren Bild noch im Gedächtniss hatte, obwohl Ich nicht wußte, was diese Menge von Damen eigentlich für eine Rolle spielten, worüber Ich erst später klar wurde, namentlich da zuletzt auch Schwestern in Ordenstracht erschienen waren. Aber diese Frage dürfte sich dadurch gelöst und aufgeklärt haben, daß eben die Schwestern als versprochene Bräute des Heilandes den göttlichen Erlöser geheirathet haben, nachdem er persönlich unter ihnen erschienen war und konnten sie auch gar nichts besseres thun, um von ihm erlöst zu werden aus Noth, Bedrängniss, religiöser Nacht und Dummheit unter dem Joch der Knechtschaft.

Zur höheren Ehre Gottes und seiner lieben Mutter zu R. geschrieben und dargestellt von „S. Majestät" Août I. — IV. Napoleon."

In diesem Falle nun zeigt eine zweite Schilderung von 1919, wie Neter offenbar seine Einfälle weiterspinnt: „Bei diesem Bild erschien zunächst ein Pfeifenkopf und zwar von einer Pfeife, die im Besitze meines Bruders ist und von Napoleon I. herstammt. Das Pfeifenröhrle stellt einen Wanderer dar mit einem Tornister. Der Wanderer sitzt auf einem Baumstumpf und trägt in seinem Tornister ein ganz kleines Fernrohr und — ein nacktes Weib. — Dann kam aus dem Pfeifenkopf Rauch heraus, d. h. wenn der kanonische Papst erscheint oder der Antichrist, dann raucht es. — — Und dann hat sich auf den Rauch, der wie Wolken aussah, eine menschliche Figur gestellt im Hemd. Die

Figur hatte die Form eines Kreuzes. Aus den Rockfalten hat sich der Buchstabe A gebildet. Die Arme haben sich bewegt, statt dem Kopfe war eine Granate — und aus der Granate wurde die Tiara — und zuletzt ein Strohhaufen, d. h. daß die Granate losgehen kann wie Stroh: die Nichtigkeit der Welt!"

Für das Blatt „Weltachse und Hase", Abb. 122, liegt eine Beschreibung von 1919 vor, die Neter 1920 in der Hauptsache wiederholt hat: „Da war eine Wolke heruntergezogen und die Weltachse stand da. Dann wurde ein Brett daraus — und aus diesem Brett ein Baum mit sieben Ästen: der siebenarmige Leuchter. An dem Baum wurden die Füße angesetzt: Bocksfüße und diese in Pferdefüße verwandelt — der Teufel —. Auf diesem Baume erschien mein Stammbaum. Der Baum wurde durch die Hände Gottes beschützt (das Bild aufrecht stellen — über dem Baum), das waren ganz zarte wunderschöne Damenhände. Die Ringe bilden die Jahresringe. — Nun hat der Baum nicht überall

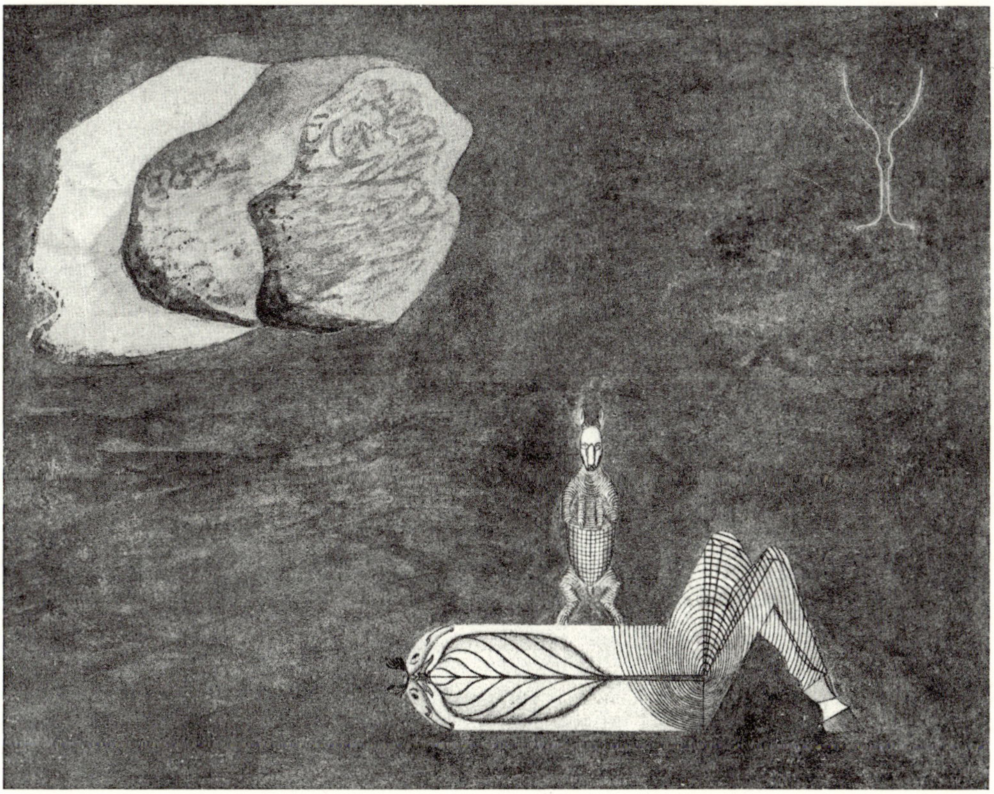

Fall 18. Abb. 122. „Weltachse und Hase" (Bleistift). 25×20

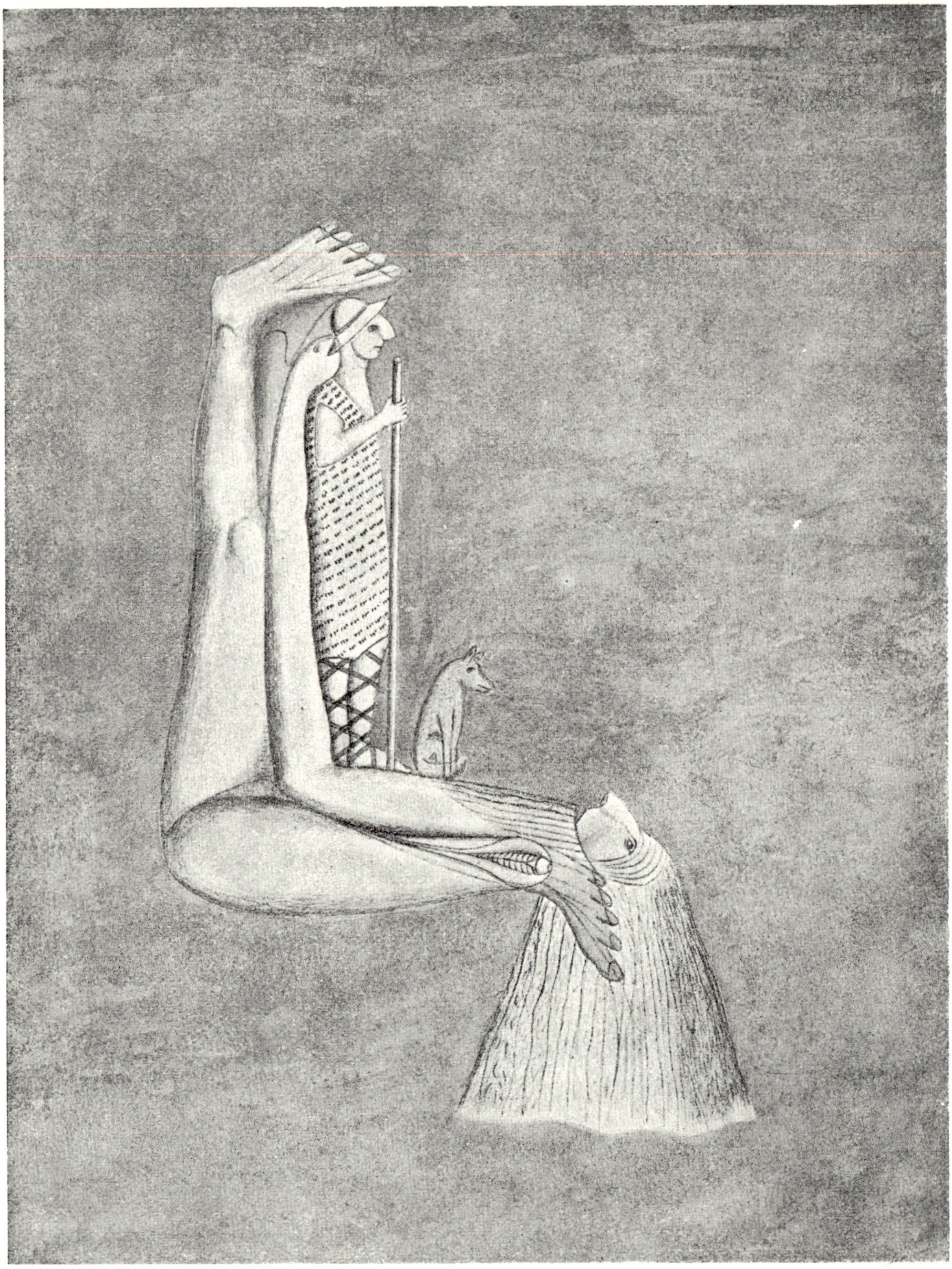

Fall 18. Abb. 123. „Wunderhirte“ (Bleistift). 20×26

gefallen und die Schweine haben sich über den Baum gemacht — und haben sich über Gott gestellt — und haben Gott verachtet (über den zarten Händen zwei Eberköpfe). Das Ganze war wie ein lebendiges Tier, ein Nagetier! Nun bekam der Baum Blätter — und die Blätter wurden in Gold verwandelt. Dann kam der Sturm und hat die Blätter heruntergeschüttelt. Der Baum wurde gedreht im Sturm wie eine Walze. An Stelle des Baumes kam der Kopf des Jupiter, des Kriegsgottes." Das ganze Bild habe auf den Weltkrieg hingedeutet, — er habe alles vorausgewußt, auch das Ende des Krieges. Überhaupt seien viele der Verwandlungen, die er gesehen, noch nicht in Erfüllung gegangen; das komme alles noch; dann werde er erst wissen, was alles bedeutet habe. — „Aus einer Wolke ist auf einmal ein Hase herausgesprungen und mit einem Satz war er auf der Walze." Der Hase bedeutete „das zerbrechliche Glück. — Er hat auf der Walze angefangen zu laufen — und die Walze hat sich gedreht, d. h. daß sich die Sache um den Stammbaum dreht." „Der Hase wurde dann in ein Zebra (oberer Teil gestreift) und dann in einen Esel (Eselskopf) aus Glas verwandelt. Dem Esel wurde eine Serviette umgehängt: er wurde rasiert. Während der ganzen Zeit dieser Erscheinungen war auf der Seite ein Kelch." (sein Leidenskelch!) —.

Den „Wunderhirten" (Abb. 123) ließ er zwar einmal von dem Kopf-Baumstamm aus entstehen, behielt aber sonst diese 1919 gegebene Beschreibung bei: „Da stand zunächst eine Brillenschlange in der Luft, grün und blau schillernd. Und daran kam der Fuß (der Schlange entlang). Dann kam der andere Fuß daran. Der wurde aus einer Rübe gebildet. (Auf Befragen:) Das Märchen von Rübezahl: Reue bezahl! — An diesem zweiten Fuße erschien das Gesicht von meinem Schwiegervater in W.: das Weltwunder. Die Stirn wurde in Falten gelegt — und daraus wurden die Jahreszeiten. Dann wurde ein Baum daraus. Die Rinde des Baumes wurde vorn abgebrochen, so daß die Lücke den Mund zu dem Gesicht gebildet hat. Die Haare haben die Äste vom Baum gebildet. Dann erschien zwischen Bein und Fuß ein weiblicher Geschlechtsteil, der bricht dem Manne den Fuß ab, d. h. die Sünde kommt durch das Weib und bringt den Mann zu Fall. — Der eine Fuß stemmt sich gegen den Himmel, das bedeutet den Sturz in die Hölle (— an diesem Fuße sind die Zehen Noten, warum, weiß er nicht —). Dann kam ein Jude, ein Hirte, der hat ein Schaffell um sich hängen gehabt. Auf diesem war Wolle, das waren lauter W, d. h. es kommen viele Weh. — Diese W wurden in Wölfe verwandelt; es waren reißende Wölfe. Und diese Wölfe wurden in Schafe verwandelt: das waren die Wölfe in den Schafskleidern. Und die Schafe sind dann um den Hirten herumgelaufen. Der Hirt bin ich — der gute Hirt — G o t t!" (— Er sagt dies ganz feierlich. —) — „Die Wölfe sind die Deutschen, meine Gegner." Diese Bilder waren alle nur für ihn allein; andere hätten sie zwar auch sehen können, aber „es wäre ihr Tod gewesen". Gott hat durch diese Erscheinungen direkt zu ihm gesprochen. Vieles muß sich erst in der Zukunft erfüllen. —

Wegen der Einzigartigkeit dieser Blätter schien es notwendig, Neters Äußerungen ausführlich wiederzugeben. Denn hier ist nun wirklich einmal das Stoffliche weitaus wichtiger als das Formale. Um dieses vorauszunehmen: der nüchterne, präzise Strich, häufig in parallelen Kreisen (offenbar mit Zirkel) geführt und häufig mit dem Lineal gezogen, weist auf die technischen Zeichnungen des Elektrikers hin. So sehen Kraftlinien auf graphischen Darstellungen magnetischer oder elektrischer Felder aus. Diese Art des Striches entspricht seiner pedantisch sauberen deutlichen Schrift. Wir fanden ja derartige Züge auch in der pedantischen Konsequenz, mit der er sein Wahnsystem ausbaute. Während nun bei den „Rockverwandlungen" und der „Hexe" mehr oder weniger realistische Motive, die als solche Allgemeinbesitz sind, durch die Zeichenart stilistisch vereinheitlicht und obendrein sozusagen zum Überfluß noch mit symbolischer Bedeutung beladen werden, stehen die drei letzten Blätter ganz für sich. Denn sie stellen nicht erstens bekannte Gegenstände dar und sind zweitens Symbolträger, sondern sie sind von realistischem Standpunkt aus gesehen unsinnig und leiten ihre Daseinsberechtigung lediglich aus einem schizophrenen Erlebnis ab, nicht aus einer, auch anderen Personen zugänglichen „Wirklichkeit". Als Gestaltungsphänomen besonderer Art muß der „Antichrist" Abb. 121 noch für sich betrachtet werden, weil er sich nicht in seiner Gesamtform vom Boden des allgemein Vertrauten entfernt, sondern seine überraschende, monumentale Wirkung einfach einer rücksichtslos kühnen Abstraktion verdankt. Sind doch diese Konturen mit dem Lineal gezogen. Fast noch stärker wirkt eine andere Fassung desselben Motivs, in der die vom Rücken ausgehenden Linien fehlen. Man kann darüber streiten, inwiefern nun das halluzinatorische Erlebnis für die grandiose Wirkung der Prophetengestalt verantwortlich gemacht werden dürfe, da man doch die nüchterne Methodik ihrer Entstehung klar demonstrieren könne. Wir stellen nur fest, daß niemand sich dieser besonderen Wirkung entziehen konnte und daß wir nahe Vergleichsstücke nicht kennen — es sei denn etwa der Natureindruck eines Kreuzes im Hochgebirge, das gegen den Himmel steht.

Für die beiden letzten eigenartigsten Bilder käme außer der halluzinatorischen nur eine spielerische Entstehung in Frage, wie bei dem Falle Klotz (S. 168). Aber ein Vergleich mit den Bildern jenes Falles lehrt sofort eindringlich, daß wir hier etwas anderes vor uns haben: der Charakter des Fremdartig-Unheimlichen, das uns unbegreiflich und faszinierend quält, fehlt dort fast ganz. Vergleichsstücke finden wir vielmehr vorwiegend bei dem Holzschnitzer. Irren wir nicht, so liegt das Charakteristische darin, daß hier aus Organteilen organismenartige Bildungen entstanden sind, die doch nirgends zentriert werden. Zwar wird der Scheinorganismus sauber zu Ende gezeichnet, allseitig geschlossen, — aber wieder mit jener pointenlosen Konsequenz, die den Nach-Denkenden in eine Art Irrgarten ohne Ende führt. Hier sich mit Behagen zu bewegen, ist das Vorrecht des Schizophrenen, weil er jeden Augenblick sein Denkprinzip umstellen kann; weil er über eine Doppelorientierung zu jedem Gegenstand verfügt. Bei keinem anderen Bildwerk vielleicht sind wir dem spezifisch schizophrenen Seelenleben so wehrlos ausgeliefert wie hier. Denn hier bietet sich nicht eine anschauliche Gestaltung dar, der wir uns einfach in ästhetischer Betrachtung hingeben könnten, ohne nach der Bedeutung zu fragen. Hier werden schizophrene Erlebnisse ganz nackt illustriert, und was etwa Zutat ist, wird in keiner Weise rationalen Vorstellungsmethoden angepaßt. Beide Hilfswege also, die uns sonst die Möglichkeit boten, uns in schizophrene Vorstellungskomplexe hineinzufinden, sind hier versperrt, der rationale wie der ästhetische. Jener brachte uns bis zu der Grenze, hinter der das Fremdartige begann. Dieser, der ästhetische, lieferte uns im anschaulichen Erlebnis ein Gestaltetes mitsamt der schizophrenen Komponente aus, und wir konnten dann im Erlebnis ausscheiden, was uns befremdete.

5. Johann Knüpfer

Johann Knüpfer wurde 1866 als der jüngste von vier Brüdern in einem Odenwalddorf geboren. Eine Vaterschwester soll religiösen Wahn gehabt haben, sonst weiß man nichts von Belastung in der Familie. Der Vater starb früh, nachdem er schon einige Zeit von der Mutter geschieden gelebt hatte. Knüpfer kam in der Schule als mittlerer Schüler leidlich mit, lernte nachher $2^1/_2$ Jahre das Bäckerhandwerk und ging in die Fremde. Vom Militär kam er wegen Leistenbruchs frei. Von seinem 20. bis zum 30. Lebensjahre arbeitete er in einer großen Stadt anscheinend regelmäßig, wenn er auch die Fabrikgattung zweimal wechselte: nach einer Brotfabrik folgte eine Zementfabrik für $2^1/_2$ Jahre und dann für $6^1/_2$ Jahre eine Maschinenfabrik, in der er die Schlosserei erlernte.

Er lebte nach eigenen Angaben nebst einem Bruder bei der Mutter und scheint ein stiller, solider Mensch ohne besondere Neigungen gewesen zu sein, eher weltscheu, wenn seine eigenen Schilderungen zutreffen. Mit dem Tode der Mutter, 1895, änderte sich Knüpfers stetige, arbeitsame Lebensweise. Er heiratete, überredet von Bekannten, ganz gegen seinen Willen, wie er später meint. Leider liegen über diese Jahre der Veränderung keine ausführlichen Daten vor, außer einer weitschweifigen biographischen Schilderung aus der Zeit seines Anstaltsaufenthaltes. Objektiv steht fest, daß er seither sehr oft die Arbeitsstelle wechselte, häufig aussetzte und zeitweise reichlich trank, obwohl er wenig vertrug. Allerdings war die Ehe, wie beide Teile versicherten, von Anfang an schlecht. Er faßte schon früh gegen die Frau und andere Personen mißtrauische Gedanken, aus denen sich immer deutlicher ein ausgesprochener Verfolgungswahn entwickelte. Was darin an richtig beobachteten Tatsachen steckte, läßt sich nicht mehr entscheiden. Er wurde immer unsteter, arbeitete wenig mehr, blieb von zu Hause fort; wenn er kam, waren Prügelszenen an der Tagesordnung. 1902 trieb er sich nur noch herum, wurde siebenmal wegen Bettelns bestraft und schließlich in ganz verwahrlostem Zustand in die Anstalt eingeliefert, nachdem er sich „durch die schwere Schikane, durch die Marter" hatte hinreißen lassen, sich mit dem Taschenmesser in die Brust zu stechen. Aber „der Tod ist für sich, er hat nicht die Fahrt wie der Geist" äußerte er bald nach der Aufnahme.

Es zeigte sich, daß Knüpfer sich mit einer ganzen Reihe wahnhafter Vorstellungen seit Jahren trug und daß seine Stellung zur Umwelt ganz auf diesen basierte. Er glaubte sich von zahlreichen Personen verfolgt und hatte alle möglichen Wahrnehmungen gemacht, die ihm die Richtigkeit seines Verfolgungswahns bewiesen: auf einen Schnaps, den seine Frau ihm gab, wurde ihm völlig übel — es war eben Gift darin. Auch im Wasser hatte er deutlich Gift bemerkt. Aus dem Ofen blies man Rauch ins Zimmer, der war wie Chloroform. Er hörte, wie man sagte: man muß ihn morden, er ist zu reich. Man schoß mit feurigen Pfeilen nach ihm. So mußte er leiden, wie Christus, der Heiland. Der kam nun sehr oft zu ihm, so daß er ihn deutlich sah. Er sprach durch seine Poeten und durch Botschaften und Eingebungen. Er klärte ihm vieles auf, auch über seine Verfolger.

Um diesen und den Quälereien zu entgehen, war er die letzte Zeit von Ort zu Ort gereist, — aber, wo er hinkam, da war das „Ding" auch schon.

Knüpfer brachte seine Erlebnisse zwar in starken Worten vor: gräßliche Quälereien, es war der Kelch des Leidens usw., aber ganz monoton, affektlos, in manierierter Sprechweise (mit Betonung der Auslaute und Endsilben), die oft etwas Feierliches annahm. Dabei gebrauchte er gern etwas geschraubte oder pastorale Wendungen. Das zeigt sich auch in seiner ausführlichen, 1903 selbstgeschriebenen Lebensgeschichte, aus der hier einige Proben folgen: „Euer unsserm allverehrten Landesfürsten Seiner Königlichen Hoheit Höchste Ordere Euer aller ergebenst bitte Euer Gnade und Würde Hochachtungsvoll mir beistand geben, ich war allezeit vor Jugend auf bis heute im alter von 37 Jahre 6 Mont. Euer Gnade und Würde für Fürsten und Vaterland, für Kaisser und Reich, und alle hohe wirde, im Lande und der ganz auf der ganzen Erden, Euer Hoheit möchte bitten meinen Lebenslauf zu beschreiben, von Jugend auf bis ans Ende, bin in V. im 18 März 1866 geboren Amt W., und habe allezeit recht gehandelt gegen hohe und alle Leute zuvorkommen gewessen in aller achtung, und bin in die Volksschule gegangen bis zu 14 Jahren und dann bin ich in die Leher gekommen und habe die Bäckerei erlernt in Heilig+steinach und bin Rechtschafen aufgezogen worden, habe nicht gestohlen und habe sonsst allerwege meiner lebentszeit recht gehandelt und der Vater ist früh gestorben — — Etwas hätten ich nicht geklaubt auf welche Sachen sollche Leute ausgehen das ist was altes bei diessen, aber die Gerechten, die haben sich schon früher daß ich Geheirath gewessen bin schon alles schön ein verzält, die Frau wo sie mir aufgebracht haben, diesse Gerechten schprechen die Wahrheit nicht, diesse sagten wir sagen zu unsserm Heu Storh und zu unssern Storh Heu, ja wenn so was alles gehet da weiß ich nicht was ich sprechen soll, Menschen von der Unschuld ins unglück zu bringen. Ich J. habe alle zeit nichts schlimmes geschprochen wie heute noch. — — — aber meine Frau Wolte haben daß ich eingekerckert werde aber scheiten wolde sie sich nicht lassen sondern ihr Verbrechen mit mir ausführen, da haben sie die Leute im hausse schon gut unterrichtet wie sie es machen soll, aber Herr J. hatte sich geeussert er wolte mich kreuz und Uberzwerg die Gelenderrie hinunter schmeissen und mich lebendig ihn seinem Keller begraben das haben aber damals die Leute in der Nachbarschaft gehört so laut geschrieben, Ich hätte mal das Gerücht hin nein führen wollen in sein Hinderhaus. — —"

In der Anstalt entfaltete sich nun der bislang noch verhüllte religiöse Größenwahn. Er teilt dem Arzt noch geheimnisvoll mit, er sei schon in der Jugend auserwählt worden. Niemand auf der Erde hätte lebend das erringen können, was er errungen habe, niemand habe auch so viel gelitten, nicht einmal Christus. Zwischendurch bittet er wieder, man solle doch das Martyrium nicht länger fortsetzen und ihn lieber gleich vollends umbringen. In der Folgezeit ändert sich das Krankheitsbild nicht mehr wesentlich. Knüpfer bleibt ein schwieriger Patient, der zwar gelegentlich auch zur Arbeit geht, aber meistens in seine Wahnwelt so eingesponnen ist, daß er auf jede Anforderung von außen gereizt reagiert. Bemerkenswert ist seine Liebe zu Tieren. Er beobachtet sehr aufmerksam, setzt aber alles mit seinem Wahn in Beziehung. Die Stimmen der Vögel behauptet er genau zu verstehen.

Das ganze Krankheitsbild ist typisch: es ist eine stille Schizophrenie, bei der sich keine akute Phase deutlich abgrenzen läßt. Dementsprechend fehlt auch den Erlebnissen des Patienten offenbar jener Charakter großartiger Visionen, die über einen hereinbrechen. Vielmehr ruht sein schizophrenes Weltbild auf zahllosen kleinen Wahnerlebnissen, Umdeutungen, die sich langsam zusammenschließen, ohne jedoch eigentlich systematisiert zu werden. Im Mittelpunkt steht der religiöse Vorstellungskreis. Seine Vorahnungen, seine halluzinatorischen Erscheinungen, seine Leiden, seine Reflexionen über sich und sein Verhältnis zur Welt — alles eint und klärt sich ihm in der beherrschenden Vorstellung, er habe als Berufener unendlich leiden müssen, werde aber dafür eine Rolle wie Christus in der Welt zu spielen haben. In solchen Erwägungen — mehr noch in den entsprechenden Gefühlskomplexen (besonders in der Richtung der Selbstwert- und Geltungsgefühle) erlöst Knüpfer sich aus der, auch für einen Schizophrenen keineswegs gleichgültigen Zwangslage des Anstaltsaufenthalts wie aus seinem gescheiterten Leben. — Knüpfer erscheint uns also seiner Anlage nach als ein stiller, etwas in sich gekehrter Mensch, temperamentschwach, ohne besondere Veranlagungen. Vielleicht muß man ihn zu den Sensitiven rechnen — dafür spricht, daß die Wendung zur Krankheit nach dem Tode der Mutter eintrat, wodurch er offenbar den Halt verlor. Dafür spricht auch die liebevolle Beschäftigung mit Familienerinnerungen, auf die wir sogleich stoßen werden.

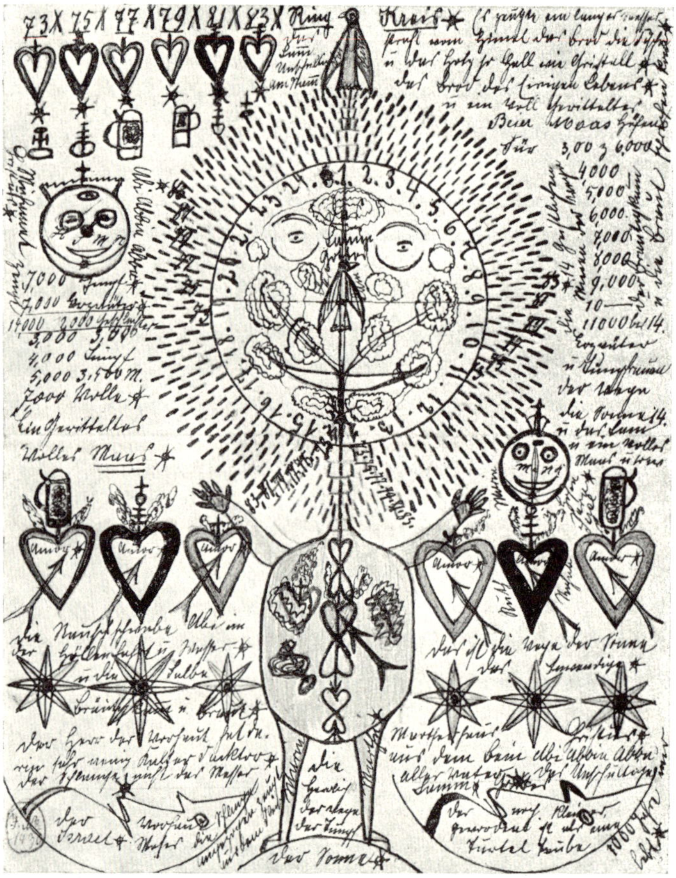

Fall 90. Abb. 124. „Lamm Gottes" (Tinte). 16×21

Knüpfer begann schon bald nach seiner Aufnahme in die Anstalt zu zeichnen, wobei er sich in den Motiven eng an das hielt, was er mündlich und schriftlich unermüdlich äußerte. So könnte man bei ihm den Mitteilungsdrang als entscheidenden Impuls auch für sein Zeichnen auffassen, würde aber damit an das Wesen des zeichnerischen Aktes nicht herankommen. Wir betrachten einige der Blätter, die Knüpfer mit Tintenstift, Tinte und Farbstiften angefertigt hat. Abb. 124 gibt ein ganz typisches Beispiel. Und da bemerken wir sogleich, wie stark formale Prinzipien in ihm lebendig sind. Die recht strenge, symmetrische Anordnung verleiht dem Blatt eine gewisse feierliche Würde. Der große Kreis mit Strahlenkranz ist, wie aus anderen Blättern hervorgeht, als Monstranz gedacht, zu der das winzige Körperchen den Griff abgibt. Zugleich ist der Kreis aber ein Uhrblatt, die Sonne und das Gesicht des Männchens, das nach der Inschrift das Lamm Gottes, also Christus bedeutet, mit dem er selbst sich zu identifizieren pflegt, so daß wir bereits fünf oder sechs Bedeutungen dieses einen Formteils annehmen müssen. Von dem Gesicht sind Mund und Augen als solche erkennbar, an Stelle der Nase sitzt eine Art Wappenvogel. — Das Hauptherz mit dem Pfeil hat offenbar so suggestiv gewirkt, daß er von dieser Form nicht mehr loskommt. Aus dem einen Herzen werden drei Paar Herzen übereinander, dazu kommen je drei zu beiden Seiten des Körpers, mit absonderlichen Aufsätzen, und links oben noch ein halbes Dutzend: ein drastisches Beispiel für das „Perseverieren“ einer Form, die nun auf der ganzen Zeichnung sich immer wieder vordrängt. Unter den Zahlen, die auf dem Blatt verteilt sind, scheint der ungeraden Reihe 73—83 eine geheimnisvolle Bedeutung innezuwohnen, da sie nicht weniger als fünfmal auftritt. — Auch die Beischriften sind vorwiegend orakelhaft: „Das ist die

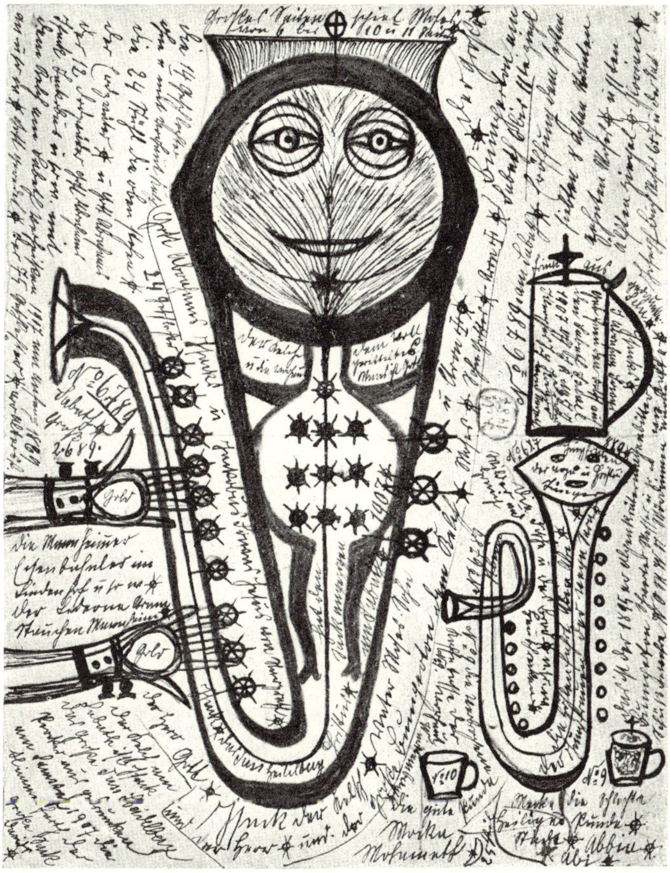

Fall 90. Abb. 125. „Bumperton“ (Tinte). 16×21

Vega der Sonne das Inwendige aus dem Bein, Abi Abbia Abba — Muhamet zeugt Christus —" oder die Benennung der Beine als Maria und Marta usw. — Wie hier Monstranz, Hampelmann, Sonne, Uhr und Christus in den einen „Ringkreis" verdichtet sind, so ist es auf dem anderen Blatte (Abb. 125) ein Baßhorn und eine menschliche Gestalt: der „große Bumperton am Sabath" heißt es.

Herrschen in diesen Blättern Knüpfers religiöse Wahnvorstellungen, wobei der pathetische Anteil in die formale Feierlichkeit eingegangen ist, der spielerische mehr in dem bunten Gewirr von orakelhaften Sätzen erscheint, so finden wir andererseits eine große Gruppe von Bildern, die aus einem ganz anderen Vorstellungskreis stammen: aus der Erinnerung an die heimatliche Umgebung seiner Jugendjahre. Wir erwähnten schon, daß Knüpfer ungewöhnlich eng an seine Mutter gebunden war und nach ihrem Tode einer gewissen inneren Haltlosigkeit verfiel. Mehr und mehr flüchtete er sich später, als sein eigenes Leben zerbrochen war, in Familienerinnerungen; seine schriftlichen Aufzeichnungen, zu denen er ständig geneigt ist, umkreisen in den letzten Jahren fast ausschließlich die Bauernhöfe seiner Verwandtschaft, in der sein Großvater mütterlicherseits als wohlhabender Besitzer eines größeren Hofes die Hauptrolle spielt. Diese Hauszeichnungen, die meist in großem Format mit Bleistift angelegt und mit Rot-, Blau und Grünstift derb „angestrichen" werden, enthalten eine Unmenge Detail, das immer sorgfältig gleich nebenan in Worten benannt oder gar beschrieben wird, so daß wiederum Text und Zeichnung sich fast die Wage hielten, wenn diese nicht durch die Farbe das Übergewicht bekäme. Der Text beschränkt sich aber keineswegs auf sachliche Erläuterungen, sondern ist ganz überwuchert von bombastischen Sprüchen: „Stapfeltreppenaufgang der Auferstandenen — 12 Geschlechter rote Treppensteine — der geheimnisvolle Hinterhof nach den Pferdeställen — der Herr ließ Feuer regnen grausam wie Sodom und Gomorra — die 3—5 Schäferhütte bei Großvater R., nun habe ich schon von der Herrlichkeit dem Sonnengott und der Sonnengöttin von 1866; 68; 69; u.s.f. —"

Der Gestaltungsvorgang liegt bei diesen Zeichnungen besonders übersichtlich zutage. Als seelischen Untergrund haben wir die Tendenz, sich Vertrautes aus der Jugend zu vergegenwärtigen. Diese Erinnerung ist feierlich-religiös gefärbt durch Wahnvorstellungen und verbrämt mit Bibelsprüchen. In der anschaulichen Sphäre erscheinen nun ausschließlich Teilvorstellungen — Stall, Brunnen, Birnbaum, Hundehütte usw. — und zwar offenbar mit einer gewissen Lebendigkeit, aber nie ein einheitliches Gesamtbild. Dagegen wirkt die räumliche Anordnung der Gebäude nach, und zwar im topographischen Sinne. Er hat von den Höfen eine Art Lageplan im Gedächtnis, auf dem er im Geiste spazierengeht. Sein Zeichenblatt wird ihm alsbald zu einem solchen Lageplan. Und indem er seine Häuser und Ställe darauf anbringt, geht er auf diesem Zeichenblatte genau so umher, wie auf dem vorgestellten Lageplan. Nur daß er jetzt

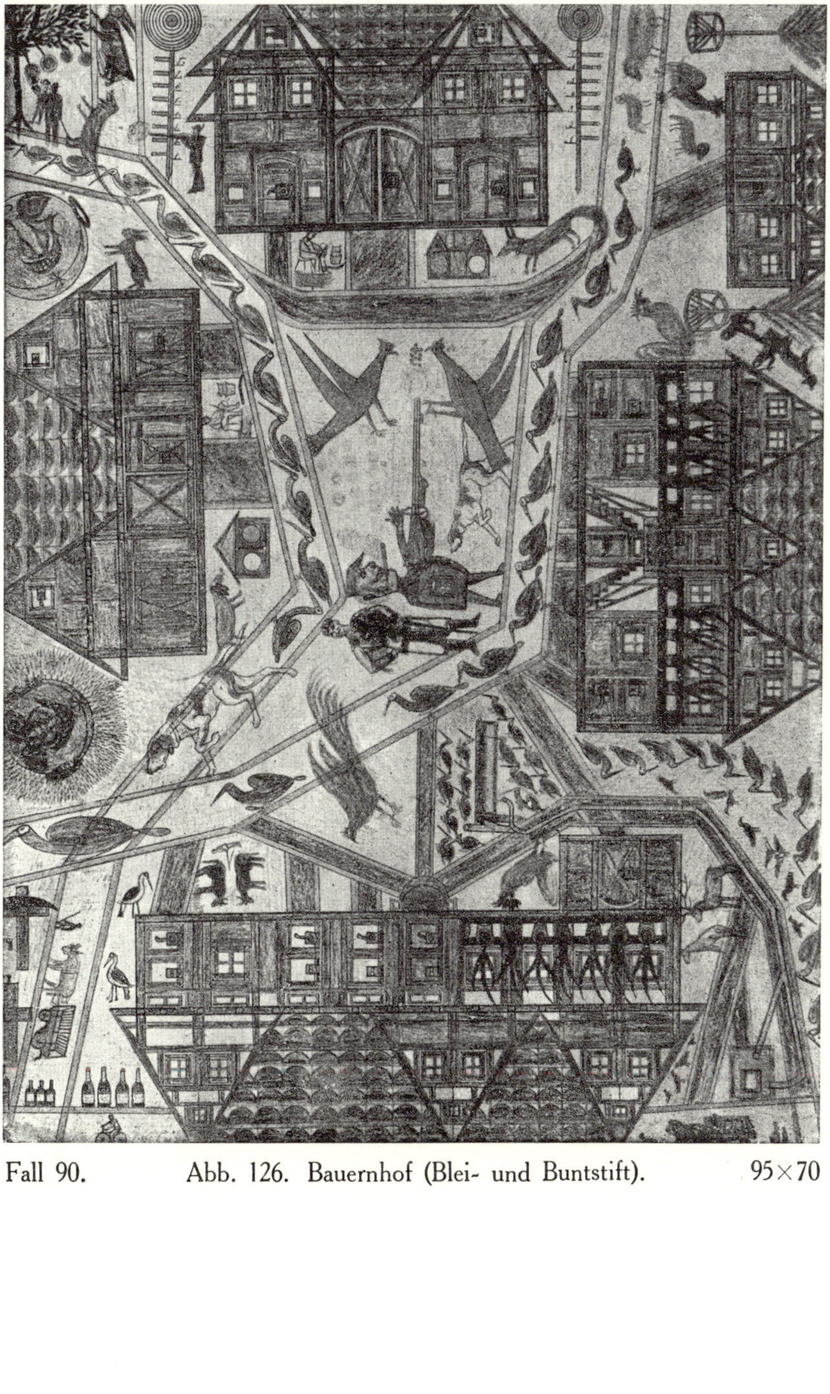

Fall 90. Abb. 126. Bauernhof (Blei- und Buntstift). 95×70

nicht sich wendet, um sich rings umzuschauen, sondern das Blatt. Nichts kann diese Deutung schlagender beweisen als die Reihen von schwer benennbarem Federvieh auf den Wegen der Abb. 126. Sie sind weder mit dem dahinterliegenden Bau in eins gesehen noch in einer Lage des Blattes darüber hin verteilt. Sondern sie entstanden wiederum, indem der Zeichner auf seinem Lageplan sozusagen spazieren ging, d. h. ihn drehte und dabei, ohne der Häuser zu gedenken, einen Vogel nach dem andern darstellte.

Aber auch die vorher erwähnte Neigung zu formaler Strenge in der Flächenteilung kommt zu ihrem Recht. Wir wissen nicht, wie die Höfe in Wirklichkeit angeordnet waren. Daß er nicht ein Schema anwendet, sondern eine ganze Reihe von Grundrissen, spricht für eine gewisse Realitätstreue. Aber nun greifen die formalen Tendenzen ein. Wo es irgend geht, werden symmetrische Achsen aufgerichtet, sowohl für das ganze Blatt wie für die einzelnen Häuser. Daß bei allen Häusern beide Seitenflächen sichtbar sind, als wären sie nach vorn geklappt, muß man wohl ebensosehr auf dieses Bedürfnis nach symmetrischer Gleichheit der Hälften zurückführen, wie auf das Streben nach Vollständigkeit. In der Tat findet man auf Zeichnungen von Kindern und ungeübten Erwachsenen, die ja Häuser stets ähnlich wie Knüpfer machen, öfters nur eine Seitenfläche berücksichtigt, zumal, wenn sich an die andere etwa ein kleiner Anbau schließt. Übrigens ist das „ideoplastische" Streben nach Vollständigkeit durchaus einseitig konstruiert. Sonst müßte ja die Rückseite auch dargestellt werden. Viel wichtiger scheint uns zu sein, daß ein Dach seinem Wesen nach gegiebelt ist, weshalb der Giebel sich in der Vorstellung des Zeichners durchsetzt, auch wenn er ein Dach von der Breitseite her abbildet. Ob er nun einen oder zwei Giebel anbringt, darüber entscheiden dann wohl formale Tendenzen mit, wie das bei Knüpfer ganz deutlich wird. Der Gesamteindruck der Häuserbilder ist so, als ob die Gebäude nach außen umgeklappt wären, was der Darstellungsweise von Primitiven, frühen Kulturen, Kindern und ungeübten Erwachsenen entspricht. Im einzelnen ist durchweg die Tendenz zu abstrakten Formen charakteristisch. Sogar kreisrunde Fensterluken und Hundehaustüren, wie sie in bäurischen Gegenden gewiß kaum vorkommen, bringt er oft an. Kehrt ein Motiv in Reihen wieder (Fenster), so wird es pedantisch genau wiederholt. Sonne und Mond erscheinen häufig in den Bildecken. Noch häufiger aber Vögel von der Art wie auf Abb. 127.

Damit kommen wir zu der eigentlichen Leistung des Knüpfer, die uns veranlaßt, ihn an dieser Stelle ausführlich bekannt zu machen. Alles bisher Besprochene konnte unabhängig von der Persönlichkeit des Urhebers gezeigt werden, ohne daß wesentliche Züge verlorengegangen wären. Die Gestaltung des Vogelmotivs muß die Frage nach der Person des Zeichners wachrufen. — Auf dem großen Hofbild wimmelt es von Tieren, unter denen entenartige, allerdings langgeschnäbelte überwiegen (der gewandt umrissene Vorstehhund ist natürlich durchgepaust!). Diese Enten usw. sind einfach kindlich gezeichnet. Von ihnen unterscheiden sich in jeder Hinsicht alle jene Vögel, die ins Heraldische stilisiert sind. Der eine Typus, aufgerichtet, mit symmetrisch hängenden Flügeln, wie auf Abb. 124, scheint am ehesten von der Taube abgeleitet zu sein. Für den anderen (Abb. 127) ist es schwer, Vorbilder ausfindig zu machen. Aber es ist auch nicht wichtig. Denn die Bedeutung dieses Vogels mit den steil aufgerichteten schmalen Flügeln liegt rein auf seiten des Gefühlstones, den er schon einzeln, vor allem aber in der seltsam faszinierenden Anordnung der Abb. 127 und 128 erweckt.

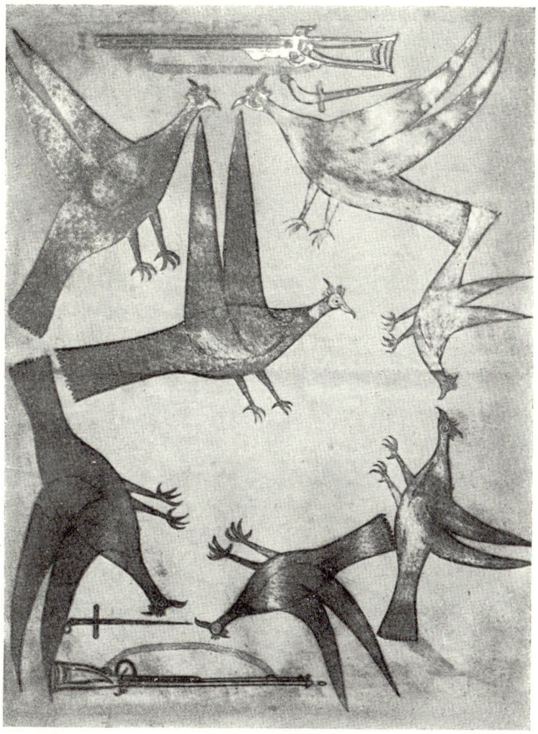

Fall 90. Abb. 127. ca. 32×42
Vögel (Bleistift).

Ein großer Wurf ist Knüpfer in dem Blatt mit den sieben schwebenden Vögeln gelungen, einem der wenigen ohne Schrift, und dem einzigen, das fast ohne befremdende Zutaten geblieben ist. Die Dolche und Gewehre beziehen sich offenbar auf einen Kugelzauber, dessen Beschwörungsformeln er öfters aufschreibt. Sie deuten damit an, daß wir hier mit zauberischen Mächten verkehren. Und in der Tat, auch bei ganz nüchterner Betrachtung gewinnen diese starren Schattenvögel Unheimlichkeitscharakter. Worin mag der liegen? Gewiß bewirkt die zwischen Ordnung und Willkür die Mitte haltende Verteilung der Tiere auf der Bildfläche schon eine leise Unruhe im Betrachter: der mittlere Vogel schwebt nicht in der Mitte, die äußeren sind zwar paarweise vereinigt, die beiden größeren Paare, die oben und unten stehen, sind nicht gleichgerichtet, sondern so, daß die beiden linken mit den Schwänzen zusammenstoßen, während die rechten so viel Platz lassen, daß ein kleineres Paar sich noch dazwischenschiebt. Das wären die wichtigsten nachrechenbaren Komponenten, die nun aber sicher nicht etwa dem Zeichner bewußt waren. Vielmehr liegt das fesselnde Problem eben darin, daß dieser Mann zu solchen ungelösten Spannungen in seiner Komposition gezwungen wurde und daß wir nicht umhin können, einen Widerschein seiner schizophrenen Seelenverfassung in einem solchen Bilde unmittelbar zu erleben.

Das große Bild mit weißen und schwarzen Vögeln (Abb. 128) vereinigt die Hauptmotive der Abb. 126 und 127 zu einem reich verschlungenen dekorativen Ganzen, in dem die starre Teilung durch kreuzförmige Streifen und der pedantische Gartenzaunrand bedenklich lahm wirken, während die Vögel selbst viel beweglicher und freier sind als auf den übrigen Bildern. Die schwarzen sind hier offenbar von Krähen abgeleitet. Unter den weißen finden sich überraschenderweise echte Harpyien, die dem Manne wohl kaum aus der griechischen

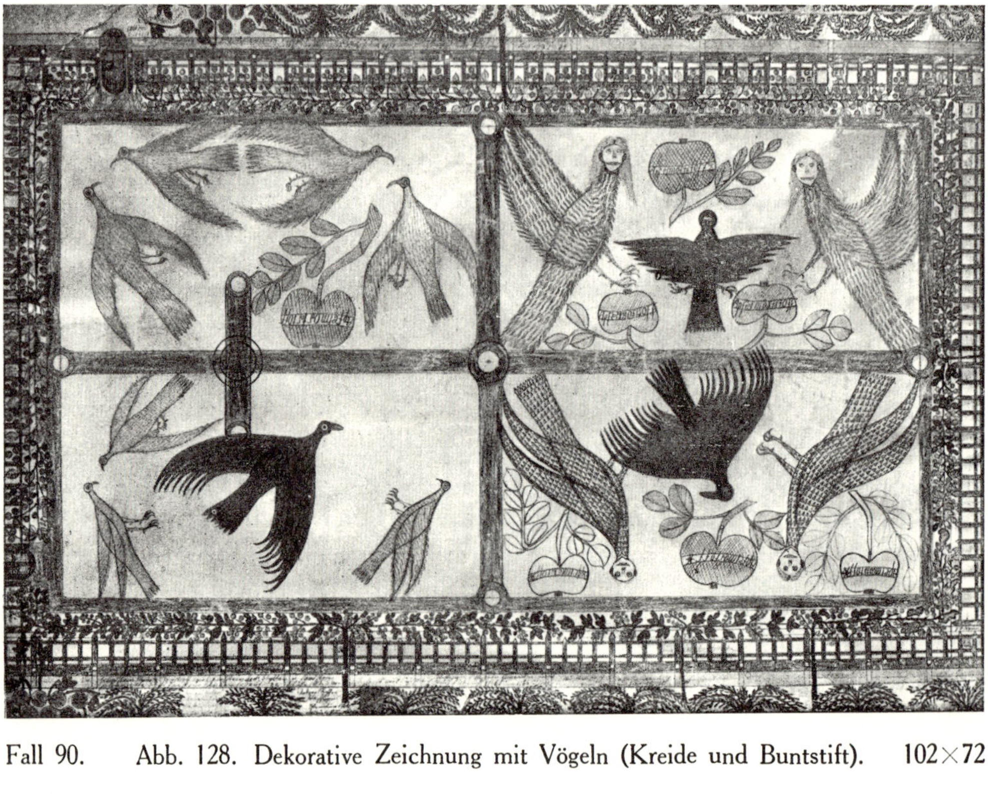

Fall 90. Abb. 128. Dekorative Zeichnung mit Vögeln (Kreide und Buntstift). 102×72

Mythologie bekannt waren. So sehr der dekorative Eindruck des Bildes überwiegt, so müssen wir doch bedenken, daß dem Zeichner selbst wohl affektiv betonte Erinnerungen am Herzen gelegen haben. Höchstwahrscheinlich schwebte ihm ein heimatlicher Garten vor, Tauben und Krähen, die er als Knabe oft betrachtet haben mag, die guten Obstbäume, der Most, der alljährlich gepreßt wurde — darauf weist die Inschrift hin, die er auf den wenigen Äpfeln angebracht hat (die aber sicher repräsentativ gemeint sind für die ganze Obstmenge): Apfelmoststoff. Das ist zugleich eine charakteristische schizophren verschrobene Begriffsbildung, die aus mehreren verwandten Wortbildungen formal-analogisch zu erklären ist: Anzugstoff für Tuch wäre die nächst verwandte gebräuchliche Parallele, die das Gerüst geliefert haben könnte, oder genauer „Wollanzugstoff" für „Wolle", womit schon wieder ein ähnlich verschrobenes Gebilde wie der Apfelmoststoff entstanden wäre. Man könnte das Wort auch einfach als Zusammenziehung eines Urteilssatzes in ein Wort auffassen: der Apfel dient als Stoff für den Apfelmost und läßt in der Wertschätzung des Mostes das Motiv für die zwecksetzende Umschreibung der Frucht vermuten. —

6. Viktor Orth

Viktor Orth, geb. 1853 als Sproß einer altadeligen, angeblich gesunden Familie, entwickelte sich als Kind normal. Er war durchschnittlich begabt, aber von jeher sehr ehrgeizig, auch früh mißtrauisch, verschlossen und reizbar. Als Seekadett fiel er einmal von der Raa auf das Deck, und als Seeoffizier erhielt er im türkisch-russischen Krieg einen Kolbenschlag auf den Kopf, sonst soll er gesund gewesen sein. Er war meist auf einem Schulschiff, mit dem er auch nach Westindien fuhr. Zeitweise trank er stark und lebte unregelmäßig. Schon 1878 war er von Verfolgungswahn geplagt, besonders gegen seine Angehörigen. Zwei Jahre später entfloh er vom Schiff, brachte sich in der Eisenbahn einen Schuß in die Seite bei und wurde, als geisteskrank pensioniert, in eine Anstalt verbracht. Kurze Zeit versuchte die Familie ihn nochmal aufzunehmen, seit 1883 war er jedoch dauernd interniert bis zu seinem Tode 1919.

Seine Verfolgungsangst nahm vorwiegend den Charakter der Vergiftungsfurcht an und ging mit schweren Erregungszuständen einher. Schnell fixierte sich auch die Wahnvorstellung, als Persönlichkeit verändert zu sein. Er leugnete schließlich seine Familie ab und hielt sich seither für einen Fürstensohn, Herzog von Luxemburg, König von Polen, was sich auch in stolz-herablassendem Benehmen gegen seine Umgebung kundgab. 1883 war er bereits stark verschroben, affektiv nicht mehr ansprechbar, im Verhältnis zur Umwelt völlig autistisch. Er halluzinierte reichlich, sprach mit Papst und Kaiser, teilte Befehle aus, und murmelte manchmal: „ich bin der König von Sachsen, Kommandeur sämtlicher europäischer Truppen; ich bin Piast; das ganze Geschlecht ist verflucht — ich bin kein Freimaurer, sum — sum — sum — sum — eli — eli — eli — Enoch — Amen." Er glaubte, man setze ihm Menschenfleisch vor, donnerte die „Hammerschläge für die Ewigkeit" gegen die Tür, nennt den Direktor „Mon Prince", den zweiten Arzt „Prinz Piast" und wollte von ihnen geduzt sein, während er dem Assistenzarzt grob die Tür wies. Erregungszustände waren häufig. Vom Malen ist noch keine Rede.

Um 1900 ist er der Typus des verblödeten Endzustandes: teilnahmslos, stumpf, unsauber, voller Verschrobenheiten. Er kleidet sich selbst an und aus und zieht seine Uhr auf — zu allen anderen Verrichtungen, sogar zum Essen muß das Personal ihn mühsam anhalten. Auf manche Fragen antwortet er noch sinngemäß mit leiser Stimme, er selbst stellt öfters völlig absurde Fragen mit größter Höflichkeit. In diesem Stadium nun beginnt er zu malen, und zwar mit ungehemmtem Eifer. Keine leere Fläche ist vor ihm sicher. Tiere, Landschaften, vor allem Seestücke, entstehen mit großer Geschwindigkeit auf Papier, Holz und Mauern. Wenn es an Farben fehlt, so zerquetscht er grüne Blätter und benutzt den Saft. Oder er zeichnet mit Ziegelstein auf die Gartenmauer. Seine Erklärungen dieser Bildwerke sind so närrisch, wie alles, was er äußert. Ein Vogel z. B. bedeutet: dankbar kanns wieder werden, — eine Landschaft: „drei Drachenberge für den Magen" oder „die 7 Rumänierlose". Ähnlich erläutert er seine Sammlung von Gebrauchsgegenständen: ein Stück Pappe ist ein Katharinenpanzer für Kriegsschiffe, ein Zweig ist Artillerie, zwei Figuren sind Alpensteiger, die nach Italien gehen und dort sterben. Ein Ziegelstein, mit dem er zeichnet, ist „von einem Planeten gefallen, der größer ist, als die Erde. Der heißt Amor und nicht Becker von Sardinien" usw. Er hat Schmerzen im „holländischen Goldammernerven". — So bleibt er nun bis zu seinem Ende. Ein kindischer, gutmütiger, zerfahrener alter Mann, der meist auf dem Boden herumliegt, keine verständliche Antwort mehr gibt, mit Knöpfen und Steinchen spielt und keinen andern Wunsch kennt, als alles bemalen zu dürfen.

Orth hat vier Arten von Bildwerken produziert: Seestücke, Figuren, „katatonische Zeichnungen", „Geister", von denen einige Proben besprochen werden sollen. Die Seestücke entspringen am verständlichsten seinem Erinnerungsschatz. Ein ehrwürdiger Dreimaster, wohl als Bild seines Schulschiffes gemeint, kehrt in immer wechselnder Umgebung wieder. Bald nur als eine Art Piktogramm in dürftigen Umrißlinien, bald mit gelb-braunen geschwellten Segeln auf einem Aquarell, das fast nach der realistischen Talmieleganz eines W. Stöwer hinneigt, Wasser und Himmelsraum trennt, kurzum sich der Normalskizze nähert. Häufiger aber sind die Erinnerungsbilder nur Rohmaterial für das Flächenbild, das nach eigenen Gesetzen aufgebaut wird. Da wird auf Abb. 129 die Fläche in mehrere schräg gegeneinandergesetzt blaue, rote und graue Teilstücke zerbrochen, die miteinander den Farbenklang eines milden Sonnenuntergangs auf See geben — und mitten drin, etwas verdrückt, verbogen, schemenhaft, sitzt der Dreimaster. Von einem „Können" darf wohl nicht die Rede sein — von einem Wollen? Manche Bemerkung des Krankenblattes könnte dafür sprechen. Aber mehr in dem Sinne, daß Orth sich in die Haltung des Künstlers äußerlich hineinsteigerte, etwa mit den Worten: „kolossales Können, kolossale Begabung." Dennoch kann man einer Anzahl dieser Blätter einen gewissen Reiz nicht absprechen. Sie haben bei allem saloppen Unvermögen etwas natürlich Gewachsenes, Einheitliches, aus einem Guß, das wir am Kunstwerk besonders hochschätzen. Etwas von der „Gebärde" der sicher hingeworfenen Aquarellskizze haftet ihnen an. Beim Durcharbeiten eines Werkes würde vielleicht das Unvermögen des Malers entlarvt.

Man fragt sich: Was rettet den ruhelosen Allesbemaler denn vor jener Entlarvung? Überlegung? Instinktive Sicherheit? Es mag etwas davon in ihm lebendig sein. Dafür spricht, daß eine bestimmte Arbeitsweise ihm eignet. Man erkennt seine Hand von ferne. Aber die psychologische Grundhaltung läßt sich doch noch etwas deutlicher aufzeigen. Ihm bedeutet offenbar die Umwelt mit ihrem überreichen Spiel von Formen und Farben nicht viel. Alle Nachrichten über Orth stimmen darin überein, daß er stumpf, teilnahmslos sei, gleichgültig herumliege, mit seinen Kleidungsstücken spiele, vor sich hinrede. Das ist die Art eines Menschen, der sich aus dem Zusammenhang mit der Umgebung gelöst hat. Sie hat keinen Wert für ihn, und er fühlt sich ihr nicht verpflichtet. Ganz auf sich selbst gewendet brütet er dahin, lange Zeiten vom Vegetieren nach Pflanzenart dadurch vorwiegend unterschieden, daß der Ernährungsvorgang von Pflegern geregelt wird. Und doch ist zur gleichen Zeit ein Strahl psychischer Spontaneität wach: was immer bemalbar ist, Papier, Bücher, Zimmerwand, Mauer im Garten, reizt ihn anscheinend auch in den Tagen völliger Stumpfheit zu bildnerischer Betätigung. Wir sehen also an dem verschrobenen unzugänglichen Kranken eine Art des Gestaltungsdranges, die noch nahe an dem nicht determinierten Betätigungsdrang steht, da er sich fast wahllos auf alle Objekte stürzt, die zur Not verwendbar sind. Darin liegt, daß es ihm weniger auf die Erzeugung eines ihm vorschwebenden Bildwerkes ankommt, sondern daß vielmehr ein Erinnerungsschatz in ihm nicht zur Ruhe gelangt: die See in ihrem tausendfältigen Spiel von Farben und Formen, das Schiff, auf dem er fuhr, als er in ehrgeizigem Streben das Leben noch vor sich hatte.

Damit haben wir zwei Komponenten bezeichnet, die in der unmittelbaren Beobachtung gegeben sind: einseitig gerichteter Betätigungsdrang, bei großer allgemeiner Stumpfheit, und lebendiger anschaulicher Erinnerungsschatz. Aber es wurde schon vorher angedeutet, daß sein Zeichnen und Malen durchaus nicht als wahlloses Schmieren gewertet werden kann, sondern daß eine Vereinheitlichungstendenz nach der Seite der Form wie der Farbe unverkennbar ist. Der Skeptiker mag einwenden, Orth fahre eben, wie es in der Krankengeschichte heißt, in zehn Farben zumal und erzeuge so ein nasses Farbenspiel nach Art jener Vorsatzpapiere, bei denen man ähnlich gemischte Kleisterfarben zerreibt, quetscht und mit verschiedenen Pinseln, Kämmen usw. durcheinandertreibt. Daß spielerischer Betätigungsdrang, der sich gern von zufällig erscheinenden Formen leiten läßt, bei dieser Produktion eine größere Rolle spielt, wurde bereits gesagt. Hier kommt es darauf an, der eigentlichen Gestaltungsimpulse habhaft zu werden. Und da müssen wir zugeben: obwohl der gleiche Erinnerungskomplex sich immer vordrängt und die gleichen Motive immer wieder abgewandelt werden, so sind die entstehenden Produkte doch nicht eigentlich stereotyp, sondern in mehreren Richtungen recht mannigfaltig. Die Qualitäten aber, die in immer neuer, mannigfaltiger Abwandlung erscheinen, die sind es, in denen sich die Gestaltungskraft offenbart. Und das sind (nicht wertend

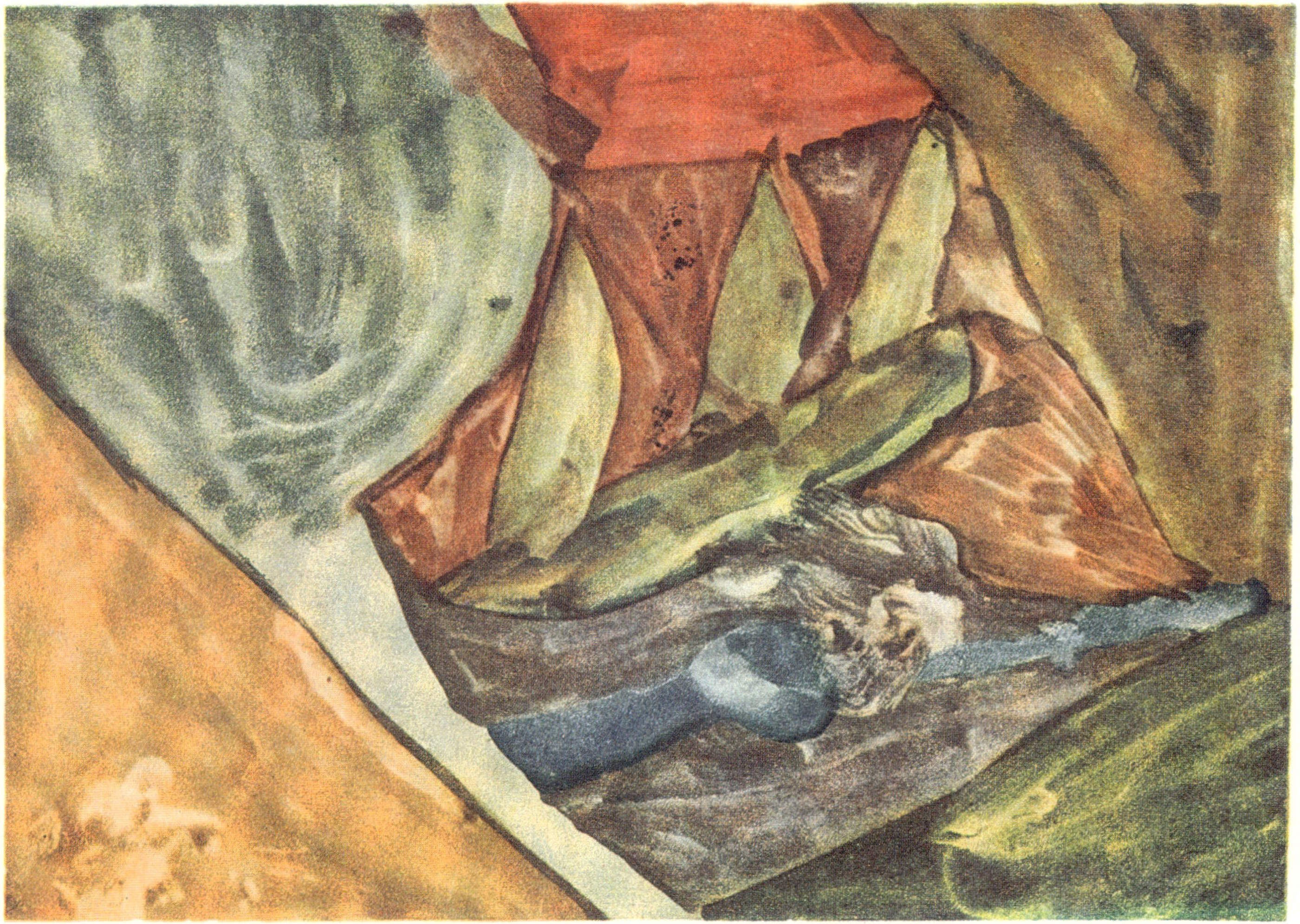

Fall 50. Abb. 129. Dreimaster abends auf See (Aquarell). 29 × 21

gemeint!) die linear-dekorative Vereinheitlichung, die farbig-flächige Vereinheitlichung und der stetige Rhythmus der Strichführung, zumal bei den Buntstiftblättern.

Diese Qualitäten lassen sich noch genauer charakterisieren: Orth hat immer die ganze Bildfläche im Blickpunkt des Bewußtseins, so scheint es. Was er etwa auf Abb. 129 von seinem „Motiv", dem Dreimaster auf See, projiziert, ist nur ein schemenhaftes Gebilde, aus länglichem Rumpfe mit drei aufrechten Strichen als Repräsentanten der Maste oder Andeutungen der Segelflächen. Auf dies Schattengebilde bezieht er nun die Linienzüge. Bald führt er diese auf das Zentrum zu, bald rahmt er es ein und wiegt dabei rechts und links gegeneinander ab. Ebenso bei der Farbengebung auf Abb. 129. Oft ist der Gesamtakkord so eigenartig, daß man von raffiniert sprechen möchte. So wenn das grau-violette Schiff durch eine blaue Furche nach unten von einer stärker violetten Partie getrennt ist, während die Segel in hell Weinrot tauchen und die vier Bildecken mit Blaugrau, Gelbgrau, Olivgrün und Erdbeerrot gefüllt sind. Man sieht wie die Farben naß in naß mit eiligem Pinsel hingestrichen sind, ein paar Fingerabdrücke wurden nicht beseitigt. Die Gesamtwirkung des Farbakkords deutet auf die gewählte Paraphrase eines Sonnenunterganges auf See. Stellt man sich auf den Farbakkord und die Flächenteilung, also die beiden Einheitsqualitäten ein, so kann man sich zweifellos einen ästhetischen Genuß bereiten.

Andererseits ist es in diesem Falle nicht schwer, mit nüchtern-kritischem Blick die Unzulänglichkeit zu isolieren: die unsaubere, planlose Pinselführung weist auf große Gleichgültigkeit und Disziplinlosigkeit in technischer Hinsicht. Wenn auch die Flächenteilung ein gewisses freies System darstellt, so fehlt doch die Pointe, die der Schaffende seinem Werk aufzudrücken pflegt. Es fehlt vor allem eines: jener Charakter des Endgültigen, den ein Werk dadurch erhält, daß es mit einer gewissen Bewußtheit und Treffsicherheit durchorganisiert ist. An Stelle dieser Gestaltungssicherheit, die im einzelnen Strich und im Setzen der Akzente vorwiegend sich offenbart, erscheint uns hier ein ungefüges, triebhaftes, der Wirkung nicht bewußtes Anstreichen, ein Lallen mit dem Pinsel. Ein Vergleich der 10 vorhandenen Seestücke lehrt, daß die Charakteristik dieses einen auf alle in den Hauptzügen zutrifft. Andere Motive, wie Abb. 130, sind ganz ähnlich behandelt.

Auch bei den wenigen Figurenbildern überwiegen die Einheitstendenzen durchaus über die Darstellungstendenzen. Am deutlichsten bei der „Frau am

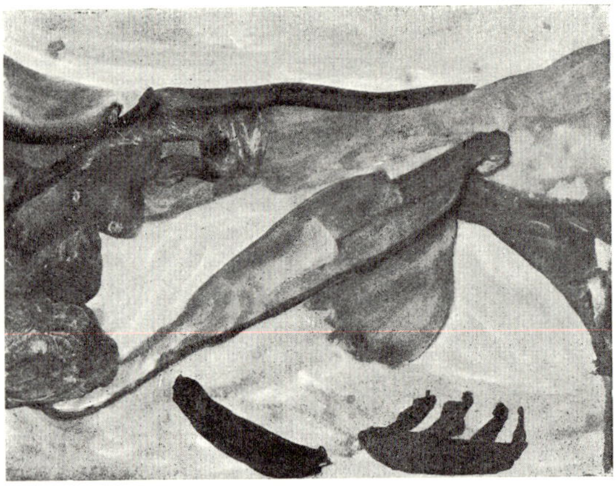

Fall 50. Abb. 130. 29×21
Landschaft (Aquarell).

gelben Tisch". (Abb. 131.) Man kann einfach die kindliche Unfähigkeit des Zeichners darin sehen, daß er die Tischplatte nicht perspektivisch verkürzt darstellt, sondern in die Bildfläche klappt. Aber hier wie sonst ist darauf zu erwidern, der Charakter der „Unfähigkeit" könne nur dann entscheidend in Rechnung gestellt werden, wenn das Individuum sich bewußt ist, solche perspektivische Verkürzung sei „richtig" und zu erstreben, aber nicht imstande, dieser Absicht nachzukommen. Anders ausgedrückt: man muß sich hüten, von Unfähigkeit schlechthin zu sprechen, wenn jemand nicht tut, was der Betrachter will. Nur Diskrepanz zwischen Wollen und Können in einer Person ist Unfähigkeit in diesem wertenden Sinne. Hier kommt es vielmehr darauf an, welche Tendenzen den Zeichner geleitet haben mögen (psychologische Frage) und dann, inwieweit sein Werk künstlerische Qualitäten erreicht habe (ästhetische Frage). Bei dem „Kaffeehaus-Bild" können wir alle drei Arten von Einheitstendenzen wiederfinden: die lineardekorative, die farbig-dekorative und die des Striches. Ganz beherrschend steht das starkgelbe Oval des Tisches im Zentrum. Die Figur rechts ragt in einen leeren Raum und wird im Rücken von einer dunklen Senkrechten gestützt. Nach links ergießt sich ein Strom von Linienkurven um das Tischoval. Strenger ist die Farbverteilung abgewogen. Der Frau in Rot und Grün ist links oben ein Rechteck in den gleichen Farben

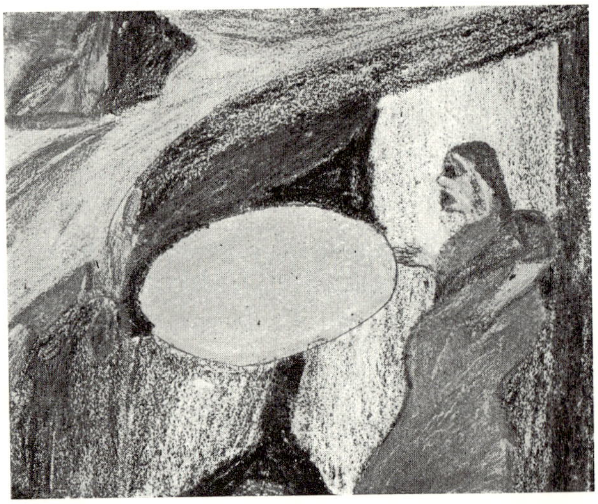

Fall 50. Abb. 131. 21×16
Frau am Tisch (Buntstift).

entgegengesetzt; auch links vom Tisch kehren diese nochmals wieder. Aus dem Motiv: Frau am runden Tisch ist eine zentrierte Komposition geworden, ohne daß plakatartige Wirkung entstünde. Die ungefüge Derbheit des Striches entspricht völlig dem vorher bei dem Seestück Gesagten.— Was mit den strömenden Farbstreifen „gemeint" sei, läßt sich nicht erschließen. Jedenfalls bleibt die Tatsache unbestreitbar, daß hier eine Gestaltungstendenz am Werk war, die mit Form und Farbe und Fläche rechnete, nicht mit Abbildung der Umwelt.

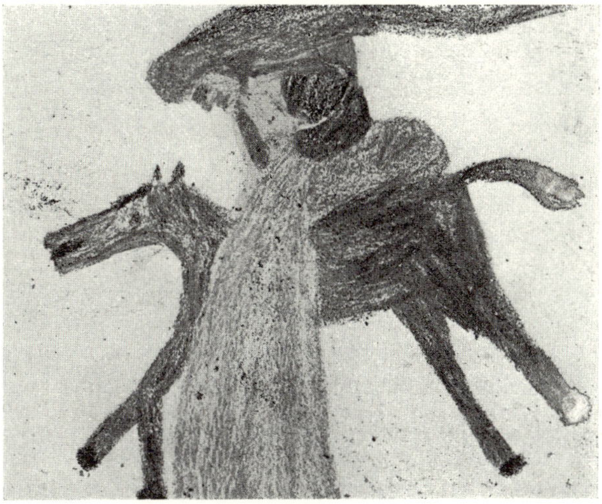

Fall 50. Abb. 132. 21×17
Entführung (Buntstift).

Dieselben Hauptzüge fallen auch bei den anderen Figurenbildern wie Abb. 132 auf: leicht kann man die kindlich-unbeholfenen Formen des Pferdes ironisieren. Man konzentriere sich aber einmal auf die Einordnung des Figurenbündels in die Bildgrenzen und auf die Umrißlinie, die Schwanzende, Füße, Schnauze und Reiterkopf verbindet, um mit dem blauen Kopftuch am oberen Rand hin zu entgleiten! Bei diesem Blatt muß ja das Primum movens überhaupt im Dynamischen gesucht werden. Die stürmische Bewegung des Reiters auf unruhigem Pferde, um die dreht sich das Ganze. Sein vorgeneigter Kopf mit dem wehenden Tuch zeigt ungestümes Vorwärtsdrängen, dem sich das Umgreifen der roten Gestalt ganz unterordnet. Wer gefühlt hat, wie diese dynamischen Faktoren lebendig weiter wirken, obwohl sie in eine strenge Kreiskomposition eingespannt sind, der wird alles das, was „schlecht", „nicht gekonnt" ist, gebührend als sekundär erachten. Wobei ihm das Erlebnis erleichtert wird, wenn er das billige äußerliche Virtuosentum im Bereiche offizieller Kunst zu durchschauen vermag. Starke Spannung zwischen ausdrucksvollem Motiv und strenger Form — diese zweifellos künstlerische Qualität müssen wir Orth zuerkennen. Jedermann weiß, daß diese Qualität seltener ist, als realistisches Können, und oft durch solches Können vernichtet wird. Hier galt es zu zeigen, daß diese eminent künstlerische Qualität ohne Schulung und ohne

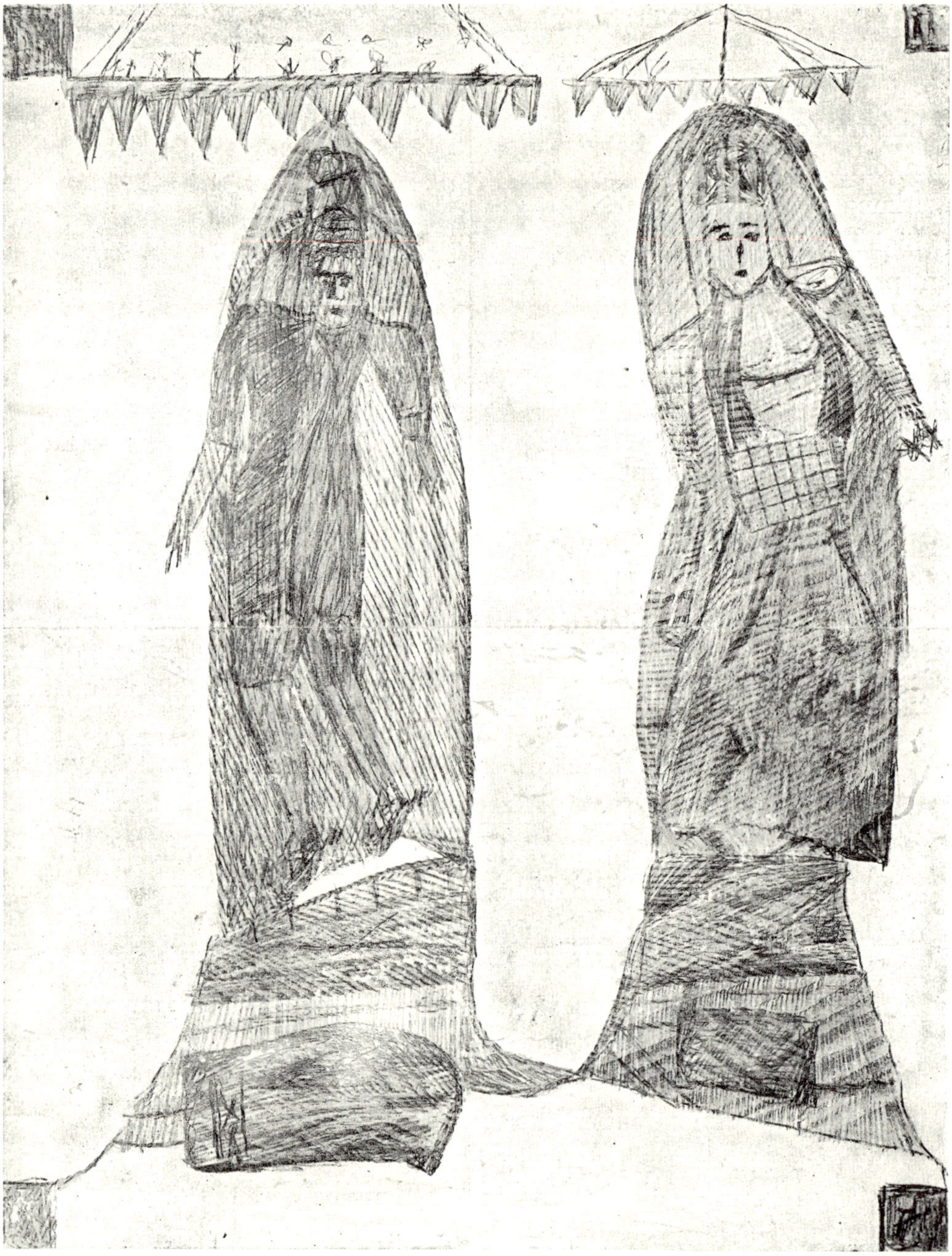

Fall 50. Abb. 133. Zwei Figuren (Bleistift). 33×41

Begabung im landläufigen Sinne schlicht überzeugend in dem Bilde verkörpert ist.

Ein anderes Blatt (Abb. 133) gelangt fast mit denselben Mitteln zu beinahe monumentaler Wirkung; die zwei großen Figuren mit Tintenstift, wie nach Steinbildern gezeichnet. Herrschend bleibt die Gebundenheit der Gestalten in die Konturen des präsumptiven Steinblocks. Nur die Hände lösen sich eben heraus. Sockel scheinen die Gestalten zu tragen, Baldachine schweben über ihnen. Die Quadrate an den Ecken des Blattes statuieren wieder die Geltung der ganzen Fläche als Einheit. Man denkt an mittelalterliche Grabplatten. In der Tat könnten die Beine der linken Figur gepanzert scheinen und Sporen sind unverkennbar. Rechts aber deutet das Gewand auf eine Frau. Soll man diese Gestalten mit Ahnenfiguren der Naturvölker in Beziehung setzen? Leider ist nichts Sicheres darüber bekannt, ob Orth etwa, wie so viele seiner Leidensgenossen, in magischen Vorstellungen gelebt hat. So können wir die Vergleichsmöglichkeiten nur anklingen lassen, nachdem die Monumentalität ans Licht gestellt worden ist, die hier aus den Einheitstendenzen herauswächst.

Daß Orth auch eine Anzahl „katatonischer" Zeichnungen gemacht hat, sei nur erwähnt. Auf diesen mischen sich, wie bei den früher besprochenen typischen Stücken, Menschenfiguren verschiedener Größe mit kleinen Schiffen, Tieren, besonders Pferden; jemand liegt im Bett, an diesem macht sich eine kleine geisterhafte Figur zu schaffen. Sonderbar maschinell aufgebaute Tische tragen Flaschen und wunderliche Gefäße. Aber auch hier fehlt nicht die ordnende Einheitstendenz, die wir für Orth charakteristisch fanden: Kurvenzüge fahren über das ganze Blatt, verschieden gerichtete Schraffierungen bedecken alles mit einem Schleier und machen aus dem Gewirr der Einzelheiten ein teppichartiges Gewebe.

Schließlich erweitert sich der Umkreis der Produktion noch durch eine Gruppe von „Geisterbildern" (Abb. 134). Ganze Hefte hat er mit diesen luftigen Schemen gefüllt, in denen sein Strich völlig verändert erscheint, obgleich sie nicht etwa an einem besonderen Zeitpunkt entstanden sind, wo die übrige Arbeit ruhte. Mehrere Gründe sprechen dafür, daß man hier halluzinatorische Anregung für wahrscheinlich erklären muß: vor allem die erwähnte Tatsache, daß diese Zeichnungen in jeder Beziehung völlig von seinem sonstigen Brauch abweichen. Hier ist es durchaus das Wesen als solches, das ihn fesselt. In immer neuen Versuchen müht er sich, es einzufangen, so möchten wir annehmen. Eine lockige Fratze, an der weit aufgerissene Augen überwiegen —

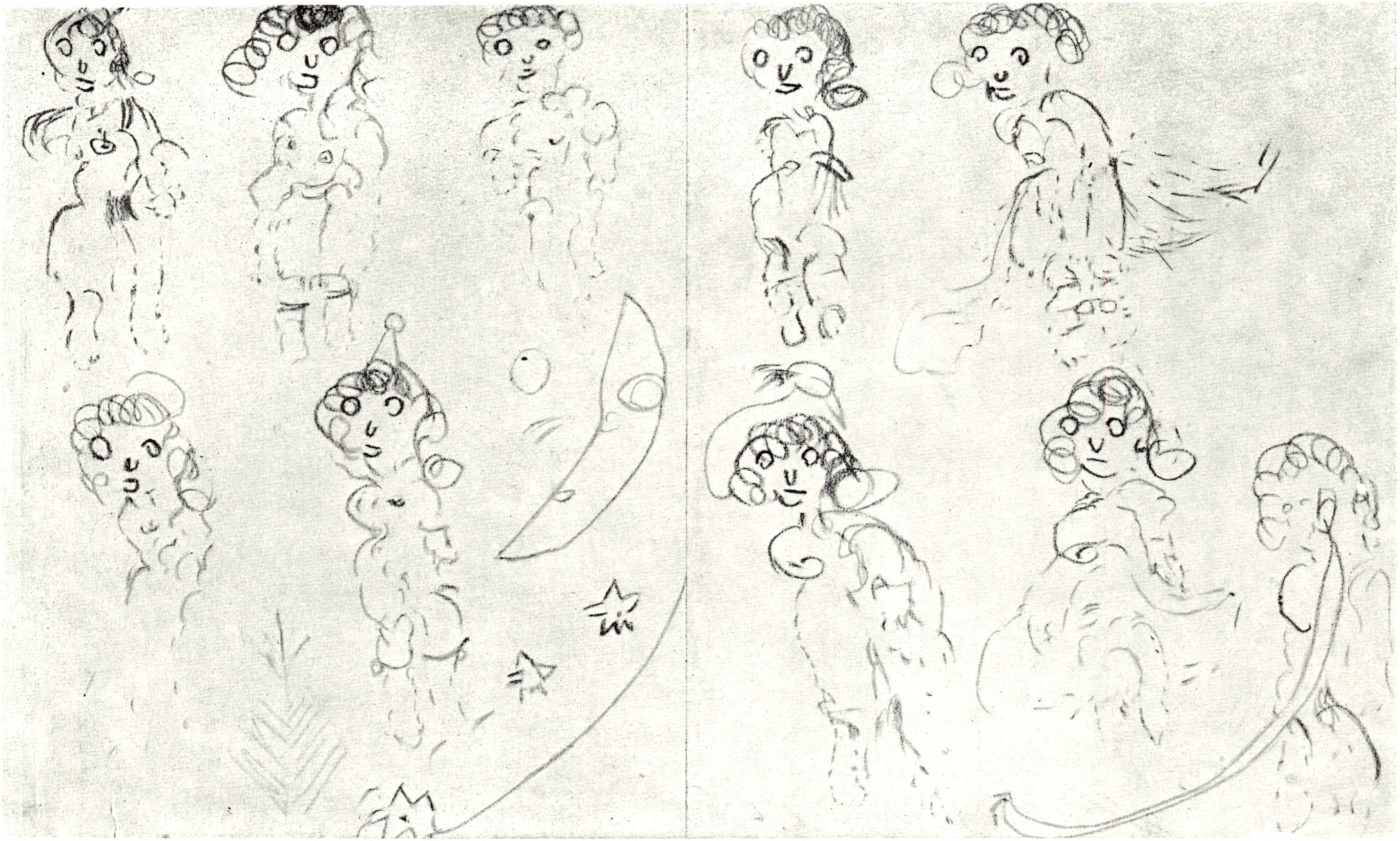

Fall 50. Abb. 134. Figuren-Kritzeleien (Bleistift). 48 × 32

daran ein luftiges Körperchen, bald mit fliegendem Gewand, meist mit Schleifenstrumpfbändern an den Beinchen, bald mit angedeuteten Brüsten, bald mit sichtbarem Nabel, bald armlos, bald mit schlangenartigem Arm — und doch offenbar immer dasselbe geisterhafte Wesen. Ganz besonders wird unsere Meinung von dem halluzinatorischen Charakter der Erlebnisgrundlage durch die Abwandlung der Gestaltungstendenzen gestützt: die Einheitstendenzen, in denen wir das Spezifikum für Orths Produktion erkannten, fehlen hier bis auf die eine: die stetige Verwendung eines leichten, etwas zittrigen Bogenstrichs, der nun so weit von seiner gewöhnlichen Zeichenweise abweicht, daß man auf einen ganz starken Abwandlungsimpuls schließen muß: diesen würden halluzinatorische Erlebnisse am befriedigendsten abgeben.

7. Hermann Beil

Der niedersächsische Landarbeiter Hermann Beil, geb. 1867, stammt aus belasteter Familie. Von dem Vater ist nichts bekannt; Anfang der 80er Jahre lebte er schon nicht mehr. Die Mutter wurde 1885 wegen Geistesstörung und Verwahrlosung in eine Heilanstalt überführt. Sie soll vorher stark getrunken haben. Ein Bruder des Patienten ist seit 1899 wiederholt anstaltsbedürftig geworden, weil er an manisch-depressivem Irresein leidet. Über die Jugend des Patienten ist nichts bekannt.

Beil wurde 1904 zum erstenmal in die Anstalt gebracht. Das einliefernde Krankenhaus hatte ihn, weil er tobte, nur in der Zelle halten können. Er war ein völlig verwahrloster Vagabund, der in redselig-heiterer gehobener Stimmung unablässig sprach, voll Selbstgefühl sich plump-vertraulich an Fremde drängte, dabei aber höchst reizbar war und unversehens in streitsüchtige Erregung geriet, kurzum, er bot — klinisch gesprochen — das typische Bild einer Hypomanie. Zeitweise nannte er sich den Sohn des Fürsten Waldemar, oder behauptete, er habe Medizin studiert. Dieser Erregungszustand klang im Laufe eines halben Jahres ab und Beil wurde ein freundlicher, ruhiger Arbeiter, der zwischen depressiven und hypomanischen Stimmungen schwankte, aber in einer ländlichen Kolonie gehalten werden konnte. Ende 1906 setzte ein zweiter schwerer Erregungszustand ein, in dem er Decken zerriß und nur im Dauerbad gehalten werden konnte, und 1908 folgte ein dritter, der noch heftiger verlief, aber nach einigen Monaten wieder einer arbeitsamen Periode Platz machte, in der er sehr fleißig und anstellig, voll brauchbarer praktischer Einfälle, überall mit zugriff. Dabei blieb er in leicht hypomanischer Stimmung und ging schließlich zu seinem Schwager, was die Anstaltsleitung genehmigte. Aber schon nach einem Monat kam er zurück, weil er nun in eine Depression geraten war. Mit starrem Gesicht, über das Tränen liefen, saß er da, gestand Selbstmordgedanken zu haben, und war ganz unfähig zum Arbeiten. 1910/1911 ist ein neuer Erregungszustand zu verzeichnen, nach dessen Ablauf er zwei Jahre bei seinem Schwager arbeitet. 1913 wird er in einem manisch-depressiven Mischzustand wieder aufgenommen, der rasch in eine Hypomanie übergeht und nur vier Monate dauert. 1916 liefert ihn das Amtsgefängnis in manischer Phase ein, nachdem er wegen Schafdiebstahls in Untersuchungshaft gesetzt worden war. Auch diesmal ging der Zustand in etwa vier Monaten vorüber. Dagegen dauerte die nächste Phase, 1920 — diesmal wieder ein Mischzustand — acht Monate mit kurzer Unterbrechung.

In den Symptomen treten im Laufe der Jahre psychopathologische Veränderungen ein. Der Größenwahn wird reichhaltiger: er kann die Ärzte absetzen oder ihr Gehalt erhöhen — er klebt sich den Gummiring einer Bierflasche an die Stirn, zum Zeichen, daß er Kaiser und König sei und das ganze Militär zu kommandieren habe, — oder er ist „Tierbändiger der ganzen Welt, Wahrsager der Liebe, von Gott über Kaiser und Könige gesetzt, größter Gauner und Spitzbube" — oder „ich bin der liebe Gott und bin dreimal gekreuzigt, aber die Mutter Gottes betet für mich; mein Vater Fürst Waldemar hat mir immer Anzüge gegeben" usw. Seit 1910 werden Halluzinationen erwähnt. Er bemerkt Zigeuner am Fenster, die ihn abholen wollen. Er hat den Wagen ganz genau gesehen, aber vielleicht war es ein Traum, meint er. „Ich bin über die Häuser hierhergeflogen — und dann spricht das Mädchen nur vom Heiraten — wegen meines Bruders muß ich in der Anstalt sein, dieser hier (er deutet auf sich) ist zu dumm." An der Wand ist der liebe Gott, der hat ihm gesagt, er solle das Spanntuch zerreißen; nicht er, sondern Gottes Kraft habe das getan.

Man zweifelt natürlich, ob diese Symptome nicht doch zur Diagnose Schizophrenie zwingen. Aber dagegen spricht, daß Beil jedesmal als „flotte Manie" geschildert wird, daß er affektiv immer gleich wieder voll ansprechbar ist, an seinem Bruder fast zärtlich hängt, und überhaupt fast keine Verschrobenheiten in Sprache und Benehmen angenommen hat. Wenn auch das biographische Material etwas mager ist, so kann man doch einige Hauptzüge von Beils Persönlichkeit wohl herausholen. Er ist eine derb organisierte Landstreichernatur, in ruhigen Zeiten zu allen möglichen Arbeiten gut brauchbar, dagegen zum Bummeln und zu Spitzbübereien geneigt, wenn die Gelegenheit günstig und er nicht durch regelmäßige Arbeit gebunden ist. Wenn auch über seine Intelligenz nichts Sicheres bekannt ist, so scheint er doch jedenfalls nicht gerade imbezill zu sein. Die Spontaneität, die man an ihm rühmt, soll mit Anstelligkeit für verschiedene Aufgaben gepaart sein. So hat er zweckmäßige Methoden im Hausbetrieb und in der Landwirtschaft erfunden, wofür man ihn mit Nahrungszulagen belohnte. Auch hat er nebenbei das Malerhandwerk gelernt und alle vorkommenden Arbeiten selbständig ausgeführt.

Dieser Mann hat nun in seinen erregten Zeiten (mit Ausnahme der schlimmsten Tage, an denen er im Dauerbad sein mußte) fast jedesmal einen starken Drang zum Zeichnen gehabt, der noch kaum als Bedürfnis nach Gestaltung im vollen Sinne aufgefaßt werden kann, sondern viel näher mit einfachem Betätigungsdrang zusammenhing, wie er sich in seinem ideenflüchtigen Rededrang und in seiner Vielgeschäftigkeit gleichzeitig äußerte. Er bedeckte in diesen Zeiten unter großem Aufwand an Material alles Papier, dessen er habhaft werden konnte, vorwiegend mit menschlichen Figuren. Besonders Klosettpapier, das ihm wohl am leichtesten zur Verfügung stand, benutzte er zu diesen höheren Zwecken. Die einfachen Köpfe und Figuren sind plump hingeschmiert, zeigen aber überwiegend eine Neigung zu dekorativer Vereinfachung. So wird gern die Körperachse durch einen westenartigen farbigen Streifen betont, Brustwarzen und Nabel werden nachdrücklich hervorgehoben, bisweilen auch das Genitale. Die Augen sind durchweg groß und glotzend, die Zunge hängt öfters heraus. Etwas Götzenhaftes spricht aus diesen starren, maskenartigen Fratzen. Daneben gibt es ganz wirre, größere und kleine Blätter, auf denen Landschaftsteile, Köpfe, Figuren nur angedeutet sind, als habe der Stift nicht haltmachen können in der Unrast des Schmierens. Und endlich noch eine dritte Art: ganze Figuren, die rein zeichnerisch, ohne jede Schattierung, mit eigenartigem Zitterstrich behandelt sind.

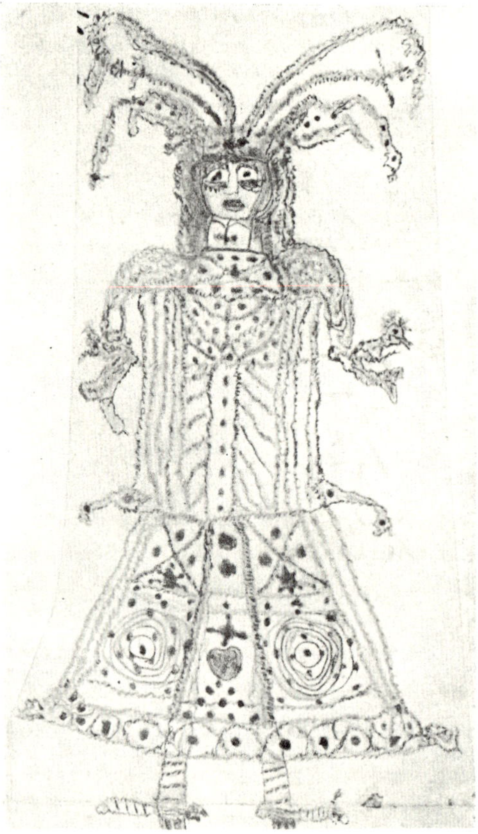

Fall 10. Abb. 135. 9 · 15
Weibliche Figur (Bleistift).

Diese letzte Gruppe ist für Beil besonders charakteristisch. Dazu kommt, daß wir aus ihr drei datierte Blätter von 1907, 1913 und 1920 besitzen, also auch auf eine Übungskomponente fahnden können. Die phantastische Figur Abb. 135 von 1907 ist fast vollständig in eine ornamentale Spielerei aufgelöst. Was als Vorbild dem Zeichner vorgeschwebt haben mag, ist wohl nur der Umriß einer Kleiderpuppe, nichts eigentlich Körperliches. Auffallend ist, wie konsequent er sich mit seinen Zierformen den Grundgesetzen des menschlichen Körperaufbaues anpaßt. Er scheidet genau Brustpartie (von der er noch eine Schulterpartie abtrennt), Bauch- und Beinpartie, obwohl er mit einigen Linienzügen wiederum den Zusammenhang betont. Und trotzdem der Rock eher wie eine Keramik aufgefaßt wird, hebt er wieder den Verlauf der Beine hervor, wobei er gleich ein Teilungsmotiv für die Rockfläche erhält. Die Kante des Rockes wie des jackenartigen Obergewandes laufen wie in einem Überschwange des Bewegungsdranges in schnurrige Zipfel aus. Ganz absonderlich aber wirken die Armstummel, die wie Pelzschwänze im Winde zu flattern scheinen, an ernstgemeinte Arme aber kaum denken lassen. Dazu paßt der phantastische Kopfputz, der wie Feuerwerk in langen, dünnen Bogenlinien auffährt, und doch sich noch der strengen Symmetrie fügt, die das ganze Zierwerk beherrscht. Wenn wir nun in der Mischung von ornamentaler Spielerei mit organischem Aufbau und Symmetrie und mit betonter Realitätsferne das Charakteristische des Blattes umschreiben, so fehlt noch ein Hauptkennzeichen: der wunderliche Zitterstrich, oder, wie man genauer sagen muß, Bogenstrich. Dieser unterscheidet sich nämlich von dem Strich bei organischem Tremor dadurch, daß nicht eigentlich Zickzacklinien entstehen, sondern das, was man in der Graphologie Arkaden nennt. Man kann sich durch Versuche leicht davon überzeugen, daß diese Strichart gar nicht aus unwillkürlichen Zitterbewegungen, sondern aus gerichteten Bewegungsimpulsen entsteht, die sogar recht langsam aufeinanderfolgen können, wenn man die Fortbewegung auf dem Blatt entsprechend verlangsamt. Immerhin werden wir darin, wie in den Anhängseln der Figur, jene Tendenz zu bombastischem Auftreten, zur Bereicherung ausgedrückt finden, die wir in hypomanischen Zuständen kennen.

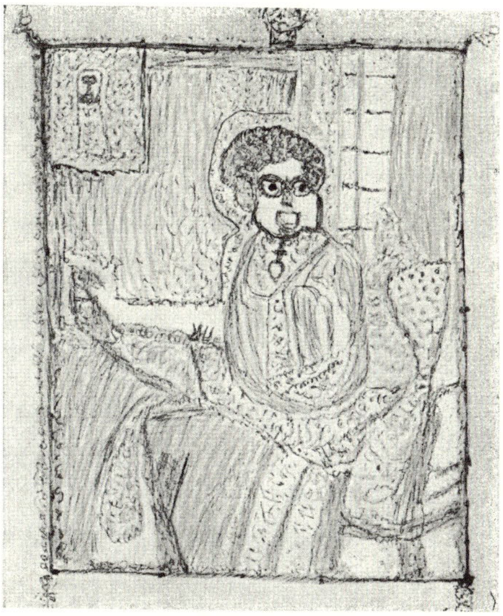

Fall 10. Abb. 136. 12 × 14
Damenbildnis (Bleistift).

Dieselbe Art des Strichs herrscht vor in dem „Damenbildnis" von 1913, Abb. 136. Aber hier bleibt Beil nicht bei rein linearer Zeichenweise stehen, sondern legt Flächen an, die er mit Punkten, Kritzeln und verschieden gerichteten Strichlagen füllt. Das Blatt erhält dadurch trotz aller Unbestimmtheit im Sinne der Abbildung eine große Einheitlichkeit der Flächenstruktur. Dazu kommt hier allerdings deutlich eine traditionelle Geschlossenheit der Komposition, die uns nahelegt, eine Vorlage in Form irgendeiner Zeitschriften-Illustration anzunehmen. Die Krankengeschichte bestätigt, daß Beil gern solche Vorlagen in merkwürdig entstellter Weise abgezeichnet habe. Es lohnt sich, mit dem Wissen von dieser Vorbildbeziehung die Einzelheiten des Blattes durchzusehen und sich zu überzeugen, wie der Zeichner in seinem dunkeln Drange auf künstlerische Gestaltungsprinzipien gerät, in denen wir allzu leicht nur bewußte technische Kniffe zu sehen geneigt sind. Dahin ist außer der schon erwähnten Vereinheitlichung des Blattes durch die bröcklige Zeichentechnik etwa zu rechnen: die Art, den Kopf durch mäßige Verstärkung des Konturs hervorzuheben, vor allem aber dadurch, daß die einzige, ruhig durchgezogene Linie links am Kopf entlang geführt ist.

Mitten aus der flotten Manie von 1920 heraus stammt die Abb. 137, auf der nun die gleiche Technik weiter gelöst und vermannigfacht sich auswirkt. Der ursprüngliche „Zitterstrich" ist stark zurückgetreten, aber aus ihm haben sich

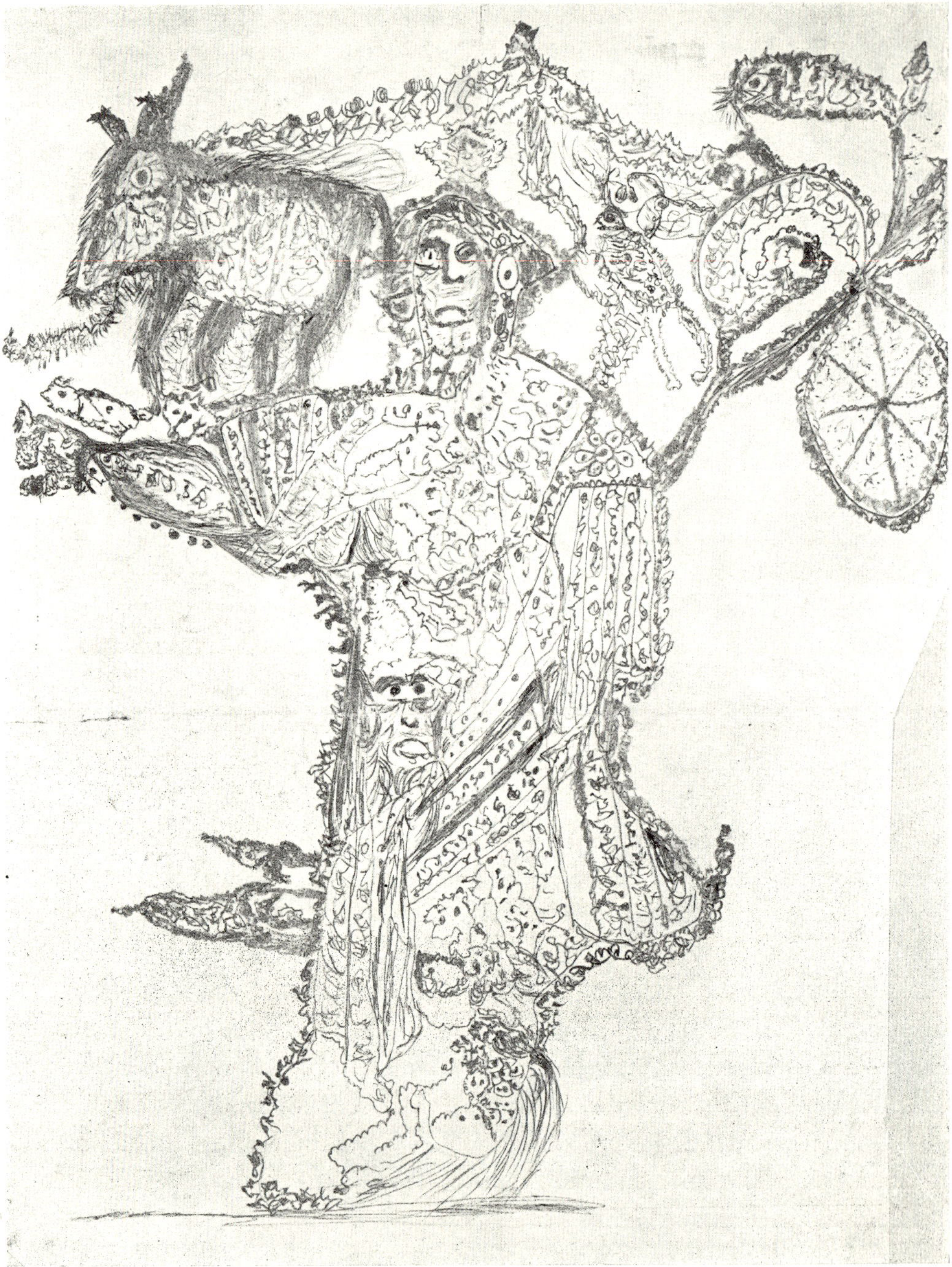

Fall 10. Abb. 137. Götzenfigur? (Bleistift). 25 × 33

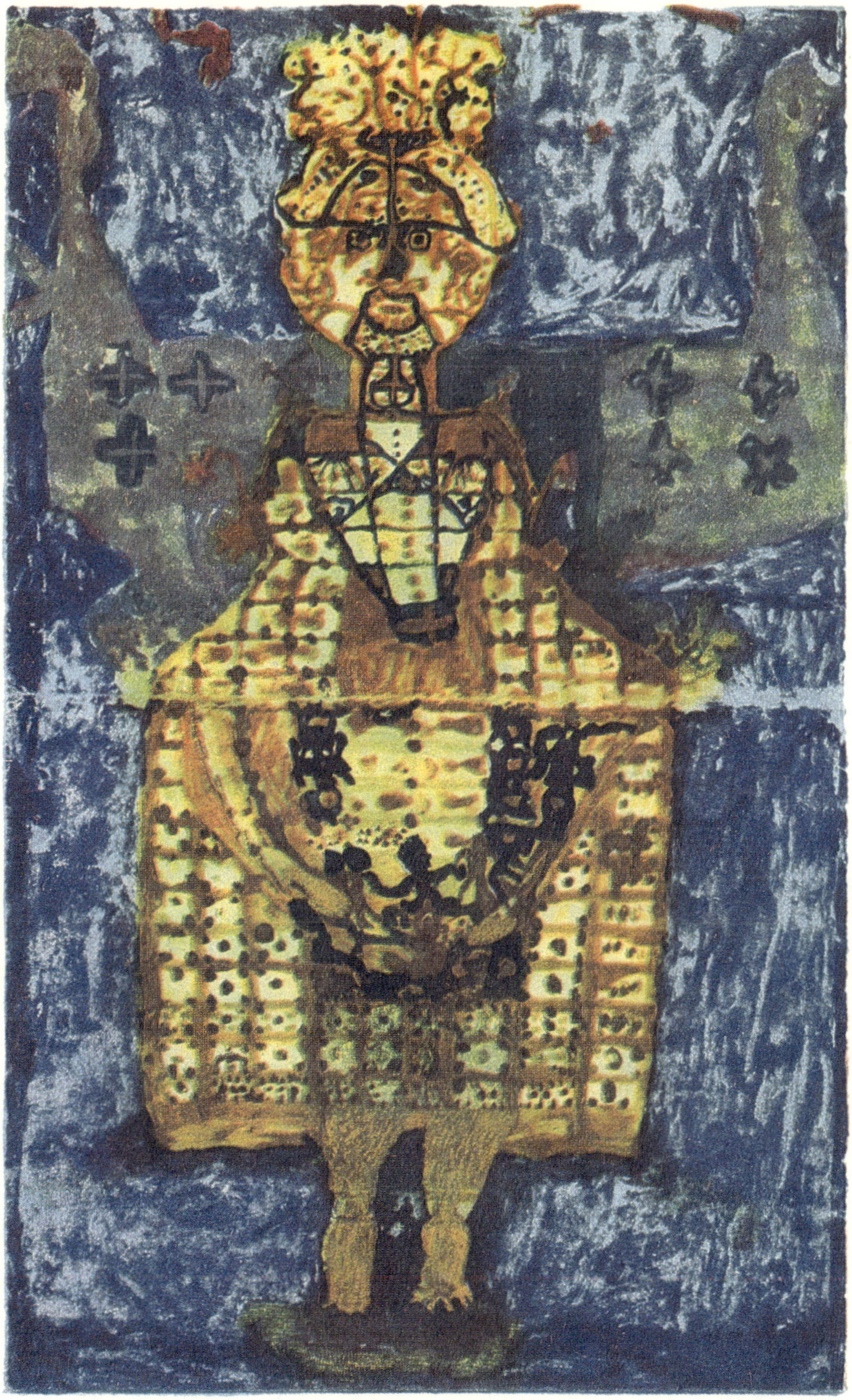

Fall 10. Abb. 139. Sakrale (Götzen-) Figur? (Aquarell). 20 × 32

zahlreiche Arten von unregelmäßigen Zickzack- und Kritzellinien, sowie girlandenartige Bildungen entwickelt, die in langen Zügen und Fragmenten den ganzen unruhigen Aufwand des Blattes bestreiten. Wahrscheinlich hat wiederum ein Vorbild zugrunde gelegen. Man könnte sich etwa eine Tänzerin oder eine Figur von Zuloaga als Ausgangspunkt denken. Der obere Aufbau wäre dann entweder frei dazu phantasiert, oder aber aus beliebigen Bildelementen gedeutet. Zahlreiche menschliche und tierische Köpfe und Figuren sind in das Gekritzel hineingedeutet. Dagegen ist der gorillaartige Kopf in der Genitalgegend wohl eigens hinzugezeichnet. Im Vergleich zu der Figur von 1907 fällt auf, daß der organische Aufbau des Körpers ganz vernachlässigt wird: diese Gestalt ist auf dem Wege zur Auflösung ins Abstrakte, zu einem reichen Spitzenmuster, das aber von einer wuchernden Lebendigkeit erfüllt ist, die jeder Ordnung widerstrebt. Wir können also auch hier eine Entwicklung feststellen, die vom Geschlossenen, mehr Organischen, zum Gelösten, mehr Vegetativen strebt. Die Bestätigung für unsere Annahme, Beil löse in seinen Zeichnungen Vorbilder auf, wurde schließlich durch eine Arbeit aus der letzten Zeit geliefert: Abb. 138a und b gibt Original und Neuschöpfung des Zeichners — denn von Nachbildung darf man wohl kaum reden. Es ist nur das Konturgerüst benutzt worden. Die aus den anderen Bildern bekannte Kritzelmanier füllt hemmungslos alle freien Räume aus. Ja, sie hat sich auch bereits an dem Original vergriffen, das in seiner Fadheit zu belebenden Zutaten herausfordert.

Die majestätische Gestalt in Blau—Gelb Abb. 139 stammt aus der frühen Zeit, wie man ohne weiteres sieht. Wer mit der Zahlenmystik, vor allem alter kirchlicher Kunst, vertraut ist, wird mit Überraschung bemerken, daß diese Figur tatsächlich aus den drei heiligen Urformen, Quadrat, Dreieck und Kreis, zusammengesetzt ist, die in der christlichen Kirche als Gott Vater, Sohn und Heiliger Geist gedeutet werden. — Außer dieser geometrischen Konstruktion aber wird der organische Aufbau des Körpers zur Geltung gebracht, indem ein Brustteil wie mit keilförmiger Taille in den Hüftteil gesteckt erscheint. Und ferner wird eine Unterleibskurve betont durch einen Halbkranz tiefblauer Krakelformen. Die klären sich nach unten auf zu tanzenden Kobolden, die über dem dunklen Zentrum der Geschlechtsgegend einen spukhaften Reigen aufführen. Mitten in diesem Schattengebiet, das nur hier durch fast schwarze Flecken betont ist, eine dunkelrote Schlinge, unaufdringlich aber auch unverkennbar: die Vulva. Von hier aus sind mit Bleistift wie durchscheinend die Beine angedeutet, die nur als kurze Stumpen unter dem Gewand hervor-

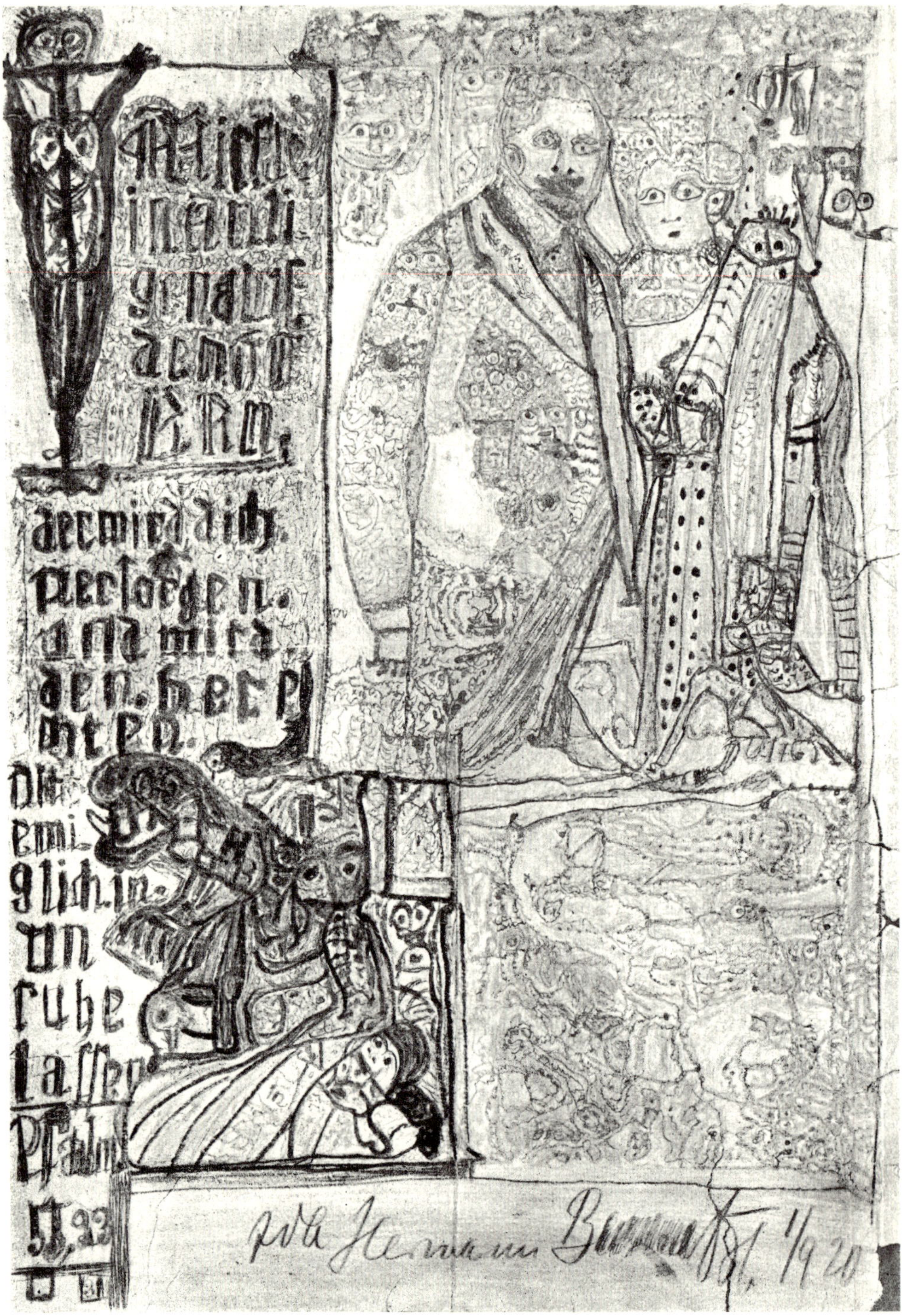

Fall 10. Abb. 138 a. Doppelbildnis (Bleistift). 21×31

treten. Der auf dünnem Hälschen aufsitzende dicke kugelrunde Kopf mit sonderbarem kohlblattartigem Putz ist, wie der Körper bei diskreter Kennzeichnung der Hauptorgane ganz entmaterialisiert durch krause Ornamentik, die jedoch wieder sinnvoll die Hauptformen berücksichtigt. Die Einteilung des Körpers in kleine Quadrate nach Art von Steingutplatten, gibt der Gestalt etwas Flächenhaftes, während ihre Farbigkeit und die angedeutete Schattierung, an Fayence erinnernd, zu plastischer Auffassung drängt. Noch mehr bringen den auf räumliche Klarheit erpichten Beschauer die rätselhaften Flügelarme in Verlegenheit, die mit ihrer drohend-feierlichen Gebärde die monumentale Wirkung der streng symmetrischen Gestalt noch ins Mystisch-Sakrale steigern.

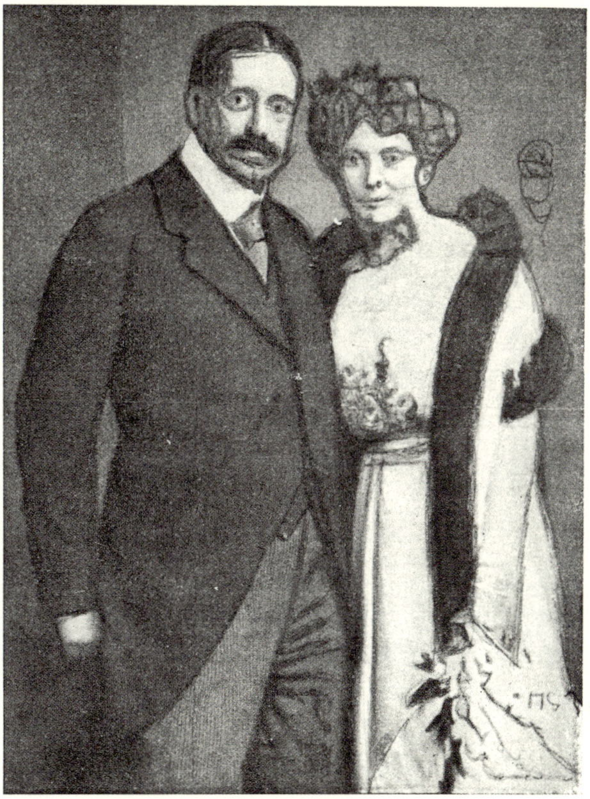

Abb. 138b. Vorlage zu 138a.

Suchen wir nun, wie in den übrigen Fällen, nach dem symbolischen Gehalt, den der Zeichner in seine Blätter etwa hätte miteinfließen lassen, so sind wir in Verlegenheit — nichts dergleichen läßt sich auffinden. Weder wissen wir von irgendwelchen Äußerungen, die Beil über seine Bilder getan hätte, noch bieten diese selbst eine Handhabe zu symbolischer Ausdeutung. Mehrmals rechneten wir vielmehr mit Vorlagen, die spielerisch umgestaltet waren, wobei uns vor allem die Erkenntnis wichtig war, daß der Mann in Erregungszuständen, also in triebhaftem, unreflektiertem Zeichnen eine besondere Art von technischer Vereinheitlichung zustande brachte, die wie raffiniert wirkte. Darin liegt nun überhaupt eine wertvolle Erkenntnis: hier haben wir einmal den Beweis vor Augen, daß gerade dieser unreflektierte Zustand (denn nicht in der Erregung möchten wir das Wesentliche sehen, sondern in den triebhaft einheitlichen, durch keine Reflexion gebrochenen Impulsen) für die einheitliche Durchführung günstig ist. Die Gestaltung der Fläche wurde ja hauptsächlich schon von den Vorbildern geleistet, die nur etwas überwuchert wurden durch den manischen Bereicherungsdrang. In dieser Art zu zeichnen (gern nach Vorbild, sei es direkte Vorlage oder Vorstellung realer Gegenstände), bei der durch die gleichmäßige technische Ausführung eine merkwürdige Einheit bei oft exotischer Üppigkeit erzielt wird, möchten wir einen spezifischen Ausdruck des manischen Zustandes sehen, da uns mehrere andere Fälle mit nah verwandter Produktion vorliegen.

Schwieriger ist die Eigenart der blau-gelben Gestalt psychopathologisch unterzubringen. Es läßt sich gar nicht leugnen, daß man unter dem unmittelbaren Eindruck des Bildes geneigt sein wird, gerade jene Feierlichkeits- und Unheimlichkeitskomponente darin zu fühlen, die man am ehesten als typisch schizophren bezeichnen möchte. Wohl wird man dann einen Teil dieser Wirkung in der Gebärde an sich, in der räumlichen Ungeklärtheit, in der starren Götzenhaftigkeit usw. zu begründen suchen. Allein es bleibt ein Rest, den man am liebsten durch die Diagnose Schizophrenie gedeckt sähe. Daß gerade dieses Bild tief in die Psychologie des Dämonischen einzuführen geeignet ist, sei nur noch angemerkt. Die in dieser Richtung liegenden Probleme müssen ebenso wie die eigentliche Symboldeutung zurückgestellt werden.

8. Heinrich Welz

Heinrich Welz, Baron, Dr. jur., ist 1883 geboren. In der Familie waren mehrere Mitglieder, besonders der Vater und dessen Bruder, exzentrisch und neurasthenisch. Er selbst war als Kind gesund, begabt, aber ebenfalls etwas auffällig; er galt als „Fex". In der Pubertät zumal scheint er von großer Sensibilität gewesen zu sein. Ein verstiegener Idealist, der viel dichtete. Aus dem Beginn seiner 20er Jahre sind einige Liebesgeschichten bekannt, die in Dichtungen, sogar in einem Drama, Gestalt gewannen. Er soll damals zeitweise sehr übermütig gewesen sein und sich körperlich wie geistig überanstrengt haben. Darauf bekam er Depressionen und eine Herzschwäche und suchte Rat bei einem Psychiater. Ob es sich in jener Zeit um einen echten Erschöpfungszustand gehandelt hat, muß wohl bezweifelt werden. Der spätere Verlauf macht es wahrscheinlicher, daß die Ermüdbarkeit, die hypochondrischen Züge, wie die Depressionen und die Bizarrerien im Urteil schon Vorboten des schizophrenen Prozesses waren. Wie weit seine vom Üblichen abweichenden Meinungen, z. B. über Moral, auf die Eigenprägung eines begabten Menschen zurückzuführen sind, oder wie weit man auch darin Frühsymptome sehen kann, läßt sich nachträglich ohne Kenntnis der damaligen Persönlichkeit nicht sagen. — Er hatte dann ein Verhältnis mit einer Hysterika schwierigster Art, die er trotz fortwährender dramatischer Szenen mit Suiziddrohungen heiraten wollte und ins Ausland mitnahm. Zugleich arbeitete er an einem soziologischen Werk „Über Zentralisation", das nach Meinung eines Bruders zwar unklar, aber ganz vernünftig und nicht krankhaft war. Plötzlich gab er den Verkehr mit Verwandten auf, die er bislang täglich besucht hatte, und blieb vier Wochen lang im Bett, bis der Arzt entschied, er müsse in eine Anstalt. Nun schickte er seine Dame fort und blieb noch 10 Tage allein in der Wohnung, bis sein Bruder ihn holte. In diesen Tagen halluzinierte er mehr und mehr, redete wirr, hatte hypochondrische Angstzustände, Vergiftungsfurcht und plötzliche Erregungsanfälle.

Aus den eben angeführten Komponenten in der Hauptsache baute sich das Krankheitsbild auch in der Anstalt auf. Dazu kam aber ein heftiger Drang zu stereotypen Bewegungen und Haltungen, die er rücksichtslos durchführte, besonders Purzelbäume. Und ferner der Drang, magische, zauberhafte Zusammenhänge für alles Geschehen draußen und zumal für seine eigenartigen triebhaften Erlebnisse zu finden. Seine körperlichen Sensationen führt er zunächst in üblicher Weise auf Magnetismus zurück, und zwar auf gestörte Polarisation in seinem Organismus. Diese Störung will er durch Purzelbäume in bestimmten Abständen korrigieren. Um diese Korrektur aber richtig wirksam zu machen, müssen die Purzelbäume nach Orten orientiert sein, die augenblicklich Bedeutung für sein Dasein haben: so schlägt er sie in der Richtung auf Schweinfurt, weil dort eben seine Geliebte sich aufhält. Von solchen magischen Beziehungen wimmelt es in seinen Wahnvorstellungen. Er muß z. B. einen Tag lang die Augen geschlossen halten. Wenn er sie öffnet, so beraubt er seine Geschwister ihrer Stärke. Oder er benennt die Bäume im Garten mit Namen seiner Angehörigen und mit soziologischen Begriffen und entdeckt, indem er diese mehrfach determinierten Bäume etwa in verschiedenen Richtungen visiert, überraschende Beziehungen, die er natürlich gleich als Erkenntnis mit Realitätscharakter verwendet. Oder er steht stundenlang am offenen Fenster, hält einen Löffel in der Hand und starrt zum Himmel hinauf: „ich werde die Stellung der Sterne verändern durch meinen Willen." Daneben baut er ein höchst wunderliches, scheinbar streng systematisiertes Begriffsgebäude auf, in dessen sauber und übersichtlich angelegten Spalten nebeneinander etwa folgende Kategorien sich finden: Willologie, Ideologie, Gerechtologie, Schönologie, Artologie, Zoologie, Geschlechtologie, Witzologie, Naturologie, Zeitologie, Formologie. In den mit spitzem Stift ganz klein dazu gekritzelten Erläuterungen sind manche hübschen Einfälle enthalten, die jedoch die Absurdität des Ganzen nur um so grotesker erscheinen lassen.

Der erste Schub der Krankheit, in dessen Verlauf einige schwere Erregungszustände und auch Zeiten katatonischen Stupors auftraten, ging in etwa eineinhalb Jahren vorüber. Aber die Heilung war nur scheinbar. Wenige Monate später wurde Welz in viel schwererem Zustande wieder eingeliefert, und seither machte der Prozeß nicht mehr halt. Stärker waren jetzt die stereotypen Bewegungen geworden, besonders ein tolles Grimassieren, ungestümer die hemmungslosen triebhaften Handlungen, oft mitten aus dem Stupor heraus: er steht blitzschnell aus seiner starren Haltung auf, ohrfeigt einen Wärter oder Arzt und legt sich zurück, um wieder in Starre zu versinken. Oder er schneidet sich plötzlich mit einem stumpfen Messer energisch in die Stirn.

Anfangs traten diese schweren katatonischen Symptome noch zeitweise zurück. Er war dann wieder ganz umgänglich und rege, las die Zeitung, analysierte seine Träume, beschäftigte sich mit seinen soziologischen Systemen und zeichnete etwas. Aber er wurde dabei immer verschrobener und manierierter. Am wichtigsten waren ihm weiter Probleme wie Gedankenübertragung. Zu diesem Zweck blickte er seinem Gegenüber scharf auf die Nasenwurzel. Oder er betätigt sich als „Sozialarzt", indem er Fernheilungen vornimmt. Auch ganz kindische Spielereien trägt er mit dem gleichen Ernst vor. So, wenn er einen grünen Zweig in die Hand nimmt, und seine darauf beruhenden mystischen Beziehungen zu einem Patienten namens Grünzweig erläutert. Seine gehemmten Gedanken fühlt er deutlich sich lösen und sich von einem bestimmten Punkte des Gehirns nach vorn projizieren. Seine früheren Polarisationsideen spinnt er weiter, indem er erwägt, wie man am besten durch Kreiselbewegungen die Anziehungskraft der Erde überwindet und senkrecht in die Höhe fahren könne.

Schließlich spricht er überhaupt kaum mehr, sondern ist scheinbar ständig mit seinen Halluzinationen beschäftigt. Einmal begründet er sein Schweigen ausdrücklich damit: er stehe ja mit der ganzen Welt in Verbindung durch Telepathie, deshalb sei alles Sprechen überflüssig. Plötzliche Gewalttätigkeiten, die er „Krämpfe" nennt und auf sexuelle Erregungen zurückführt, durchbrechen den Stupor nach wie vor.

Welz hat schon früher als Dilettant etwas gezeichnet und gemalt und kennt wahrscheinlich die Entwicklung der Kunst bis 1912. Während seines ersten Anstaltsaufenthaltes fertigte er eine Reihe von Bleistiftskizzen nach Enten und Hühnern, Kindern und Landschaftsausschnitten an, die eine durchschnittliche, etwas fade Geschicklichkeit verraten. Einige Aquarell-Landschaften sind etwas interessanter, räumlich bestimmt, in der Farbe lebhaft. Aber schon in der

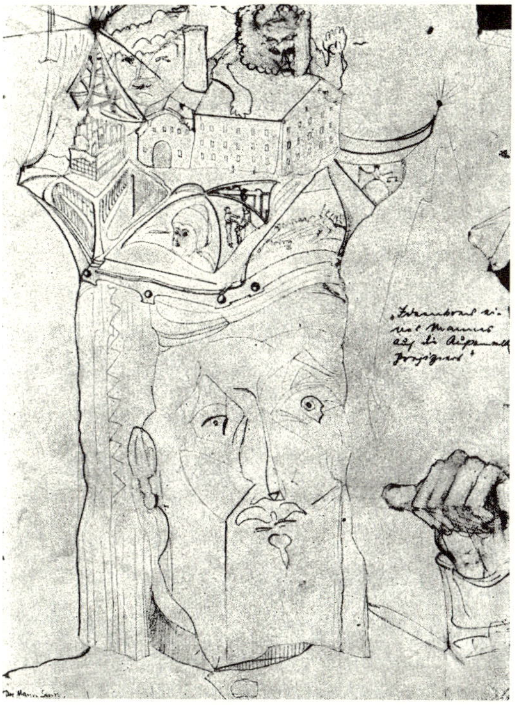

Fall 193. Abb. 140. 24×33
„Ideenkreis eines Mannes“ (Bleistift).

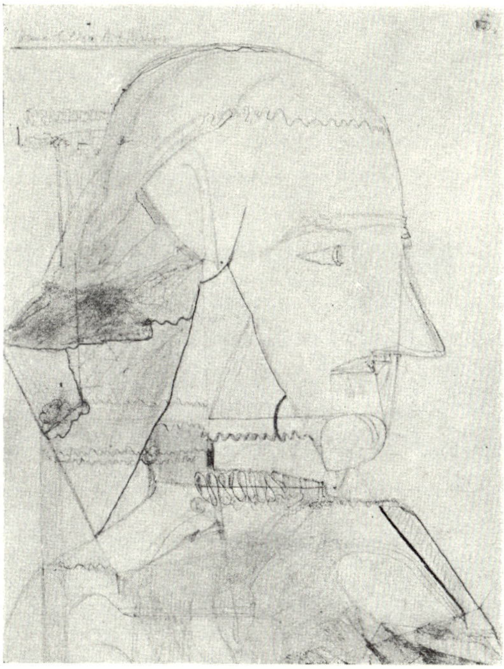

Fall 193. Abb. 141. 16×21
Frauenbildnis (Bleistift).

gleichen Zeit versuchte er, seine Wahnvorstellungen auf dem Papier zur Anschauung zu bringen. Aus dieser Zeit stammt z. B. die Zeichnung „Ideenkreis eines Mannes, auf die Außenwelt projiziert“ Abb. 140. Da sehen wir einen mächtigen Kopf, wie aus Stein, der oben aufbricht und in ein Bukett von kleinen Szenen und Situationsbildern übergeht: ein Schloß, ein Turnier, ein Löwe, Frauen u. a. m. Ein Metallstreifen mit Nägeln scheint den Schädel zusammenzuhalten. Der ruhige Aufbau, die Präzision mancher Teile (Hand!) verrät den geübten Zeichner. Die beunruhigende Wirkung geht wohl von der ruhigen Sachlichkeit aus, mit der jener „projizierte Ideenkreis“ dargestellt ist, als sei er ebenso dinglich real wie der Kopf des Mannes.

Aus derselben Zeit scheint noch das „Frauenbild à la Liliefors“ Abb. 141 zu sein, bei dem der Kontrast der Nackenkonstruktion mit dem zarten Gesichtsumriß auffällt. Offenbar sind wieder Gedankenströme und ähnliches, zumal mit den Wellenlinien, gemeint. Ob ein Bild des schwedischen Malers Liliefors als Vorlage gedient hat, ließ sich nicht mehr feststellen. Das Sonderproblem dieses Falles wird erst an Abb. 142 klar. Da hat der Zeichner ganz

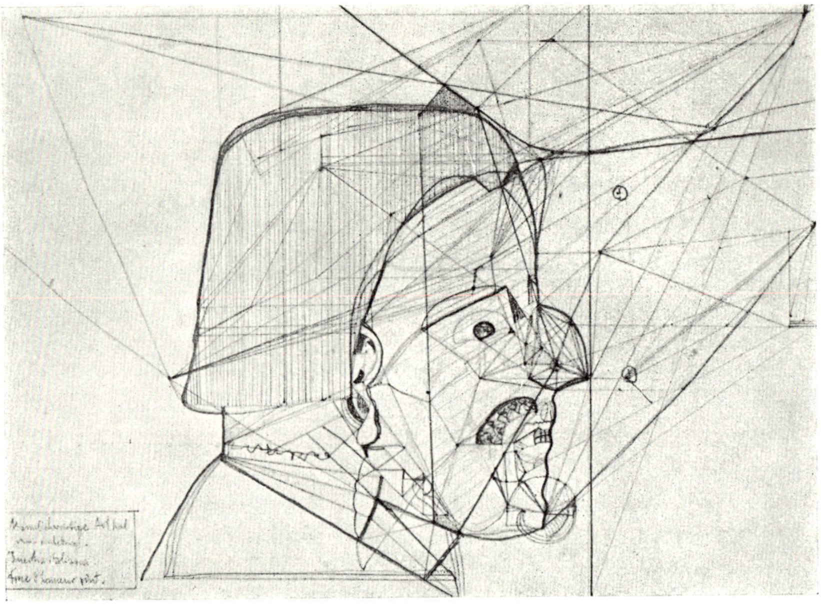

Fall 193. Abb. 142. Geometrisches Porträt (Bleistift). 26×18

konsequent einen Profilkopf in geometrische Konstruktionen aufgelöst. Völlig entsprechend seinen Vorstellungen von der Projektion der Gedanken, der

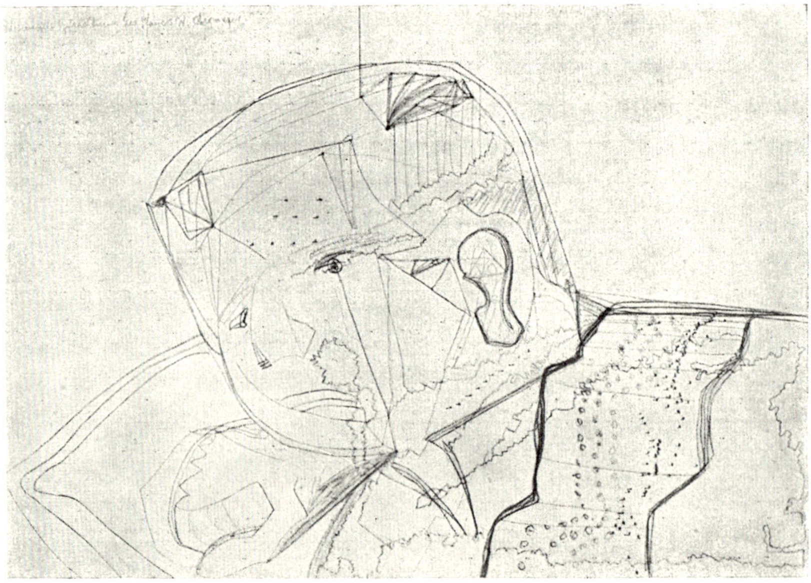

Fall 193. Abb. 143. Bildnis (Bleistift) 26×18

Polarisation des menschlichen Körpers in Beziehung auf Erde und umgebende Körper, sind zahlreiche Zentren angenommen, von denen die Kraftlinien ausstrahlen. Es ist unwahrscheinlich, daß irgendeine Kraftlinie für Welz ganz konstant verläuft, so daß er sie in jedem Falle genau so gestalten würde. Wiederum haben wir es mit der Gebärde der Gesetzlichkeit zu tun, und man

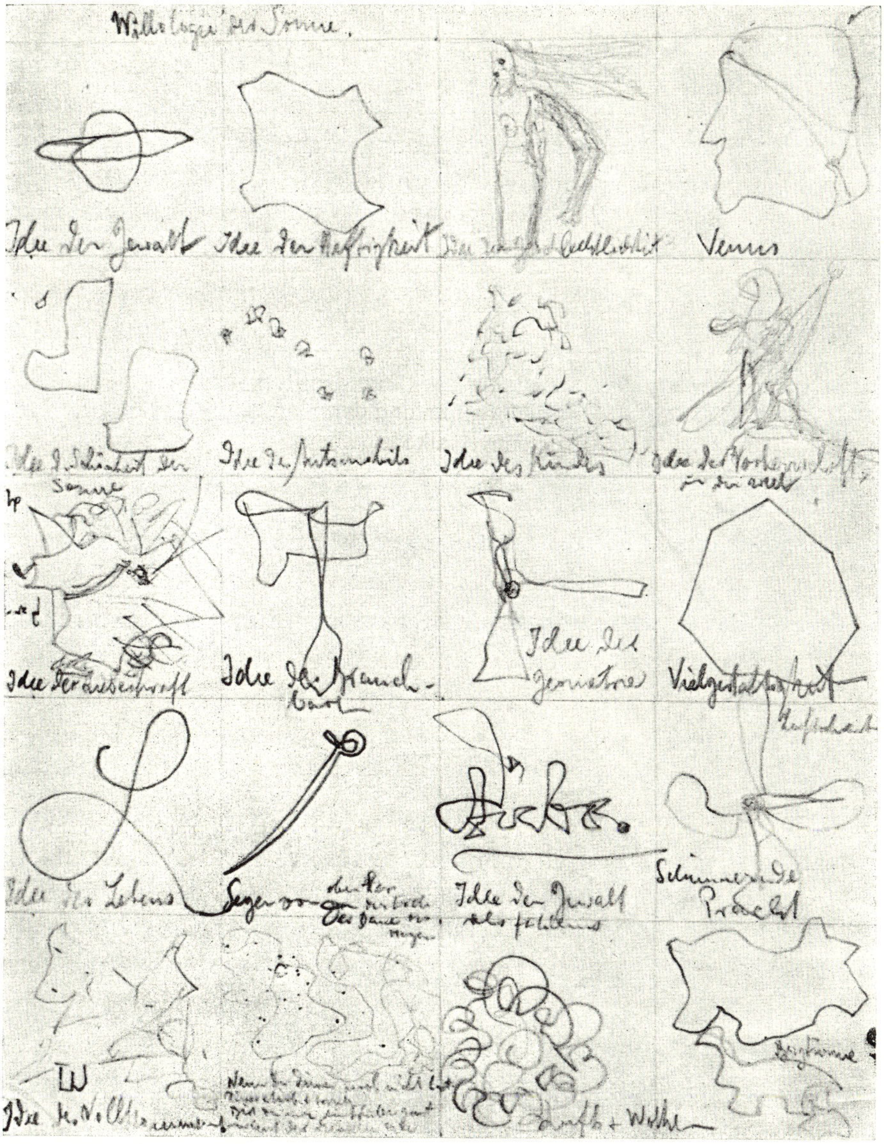

Fall 193. Abb. 144. „Willologie der Sonne" (Bleistift). 17×21

fühlt sich nur zu der Frage gedrängt: was an der Zeichnung übt diese suggestive Wirkung aus, daß man „Gesetz“ fühlt und „Willkür“ denkt, ohne zu einem Ausgleich zu kommen?

In der „Lebensvollen Betrachtung des Pfarrers Obermaier“ (Abb. 143) schließlich sind beide Tendenzen vereinigt und zu einer, wenn man will, endgültigen Formensprache entwickelt. Aufgehoben ist alle körperliche Wirkung, aufgehoben fast jedes realistische Detail. Man könnte das Ganze auf den ersten Blick für eine Landkartenskizze halten. Mit sichtlichem Behagen am ornamentalen Spiel sind diese Liniengräben, Ackerstreifen, Baumreihen eingetragen. Daß aber trotz dieser spielerischen Auflösung nicht nur irgendein Menschenschemen, sondern offenbar ein Individuum aus dem Liniengewirr spricht, das macht wieder stutzig. Also wäre die Absicht des Zeichners, ein abstraktes Porträt ohne realistisches Detail zu machen, gelungen? — Nach unserer Meinung läßt sich das allerdings nicht bestreiten. Welz hat seine bizarre Aufgabe überraschend gut gelöst. Man kann die Stellung der Aufgabe verwerfen, aber nicht die zeichnerische Leistung als solche ablehnen.

Und doch beweist Welz selbst, daß in der Idee des ganzen Verfahrens der Keim zur Absurdität steckt. Vielmehr, er beweist von neuem, daß jeder an sich durchaus diskutable Gedanke zum Unsinn wird, wenn man ihn einseitig konsequent zu Ende denkt. Er schreitet, dem blinden Systematisierungsdrang folgend, mit seinen Abstraktionstendenzen weiter vor und steckt sich das Ziel, Ideen graphisch zu versinnbildlichen, und zwar in einer Kurve oder in wenigen Linien. Offenbar glaubt er, durch Versenkung in eine Idee es so weit zu bringen, daß die aus solcher Konzentration entstandene Kurve auf magische Weise etwas von dem Extrakte jener Idee mitbekomme. Schaut man sich nun einen solchen Katalog von Ausdruckskurven an, etwa die „Willologie der Sonne“, Abb. 144, so wird auch der Gutwilligste über das klägliche Fiasko dieses an sich ausdruckspsychologisch richtig konzipierten, aber durch Kritiklosigkeit wörtlich ad absurdum geführten Gedanken nicht im Zweifel sein. Richtig nämlich ist bei diesem Gedankengang die Grundvorstellung, es müsse, was die Seele ganz erfüllt, in Bewegungsniederschlägen zum Ausdruck kommen. Falsch dagegen, dies könnten irgendwelche materiellen „Ideen“ sein. Dazu bedürfte es allerdings der Magie und Zauberei, während allgemein gesagt nur die dynamischen Faktoren des seelischen Ablaufs, nicht ihre Vorstellungs-„Inhalte“ sich verkörpern können. Reine Zauberei treibt Welz mit der „Napoleons-Kurve“ Abb. 145. Da hat er diejenigen Orte Mitteleuropas, die auf Napoleons Kriegs-

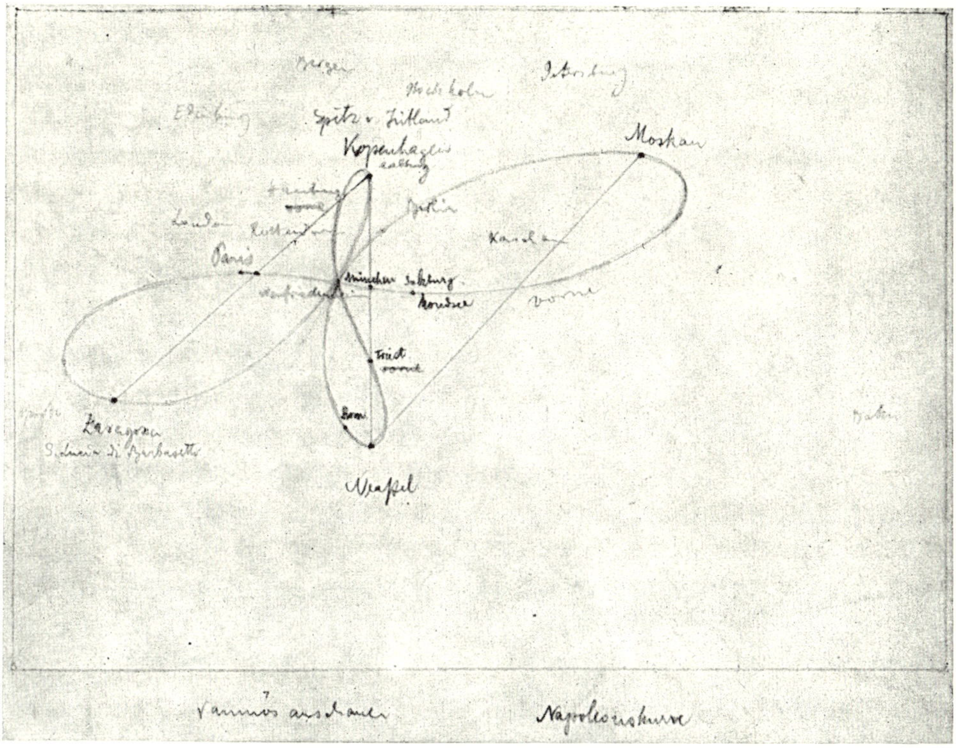

Fall 193. Abb. 145. „Napoleons-Kurve“ (Bleistift). 15×11

zügen von Bedeutung waren, durch eine propellerartige Kurve verbunden. Die wichtigsten aber ergeben, wenn man sie verbindet, das große N. Der Sinn dieser Kurve ist: fährt man ihr täglich mehrmals mit dem Kopfe nach, indem man eine ähnliche Kurve in die Luft beschreibt, so gewinnt man etwas von der äußeren und inneren Haltung Napoleons.

In den letzten Jahren hat Welz nicht mehr gezeichnet, wie er sich ja überhaupt ganz stumm in sich zurückgezogen hat. Durch unseren Besuch angeregt, sprach er seit langem zum erstenmal wieder und verriet, daß er auf das Zeichnen aus ähnlichem Grunde verzichte, wie auf das Sprechen: weil es für ihn nicht mehr nötig sei. Er werde künftig einfach das Papier mit Graphit bestreuen und, mit dem Blick darüberhinfahrend, die Körner zu Linien und Formen zwingen.

9. Joseph Sell

Der Bauzeichner Joseph Sell wurde 1878 geboren als Sohn eines staatlich angestellten bayrischen Oberbauführers. In der Familie sollen keine Geisteskrankheiten vorgekommen sein. Er selbst war ein schwächliches, empfindliches Kind, das Krampfanfälle bekam, als es den Nikolaus sah. Auch in der Schulzeit blieb er ein Muttersöhnchen, war gern für sich, immer weichmütig und oft etwas sonderbar. Ein Bruder betont, Sell habe elend gezittert, wenn Mitschüler gezüchtigt wurden. Als Schüler war er mäßig, lernte den Zimmermannsberuf und besuchte dann die Baugewerksschule, um bei der Eisenbahn als Bauzeichner angestellt zu werden. — Nachdem er schon einige Jahre an nervösen Beschwerden gelitten hatte, auch öfters deswegen behandelt worden war, steigerte sich sein Mißtrauen, zumal gegen Vorgesetzte, immer mehr bis zu echtem Verfolgungswahn. Er glaubte, man wolle ihn umbringen, die Leute sprächen so merkwürdig über ihn, man schieße ihm ins Fenster. Eines Tages legte er sich ins Bett, zündete eine Kerze an und benahm sich so fremdartig, daß er in eine Anstalt überführt wurde (1907).

Hier stellte sich alsbald heraus, daß er seit mindestens drei Jahren Stimmen hörte und sich mit Wahnvorstellungen beschäftigte: er spiele eine gewisse Rolle im Gleichgewicht zwischen Deutschland und Österreich, wovon hohe Persönlichkeiten mehr wüßten; das hinge mit dem Erdmagnetismus zusammen. Ferner erwog er, wie man auf chemischem Wege Menschen und Blumen herstellen könne. Den Stimmen hörte er ganz gern zu, manchmal waren es Bekannte, die sprachen, manchmal „das ganze Volk". Auch Gesichtshalluzinationen hatte er, z. B. ein Herz mit einem Degen, oder einen Spruch am Himmel: „Die Natur bietet dem Menschen die Schlüssel zum Himmelreich." Sein ganzes Benehmen war steif, etwas läppisch-heiter. Er war zwar wortkarg, aber zugänglich und freundlich, und sprach geziert, wobei er die Augen verdrehte. Körperlich ergab sich kein auffallender Befund.

Nachdem er kurze Zeit alle Wahnvorstellungen u. dgl. abgeleugnet hatte, um aus der Anstalt herauszukommen, setzte die Krankheit erneut ein. Er beschwerte sich, daß man ihm durch eigentümliche Präparation der Roßhaarkissen den Schlaf raube; die Stimmen, die er höre, würden von den Ärzten gemacht, um ihn zu verwirren; man habe hier die Kunst, einem die Gedanken und die Wissenschaft abzunehmen, was sehr peinlich sei. Auf Zetteln proklamierte er: „Ich bin beauftragt in Vertretung Gottes meine Lebensbeichte vor sämtlichen Gläubigen in Öffentlichkeit abzulegen und zugleich das Wort zu verkünden, welches Euch beten lehrt. In Verantwortung Jos. Sell, Niveau zu Wasser und zu Land." Diesen Namen „Niveau" legt er sich nun dauernd bei. „Götter herrschen mit Elemente. Heilige regieren mit Frieden. Wer nicht glaubt, muß unterliegen." — Oder verschrobener: „Ich sehe mich veranlaßt unter keine Umstände verpflichtet das Wort Gottes in einer Angelegenheit vertreten zu wollen."

In den Mittelpunkt von Sells Wahnvorstellungen führen zwei kurze Briefe aus dem März 1908. Der erste ist an seine Geschwister gerichtet: „Wenn es Ihnen gelegen ist, Ihren Bruder Joseph am

Leben zu erhalten, so wollen Sie so rasch als möglich ihn befreien lassen, nachdem derselbe von der Heil- und Pflege-Anstalt aus regieren soll, eine Menge von verheirateten Damen sich indirekt befriedigen lassen wollen, und nachdem er sich nicht hergibt dazu, belästigt man ihn fortwährend mit sog. Comprimiß-Aparat, indem man ihm mit Leichengeruch füttert bei Nacht und auf das Gemeinste foltert und mittels Electricität ihm früheres Herzleiden zugeteilt wird, sodaß er über Nacht weggeschafft sein kann, wenn er gezwungen ist, sich an einem Ort aufzuhalten und die Grenzen nicht überschreiten kann —." Der zweite Brief richtet sich an die „Verwerfliche Staatliche Vernichtungsanstalt. — Unterfertigter erlaubt sich die Frage, wie lange er noch dazu da sein soll Verheiratete, Hysterische Spinat-Wachteln, welche er schon näher in einem an Herrn Dr. N. abgelieferten Verzeichnis aufgeführt hat zu befriedigen, nachdem er sich verehelichen will. Fürst Niveau."

Die körperlichen Sensationen, die seinen Vorstellungen zugrunde liegen, schildert er in langen Schreiben an Behörden und Fürsten. Es sind vornehmlich folgende: seit kurzem wurde er gewahr, daß sein seit 7 Jahren bestehendes Leiden kein natürliches war. Jetzt besitzt er „die Eigenschaft, sich mit einer Menge Persönlichkeiten zu verständigen, welche sich mit seiner Person verbinden und ihre Leiden los werden wollen, indem dieselben ihm mittels Telepathie (Fernempfindung) übertragen werden — — sogar für die Leiden der Patienten, welche operiert werden, event. für Todesfälle einstehen soll. Entweder wirken die Leiden gleichmäßig, oder dieselben seien aufgespeichert in Telefunken, welche ihm zugeteilt werden und sich erst allmählich unter kolossalem Schmerzgefühl entwickeln, z. B. Intensives Kratzen an den Augennerven von innen heraus, Elektrisieren der verschiedenen Extremitäten, Knacken der Schädelknochen, sowie der Hals- und Rückgratswirbel, Kitzel an allen möglichen Stellen des Körpers, so an den Augendeckeln, den Ohr-, Nasenlöchern und Rachenhöhle, Genitalien usw. Sein Herz ist beständiges Spielzeug anderer und erlaubt man sich oft so viel damit, daß der ganze Körper an einer Versenkung leidet. In letzter Zeit begleiten heftige, wehende, intensive Brust-, Kreuz- und Rückenschmerzen sein Dasein und aus Rache, daß man darauf gekommen ist, daß das kein natürliches Leiden sei, mußte ich durch Verständigung gemeine Vorwürfe hören, Foltern genügten nicht, unangenehme Gerüche wurden übertragen, nächtelang Leichengeruch, Krankenhausluft, weiblicher Genitalgeruch, Aftergase, Geruch nach Gespieenem, Schnapsgeruch, und überträgt man meiner Person sogar die Katzenjammer auf elektrische Art. Auch der Geschmackssinn ist mir nicht vergönnt. Trinke ich meine Milch, so bringt man mir intensive Säuere, welche mittels Elektrizität durch die Zähne durchprickelt — An den unteren Füßen herrscht beständig elektrische Strömung, oft auch durch den ganzen Körper . . . tägliche Abnahme des Appetits durch Auswechseln der Magensäure, außerdem Auswechseln der Rückenmarkssubstanz, Auswechseln des Ätherleibes (Puppensystem) mithin Seelenaustausch, alles mittels Elektrizität bezweckt. — In letzter Zeit bin ich mit ununterbrochenem Eintreiben von Afterwinden (Verepidemien) belästigt, so daß sich eine Krebsübertragung im Mastdarm, sowie im Rachen, woselbst ich das Brennen einer bejahrten Person fühle, sehr bewährt. — Unterfertigter bestätigt, daß er 3—4 Wochen kaum gehen kann, nachdem er beinahe ununterbrochen mit Leichen und Eis verbunden im elektrischen Stromkreis zappelt und Nächte circa 1000—10 000 m. W. tausend bis zehntausend Afterwinde in den Körper getrieben erhält" usw. Er unterschreibt meistens: „Niveau, Welt-Natur-Leiter".

Zwei Hauptvorstellungen heben sich aus diesem tollen Gewirr von körperlichen Reizzuständen,

Gefühlsreaktionen und Wahnvorstellungen heraus, die auch künftig stets den Mittelpunkt seines Weltgefühls bilden: ein elektrischer Stromkreis, von einem in seinem Geburtsort oder in der Anstalt aufgestellten Dynamo gespeist, verbindet ihn mit zahlreichen Personen und überträgt auf ihn alle die scheußlichen Erlebnisse, die er nicht müde wird zu schildern. Er ist durch das Dauerbad für die elektrischen Wellen empfänglich gemacht worden, die sich durch die Luft auf ihn zubewegen. Das wäre die mechanische Grundlage, die formale Seite seines Wahnsystems, die vorwiegend aus typischen Einzelheiten besteht. — Viel interessanter und reicher ausgebaut ist die andere, inhaltlich-psychologische Seite: was geschieht ihm durch den elektrischen Stromkreis, in den er eingespannt ist? Mit großer Konsequenz ordnet Sell körperliche Empfindungen, triebhafte Regungen (Wunsch-Phantasien) und die eigentlichen Wahnvorstellungen zu einem System, das sich völlig auf seine sadistisch-masochistischen Bedürfnisse zuspitzt. Die zentrale Vorstellung ist, daß er leiden muß, damit andere Lust erleben. In diesem Leiden aber findet er in Wahrheit seine Lust. Die Ergänzung dieser masochistischen Komponente seiner perversen Neigungen durch eine sadistische findet er dann in seiner zeichnerischen Tätigkeit und den Begleittexten zu seinen Bildern.

Was die realen Vorbedingungen zu seinen Wahnvorstellungen anbelangt, so ist in seinen Aufzeichnungen öfters die Rede davon, er habe sich in einem Bordell peitschen lassen, und das sei seinen Vorgesetzten zu Ohren gekommen. Wie weit das stimmt, läßt sich nicht mehr feststellen. In einem Schriftstück, das leider nicht datiert ist, aber nach der Schrift aus der Zeit um 1912 stammen mag, stellt Sell sich plötzlich ganz kritisch zu seiner Persönlichkeitsentwicklung und gibt so ausgezeichnete analytische Urteile zum besten, wie man es bei so weit zerfallenen paranoiden Demenzen nicht oft findet. Das ganze Schreiben ist mit fünf Farbstiften in verschiedener Kombination unterstrichen. Die Hauptstellen daraus lauten: „An die Psychiatrische Klinik. An das Ministerium für Verkehr. Ob ein Staat für unnormal in Betracht zu kommen hat, oder der Unterfertigte? War es doch des Unterfertigten verstorbener Vater Kaspar Sell, k. Oberbauführer, aus R. sein größter und täglicher Kummer, welchen er mit vielen seinen Kollegen und Freunden immer wieder in Gegenwart seiner Person besprach und vorhielt, daß er zu schüchtern sei. Unterschriebener sagte sich allerdings selbst, daß man besser im Narrenhaus aufgehoben wäre, solange man bei sich selbst und den intelligentesten Leuten merkt, den lebensüberdrüssigsten aller Fehler, ‚die Furcht vor dem anderen Geschlechte'. Mit 16 Jahren sagte ich mir allerdings selbst schon, daß man wohl mit keiner anderen Dame in intime Beziehung treten kann, wegen Körperschändung. Deshalb war man und ist man jetzt stets des Lebens überdrüssig, weil man für ein Weib nicht eine Nacht während 37 Jahre Gelegenheit hatte, und man ohne Weib, wenn die Eltern längst gestorben sind, überhaupt nie lebensfähig sein kann, als man deutlich fühlt, wie man unter dem Volke ohne Ruhe und Anhalt schwimmt, also nicht wurzelt und man ja doch auch nicht geboren sein könnte, wenn das weibliche Geschlecht gänzlich entbehrlich wäre. Wenn man sich durch 23 Jahre, also 23 mal 365 = 8395 mal nach Ehe sehnt, oder wenigstens einmal im Leben das Recht für eine Beischlafnacht zu haben wünscht, kann man doch nie Ruhe finden. In der Zeitung stand einmal von einem Künstler, welcher in einem Wahn lebte, daß er nie heiraten kann, weil er nicht im Stand wäre, eine Frau zu ernähren. Woher kommt es, als von der schrecklichsten aller Krankheiten, welche die Ärzte selbst haben und andern auch nicht helfen können, ‚die Furcht vor dem anderen Geschlechte'. Wie kann dann ein Beamter dienstlich tauglich sein, wenn er, wie jeder Tanzlehrer von seinem Kurs beweist, diejenige Dame, welche ihm gefällt, nicht einmal für Tanz, viel weniger für lebenslängliche Fütterungskosten heranziehen kann."

In demselben Sinne äußerte sich Sell auch kürzlich noch mündlich. Interessanter als dieses Problem des Sexuallebens in der Anstalt, das viele Kranke und manche Ärzte sehr ernst nehmen, ist die Selbstschilderung seiner jugendlichen Schüchternheit, als Grundlage für die späteren Triebabweichungen, zumal da die objektive Schilderung von den Angehörigen völlig damit übereinstimmt. Das heißt also, daß die perverse Komponente nicht etwa in der Krankheit als ein Symptom unter anderen entstanden ist, sondern im Keime bereits vor der Krankheit psychologisch erfaßbar ist, selbst wenn die entsprechende Betätigung nicht glaubhaft wäre.

Ein anderes Dokument ist deshalb besonders wertvoll, weil es diesen von Perversionen geplagten Menschen von einer ganz anderen Seite zeigt: mit dem stillen Pathos eines Weltweisen sucht er seine Wahnerlebnisse als religiöse Erleuchtungen nachzuweisen. Herausgelöste Sätze könnten ohne weiteres in anderem Zusammenhange als Muster gläubiger Versenkung dienen. Gerade weil die Kritik des Laien sich gern an solche Sätze heftet, seien sie zitiert, da über die Krankheit des Mannes, der sie schrieb, wohl niemandem Zweifel kommen können: „Für jeden Besucher der Anstalt gilt die Frage: „Haben Sie Erscheinungen gehabt oder haben Sie Stimmen gehört?" Das will dem Arzt ein maßgebendes Symptom sein, eine Krankheit beurteilen zu können. Ich erlaube mir die Herrn Frager in Ihrem eigenen Interesse zu bitten, wenn Ihnen wirklich jeder Glaube an ein höheres Wesen entschwunden ist, oder von jeher gefehlt hat, mit den Erscheinungen in medizinischen kurzweg Halluzinationen (Irrtümer) sich entweder eingehend zu beschäftigen, oder jedes Befragen in dieser Hinsicht zu unterlassen, wenn Ihnen keine anderen Symptome zur Beurteilung des Geisteszustandes zu Grunde liegen — — Wer nicht glaubt an überirdische Mächte, der wird auch niemals gewünschte Erscheinungen haben oder gar keine, und wer keine Erscheinungen hatte, der besitzt auch keine Beweise zu seinem Glauben und wird nur zweifelhaft, ohne Fundament weiterbauen, und so lange Ihn das menschliche Dasein begleitet, wird er in die für Ihn tote Nacht schauen, ohne daß ein Geräusch eines in schwerer Seide gehüllten Engels sich über Seinem Bette beugend Ihm das Vorhandensein einer hohen himmlischen Macht beweisen kann, viel weniger, daß Sich Ihm die hohe Krone, welche Tag und Nacht über alle Menschen schwebt, sich für Ihm entfaltet. Ich glaube es recht gerne allseits das Verlangen zu haben, wissen zu wollen, wie Ihre unsichtbaren Schutzbegleiter und überirdischen Weltenherrscher aussehen. Ich bin aber der festen Überzeugung, daß event. Beneider bald den Wunsch fallen ließen, wenn sie wüßten mit was für enorme Leiden derartige Begegnungen zusammenhängen. Ohne große Leiden gibt es auf Erden keine große Freuden. Es läßt sich leicht begründen, warum nur Menschen, welche gewöhnt sind, zwischen Leben und Tod mit einem Lächeln zu ringen und ohne Furcht Ihrem Ziele entgegensehen können, hauptsächlich durch angenehme Erscheinungen, Anzeichen und Besuche beehrt werden — —

Nur derjenige, welcher sich Erscheinungen im krankhaften Zustande gewürdigt hat, wird auch Erscheinungen im gesunden Zustande entgegensehen können. — Aber bei dieser Wissenschaft, die höchste aller auf Erden, das Erwerben von Erscheinungen, das Wirken von Wunder und Einsicht in das Verborgene zu ergründen, das mag demjenigen Menschen, welcher nur für seinen irdischen Beruf tätig ist, stets ein unzugängliches Tor bleiben — — Ich bestätige nur, daß in Ungestörtheit überirdische Wesen nahbar sind und nicht als abstrakte Erscheinungen, sondern als solche, welche aus dem Abstrakten unter Geräusch sich in lebende konkrete Engel verwandeln.

Ich würde mich schönstens bedanken, wenn ich im Glauben mich einer Verehrung hingebe und dabei auf jeden Beweis von Erscheinungen verzichten müßte — — Welch ein Trost war es mir einst als ich erkrankt aus dem Bette stieg, ein rot durchglühtes Herz, dem ewigen Lichte gleich mit einem goldgeschliffenen Degen durchzogen auf die Dauer von circa einer halben Minute langsam und gleichmäßig mir gegenüber entstieg. Nicht genügend war mir der Beweis. Daß es kein leerer Wahn, als drei Tage danach ein Schild mit grellen goldgelben Lichtgrenzen in Kirchenschrift mir eröffnete, „Die Natur bietet dem Menschen die Schlüssel zum Himmelreich." Ich war erstaunt über diesen Satz, kann mich nicht erinnern, denselben schon gelesen zu haben. Der Grundstein zu meiner Religion war die Ankunft des durch Geräusch erschienenen Engels.

Das gleiche ist es mit dem sogenannten Stimmenhören, welches die Herrn Ärzte ebenfalls als krankhaft hinstellen wollen. Gibt es doch nichts interessanteres als die Sprache jeden Tieres zu verstehen, sowie aus allem, was Reibung verursacht, Worte zu entnehmen, so z. B. dem Rauschen der Baumblätter, der Quellen und Flüsse, dem Wehen des Windes und Sturmes, dem Donner bei einem Gewitter, dem Betreten des Kieses und Fußbodens, dem Klange der Kirchenglocken und den Melodien jedes Musikinstrumentes, sowie jeder Bewegung der Muskeln seines eigenen Körpers selbst, das heißt, es existiert ja kein toter Körper für mich, sondern jeder Körper, selbst der Stein als Aufbau von Atomorien spricht, weil ja der Stein nur eine Zusammensetzung, eine Vereinigung von Atome ehemaligen Lebens bildet, deshalb ist es durchaus nicht lächerlich, sondern für Gott höchst anerkennenswert, daß Heiden den Stein angebetet haben, weil der Stein nur für die meisten Menschen stumm ist, aber von Gott selbst als organischer Körper zu betrachten ist, der ja bekanntlich ein längeres Leben nachweisen kann, als jeder andere Körper, warum wird jeder Chemiker sich erklären können.

Abgesehen davon ist es traurig einem Menschen das Recht und die Ehre abstreitig machen zu wollen, wenn er beweisen kann, daß er schon viele Wunder gewirkt hat und ihm jeder Tag neue erscheinen läßt, was er schon von Jugend auf beweisen kann und auf Verlangen gerne Auskunft gibt, nachdem derselbe das Wichtigste schon im Voraus beweisen kann — — Wer seinen Schöpfer mehr liebt und sich selbst verachtet, dem gibt er in die Linke Amors Wage, in die Rechte Niveau's Peitsche in deren Besitz keine Nacht zu dunkel ist als daß sich ihm nicht jedes Weltgeheimnis enthüllen werde. Vom Jenseits bin ich anerkannt, Diesseits will man mich verachten.

Es wurde doch von jeher gelehrt, daß Gott überall ist, und an allen Orten und deshalb will man es doch nicht anerkennen, wenn Unterzeichneter doch nachweisen kann, daß er regieren muß für das Diesseits und Jenseits, denn wenn er alles hören und sehen kann, was vor sich geht, so unterliegt es doch keinem Zweifel mehr, daß er nicht für das Irrenhaus geboren ist, sondern man sich höchstens für seine Wissenschaft interessieren kann, und das ist diejenige Wissenschaft, welche auch Jesus Christus besaß, und ich glaube doch, daß sich das irdische Gesetz und die irdischen Richter sehr getäuscht haben, wenn sie glauben sie haben das Recht die Ceremonien Gottes lächerlich zu machen, nachdem sich doch alles begründen läßt. — Niveau, Freiherr von und zu Marmorkron."

Aus der Fülle von Betrachtungen über seine Ausnahmeerlebnisse seien nur noch einige Sätze angeführt, die sich auf Gedankenübertragung, Beeinflussung u. dgl. beziehen:

„Erlaube mir hiermit einen kurzen Auszug in Bezug auf dem Gebiete der Übertragung von Gedanken, Worte, Bildern und Gefühl zu unterbreiten. Bemüht man sich doch schon lange Zeit auf welche Weise Traumvorstellungen zustande kommen und dürfte diese Wissenschaft als aufgeklärt gelten, nachdem man durch Elektricität in Gedanken- und Gefühlsverbindung treten kann, so daß man sich in der Weise auf gewisse Entfernungen so gut mit einander verständigen kann, als würde man sich gegenseitig laut aussprechen und ist man sogar im Stande das Gedankenbild aufzunehmen, was andere sich in ihrem Gedankengange vorstellen. So ist es mit den Träumen, die beruhen stets auf der Vorstellung und Übertragung einer nicht schlafenden Person, nachdem beim Schlafe die Gehirntätigkeit stets einer unwillkürlichen Funktion unterworfen ist; die meisten Menschen träumen ja während des Schlafes unaufhörlich, nur ist es der Fall, daß sie sich ihrer Träume nicht erinnern können oder wollen und der Gedankengang einer Person selbst ist immer mehr oder weniger nur eine Geistesbeeinflussung der Mitmenschen. Sobald der Mensch im Stande ist gar nichts mehr zu denken, was das Schwierigste ist, wird er beobachten daß er auch lenken kann und in dem Falle für einen, mehrere oder für seine ganze Umgebung regiert und kann sich der Betreffende Gott nennen, nachdem das Sprichwort heißt: „Der Mensch denkt und Gott lenkt." Man kann sich auf diese Weise von einem Orte aus mit seinem ganzen Bekanntenkreis unterhalten oder dessen Gedankengang mit verfolgen und sogar in geschlechtliche Gefühlsverbindung treten, sodaß es vorkommt von Zeit zu Zeit in beständiger Wollust sich zu befinden (und erklärt sich auf diese Weise die indirekte Empfängnis einer Jungfrau) oder das Gegenteil, daß sobald eine Person leidend ist, eine andere dafür das Wohlgefühl erhält und sich die Gefühlskraft, welche für Leiden und Freuden in Betracht kommen kann, sich gegenseitig ausgleicht und das erklärt sich sobald eine Menge Menschen in Aufregung sich befindet und unter Leiden und Chikane sich abquält; andere, welche das Gebot einhalten: „Mensch, ärgere dich nicht" das gegenteilige, ein Bad der Wollust erhalten —"

Der Stromkreis, in den er eingespannt ist und der ihn mit der ganzen Welt verbindet, trägt also hauptsächlich folgende Erlebnisse: Gedanken werden ihm zugeführt und abgezogen. Er hört alles, was vorgeht in der Welt und vermag deshalb mehr zu durchschauen als andere. Auch kann er die Welt lenken, wenn er will. Aber andererseits ist er den Stromleitern und anderen Personen preisgegeben, indem diese sich seiner „Wissenschaft" bemächtigen und — was schlimmer ist — ihn ausnutzen. Alle körperlichen Qualen entstehen dadurch, daß andere von seiner Lebenskraft leben. Teils sind es Frauen, die ihn sexuell ausnutzen, teils Kranke, besonders aber hochstehende Personen: „Geisteskranke sind Medien und Opfer elektromotorischer Befriedigung bejahrter Hof-Personen" — diese Bekanntmachung schlägt er eines Tages im Krankensaal an, oder: „Seine Jugend mit dem Alter — sein Leben mit dem Tod — substanziel vertauschen — zu lassen, lautet das Amtsgeheimnis der Vorsteher". Auf Grund dieser Erlebnisse fühlt er sich berechtigt, auf einige Throne, ja, auf den päpstlichen Stuhl, Anspruch zu machen, da er auch für Leo XIII. als Medium gedient habe, dieser daher, wie die Fürsten, auf seine Unterstützung angewiesen sei.

Man wird aus diesen schriftlichen Äußerungen Sells zur Genüge entnehmen, wie er durch sein Wahnsystem vollkommen ausgefüllt ist, so daß die Schilderung seiner Persönlichkeit mit gutem Grunde dahinter zurücktritt. Wir erfuhren von ihm selbst, wie von seinen Angehörigen, er sei von Jugend auf ein stiller, schüchterner Mensch gewesen. Aus seiner Beamtenzeit wissen wir gar nichts, als daß er mit seinen Vorgesetzten nicht gut stand, weil er sich von ihnen beeinträchtigt fühlte. Seine Intelligenz ragt entschieden über den Durchschnitt hinaus. Besonders seine psychologischen Fähigkeiten sind durchaus ungewöhnlich. Aber auch die Beurteilung von sozialen und staatlichen Einrichtungen verrät, wenn man die Verschrobenheiten berücksichtigt, eine gewisse Sicherheit im

Herausholen des Wesentlichen. Den Schlüssel für sein affektives Verhältnis zu den Menschen und zum Leben überhaupt hat er in der zitierten Selbstanalyse gegeben. Für die Diskussion über die psychologisch einfühlbare Entstehung der Psychose, besonders auch über den Zusammenhang zwischen Analerotik und Paranoia (Freud), wird der Fall an anderer Stelle noch heranzuziehen sein. Die Furcht vor dem anderen Geschlecht ist danach die Grundlage seiner depressiven Konstitution. Aber nicht echte Triebinversion liegt vor, sondern — wie sich bald zeigt — sadistisch-masochistische Perversion, und diese beherrscht sein Gefühlsleben vollkommen. Wie weit seine Phantasie erst in der Psychose frei geworden ist, läßt sich nicht sicher sagen. Sein hervorstechendster Zug heute ist das paranoische Mißtrauen. Er traut der Persönlichkeit des Besuchers nicht, weil sie „wahrscheinlich mit diplomatischen und Polizei-Angelegenheiten verbunden" sei, woraus ihm Übles erwachsen könnte, wenn er offen redete. Der hellblonde, sehr blasse Mensch, der wegen seiner Reizbarkeit fast dauernd im Einzelzimmer im Bett gehalten wird, ist daher besonders unzugänglich. Wenn man ihn schließlich zum Reden gebracht hat, so schränkt er jeden Satz mit Bedenklichkeiten ein. Auch über seine Arbeiten spricht er sehr zurückhaltend und will sie am liebsten als gleichgültigen Zeitvertreib hinstellen, außer seinem „sadistischen Lebenswerk".

Dies ist ein äußerst pedantisch angeordnetes dickes Faszikel in Quartformat, umständlich mit weißen und schwarzen Fäden in zwei Deckel eingeschnürt, die wiederum durch bewegliche Klappen und aufgeklebte Figuren geschmückt sind. Innen sind 20 Unterabteilungen von je 10—50 Blättern in Papiermappen gelegt, die feierliche Aufschriften in bizarrer Druckschrift tragen. Eine ganze Anzahl von Verzeichnissen der Einzelgruppen und des Ganzen liegt bei. Die Gruppen bestehen jeweils aus einer Serie Zeichnungen und sehr viel Text, der mit sehr gleichmäßiger, aber doch schwer leserlicher kleiner Schrift in Bleistift geschrieben ist und vorwiegend ermüdend langatmige Schilde-

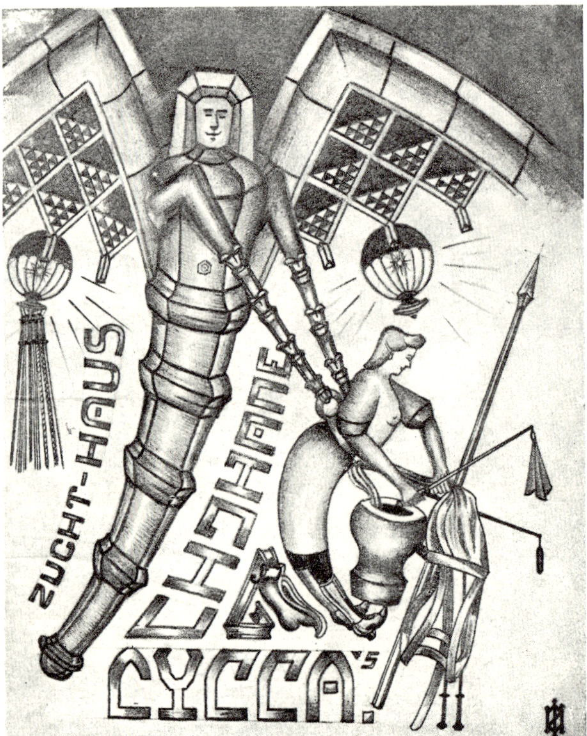

Fall 180. Abb. 146. 17×21
„Zuchthaus-Chikane" (Bleistift).

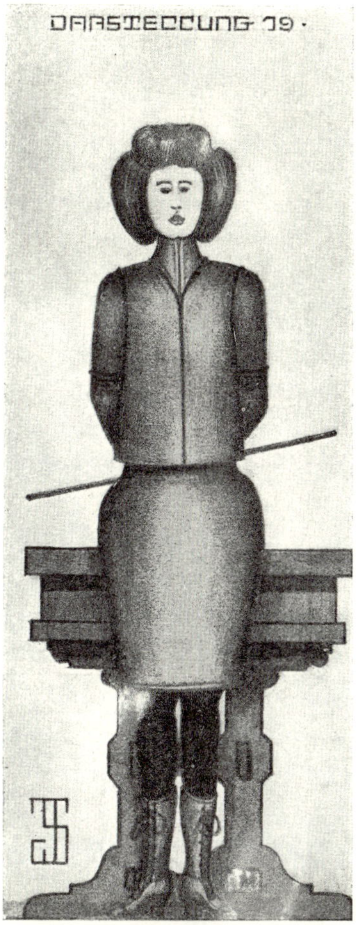

Fall 180. Abb. 147. 7×17
Weibliche Figur (Bleistift).

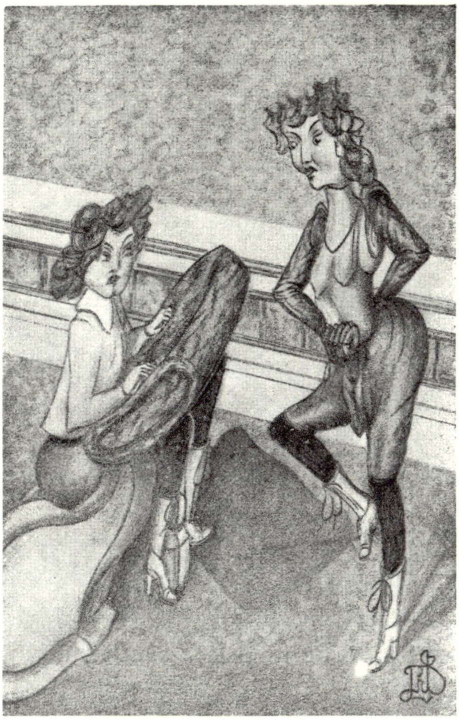

Fall 180. Abb. 148. 13×19
Zwei Figuren (Bleistift).

rungen von Prügeleien und wollüstigen „Reiz-Chikanen“ enthält. Diese geschehen ausschließlich zwischen weiblichen Personen, und zwar meist eingekleidet in das Milieu von Erziehungsinstituten oder auch Zuchthäusern, zu denen architektonische Pläne bis ins einzelne ausgearbeitet beiliegen. Eine Hauptrolle spielen dabei Bade-, Turn-, Klosetträume mit sehr komplizierten Einrichtungen und Apparaten. Das „Lebenswerk“ ist in jahrelanger Arbeit, vorwiegend wohl in der Zeit 1910—1914 entstanden, und zwar, wie Sell ja wiederholt versichert hat, als eine Art Surrogat sexueller Betätigung. (Vgl. Lebensbeschreibung.)

Die Zeichnung „Zucht-Haus-Chikane Luccas“ Abb. 146 ist das Deckelblatt einer Gruppe des Lebenswerkes. Es repräsentiert gut jene Mischung von technisch-nüchterner Präzision, worin der Bauzeichner sich äußert, und der Schauerphantasie des Sadisten, vielleicht durch halluzinatorische Erlebnisse noch bereichert. Jene technische Nüchternheit läßt zunächst die wirklich grandiose Phantastik gar nicht zur Geltung kommen. Handelt es sich doch darum, daß ein Wandpfeiler zwischen zwei Spitzbogenfenstern oben in eine halbmenschliche Maschinerie übergeht und, während der Pfeiler sich krebsartig bäumt und die Fenster sich zueinander neigen, mit starren Metallarmen eine Frau am Gürtel packt. Die hängt halb verbogen über einer Urne, Peitschen in den Händen. Mit den Fenstern schaukeln Bogenlampen, die seltsamerweise daran haften, und an einer von ihnen ist ein ganzer Strauß von Prügelinstrumenten befestigt. Bei weniger lahmer Gestaltung hätte das ein Bild voll unheimlichen Grauens gegeben. Immerhin behält es auch so eine Spur davon.

Das Prügelmilieu zeigt Abb. 147 in einer besonders geschlossenen Weise, gerade weil nicht szenische Darstellung, sondern nur die eine Figur als Inbegriff gewählt ist. Derartiger kleiner Blätter, meist mit gespreizten Stellungen oder Andeutung von Quälhandlungen, gibt es einige Dutzend. Auf Abb. 148 ist für die Person rechts eine der nach bestimmten Riten verlaufenden Einschnürungen gemeint, die linke hockt auf einem der vielen Apparate, die Sell unermüdlich für alle möglichen greulichen Zwecke erfindet. Die gewaltsame, eckige Schrägstellung der beiden Gestalten ist wohl nicht nur auf eine gewisse Ungeschicklichkeit zurückzuführen, die ihn in der ersten Zeit gerade bei der Darstellung von Menschen im Raume behinderte, sondern diese exaltierte Gebärdensprache liegt gewiß in der Absicht des Zeichners.

Auch bei Sell müssen wir wieder eine Entwicklung seiner bildnerischen Fähigkeiten im Verlaufe seiner Erkrankung konstatieren, wenigstens für die ersten zehn Jahre. Dafür ist Abb. 149 ein Beweis. Das Blatt stammt aus den letzten Jahren, während die vorigen drei an den Beginn seines Aufenthaltes in der Anstalt gehören. Hier sehen wir ihn nun im vollen Besitze seiner Ausdrucksmittel fast dasselbe Thema zu sehr respektabler Lösung bringen. Es handelt sich wieder einfach um dies schwül-gespreizte Gebaren zweier Chikaneweiber, die etwa einem nonnenhaften Neuling gegenübergestellt werden. Die Farbenpracht des Hintergrundes hat etwas Branstiges, das abstoßend brutal wirkt und das feine grüne Gewand der Verschleierten fast erdrückt.

Der „Naturaltar" (Abb. 150) zeigt nüchternste Tektonik, ganz überwuchert von phantastischem, buntem Detail. Sell ist der Meinung, man solle wieder Menschenopfer einführen, wie in alten Zeiten, das könne der Menschheit nur dienlich sein. So läßt er vor dem Altar eine nackte Frau zur Opferung knien. Hinter ihr steht die Richterin oder Priesterin in kapriziösem Gewande mit

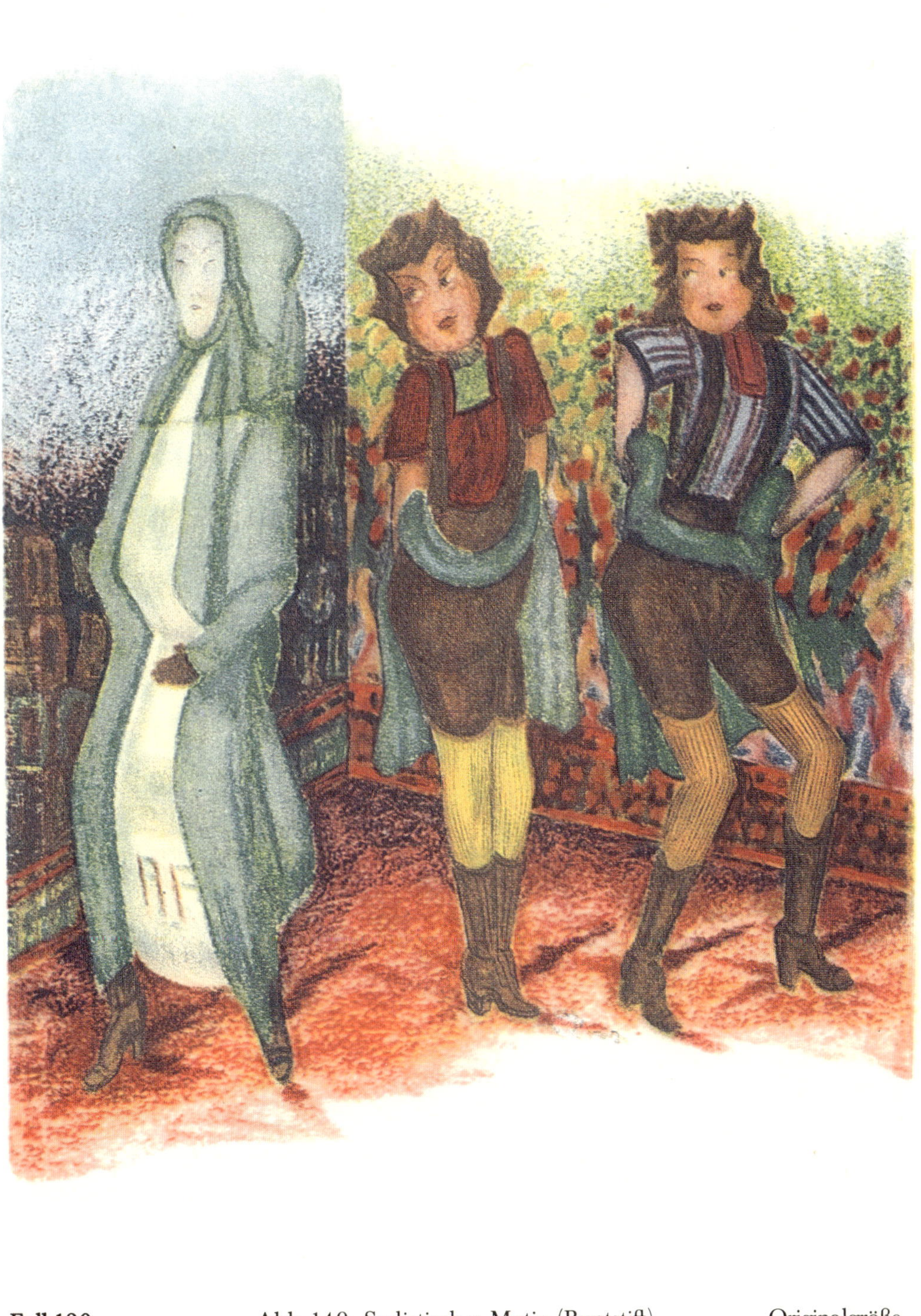

Fall 180. Abb. 149. Sadistisches Motiv (Buntstift). Originalgröße

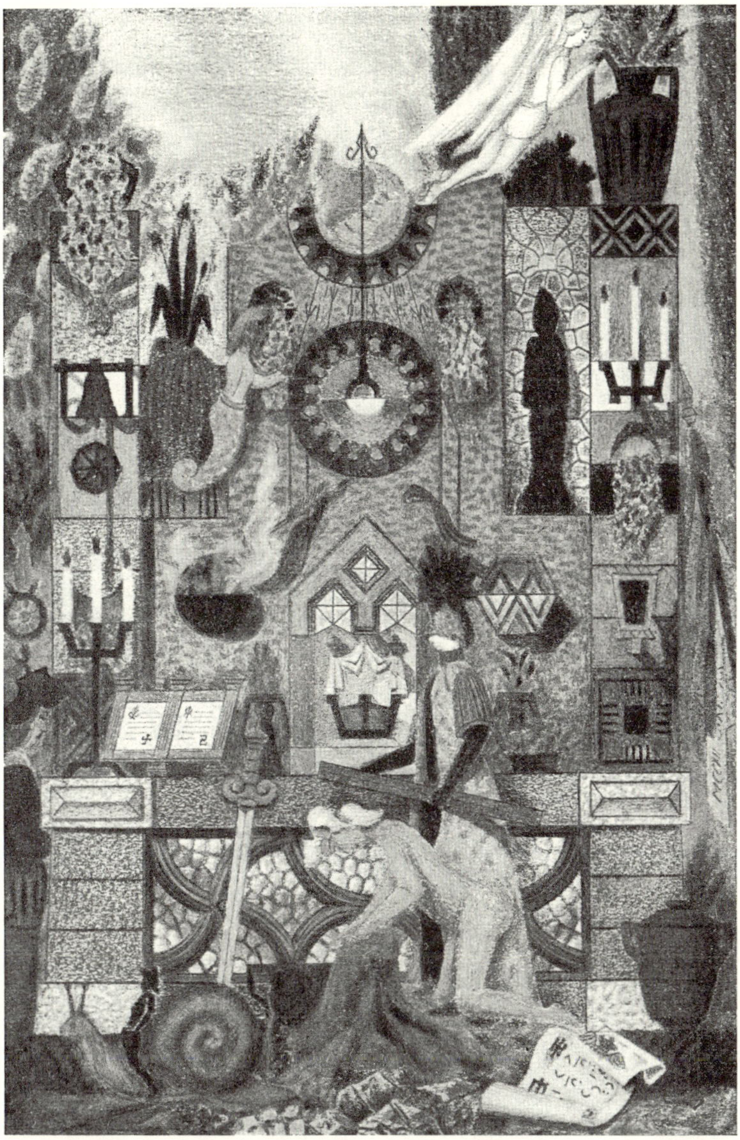

Fall 180. Abb. 150. „Naturaltar“ (Buntstift). 15×22

riesigem blutrotem Kopfputz. Blutrot erglüht auch die Weihrauchschale und die Madonna. Die drei roten Stellen beherrschen das überaus bunte Vielerlei von Pflanzen, Gefäßen, grüngeflecktem Gestein. Unten links aber reitet auf großer grauer Schnecke ein tiefrotes Männchen — das „Blutmännchen zählt die Sekunden“ sagt Sell lakonisch — ein Märchenmotiv, das trotz seiner Vieldeutigkeit von einer grauenhaften Drastik ist in dieser Sphäre der Opferung.

Abb. 151 hat besondere Bedeutung, weil sie die akute halluzinatorische Erregungsphase illustriert, die Sell in den ersten Monaten seiner Krankheit durchgemacht hat. Er erklärte das Bild 1920 so: „Das ist das Verbrechen, das an mir verübt worden ist — ein ganzes Volk vernimmt meine Stimme und weiß, daß ich seit 13 Jahren hier bin. Aber ich kann ja nicht vor Gericht und prozessieren über diese Angelegenheit, obgleich ich ein dutzendmal begründete

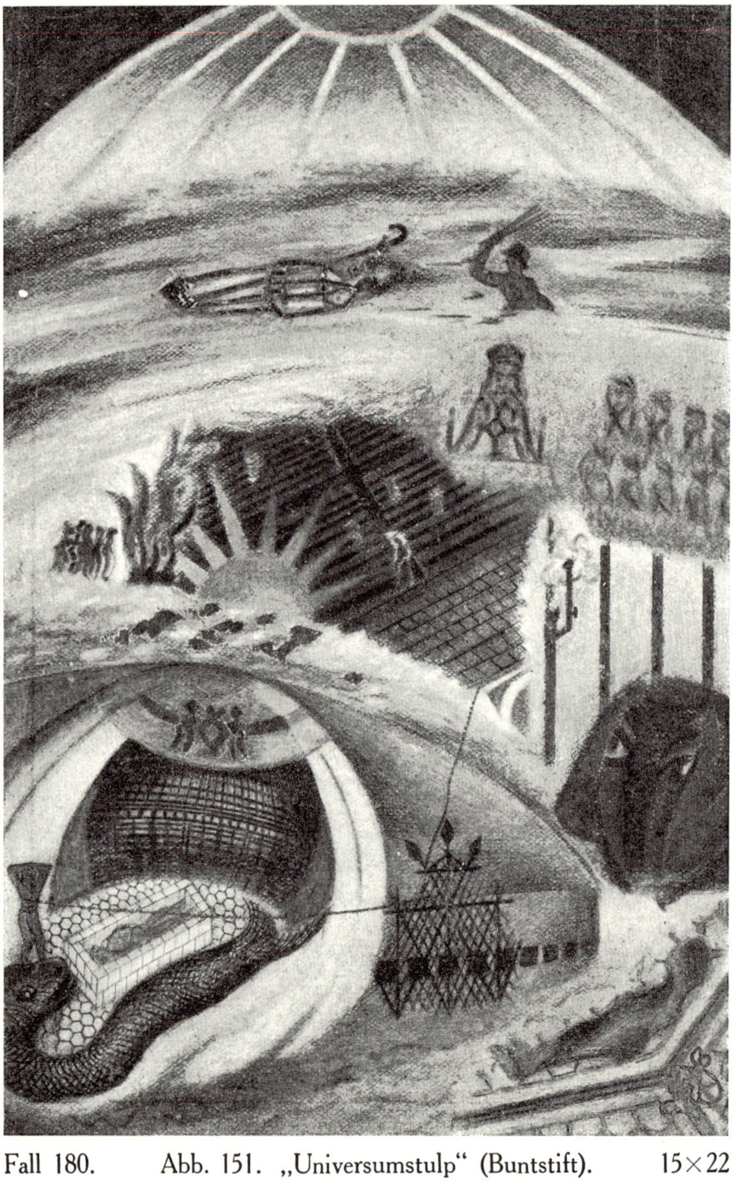

Fall 180. Abb. 151. „Universumstulp" (Buntstift). 15×22

Anträge gestellt habe. So was haben die Päpste auch anderen angetan, wenn sich jemand gegen sie vergangen hatte. Auch Hofrat Kraepelin hat etwas Ähnliches durchgemacht, wie ihm damals die Hautfetzen an der Backen heruntergehängt sind, das habe ich genau beobachtet. Links unten ist meine Person im Bad, das ist schrecklich, was man da durchmachen muß. Zum Erleben war's nicht und daß man nicht sterben könnte, wurde man mit einem Walfisch verbunden. — Das ganze Verbrechen ging vom Hof aus, das weiß ich genau." (Walfische?) „Das ist schwer zu erklären, das ist halt eine Stützangelegenheit durch Tiere. — Es handelt sich um die Porenernähung des Universums, jede Pore ist das Arschloch einer anderen Person. Da liegt man fünf Tage im Bad und ein altes verdorbenes Essen schwimmt oben drauf, die Salatsäure dringt durch die Poren ein, dazu die Orangensäure, wenn man eine Orangenschale auf den Kopf kriegt — bespritzt man eine Stubenfliege damit, macht sie einige Umdrehungen und stirbt. Das Universum überstülpt sich, so daß die ganze Außenfläche eine Magenfläche wird. Wenn man das mitgemacht hat — der Universumstulp ist schlimmer als ein sterbender Christus. — Rechts unten liegt eine kleine Puppe in Hanf gewickelt. Das kam daher, man hat mich vorher beeinflußt, in eine Wasserschüssel zu urinieren, da haben die Damen die abgespulten Puppen hineingesteckt und dann in die Scheide. — Das ist damals viel vorgekommen." (Die Kette?) „Die ist da, um zu beweisen, daß Stacheldrahtzeremonien wie ein Kalender im Dauerbad abgehalten worden sind; darüber der Eisbär ist mehr eine theologische Erscheinung. Der hat dortmals in E. in den Kleiderfalten gesessen mit Glacéhandschuhen. Es wird wohl eine Entfaltung der Kleider gewesen sein. In der Jugend hab ich schon mal eine solche Erscheinung gehabt. Da saß auf einmal eine Betschwester an meinem Bett, da hab ich mich vor Angst nicht zu rühren getraut." (Der Ort?) „Da bin ich doch in der Klinik gewesen, wegen der Sittlichkeit, haben sie gesagt. — Die haben schön reden von Sittlichkeit, wo die Dachplanken sich gehoben haben durch die Verbrechen, — wo die Ätherleiber sich vom Experiment durchs Dach gehoben haben. — Die Partie links unten ist ein Schiff, darin eine Arena mit Zellen zum Sammeln der Ätherleiber — man kann das Ganze auch als Auge sehen — wodurch höhere Persönlichkeiten geschützt werden. — So wurden Tiere angewandt, um mich zu schützen, daß ich leben mußte. —

Oben in der Luft ist Papst Leo XIII. Der ist mir theologisch erschienen. Für den hab ich halt eintreten müssen, weil er dieselben Symptome hatte, den Universumstulp und diese Sachen. — Der fuhr durch die Wolken, daneben bin ich im Schatten, ihn theologisch schindend. Die blauen Figürchen sind sämtlich Monarchen, die hab ich nicht so genau treffen wollen, es ist nur eine Notiz und mir auch erschienen. Auch die Sonne ist nur eine Notiz, weil man dafür eintreten muß, denn sie ist der Fürst für geschlechtliche Angelegenheiten. Die kleinen Figuren zeigen die Affäre, daß man bald ins Wasser, bald ins Feuer muß und die elektrischen Radtouren spürt. — Die Kugel stellt die Welt dar, auch nur als Notiz." —

Suchen wir uns nun die Komposition des Bildes zu vergegenwärtigen, so müssen wir wohl annehmen, daß Sell, als er zu zeichnen begann, im großen und ganzen wußte, was er etwa darstellen wollte. Wir möchten meinen, er habe mit dem Dauerbad in der Höhle begonnen, weil dieses im Mittelpunkt seiner Erinnerung an jene Zeit der Körperqualen steht, und habe von hier aus die anderen Szenen lose angereiht. Dabei mag, je mehr er sich dem oberen Teile des Bildes näherte, um so mehr der Fachzeichner in ihm sich geregt haben, der dann für einen guten Abschluß nach oben sorgte.

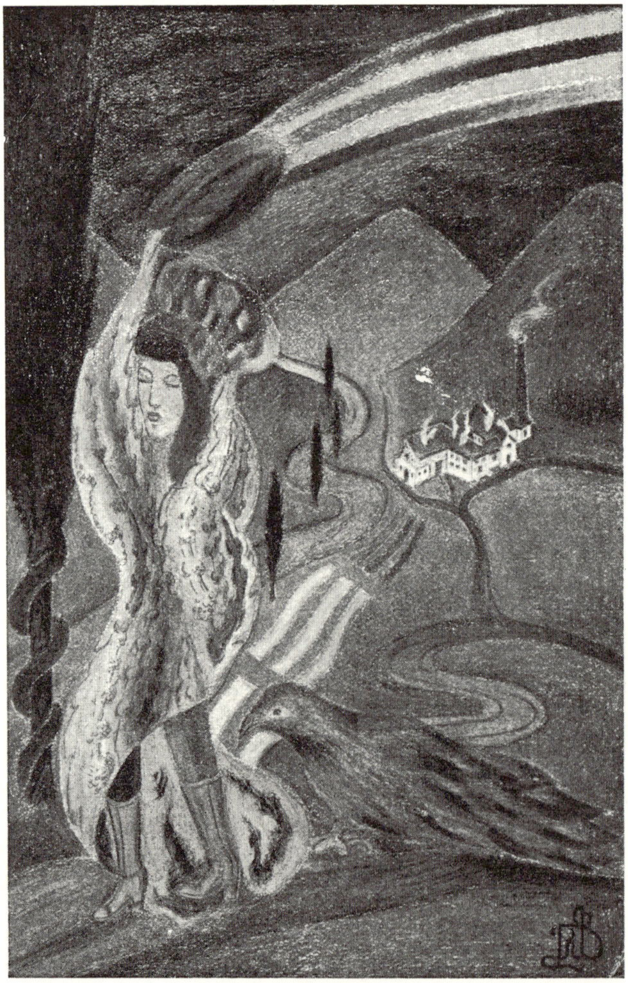

Fall 180. Abb. 152. 14×22
„Sonnendrachen" (Buntstift).

Bei dem „Sonnendrachen" Abb. 152 ist man sogleich geneigt, an eine Halluzination als Anregung zu denken — aber Sell weist das ganz ruhig ab. Ja, er sagt sogar selbst: „das könnte aussehen, wie wenn eine Halluzination gemalt wäre, das ist aber nicht der

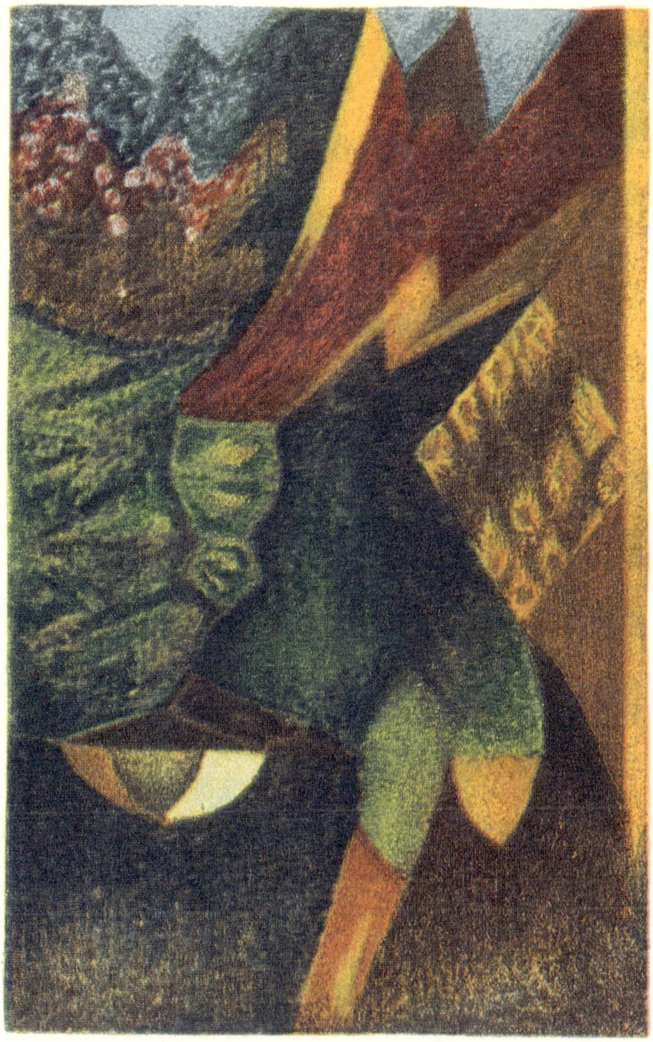

Fall 180. Abb. 154. Motivierte Darstellung Gottes (Buntstift). Originalgröße

Fall, sondern die Frau ist rot gemalt so gut, wie ich sonst manchmal eine blau oder grün male.“ Nun ist mit dieser Ablehnung ja gar nichts anzufangen, weil sie ebensogut wahr wie falsch sein kann. Zweifellos macht gerade dieses Blatt einen besonders stark schizophrenen Eindruck. Der Regenbogen, der aus einer Riesenbohne wie ein Blitz auf eine Frau niederfährt, die blutrot oder in Flammen aufleuchtet und dabei mit erschauerndem Gesicht zusammensinkt — der seltsame Adler zu ihren Füßen — die Spiegelung des Regenbogens in abgeschnittenen, perspektivisch rasch sich verjüngenden Streifen auf dem Rasen, die bieder und kleinlich durchgearbeitete winzige Fabrik im Hintergrunde — das alles hat jene pointenlosen, lockeren Beziehungen zueinander, die wir immer wieder als besonders charakteristisch für Schizophrene fanden. Aber es hat auch, zumal im starkfarbigen Original, jenen Reiz des in aller Fremdartigkeit irgendwie Ansprechenden, wenn nicht gar Überzeugenden, wenigstens in den Hauptmotiven. — Einfacher zugänglich ist das Stadtbild Abb. 153, das an manche Zeichnungen von Ensor und Kubin erinnert mit seinem hohen Einblick in enge Straßen, auf denen winzige Menschenschemen sich bewegen. An den Häusern sieht man den recht sterilen Kunstgewerbler wieder im Streit mit dem schizophrenen Spieltrieb.

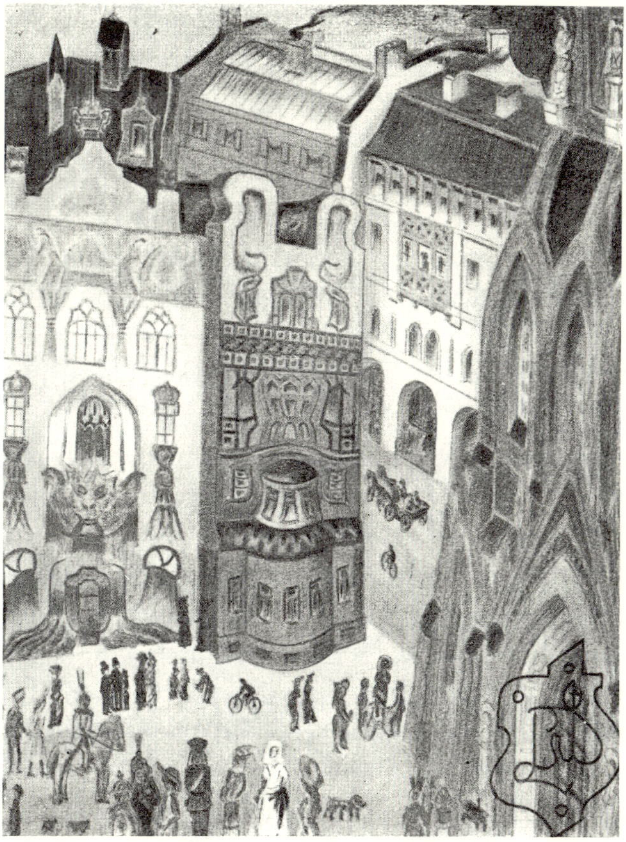

Fall 180. Abb. 153. Stadtbild (Buntstift). 16×21

In neuerer Zeit hat Sell eine deutliche Tendenz, von der Darstellung realer Gegenstände zu lassen und sich mehr und mehr abstrakten Formen zuzuwenden, die teils auf ornamentale Reminiszenzen aus seinem Berufe hinauslaufen oder Abwandlungen davon sind, teils aber auch höchst originelle Neuschöpfungen werden. Am seltsamsten mutet Abb. 154 an. Er nennt das kleine Bild „motivierte Darstellung Gottes" und hat ganz das gleiche Motiv ein anderes Mal mit einem mehr realistischen Teufel kombiniert. Seine Erklärung dazu lautet so: „Das ist Gott, der aussieht wie ein Affe mit einer Purpurmütze; rechts ist sein Kristallauge, mit dem er in den Weltenraum schaut; unten sein Afterauge, mit dem er auf die Erde blickt." Den erdbeerförmigen gelben Körper rechts unten nennt er eine Lampe, wie sie in seinem Zimmer an der Decke hinge. Phallische Bedeutung lehnt er gleichgültig ab. — Ein Beispiel für die abstrakten Phantasien, in denen Ornamentik, tektonische Körper wie Kandelaber, ferner Schmetterlinge und ähnliches wenigstens angedeutet sind, aber ganz ungerichtet durcheinander taumeln, gibt Abb. 155. Die meisten Formteile sind aufgeklebt. Das Blatt heißt: „Jenseits-Auferstehungs-Myriade". In letzter Zeit hat Sell vorwiegend derartige grelle Farbspielereien angefertigt, von denen manche einen gewissen Reiz besitzen, während andere recht lahm und albern wirken.

Was uns an diesen Bildern fesselt, ist überwiegend das Stoffliche. Sells bildnerische Fähigkeiten sind so sehr durch seine bauzeichnerische Vergangenheit bestimmt, daß man diese fast nie vergessen kann. Und deshalb ist das Gestaltungsproblem bei ihm weniger ergiebig. Die psychotischen Erlebnisse treten allerdings unzweifelhaft auch bei ihm wieder als befruchtendes Moment auf. Nach zehn Jahren zeichnet er mit Buntstiften eine Reihe von starkfarbigen, vielleicht halluzinatorisch beeinflußten Bildern, die sogar auf gutem künstlerischen Niveau stehen. Und schließlich wendet er sich abstrakten Farbkompositionen zu, um auch darin bemerkenswerte Blätter zustande zu bringen. Gerade die Arbeiten dieser letzten Gattung verdienen wegen der krassen Mischung nüchterner traditioneller Formmotive mit entschiedener Tendenz zu völlig freier willkürlicher Scheinordnung eine aufmerksame Betrachtung und einen Vergleich mit entsprechenden Versuchen abstrakter Kunst. Man wird dann unschwer finden, wieviel näher die Verbindung selbst ganz konsequent gegenstandsloser Malerei mit der Tradition ist als Sells derb-buntes Spiel. Nur in solchen Vergleichen vermag man durch Hingabe an die innere Rhythmik im Linienverlauf und an den Farbzusammenklang Qualität im Sinne freier Tradition von mehr oder weniger barbarischer Willkür zu trennen, wenn auch äußere Ähnlichkeiten zunächst verwirren. Womit freilich noch nichts darüber ausgemacht ist, ob man etwa unter einem bestimmten Gesichtspunkt jenes unbefangene Willkürprodukt als unmittelbaren Ausdruck von Seelischem ernsthafter anschauen möchte als manches vielleicht nur virtuose Kulturprodukt.

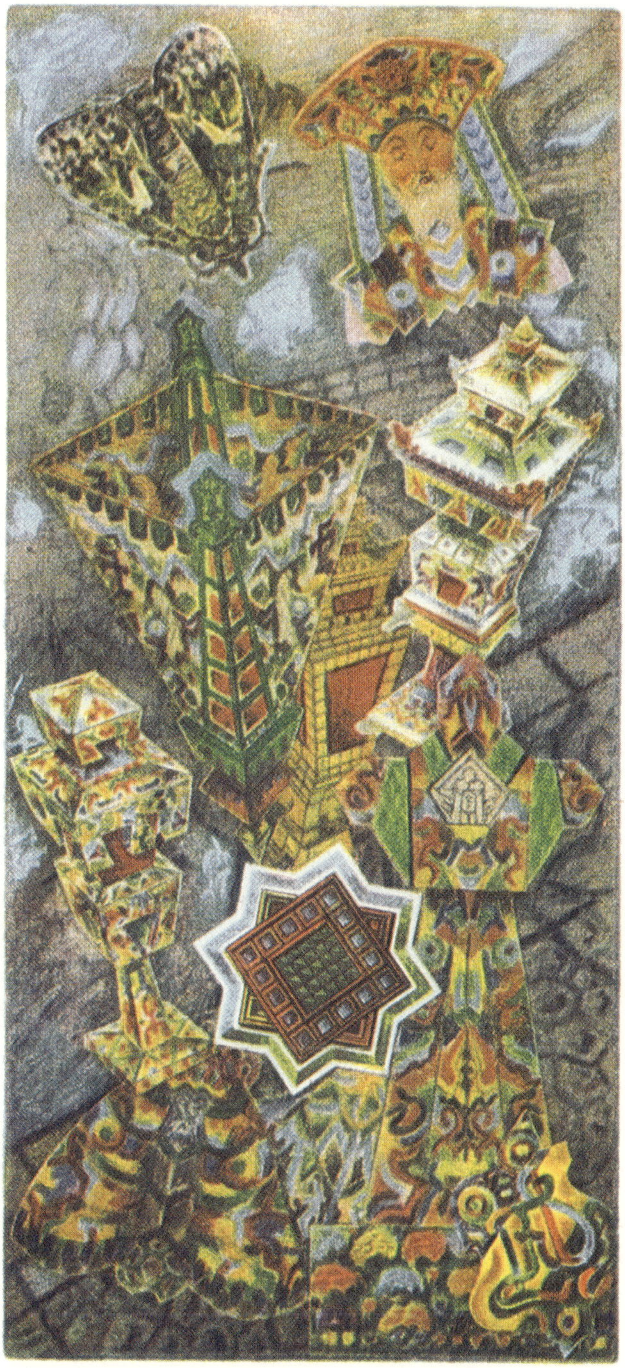

Fall 180. Abb. 155. Jenseits-Auferstehungs-Myriaden (Buntstift). 11 × 27

10. Franz Pohl

Der oberrheinische Kunstschlosser Franz Pohl, geboren 1864, stammt aus einer Familie, in der Geisteskrankheiten noch nicht vorgekommen sind. Der Großvater väterlicherseits wird als überreizter Mann geschildert; der Vater, ebenfalls Kunstschlosser, war dagegen eher ruhig, höflich und sehr zuverlässig, von einer für einen wenig gebildeten Mann ungewöhnlichen menschlichen Kultur. Die Mutter starb früh. Aus der Jugend des Pohl ist gar nichts bekannt. Er besuchte Volks- und Bürgerschule und lernte dann auf der Kunstgewerbeschule in München und Karlsruhe. 1893—1897 war er als Lehrer an einer Gewerbeschule angestellt und besuchte in dieser Zeit sechs Wochen die Weltausstellung in Chicago. Aus seiner Lehrerstelle soll er wegen seines höchst absonderlichen Verhaltens entlassen worden sein, Einzelheiten fehlen leider. Doch hat 1898 ein Verwandter angegeben, Pohl habe schon mit 16 Jahren Stimmen gehört. Er sei intelligent und gut veranlagt, von lebhaftem Temperament und energischem Willen gewesen, aber so überheblich und unverträglich, daß er sich mit jedermann verfeindete. In Chicago geriet er in Spiritistenkreise und schrieb seither in deren Manier vielerlei auf. Unter den Visionen, von denen andere erfuhren, waren z. B. zwei Köpfe, die ihm in die Augen schauten, oder ein Frauenkopf, der sich eng mit ihm verband und in ihm aufging.

1897—1898 lebte Pohl in Hamburg, arbeitete nicht, verbrauchte aber viel Geld, vor allem für Theater und Bordelle. Eine Lues hatte er 1894 durchgemacht, nach einer Angabe auch Gonorrhoe. Starke sexuelle Bedürfnisse werden in einigen Berichten betont. Im Winter 1897—1898 nahm der Verfolgungswahn rasch zu. Er bezog auf sich, was er im Theater hörte, verstand auf der Trambahn, wenn der Schaffner „fertig" rief: „er ist verrückt". Schimpfworte erklangen von allen Seiten, die Leute bedrohten ihn, belauschten ihn durchs Schlüsselloch, so daß er die Wohnung wechseln mußte. In einem Angstraptus schwamm er (im Winter!) durch einen Kanal und wurde deshalb einige Tage in eine Anstalt aufgenommen. Dann fuhr er nach Hause, wobei er dem Zugführer die Zunge herausstreckte, weil dieser es ihm auch so gemacht habe. Zu Hause scheint er es nicht lange ausgehalten zu haben, denn im März 1898 wird er bereits aus einer Schweizer Anstalt einer heimischen Landesanstalt zugewiesen und im Mai dorthin übergeführt.

Im Vordergrund des Krankheitsbildes stand immer noch der Verfolgungswahn, in den er alsbald Ärzte, Wärter und Kranke der neuen Umgebung einbezog. Ferner halluzinierte er reichlich, angeblich jedoch nur auf dem Gebiete der Gehörs- und Geschmacksempfindung, nicht visuell. Aus Giftfurcht aß er zeitweise wenig. Obgleich er sich nicht für krank hielt und oft gereizt war, fügte er sich doch in den Aufenthalt und konnte auf der halbruhigen Abteilung ohne Schwierigkeit gehalten werden. Er benahm sich immer geordnet, beschäftigte sich mit Entwürfen für Schlosserarbeiten und schrieb Briefe, die jedoch schnell an Verständlichkeit abnahmen, so daß man nach kurzer Zeit kaum noch einen Sinn darin finden konnte. Auch seine Sprache wurde rasch verschrobener, sein ganzes Wesen matter, so daß man bald von Demenz reden mußte.

Schon 1900 scheint sein Verhalten dem entsprochen zu haben, was wir jetzt als schizophrenen Endzustand bezeichnen. Das kleine Männchen mit relativ großem Kopf, schwarzem Haar und Bart und dunklen leuchtenden Augen, bewegte sich ruhig, aber äußerst manieriert, sprach langsam, deutlich, geziert, mit freundlichem Lächeln und verbindlichen Gesten — ohne daß man viel verstehen konnte. Einige mystische Vorstellungen werden von damals noch berichtet: im Traum üben Personen einen Druck auf seinen Kopf aus, die Träume sind dann von solchen Personen abhängig — sie entstehen bei Personen, die im Gewissen belastet sind — im Traum befindet man sich in größerer Entfernung von Menschenansammlungen. Dies sind die einzigen Äußerungen, die wir von Pohl kennen. Im übrigen liegen nur kurze Notizen über sein äußeres Benehmen vor, und ferner das, was er selbst auf seine Zeichnungen, zumal auf die Rückseite, geschrieben hat. Wie nach der kurzen Schilderung seines Verhaltens um 1900 schon zu erwarten ist, bieten diese Schreibereien jedoch sehr wenig Aufklärendes über seinen psychischen Zustand. Anfangs kommen noch manchmal verständliche Sätze vor, die Wünsche, Mitteilungen, allgemeine Erwägungen enthalten. Aber schon 1903—1904 findet man selten mehr ein sinnvolles Satzstück. Dagegen greift ein hemmungsloser Systematisierungsdrang um sich. Das meiste, was er schreibt, ist in irgendein Schema gepreßt, z. B.:

I. Untergang v. Staates M
II. Stillstand s Dem.
III. Opfer h soz.
N IV. Index äußerlich versend P
III. wohl vereint geschichte
II. genuss bewegt geogr.
I. befried, bedarf sprache
Gott O. Ruhe Weltbürger +

Drei Beispiele scheinbar zusammenhängender Prosa mögen seine Ausdrucksweise zu verschiedenen Zeiten belegen:

Von 1900: „Während des Aufenthaltes der Anwesenden in Anforderung für Aufenthalt im Vorraum nach dem Frühstück vollzieht sich die geschlossene mit Zinkspänen fortgesetzt schädliche Bodenaufbereitung des Tagsaal etc."

Etwa 1904: „Allgemeine Vortheile erhält die aufgelöste Ordnung. Frau erspart; hier bewachte der Meister die Kinder. Er schrieb: Es bilden Rückschritte sich aus der Familie heraus welcher Psychomanie = beschiss berechtigter erschuf. von beaufenthaltungen ist das Leben vorüber welches an mich erübrigt wurde, wenn verbesserlich, des Einsenders Reaktion vorüber geführt würde."

Von 1919: „Das beste fortentlässig ver schauen vor ak kindliche Massenfriedens gelastige freie nach abschwirrenden Kopfenthauptender, Aufzucht dem 9ten bauchkehrlaute geboten."

Aus früher Zeit, nach Papier und Schreibweise (mit Aquarellpinsel), wohl von 1901, stammen diese Verse, in denen das freie Schalten mit Vokalgleichklang unter Loslösung von der anschaulichen Vorstellung weit getrieben ist, ohne daß die dadurch entstehenden Plattheiten und Absurditäten den Klangreiz ganz entwerten könnten:

Feen, fegen
meiden neigen sich im Reigen
sehen drehen weiden neiden sich
gehen stehen reiten schreiten um Alles
wehenden Höhen entklommen
scheidenden Leiden herkommen
Weihgeschmückte irdische Leiber wähnen
tückische windige findige Weiberträhnen
tanzenden Reigen summend Geheul
zitternder Gräser schmachtender Düfte
steigen umschlossen den paarenden Trieben
In uns empor ein Odem des Lieben.

In den 22 Jahren seines Anstaltsaufenthaltes hat sich Pohl völlig in der Richtung weiterentwickelt, die er schon zuvor offenbar eingeschlagen hatte: sein Autismus resultierte nicht aus Kämpfen mit der Umgebung und mit Halluzinationen, sondern er glitt sozusagen immer tiefer hinein. Eigentliche Erregungszustände hat er kaum durchgemacht. Ganz selten wird im Krankenblatt vermerkt, er sei gereizt und momentan gewalttätig gegen Mitkranke, die ihn neckten. Während der ganzen Jahre hat er meist still für sich gezeichnet, geschrieben und musiziert. Die kargen Antworten, die er auf Fragen gab, wurden immer verschrobener und zerfahrener, wie seine Notizen.

Eine Unterhaltung ist heute natürlich längst nicht mehr möglich. Selbst der Reiz, daß ein Besuch aus der Fremde kam, wodurch manche Endzustände ein wenig in Bewegung geraten, wirkte hier nicht mehr. Er betrachtete den Besucher mit seinen lebhaften Mausaugen mißtrauisch und suchte die Besichtigung seiner Bilder auf ganz verschmitzte Weise zu hintertreiben, indem er fortwährend neue Anlässe fand, das Aufknüpfen der Schnüre von dem Zeitungsballen, der seine Schätze barg, hinauszuzögern. Bald murmelte er etwas von „unfertigen Sachen", wendete den Ballen von einer Seite zur anderen, oder lief ans Fenster und machte Zeichen hinaus. Beim Anblick eines Arztes zog er sich mit warnendem Ruf an den Besucher in eine Ecke zurück und verfolgte den Arzt von dort aus mit gespannten Blicken und magisch-beschwörenden Handbewegungen unter ständigem Murmeln. Nachher prüfte er umständlich die Türen, horchte lange nach allen Richtungen — und begann von neuem den Ballen hin und her zu wenden, wobei er bedenklich die Achseln zuckte und scheue Seitenblicke warf, ohne auf die an ihn gerichteten Worte je einzugehen. Als er dann endlich die Schnur gelöst hatte und ein Blatt ergriff, faßte er sich plötzlich, wie in einer Erleuchtung an den Kopf, packte den Ballen sorgfältig nochmal zu und begann, alle Fragen mit kleinen Handbewegungen abwehrend, in den Westentaschen zu suchen. Aus dem kleinen Päckchen in Zeitungspapier, das er schließlich fand, entrollte er einen 3 cm langen Zigarrenstummel, den er liebevoll betrachtete und beroch und bedächtig anzündete. Immer mit kleinen Bewegungen und listig verschmitztem Blick dem Frager Ruhe bedeutend, ging er mit feierlichen kurzen Schritten auf und ab. Nachdem er etwa 1 cm von dem Stummel geraucht hatte, löschte er ihn sorgfältig aus, wickelte ihn umständlich wieder ein, versenkte ihn in seine Westentasche und kehrte mit freundlichem Lächeln zum Tisch zurück. In ständigem Kampf mit solchen Schrullen gelang es zwar noch, einige Blätter zu sehen, aber ohne daß ein Gespräch in Gang gekommen wäre. Nur wenn man ein Bildwerk in der Farbe oder eine Kurve schön fand, antwortete er darauf, wie Maler zu tun pflegen: „ja, das ist ganz gut" — „es sollte mehr rot hinein" u. dgl. Alle Bilder aus letzter Zeit waren auf Zeitungspapier mit hartem Pastell- und Ölfarbstift gezeichnet; Zeichenpapier dagegen hatte er seit kurzem nur noch mit seinen orakelhaften Satzstücken und Wortneubildungen beschrieben.

Pohl zeichnet sich von allen anderen geschilderten Fällen dadurch aus, daß er im bildnerischen Schaffen berufsmäßig vorgebildet war, als er sich von der Welt trennte — ja, er war zum mindesten im handwerklichen Sinne ein fertiger Kunstgewerbler, der bereits einige Jahre an einer Gewerbeschule gelehrt hatte. Diese Tatsache entschädigt ein wenig für den empfindlichen Mangel an Nachrichten über seine psychische Struktur und die Erlebnisinhalte, die in der Zeit der Krankheitsentwicklung das Material für das spätere, nur aus Bildern zu erschließende Weltbild abgegeben haben. Über die Persönlichkeit des Pohl, wie sie vor der Anstaltsaufnahme gewesen sein mag — die Krankheit hat sich wahrscheinlich schon seit dem 16. Lebensjahr in der Stille entwickelt — können wir nur so viel sagen: er war ein gut veranlagter, stiller, eigenwilliger Mensch, der, nach Schrift und Wortschatz zu urteilen, sich einen gewissen Bildungsgrad erworben hatte und anscheinend wenigstens in der Erotik eher expansiv war. Auch die Reise nach Chicago spricht für Unternehmungsgeist. Sein Verhältnis zum Vater (die Wutter starb bereits 1886) scheint ganz neutral gewesen zu sein, wie das ja bei Hebephrenen häufig ist. Im übrigen sind wir völlig auf die in großer Zahl vorliegenden bildnerischen Arbeiten angewiesen.

Zum Glück besitzt Pohl so viel Pedanterie, daß er auf den meisten Blättern ein Datum anbringt. Nicht, daß er sie förmlich signierte — aber in den Beischriften ergibt sich fast immer ein Anlaß zur Datierung, sei es, daß er eine Verordnung erläßt, oder eine Rechnung aufstellt und dergleichen mehr. Dadurch läßt sich nun sein ganzer Entwicklungsgang während der Krankheit über einen Zeitraum von mehr als 20 Jahren Schritt für Schritt verfolgen. Pohl steht also in einem doppelten Gegensatz zu sämtlichen anderen Fällen, die ausführlich besprochen wurden. Einmal erwarb er sich einen durchschnittlichen Grad von bildnerischem Können auf normale Weise. Daß er damals wahrscheinlich schon im Beginn der Krankheit stand, beeinträchtigt die Geltung unserer Untersuchungen nicht wesentlich. Denn immerhin finden wir in den Produktionen der ersten Anstaltsjahre eine bestimmte Art von Zeichnungen, in denen das schulmäßige Können vorherrscht. Und zweitens ist bei ihm, obgleich seine Zeichenweise feststand, eine Wandlung nachzuweisen, die sich keineswegs als Verfall im Verlaufe eines Verblödungsprozesses kennzeichnen läßt.

Für eine solche Wandlung kommen nun zwei Erklärungsprinzipien in Frage. Man muß zunächst bei einem ausgebildeten Zeichner daran denken, daß er in unablässiger Übung seiner Fähigkeiten im allgemeinen Fortschritte machen wird, sofern er überhaupt Begabung hat. Pohl war nun — wie wir wissen — einer schleichenden Psychose ausgesetzt, die ihn ohne sehr heftige Phasen langsam zu dem bizarren verschrobenen Menschen machte, der heute in vollkommenstem Autismus dahindämmert. Es wäre nun doch denkbar, daß seine zeichnerischen Fähigkeiten, die gerade beim Kunstgewerbler weniger mit dem Kern der Persönlichkeit zu tun haben müssen, sondern sich zur Not in der Sphäre handwerklicher Technik bewegen können, mehr oder weniger unabhängig von der psychotischen Änderung seines Weltbildes hätte halten können. Wie das ja in der Tat bei Handwerkern vorkommt, die auch als schizophrene Endzustände gelegentlich ihre Facharbeit ganz ordentlich verrichten. Wir würden dann — vielleicht mit einigem Staunen — bemerken, daß die Psychose dem Manne sein Können nicht zerstört, sondern vielleicht gar zuläßt, daß seine technischen Fertigkeiten sich noch festigen. Andererseits aber könnten wir jede Änderung seiner Zeichenweise von vornherein unter dem Gesichtspunkt der Krankheit betrachten, also theoretisch einer Einwirkung dieser Krankheit auf die bildnerische Tätigkeit sicher sein. Aber wir haben gar keine objektive Nachricht darüber, wie die Phasen der Krankheit, z. B. Erregungszustände, sich im Werke spiegelten und ähnliches. Auch läßt sich nicht vorher ausmachen, ob etwa die Psychose auflösend auf die Zeichenfähigkeit wirken muß, wie manche Psychiater bisher glaubten behaupten zu können, oder ob nicht in irgendeiner Richtung doch eine fördernde, lösende, vertiefende Wirkung von der Krankheit auf die Produktion ausgehen könnte. — Der Sinn dieser Erwägungen ist: wir können auch in diesem Falle, wo wir eine Wandlung der Zeichenweise im Verlauf der Krankheit vor uns haben, durchaus nicht ohne weiteres eindeutige Befunde erheben, sondern müssen in jedem Blatt mindestens zwei Komponenten zu erfühlen suchen. Nämlich das erlernte Können einerseits, das in Entwicklung oder Verfall begriffen sein kann, und andererseits jenes X der kranken Persönlichkeit, das nicht nur stofflich, sondern auch in der Gestaltung sich auswirken kann. Vielleicht wird uns die richtige Einschätzung dieser Komponenten dadurch erleichtert, daß wir die zweite bei einer Reihe von Fällen schon kennengelernt haben.

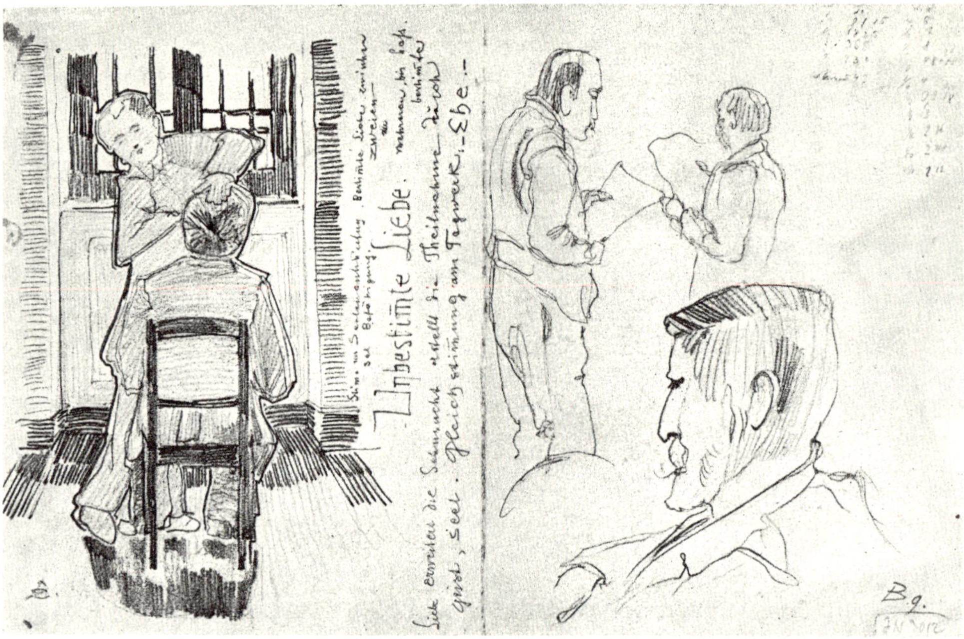

Fall 244. Abb. 156. Skizzen 1900 (Blei- und Buntstift). 34×21

Aus den ersten Jahren des Anstaltsaufenthaltes liegen einige Dutzend datierte Zeichnungen vor, die durchweg realistisch gerichtet sind. Die Anstaltsumgebung bietet die Motive. Mitkranke werden porträtiert, kleine Szenen werden festgehalten, einzelne Patienten sind wohl besonders geduldig und dienen in zahlreichen verschiedenen Stellungen als Modell. Nichts außer manchen wunderlichen Beischriften verrät, daß in dem Manne seelisch Außerordentliches vorgeht. Die gewohnte Zeichentätigkeit wird verrichtet wie das Essen und Schlafen. Sie ist nicht Ausdrucksmittel für sein derzeitiges Leben, sondern für einen vergan-

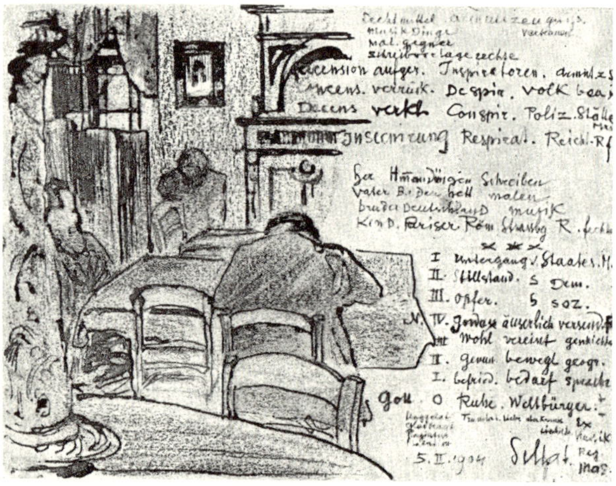

Fall 244. Abb. 157. 18×13
Skizze 1904 (Blei- und Buntstift).

genen Abschnitt. Das neue Weltbild geht nur in die sprachlichen Äußerungen ein, die schon durchaus autistisch verschroben sind. Es ist, wie wenn das Verhältnis zur Umwelt zwar innerlich schon gelöst wäre, an der Peripherie aber, in der anschaulichen Sphäre, in automatischer Perzeption und Reproduktion noch gewohnheitsmäßig fungiere, sozusagen nach Art eines überlebenden Organs. Abb. 156 von 1900 repräsentiert dieses Stadium recht vollständig: Kopfstudie, Haltungsstudien rein sachlich, mit lockerem, gleichgültigem Strich, die Rasierszene schematisiert, wie es im Buchschmuck jener Zeit vielfach üblich war, mit drahtiger Konturverdoppelung und nüchterner Flächigkeit der Strichlagen. Der gute Aufbau der Gruppe mag als Maßstab für die natürliche Begabung und die Stufe des Könnens dienen.

Von 1904 gibt es datierte Blätter verschiedener Art. Noch kommen realistische Szenen vor, aber sie haben einen anderen Schwung im Strich und in der Komposition. Auch strömen sie wie Abb. 157 bei aller klaren Sachlichkeit eine gewisse Stimmung aus, die sich schwer auf Einzelheiten zurückführen läßt. Daneben aber gibt es schon Blätter, auf denen das reale Vorbild nur mehr Anlaß ist, während die Bildfläche als solche Farbe und Form zu einem neuartigen Organismus in sich sammelt. In solchen Bildern herrschen dann Stimmungsmomente weitaus vor. Pohl zeichnet in dieser Zeit mit harten Ölstiften, denen er aber auch rein malerische Wirkung abgewinnt. Bisweilen — wie auf dem Anstaltsinterieur, Abb. 157 — mischt er Bleistift, Farbstift und Tinte sehr wirkungsvoll. Auch technische Entwürfe aus diesen Jahren lassen eine ähnliche Wandlung von handwerklicher Nüchternheit zu schwungvollem rhythmisch drängendem Strich erkennen. Gewandt ist er gerade in diesen, mit Kunstschlosserarbeiten eng zusammenhängenden Entwürfen von Anfang an gewesen. Aber Blätter, wie Abb. 158, auf denen ein Strom von wilden Impulsen zu ganz gleichmäßigen Kurven mit äußerster Anspannung gebändigt erscheint, kommen früher nicht vor. Diese dynamische Komponente also müssen wir zum mindesten mit größter Wahrscheinlichkeit auf die schizophrene Veränderung zurückführen.

Etwa aus derselben Zeit mag auch die bewegte Bleistiftzeichnung Abb. 159 stammen, die nun auch bei Pohl die Sphäre der Ausnahmeerlebnisse erschließt. Objektive Bestätigungen für echt halluzinatorischen Ursprung des Blattes sind nicht beizubringen. Vergleichen wir es jedoch mit den übrigen Bildern, bei denen wir eine solche Entstehungsweise in Betracht zogen, so werden wir bei diesem eine besonders große Wahrscheinlichkeit annehmen müssen. Der Sinn

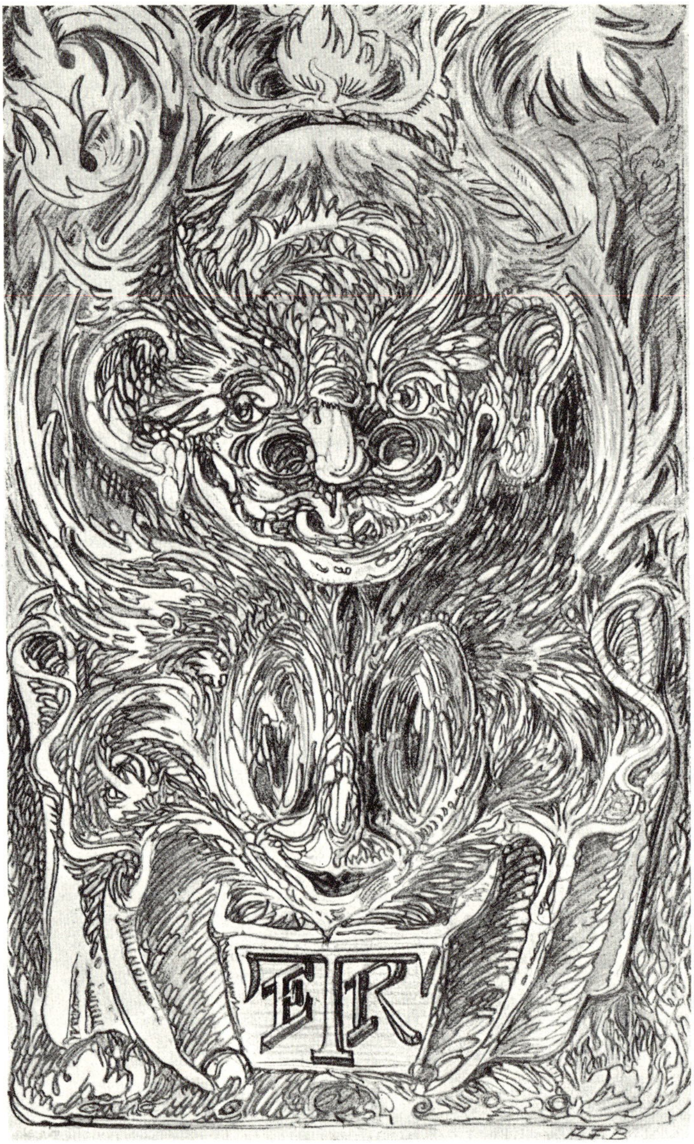

Fall 244. Abb. 158. Dekorativer Entwurf (Bleistift). 25×39

der schwebenden Gestalt mit dem russischen Gesicht mag etwa sein: Der gerahmte Kopf, der als Porträt an der Wand hing, hat sich von seinem Nagel entfernt, ist durch einen herangezauberten Körper zu ganzer Figur ergänzt worden und fliegt nun durch den Raum — dabei trägt er ein Schwert in der Hand, um im gegebenen Augenblick Kopf und Körper wieder zu trennen. Die in rasender Flucht perspektivisch sich verjüngenden Gefäße und das seltsame Fabeltier — halb Tapir, halb Delphin — das ebenfalls in schwindlig machender Verkürzung sich schräg aus der Tiefe hervordrängt und mit gerümpfter Nase an dem vordersten Geschirr riecht — diese Motive erhöhen noch den taumelig-phantastischen Gesamteindruck, zu dem wir am ehesten über Traumgesichte Zugang haben.

Noch einmal hat Pohl ein Bild gemacht, das man sicher als Wiedergabe einer Halluzination auffassen muß: Abb. 160. Und in diesem Falle noch sicherer, weil der Hintergrund einen ganz realistisch gemeinten Ausgang in den Garten mit offener Tür darstellt, der den Anstaltsräumen stark ähnelt. In diesem vertrauten Zimmer steht das plumpe Ungeheuer, aus Hund, Eber, Mensch und Hirsch etwa kombiniert, bedrohlich in nächster Nähe, als dränge es den Kopf aus dem Bilde heraus. Neben ihm ein kleiner sonderbarer Hund mit trüben Augen in dem dicken Kopf. Von oben senkt sich ein riesiger Schmetterling ebenfalls peinlich nah herab, zwei kleinere erscheinen noch zu beiden Seiten des Ungeheuers. — Das Ungefüge, Klobige, Bedrückende, auch in der Farbe (mit grellem Rot) ungewöhnlich Brutale des Bildes wird wohl nur durch halluzinatorische Entstehung befriedigend erklärt.

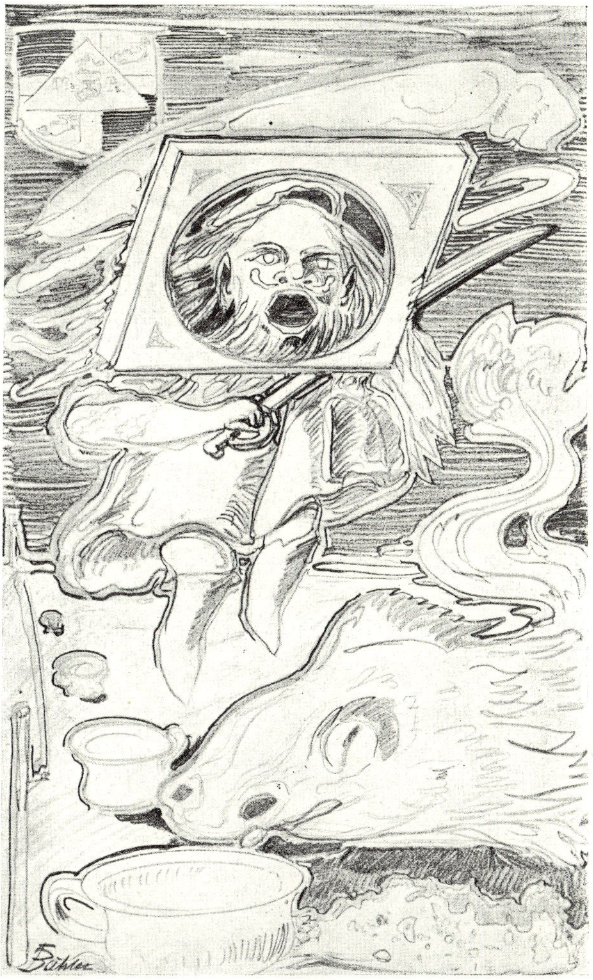

Fall 244. Abb. 159. 25×39
Phantastische Zeichnung (Bleistift).

Diese fünf Bilder sollen nur als Folie dienen, um die Werke aus den letzten

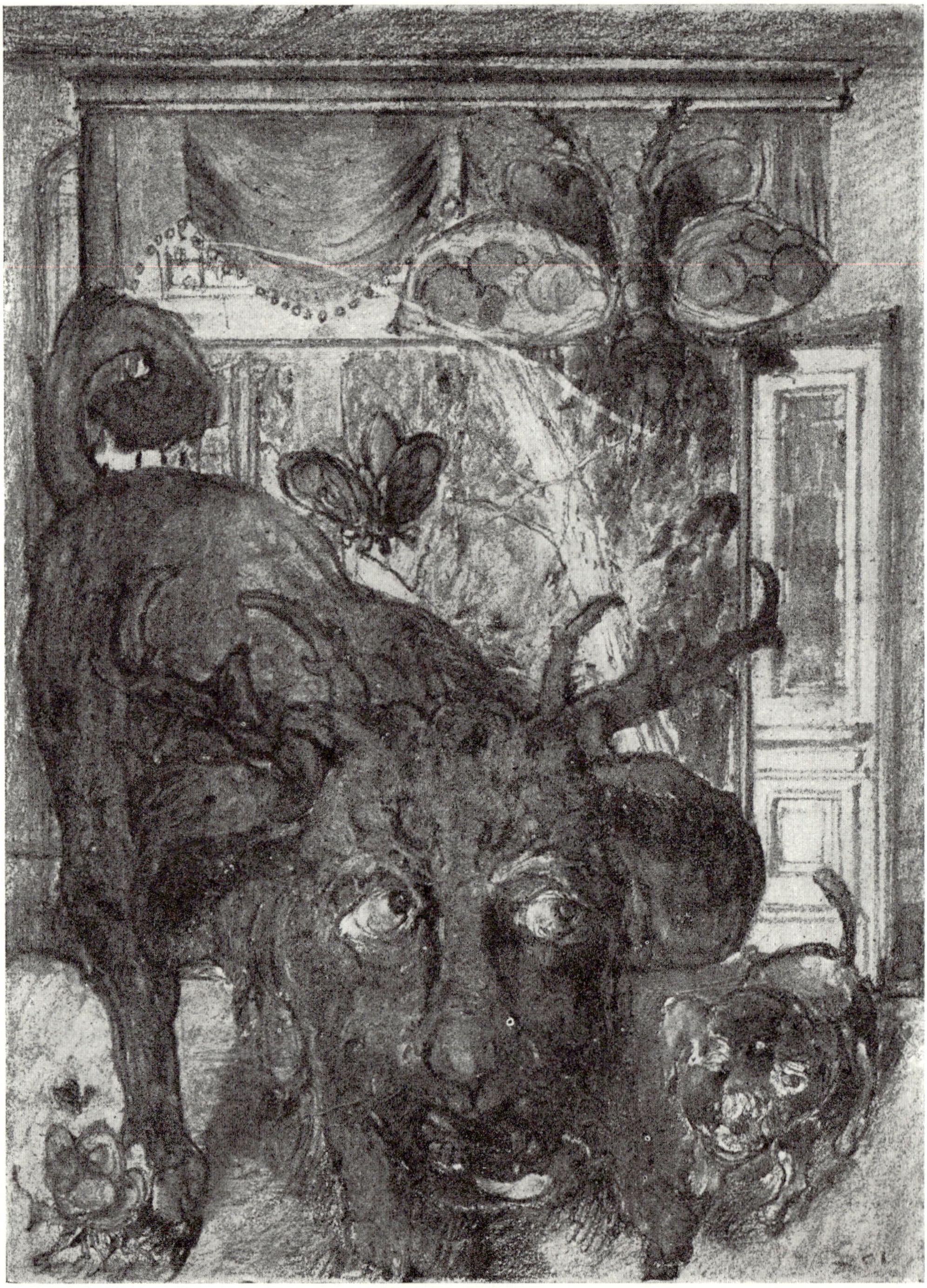

Fall 244. Abb. 160. Fabeltiere (Buntstift). 29×40

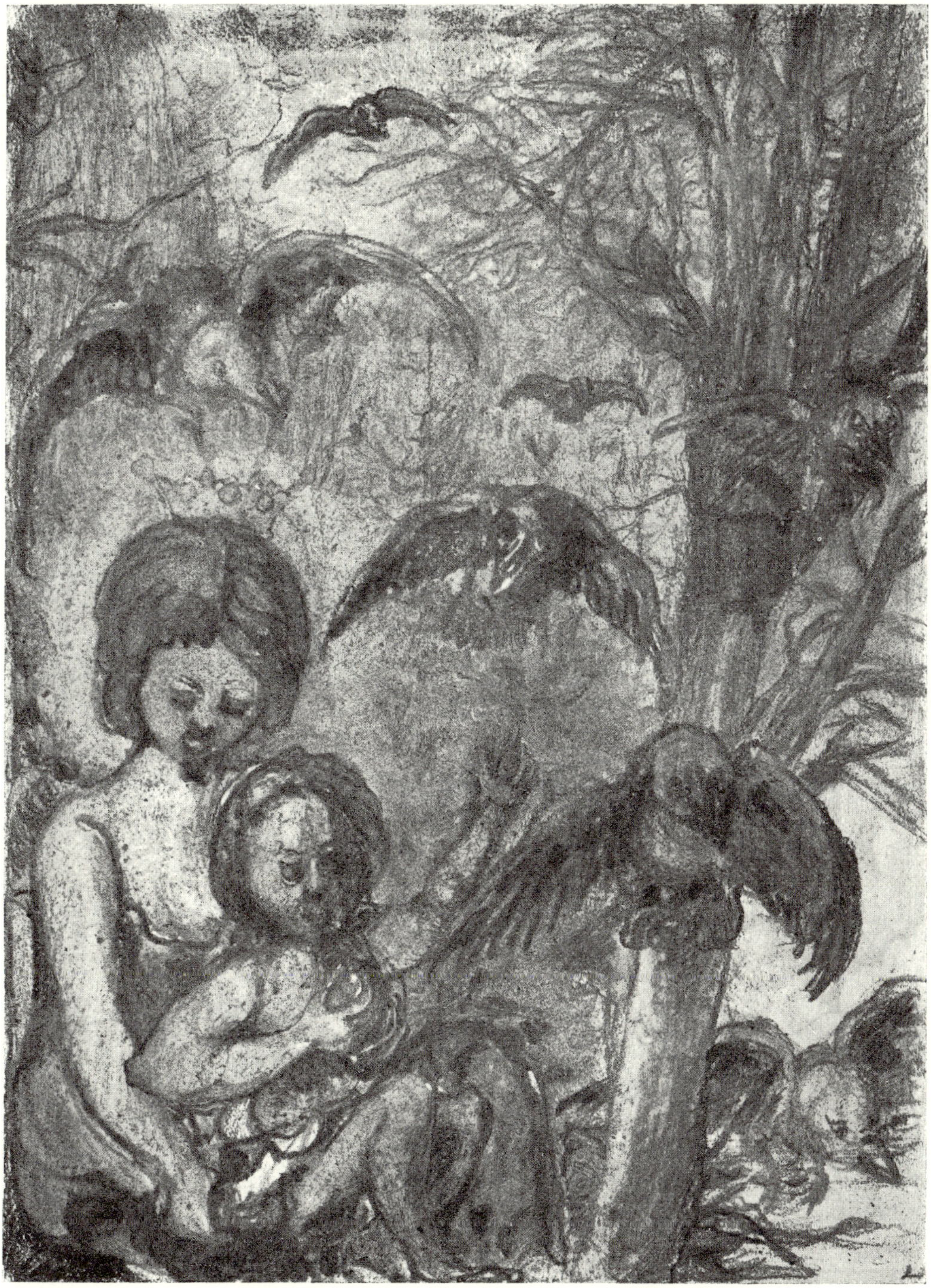

Fall 244. Abb. 161. Madonna mit Krähen (Buntstift). 29 × 40

Jahren des „völlig verblödeten Endzustandes" gebührend hervorzuheben. Die „Madonna mit den Krähen" (Abb. 161) mag zeigen, wie natürlich und frei er jetzt gestaltet, wie reich seine Ausdrucksmittel geworden sind. Das alte Motiv mutet zwar zunächst überraschend an in dieser etwas rauhen Umgebung eines kahlen Waldes, durch dessen Geäst eine Krähenschar flattert. Mancher wird geneigt sein, darin schon etwas gewaltsam Verschrobenes zu sehen. Darüber läßt sich streiten. Wir glauben mit einigen Künstlern, der Einfall sei beneidenswert originell, und, was mehr ist, ausgezeichnet gelöst. Denn das Bild überzeugt und gewinnt an Lebendigkeit, sooft man es anschaut. Auch die schlanke Madonna hat einen großen Reiz. Und was das formale Leben im Detail anlangt, so kann man ruhig beliebige Stellen der ganzen Bildfläche für sich betrachten: man stößt nirgends auf lahmes Strichgefüge. Ist denn aber überhaupt keine Spur von der Krankheit zu bemerken? Wir sind allerdings der Ansicht, daß dieses Bild, an neutralem Orte gezeigt, keinen Betrachter veranlassen würde, ärztliche Meinungen über seinen Urheber einzuholen. Man würde vielleicht über die Art, wie die Madonna in den Raum gesetzt ist, verwundert sein, in dem Maler einen Eigenbrötler vermuten, der sich an keine Tradition anschließt — aber dann würde jedermann, nach dem Grade seiner Empfänglichkeit, das Bild als Kunstwerk genießen.

Dies kann man bei weitem nicht von allen späten Werken des Pohl sagen. Bei der großen farbigen Zeichnung Abb. 162 würde z. B. ebenso sicher jedermann aufs höchste befremdet sein über den unfaßbar gespaltenen Eindruck, den das Blatt macht. Da entzückt ein üppiges Tabernakelhäuschen von gotischer Art — aber es ist aus Rokokoformen gebildet. Daneben schleicht ein Mann gebückt nach vorn, als wenn er den putzigen rostbraunen kleinen Hund oder Teddybär wie einen Schmetterling fangen wollte. Und hinten blickt man ins Freie durch ein mächtiges unordentliches Geschiebe von klassischer Architektur, die links von Gruppen sich umschlingender Putten gekrönt ist. Das alles ist mit höchst beweglichem, lockerem, aber präzisem Strich, durchaus wie von der Hand eines reifen Meisters hingeworfen — aber dem Betrachter schwankt irgendwie der Boden unter den Füßen. Diese selbstverständliche Sachlichkeit, mit der das krause Konglomerat von völlig zusammenhanglosen Einzelheiten dargestellt ist, macht einen schwindeln, wie man es etwa bei E. T. A. Hoffmann öfters erlebt, wenn er einen absichtlich im Zweifel läßt, ob jetzt Realität oder Traumwelt gemeint sei. Ganz gleichgültig, ob hier Halluzination oder Traum zugrunde liegt, oder was immer: dies Blatt verkörpert auf höchstem Niveau die

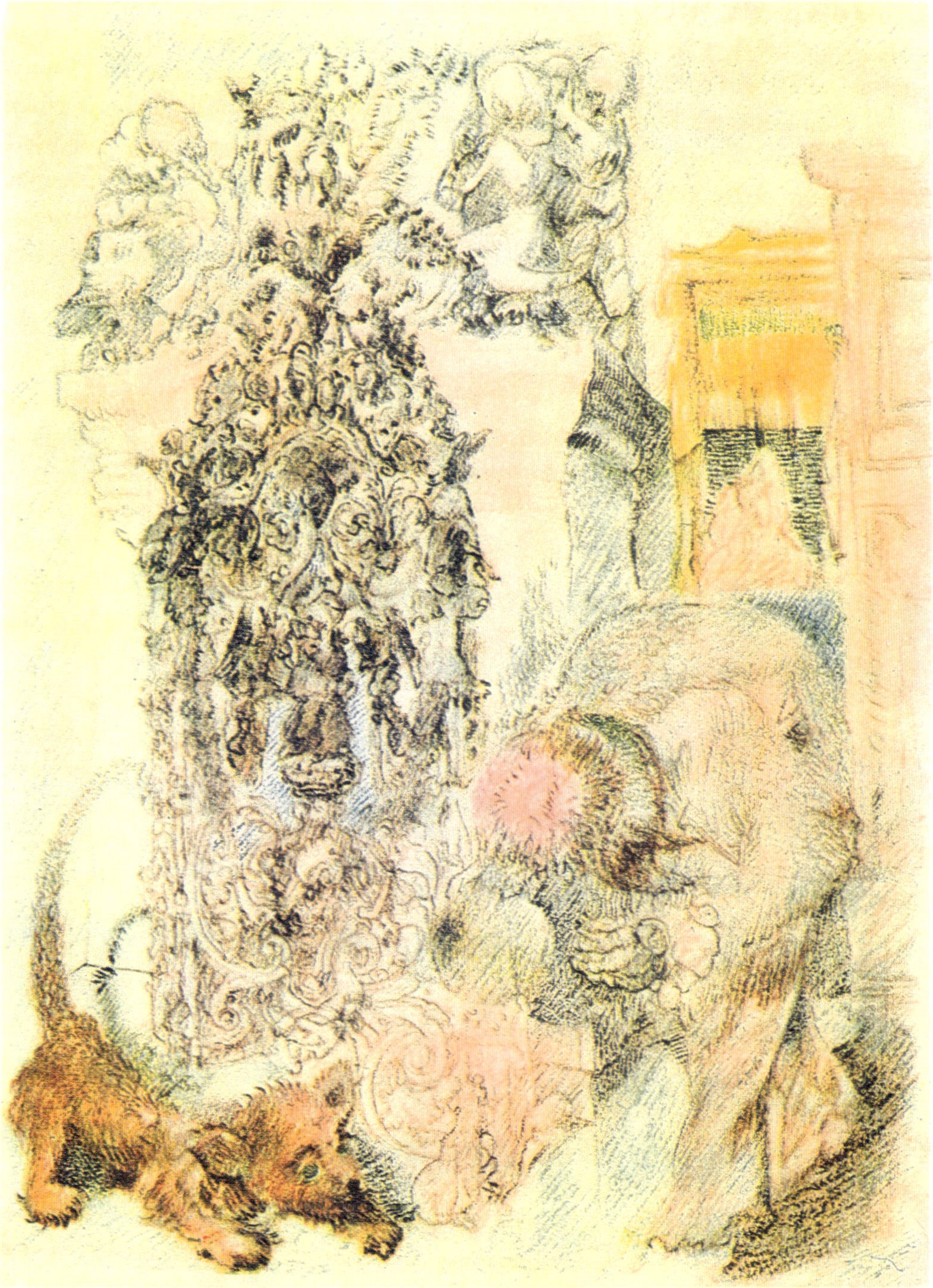

Fall 244. Abb. 162. Phantastische Szene (Buntstift). 29 × 40

typisch schizophrene Seelenverfassung, deren Material man in einer „inkohärenten Wortreihe" zur Not ebenfalls wiedergeben könnte. Diese Wortreihe nach schizophrenem Muster würde etwa lauten: Tabernakel — Teddy — Schmetterling — Bückling — Rogotik — Puttenball — Hellastür usw. Wesentlich ist, daß bildnerische Gestaltungskraft aus solchem Material ebensowohl zu schöpfen vermag wie aus irgendeinem anderen — daß aber das Resultat deutlich beides zur Schau trägt: erstens das inkohärente Material oder die in selbständige Einzelpointen spaltende schizophrene Haltung, und zweitens die sichere Gestaltungskraft.

Das phantastische Zwischenreich, in das Pohl zu führen weiß, fließt aber gelegentlich auch zu völlig einheitlichen Werken zusammen, wie auf Abb. 163, wo drei gnomenhafte Gestalten mit ganz menschenunähnlichen Proportionen so selbstverständlich in einer ihnen angepaßten Umgebung dargestellt sind, wie das unseres Wissens kaum je so überzeugend gelungen ist. Die Unbestimmtheit der Umrisse darf ja nicht verwechselt werden mit der Verwaschenheit in

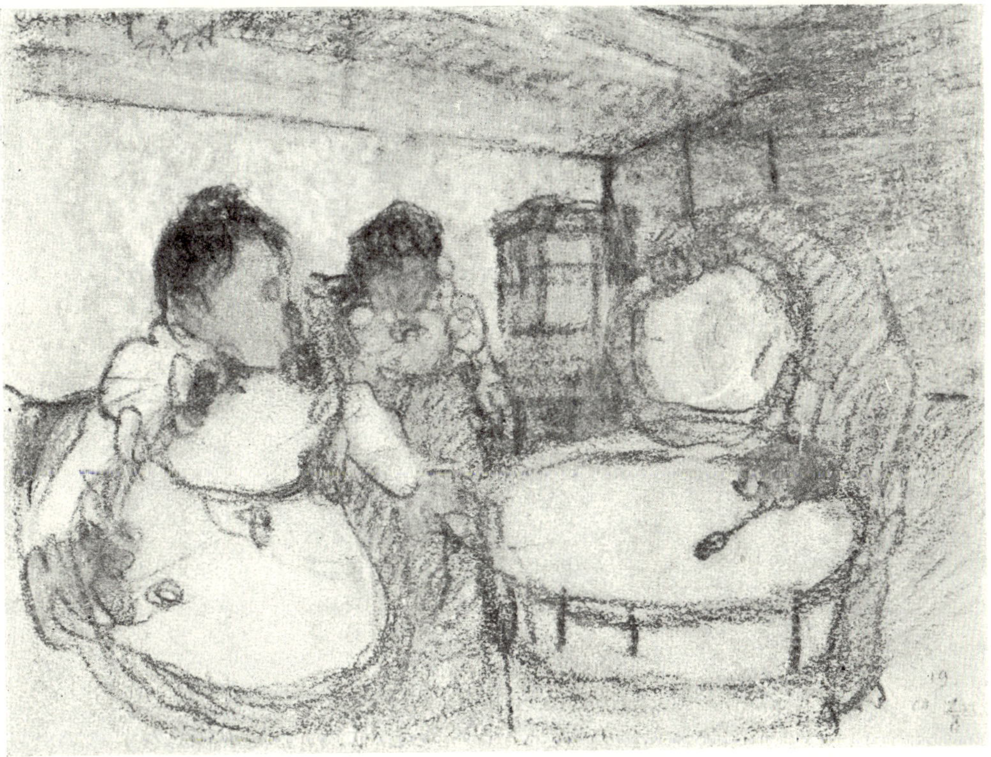

Fall 244. Abb. 163. Zwerge (Buntstift). 19×14

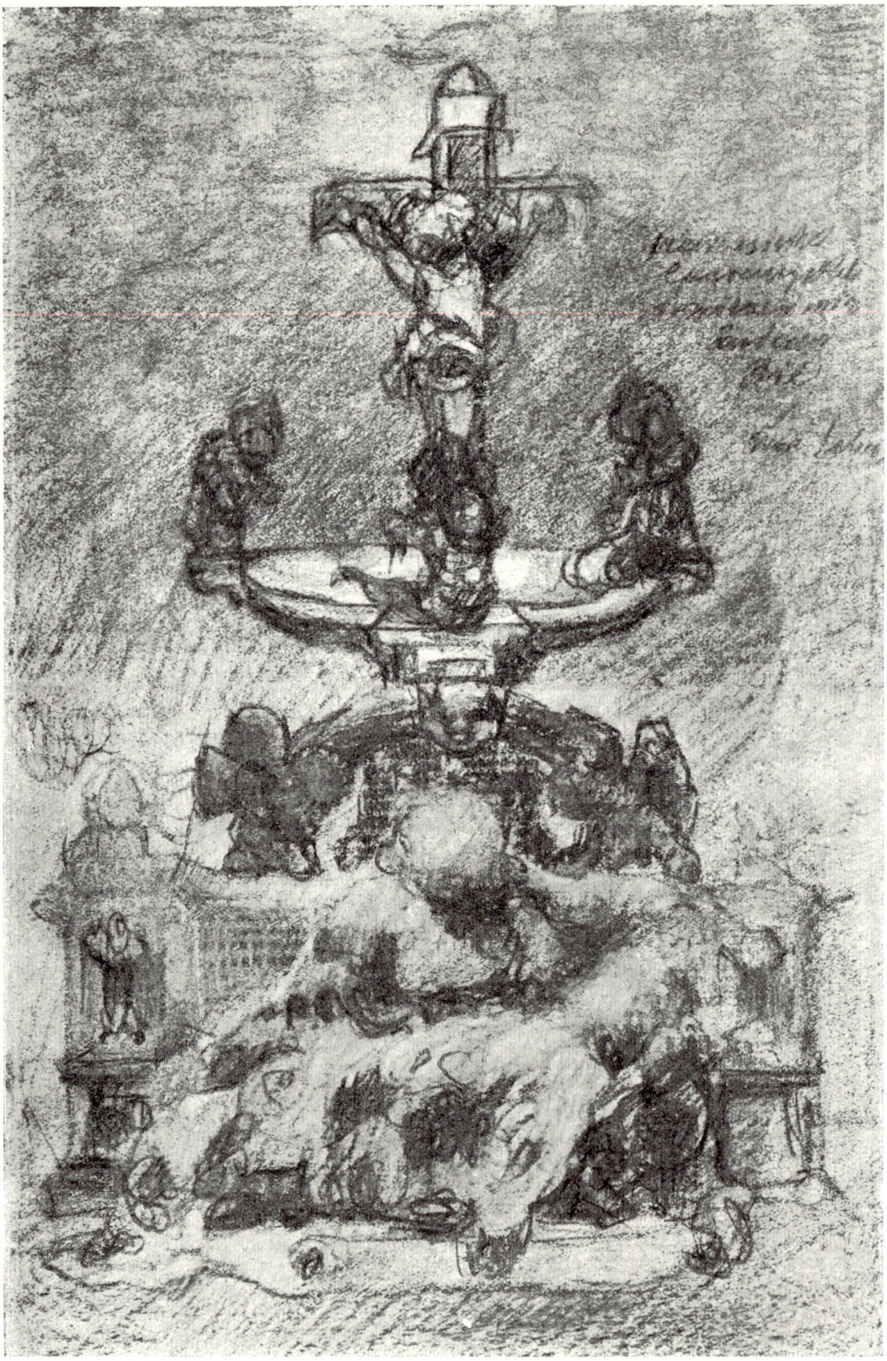

Fall 244. Abb. 164. Kreuzigungs-Brunnen (Blei- und Buntstift). 18×27

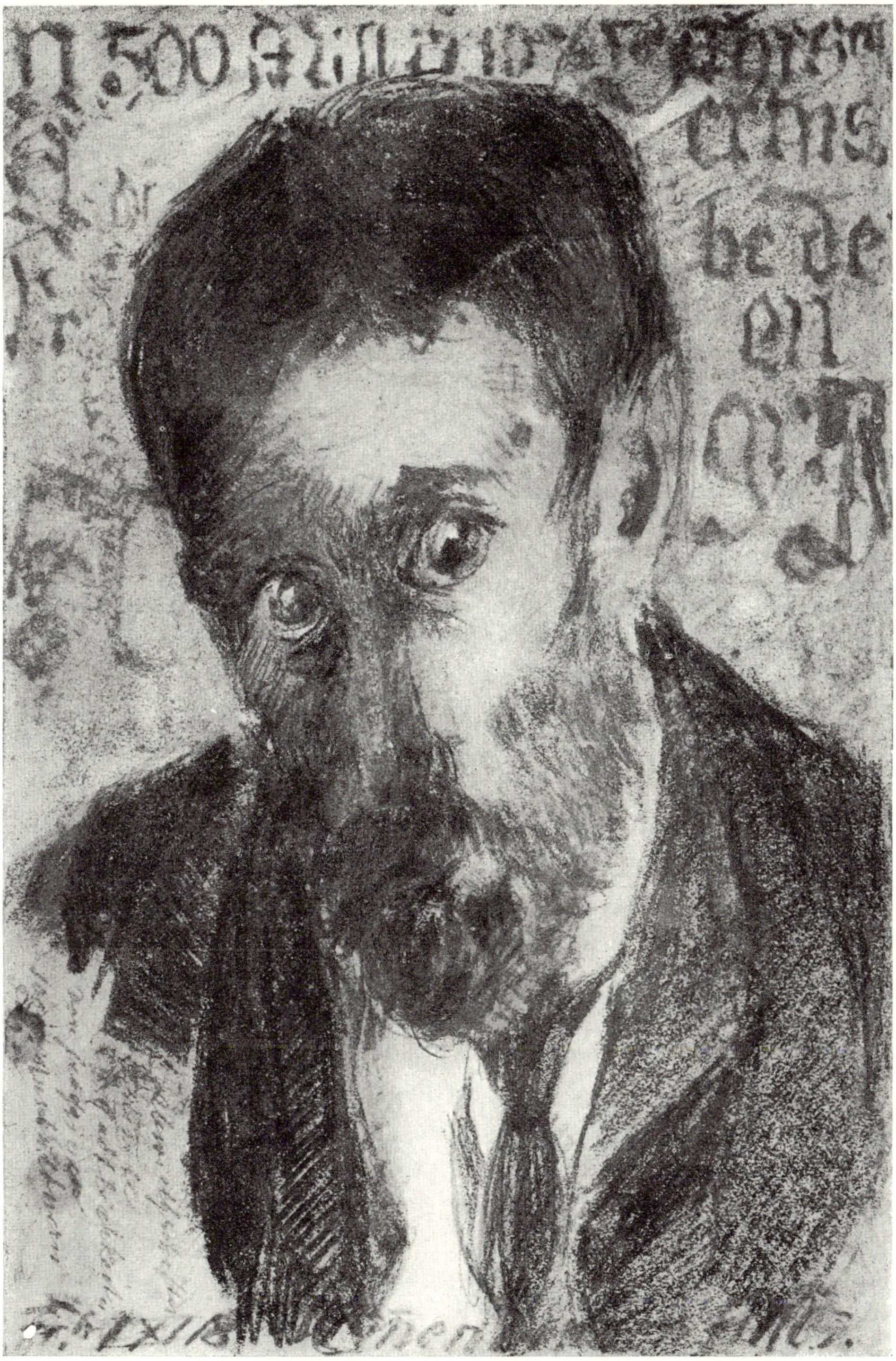

Fall 244. Abb. 165. Selbstbildnis (Buntstift). 19×28

spielerischen Kritzeleien, die dann gedeutet werden — in dieser Blaustiftzeichnung handelt es sich um meisterhafte Auflockerung der Form bei überaus klarer Vorstellung und treffsicherer Hand. Auch die technischen Entwürfe, die Pohl nie ganz vergißt, sind nun von der großzügigen malerischen Weichheit, die kein Detail mehr braucht und doch so suggestiv wirkt, daß man den tektonischen Organismus viel intimer auffaßt, als in exakter Werkzeichnung. Es erübrigt sich, zu dem Brunnenentwurf in Blaustift Abb. 164 mehr zu sagen.

Den Höhepunkt seines Schaffens erreicht Pohl in den letzten Bildern. Er hat eine große Reihe von Selbstbildnissen im Laufe der Jahre angefertigt. Meist stellt er nur den Kopf leicht vorgeneigt, mit runden, lebhaft herausschauenden Augen dar. Eine Zeitlang, als er wildbewegtes Gewimmel halb dekorativer, halb realistischer Motive liebte, erschien sein Kopf auch gelegentlich inmitten eines wolkigen Puttenkranzes u. dgl. Abb. 165 gehört zu den Bildern aus Pohls letzter starker, oder richtiger stärkster Schaffensperiode 1918. Der Strich ist ganz locker, aber prägnant; die Farbe derb, vorwiegend blau, im Gesicht ein stumpfes Hellbraun. Was einen packt, ist der Ausdruck in Haltung und Blick dieses Kopfes. Man muß an van Goghs spätes Selbstbildnis denken — nur dort treffen wir einen Menschen, der in so brennender Spannung hinausschaut und dabei so trostlos zerstört in seinem Weltgefühl zu sein scheint. Hier, wo wir es mit einem Könner zu tun haben, dürfen wir einmal ohne Skepsis von einem Bildnis im vollen Sinne des Wortes sprechen, von dem bildnerischen Selbstbekenntnis eines Künstlers, der seine Wortsprache längst nur noch zu verschrobenen Spielereien benutzt.

Die stumpfgrüne Parklandschaft mit Menschen Abb.166, wohl etwas früher entstanden, entzückt den Kenner, ehe er überhaupt nach dem Stofflichen schaut, durch die matte vornehme Tonigkeit, den farbigen Schimmer, rein materiell genommen. Mögen darin auch alte Meister anklingen — man würde doch kaum einen bestimmten als Vorbild namhaft machen können. Dieser Eindruck vertieft sich aber noch ganz stark, wenn man nun den Einzelheiten nachzugehen trachtet. Da ragt mitten ein Kruzifixus unter den vereinzelt stehenden Bäumen — Menschen, der matten Wiesenfarbe angeglichen, in seltsam starrer, puppenhafter Haltung, gehen und sitzen verstreut umher — in veralteter Tracht. Unter ihnen reckt sich das Steindenkmal eines Ritters auf, der nicht lebloser dasteht, als die Menschen — von denen einer nun als französischer Kürassier mit weiten roten Hosen erkennbar wird. Durch das hohe dürre Geäst scheint ein milder Abendhimmel. Wir schauen in eine Welt, in der

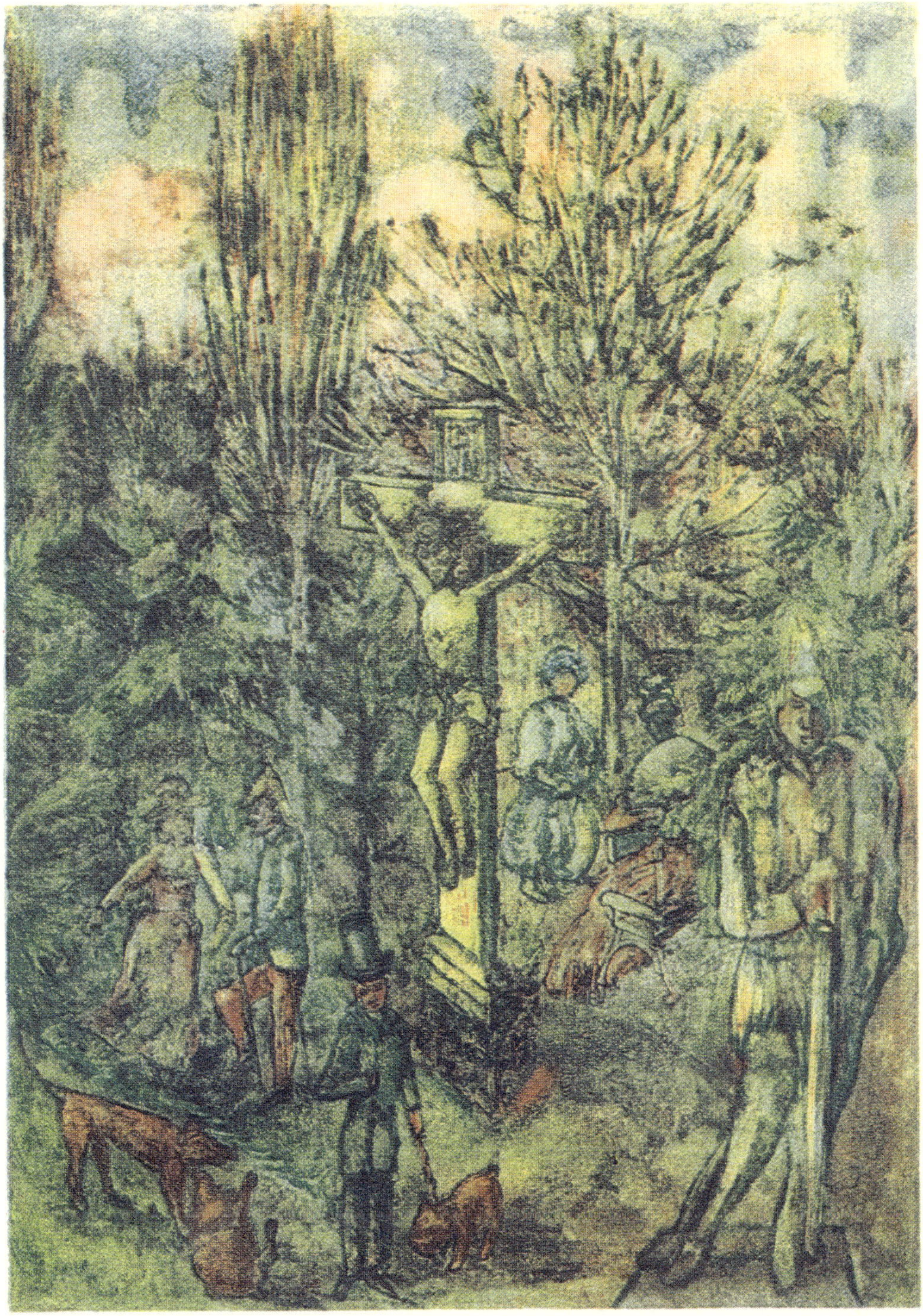

Fall 244. Abb. 166. Seltsame Landschaft (Buntstift). 29 × 40

alles Vertraute uns unbegreiflich fern und fremd geworden ist. Psychopathologisch gesprochen, wir können, indem wir uns in dies Bild versenken, das Erlebnis der „Entfremdung der Wahrnehmungswelt" uns so eindringlich vermitteln, wie es nicht leicht auf andere Weise möglich ist. Ob Pohl selbst bewußt ein solches Erlebnis in seinem Bilde gestalten wollte, entzieht sich unserer Kenntnis. Neben der Tatsache, daß uns das Entfremdungsphänomen an diesem Werk einmal direkt zugänglich wird, bedeutet jener Mangel nicht viel.

Schließlich der Würgengel Abb. 167 (siehe Titelbild), in dem alles gipfelt, was an wertvollen steigernden Impulsen in der schizophrenen Seelenverfassung gefunden wurde. In seinem funkelnden Strahlenkranze bricht der Engel von oben herein, den linken Arm mit langem Griff vorstreckend, in der Rechten das Schwert fast bedächtig quer vor seinem Gesicht haltend. Zwischen den Händen steht sein linker Fuß auf der Kehle eines Menschen, der mit der Rechten sich zum Halse fährt, während die Linke den Herabdringenden abzuwehren trachtet. Die Beine des Überfallenen schlagen am rechten Bildrand in die Höhe, und zwar verdreht, von hinten gesehen. Das Gewirr der Glieder auf dem engen Bildraume ist bei aller grauenhaften Drastik auch kompositorisch gemeistert, ja die Art, wie die Dynamik aller Bewegungsimpulse eben so weit geordnet wird, daß man eine klare Übersicht gewinnt, ohne das Gefühl der gewaltigen Spannung zu verlieren, hat etwas schlechthin Grandioses. Und diesem hohen Niveau entspricht die Farbe: Wie die ganze Skala aufgeboten wird, um in schreiendem Rot, Grün, Blau dem Vorgang Genüge zu leisten — und diese grellen Kontraste doch gebunden werden durch gelbgrüne Halbtöne, die nach den Rändern zu dunkler werden — das zeigt dieselbe Tendenz, wie die Spannung der Formen und dieselbe souveräne Meisterschaft. Angesichts dieses Werkes von Grünewald und Dürer zu reden, ist gewiß keine Blasphemie. Alles, was wir im Verlaufe von Pohls Schaffen für ihn charakteristisch fanden, spiegelt sich in diesem Hauptwerk. In dem Strahlenkranze des Engels klingt die Kunstschlosserei an, wobei ein technischer Kunstgriff sich als sehr wirksam erweist: mit einer harten Spitze sind Wellenlinien in Strahlenrichtung in das Papier gepreßt. Die überzeugende Gewalt des Grauens aus den halluzinatorischen Bildern beherrscht den ganzen Eindruck. Eine gewisse natürliche Schlichtheit trotz aller übersteigerter Spannungen in Form und Farbe gibt einen Schimmer von Abgeklärtheit, der wiederum altmeisterlich anmutet.

Was ist hier schizophren? Wir vermögen es nicht sicher zu sagen. Aber wir stehen hier auch an dem Punkte, wo wir erklären müssen: wenn dieser Würgengel nur schizophrenem Weltgefühl entspringen konnte, so ist kein kultivierter Mensch mehr imstande, schizophrene Veränderungen lediglich als Entartung durch Krankheit aufzufassen. Man muß sich vielmehr endgültig entschließen, mit einer produktiven Komponente ein für allemal zu rechnen und allein in dem Niveau der Gestaltung einen Wertmaßstab für Leistungen zu suchen — auch bei Schizophrenen.

ERGEBNISSE UND PROBLEME

I. Zusammenfassung der Einzelbetrachtungen an den Bildwerken.

1. Merkmale der Kritzeleien und einfachsten Zeichnungen.

Ein Material von 170 Bildwerken Geisteskranker liegt vor uns ausgebreitet, das nach verschiedenen Richtungen analysiert und psychologisch auf Impulse eines Gestaltungsdranges zurückgeführt wurde. Bei flüchtigem Überblick drängt sich ein gemeinsamer Grundcharakter dieser höchst mannigfaltigen Bilder auf, der jedoch schwer aus der Sphäre des gefühlsmäßigen Eindrucks in begriffliche Formulierung überzuführen ist. Man trifft die Eigenart dieses Gefühlseindrucks etwa, wenn man die faszinierende Fremdartigkeit — das wäre der allgemeinste Ausdruck — in dieser Richtung sucht: diese Bildwerke treten sozusagen mit dem Anspruch auf, als selbständige Schöpfungen mit Eigengesetzlichkeit zu gelten. Darin liegt eine Willkürkomponente, die wir sonst nicht kennen — eine Beziehung auf Erlebnissphären, die uns unheimlich bleiben, auch wenn wir mit der Unheimlichkeitssphäre künstlerischer Phantastik vertraut sind. — Wir verzichten darauf, von diesem Gesamteindruck aus die Einzelheiten zu entwickeln, und ziehen wiederum den vorsichtigen Weg vor, von dem Material langsam zu Allgemeinbegriffen aufzusteigen.

Von größter Wichtigkeit wäre es, wenn wir bereits an den einfachsten Kritzeleien Merkmale beschreiben könnten, die uns aus dem Umkreis des Normalen sicher hinauswiesen. Wir müssen gestehen, daß wir trotz wiederholter Bemühung zu stichhaltigen Ergebnissen nicht gelangt sind. Das liegt, wie schon im theoretischen Teil erwähnt, einmal daran, daß wenig brauchbare Vorstudien über diese Niederschläge primitivster Ausdrucksbewegungen gemacht worden sind, und ferner daran, daß Vergleichsmaterial von gesunden Erwachsenen völlig fehlt. Auch unter den bearbeiteten Kinderzeichnungen gibt es nur wenig Material, das dieser Stufe entspricht. Man muß schon auf das Alter von 2 bis 4 Jahren zurückgehen, um entsprechende Kritzeleien zu finden. Meist unterscheiden sich diese von unserem Material dadurch, daß Linienzüge zögernd und unsicher ausfahrend quer über das ganze Papier geführt sind, oder daß verwickelte Liniengewirre wie Knäuel gebildet werden. Die kleinen zerfetzten Formelemente treten zurück — das würde wohl so zu deuten sein, daß diese mindestens im Bewegungstypus von Buchstaben und Ziffern abgeleitet und daher dem Kinde fremd sind. Ansätze zum Abbilden werden dem Kinde sicher erst von den Erwachsenen nahegebracht. Das Kritzeln ist ihm ein Bewegungsspiel; daß man überhaupt etwas abbilden kann, liegt ihm völlig fern. Dagegen zeigt sich spontan die beginnende Ordnungstendenz, indem etwa alle Linien einer Hauptrichtung folgen oder ein Schnörkel mehrfach wiederholt wird.

Die Unbestimmtheit, Unbeholfenheit, Zuchtlosigkeit der Strichführung bei unseren Kritzeleien erlaubt keinesfalls einen Schluß auf pathologische Zustände des Urhebers. Vielmehr kennzeichnen diese Merkmale einfach die ungeübte Hand, den Mangel an elementarer Formabsicht, wie er in der Handschrift schreibungewohnter Personen ganz entsprechend zum Ausdruck kommt. Klarheit über den Ausdrucksgehalt solcher Merkmale kann nur an einer größeren Menge von Kritzeleien gesunder Erwachsener geschaffen werden. Theoretisch ließe sich erwarten, daß bedeutende Unterschiede zu finden wären und daß hochgradige Ermüdungszustände diese Unterschiede wieder verwischen würden, wie sie ja auch die Handschrift stark verändern, und zwar abschleifen. Auch die Leerheit der Kritzeleien, die man stets betonen wird, ist nach diesen Gesichtspunkten zu beurteilen. Den Ansporn zu genauerer Untersuchung dieser Nichtigkeiten sollte immerhin der Umstand geben, daß man noch aus solchen Kritzeleien bekannte Persönlichkeiten wohl stets erkennt und unbekannte zu unterscheiden vermag. Demnach muß es möglich sein, aufzuzeigen, worin dieser persönliche Linienrhythmus besteht.

Auf festerem Boden stehen wir, sobald Hauptgestaltungstendenzen wirksam sind. An sich kann es gewiß keine einzige Ordnung von Formelementen geben, die nicht völlig ernst zu nehmen und — abgesehen von allem künstlerischen Werturteil — als normale Ausdrucksform anzuerkennen wäre. Dennoch befremden einige Züge an unserem Material dadurch, daß sie rein quantitativ alles Gewohnte überbieten. Eine einfache Reihung etwa wird mit schrankenloser Pedanterie durchgeführt, ein Motiv wird sozusagen zu Tode gehetzt, ohne daß es einer höheren formalen Absicht unterstellt würde. Es herrscht eine starre Konsequenz, die nicht durch andere Impulse reguliert und zur Zeit abgebremst wird und die deshalb jeder sinnvollen Pointe entbehrt. Zu jeder Formgesetzmäßigkeit gehört irgendeine überzeugende Einheit, der sich die Elemente unbeschadet aller Eigenheit unterordnen. Schroffe Diskrepanz zwischen diesen beiden Faktoren ist bei unserem Material häufig. Einerseits wird eine Regel bis zu pedantischer Leerheit übertrieben, andererseits tritt an den Elementen oder an ihrer einfachsten Bindung eine befremdende Willkürkomponente auf, die sich nun nicht der Gesamtform fügt, sondern wiederum mit nüchterner Konsequenz durch das ganze System geführt wird.

Bei den reichhaltigeren ornamentalen Blättern ist die Neigung zu wuchernder Üppigkeit häufig. Was solchen Zeichnungen ihren unbestreitbaren Reiz verleiht, ist nichts anderes als der einheitliche Rhythmus der Strichführung, der nicht durch rationale Zwecke gebunden ist, sondern sich freispielend über das Blatt hin entfaltet. Darin liegt jene echte Lebendigkeit, die von Konvention und Schulung so leicht erstickt wird, weil sie eben nur bei völliger Unbefangenheit gedeiht. Solche Blätter fallen daher mit Recht als Träger von echten Gestaltungswerten auf. Ihnen eignet, was landläufiger schematisierter Gestaltung am meisten fehlt, und was wir in vielen Bildwerken Ungeübter, seien es Kinder oder Primitive, bewundern: jene einheitliche Lebendigkeit des Rhythmus, die als Ausdrucksform triebhaften, noch nicht reflektiv gebrochenen Handelns gelten muß.

In anderer Richtung liegen die charakteristischen Merkmale im Bereiche der Abbildetendenz. Da fällt vor allem die größte Sorglosigkeit in der Wahl der Motive auf. Kein anschaulicher Zusammenhang wird angestrebt, sondern was in freisteigender Assoziation in den Blickpunkt des Bewußtseins rückt, wird unbekümmert festgehalten. Dabei wirkt die naturgegebene Zuordnung der Formteile nicht im geringsten verpflichtend, vielmehr werden gerade Bruchstücke bevorzugt, die draußen in der Umwelt durchaus nicht isoliert vorzukommen pflegen (einzelne Körperteile u. dgl.). Gerade hierin scheint eher ein brauchbares Merkmal gegeben zu sein. Denn in der Kinderzeichnung und in der Kritzelei des gesunden Erwachsenen überwiegen — wenn schon reale Motive dargestellt werden — die naturgegebenen Zusammenhänge mindestens bis zur Einheit des Organismus. Dagegen findet man in Verbrecherzeichnungen an Gefängniswänden und auf Tatuierungen häufig solche Formteile. Dabei handelt es sich eben psychologisch nicht um Abbildung, sondern um eine symbolische Bilderschrift, die noch eng verwandt ist mit den Bilderschriften der frühen Kulturvölker und der Primitiven. Hierauf ist noch zurückzukommen.

Hüten muß man sich auch, bei abbildenden Zeichnungen Ungeschick im Strich, kindliche Züge in der Auffassung u. dgl. schon pathognomisch zu verwerten. Zwei Serien von Zeichnungen, die in verschiedenen Gefängnissen angefertigt wurden[29]), beweisen schlagend, daß auch der nicht geisteskranke ungeübte Erwachsene durchaus „kindlich" zeichnet. Und noch schlagender beweist das eine große Serie von Zeichnungen ungarischer Analphabeten[30]), die während ihrer Militärzeit, also im Alter von 20—30 Jahren, angefertigt wurden. Es handelt sich, um nur an die Hauptmerkmale des kindlichen Zeichnens zu erinnern, um die Mischung von Vorder- und Seitenansicht bei der Darstellung von Personen, das „Durchsichtigmachen" sich überschneidender Formen und ähnliches. Alle diese Ausdrücke sind, von dem seelischen Vorgang im Kinde aus gesehen, völlig irreführend; sie treffen nicht den Vorgang im Kinde, sondern „erklären" die Abweichungen von dem konventionellen Anschauungsbild des Erwachsenen. Ferner gehört hierher das Fehlen perspektivischer Bemühungen, der Mangel eines einheitlichen Größenmaßstabes und einer Anschauungseinheit im Sinne eines „Blickpunktes" usw.

Eher verwertbar ist eine andere Eigenschaft, die wir bei zahlreichen Kritzeleien und einfachen Zeichnungen feststellen: die Neigung, jede Fläche vollständig auszufüllen, so daß keine freie Stelle übrigbleibt. Bei leeren Kritzeleien und ornamentalen Mustern mag das im Sinne der Gestaltungstendenzen liegen, dagegen widerspricht es durchaus dem Wesen der Abbildung, die doch auf Individualisieren oder zum mindesten auf klares Hervorheben des Gemeinten ausgeht. Diese natürliche Tendenz wird durchkreuzt von der anderen, das Blatt nach Art eines Teppichs von einem Rande bis zum anderen mit Motiven zu bedecken, wuchernden Reichtum zu geben statt überschaubarer Einfachheit. Wieweit dabei der horror vacui wörtlich zu nehmen ist als Angsterlebnis an leeren Stellen, oder wieweit wir von einem hemmungslosen Drang sprechen müssen, Spuren des eigenen Erlebens spielerisch auszuschütten — das läßt sich empirisch noch nicht klären. Vielleicht stößt man doch einmal auf Selbstzeugnisse zu diesem Problem. Jedenfalls muß man auch in diesem Zusammenhang wieder an den Bilderschriftcharakter sehr vieler derartiger Zeichnungen denken. Darin liegt, daß es dem Zeichner eben doch nicht eigentlich so sehr auf Abbildung der dargestellten Gegenstände ankommt, sondern daß er sie um der besonderen Bedeutung willen, die sie für ihn besitzen, sich anschaulich vergegenwärtigt. Die Einstellung des Zeichners wäre dann weit entfernt von der eines Naturalisten, in dem der reiche äußere Schein der Welt draußen das Verlangen weckt, sich in diese Pracht zu versenken und nachbildend davon einzufangen, was er vermag. Viel näher stände unser Zeichner dem Schriftsteller, der sich in Selbstbetrachtungen ergeht und lässig seine Einfälle schildert. Würde der etwa sagen: „Wenn ich mir vergegenwärtige, wie der Nachbar Schmidt mit der Pfeife im Mund am Amboß stand und seine Hufeisen hämmerte" — so wird statt dessen (Abb. 37) ein Amboß hingezeichnet, eine Pfeife, ein Hufeisen, eine Zange, Nägel usw., alles was nun in freier Assoziation aufsteigt. Den verbindenden Sinn, die Bedeutung, behält der Zeichner für sich, seine Bilderschrift gibt nur die Hauptwörter. Und damit ist Verwandtschaft und Unterschied solcher Bilderschrift von den sonst bekannten geklärt: jene, mögen sie nun von alten Ägyptern, von Indianern oder modernen Verbrechern (Gaunerzinken) stammen, stützen sich stets auf eine Konvention. Sie sind auf festen Begriffen aufgebaut und jedes Zeichen hat seine bestimmte Bedeutungsbreite, die dem Kenner eben vertraut ist. Was unser Zeichner sich schafft, ist eine autistische Bilderschrift, zu der nur er selbst den Schlüssel besitzt. Es ist, um ein klinisches Symptom heranzuziehen, ein Verbigerieren in Bildzeichen.

Ordnen wir diese an den einfachsten Zeichnungen gefundenen Merkmale nach ihrer pathognomischen Verwertbarkeit, so kommen dafür nicht in Frage: einmal die Merkmale des ungeübten Zeichners, Unbeholfenheit, Unbestimmtheit, Zuchtlosigkeit des Striches, kindliche Darstellungsweise realer Objekte, ferner die positiven Gestaltungsqualitäten, die vorwiegend in der einheitlichen lebendigen Rhythmik mancher ornamentaler Zeichnungen zutage treten. Dagegen dürfen wir mit einiger kritischen Vorsicht als verdächtig für einen pathologischen Zustand ansehen: die krause Mischung von Linien, Buchstaben, Ziffern, Abbildfragmenten (Parallelen sind allerdings auf Telephonblocks nicht selten!), die pointelose, keiner Gesamtheit untergeordnete Konsequenz, mit der ein Motiv, sei es Formenelement oder Ordnungsregel, durchgeführt wird, die Häufung von Formfragmenten zumal bei gleichzeitiger pedantischer Anordnung zu lückenloser Flächenfüllung, der Charakter einer geheimen Bilderschrift. Nicht nachdrücklich genug kann betont werden, daß natürlich jedes dieser Merkmale unendlich oft im Bereiche der Kunst aufweisbar ist. Niemals also kann man hier von Merkmalen im Sinne eines körperlichen Symptoms reden, etwa eines Reflexausfalles. Jede nur denkbare Absurdität sogar kann in der Gesamtrechnung eines gestalteten Werkes restlos aufgehen, und nur darauf kommt es an. Wichtiger als die Anerkennung verdächtiger Merkmale ist uns daher der Nachweis der keineswegs pathognomisch deutbaren und derer, die Träger positiver Gestaltungswerte sind.

2. Gestaltungsmerkmale der komplizierteren Bildwerke.

Obwohl wir uns nunmehr auf die Gesamtheit der uns bekannten Bildwerke beziehen, nicht einmal nur auf die abgebildeten, sei doch zur Erleichterung auf ein paar typische Stücke hingewiesen, an denen die Merkmale sich ganz besonders drastisch verkörpern. Dies sind die Arbeiten des Falles Knüpfer (Abb. 124—128), die meisten Blätter des Falles Klotz, besonders aber Abb. 108, und von dem Plastiker Brendel in erster Linie Abb. 95. Als allgemeinste Eigenschaft, die sich bei der Mehrheit unserer Bildwerke aufdrängt, erscheint uns das Überwiegen aller jener Tendenzen, die wir von einem Spieltrieb, einem noch nicht auf Zwecke gerichteten Betätigungsdrang ableiteten. Es sei daran erinnert, daß wir damit nicht von ferne etwa Spiel und Ernst moralisierend in Gegensatz brachten. Sondern der Akzent lag darauf, daß bei dieser weitverzweigten Gruppe von Betätigungen die aufsteigenden Impulse frei, einfallsmäßig, verwertet werden, ohne einem von außen auferlegten Zweck oder einer Bedeutung dienstbar gemacht zu werden. Gerade darum aber spricht sich in solchen freien Betätigungen die persönliche Eigenart am unmittelbarsten aus, und zugleich repräsentieren sie uns die Urform jedes Gestaltungsvorganges, ja der echten Intuition. In der so verstandenen spielerischen Betätigung, wozu besonders das Ausdeuten unbestimmter Formen gehört, erscheint anders ausgedrückt die „Phantasie".

Von den Vorstellungsinhalten wird später die Rede sein. Hier handelt es sich nur um die Tendenz, die Einstellung, den Ablauf, um nicht zu sagen den Mechanismus solcher spielerischen Gestaltung. Unsere ausgiebige Umschau unter ähnlichen Vorgängen im täglichen Leben und im Bereich der künstlerischen Gestaltung erschwert uns nun freilich eine kurze Entscheidung darüber, wo wir die Grenze pathologischer Spielfreudigkeit ziehen sollen. Es ist in der Tat bei einiger Sachkenntnis und Kritik unmöglich. Man könnte bei irgendeinem Grade von Zusammenhanglosigkeit eine solche Grenze anzusetzen versuchen — aber sie würde nur für die persönliche Phantasieanlage des Grenzsetzers und seine Unkenntnis phantastischer Kunstwerke aller Zeiten Zeugnis ablegen. Nur in einer Richtung kann man wenigstens gefühlsmäßig auf fremden, nicht mehr zugänglichen seelischen Boden schließen: wenn uns die vitale Bedeutung solcher Spielerei für ihren Urheber bekannt wird. Der einfache Gesunde stärkt und erfrischt sich irgendwie in jeder spielerischen Betätigung; der Schaffende sucht letzten Endes in den ausschweifendsten Bizarrerien seiner Phantasie noch Symbole für Wesenhaftes. Bei unserem Material hingegen bleibt oft genug das Spiel Selbstzweck, wo nicht fast einziger Lebensinhalt, wie bei dem Fall Klotz, von dem hier nur wenige Treffer aus zahlreichen Nieten wiedergegeben sind.

Wenn Justinus Kerner Klexographien anlegt, so sammelt er das Gewirr aus Zufall und Willkür in einigen Versen ein und fügt es zu einem noch so losen sinnigen Ganzen, das nun wieder den Stempel seiner Persönlichkeit trägt. Das ist wohl der typische „normale" Vorgang beim Spiel: das Sinnlose kann jederzeit mit sinnvoller Deutung durchdrungen oder aber als Unsinn abgelehnt werden. Der Schizophrene ist seiner Spielerei ausgeliefert — denn er steht im Banne des geheimen Sinnes alles Wahrnehmbaren und zumal alles von ihm Erzeugten. Ihm ist gleichsam auferlegt, diesen Sinn zu finden, der ihm objektiv in dem Gegenstande zu stecken scheint. Und es liegt wohl an seiner allgemeinen Unstetheit oder Konzentrationsunfähigkeit, wenn er solcher Deutung meist nicht nachgrübelt, sondern sie wiederum spielerisch, oft heute so und morgen anders hinwirft. Wird aber eine Deutung spielerisch entstandener Formen systematisiert, so liegt erst in den Verschrobenheiten dieses Systems der sichere Beweis, daß die Spielerei auf pathologischem Boden erwuchs. — Wir halten fest, daß bei unserem Material zweifellos das freie Formspiel ungewöhnlich stark überwiegt, ohne daß man daraus an sich schon ein beweisendes pathologisches Merkmal machen könnte.

Ähnlich verhält es sich mit der zweiten Haupteigenschaft, der Neigung zu wuchernder Üppigkeit der Formensprache. Sie geht Hand in Hand mit dem Spieltrieb. Hauptbeispiele bietet wiederum der Fall Klotz, ferner Fall Beil und die Abbildungen 5, 6, 14, 46, 71, 77. Es liegt etwas Barbarisches in dieser Freude am ungehemmten Ausgießen von Farbe und Form, soviel das Blatt nur zu fassen vermag. Jedenfalls aber auch etwas Naiv-Unbedenkliches oder, wenn man will, Unkritisches, das man wiederum an sich noch nicht als Kennzeichen werten kann, sondern erst im Zusammenhang mit anderen Zügen.

Entscheidender sprechen die Besonderheiten im Bereich der Ordnungstendenz, wie wir das schon an den einfachen Kritzeleien hervorhoben. Zwei Haupttatsachen stehen einander gegenüber: einerseits finden wir in den Werken durchaus verschrobener und zerfallener Kranker, ja sogar bei Paralytikern einen einfachen und folgerichtigen, oft geradezu monumentalen Aufbau selbst bei ganz gleichgültigem Detail (Abb. 10). In solchem Falle wäre gleichsam das konstruktive Gerüst allein in dem Schutt der Formenelemente stehen geblieben. Andererseits aber nähern sich Blätter mit ganz locker zusammengewürfelten Formelementen oft einem Chaos, ohne daß irgendein Ordnungsprinzip angebahnt würde. Der letztere Fall ist jedoch keineswegs häufig, wie der Laie zu erwarten geneigt ist. Wir haben nur ein Beispiel in Abb. 64 wiedergegeben. Die suggestive Gewalt der einfachsten Gestaltungsprinzipien: Reihung, regelmäßiger Wechsel, Symmetrie erweist sich dagegen als ganz überraschend stark. Sie trotzen beinahe jedem Zerfall und zeugen damit für die tiefwurzelnde Neigung, dem Chaos der Welt draußen eine abstrakte Ordnung, ein Gesetz entgegenzuhalten. Freilich wird daraus nun selten nur jene freie, lebendige Ordnung, die wir als Gestalt gewordenen Rhythmus bezeichneten. Sondern es überwiegt die Regel einer starren mechanischen Abfolge, die Pedanterie einer stumpf-gleichmäßigen Wiederholung, die durch keine übergeordnete Formabsicht reguliert wird. Wir nannten diesen Zug schon die pointenlose Konsequenz, mit der ein Motiv, sei es eine Form oder eine Ordnungsregel, selbständig durchgeführt wird. Diese eigensinnige Willkürkomponente (wie in Abb. 46, 124) scheint allerdings fast spezifisch zu sein. Sie entspricht den Symptomen, die als Iterationen, Stereotypien bekannt sind.

Auf ein weites Feld führt uns eine vierte Eigenart unserer Bildwerke: das rücksichtslos freie Schalten mit der Umwelt. Es wurde mehrfach betont, daß liebevolle realistische Darstellungen sehr selten sind und überwiegend von Leuten stammen, die als Dilettanten vorgeübt sind. Wenn wir daher von Abbildetendenz sprachen, so konnte sich das nur auf die Einstellung zu den Detailformen beziehen. Gegen die realen Zusammenhänge gibt es bei unseren Bildnern keinerlei Verpflichtung, und zwar um so weniger, je stärker ihre Gestaltungskraft ist. Am weitesten geht darin wohl der Plastiker und der Fall Klotz. Warum soll auf Abb. 108 eine Haarwelle nicht zugleich ein Adlerflügel sein, warum nicht ein Ganymed hinter einem modischen Gecken auffliegen? Pudel spielen auf einem Sofa, das an einem Felsen steht — ein Nilpferd mit zwei Köpfen steht auf einem Stiefelknecht — solche Beispiele können in beliebiger Zahl gesammelt werden. Wohl ist diese Art von verantwortungsloser Phantastik nicht zu scheiden von jener Phantastik in der Kunst, die uns von der irischen Ornamentik über mittelalterliche Skulptur und Buchkunst bis zu Breughel, Bosch und Kubin geläufig ist — gar nicht zu reden von der Kunst des Ostens und der Primitiven. Nur hat die Willkür in der Wahl der Formteile und ihrer kecken Vermischung, oft mit deutlichem Gefallen an der Absurdität des Resultates, eine Nuance der Zügellosigkeit und der Pointelosigkeit, die sonst sehr selten vorkommt.

Man könnte hier nach der psychologischen Grundlage dieser Neigung fragen. Sie hängt zweifellos mit der spielerischen Einstellung zusammen, aber sie beruht letzten Endes doch auf dem Verhältnis zu der Umwelt. Kein Gegenstand da draußen hat mehr einen Eigenwert, um den man sich etwa schauend oder nachbildend bemühen würde. Sondern alles ist nur Material für die Selbstherrlichkeit einer weltabgewandten, autistischen Psyche. Wenn wir den Begriff des Autismus in der Psychopathologie nicht besäßen, wir müßten ihn bilden angesichts der zwingenden Merkmale, die unser Material für solche Introversion uns aufdrängt. Haben die Dinge draußen ihren Eigenwert eingebüßt, sind sie nichts mehr an und für sich, so werden sie als dienende Objekte Träger und Repräsentanten für die seelischen Regungen des Bildners. Ein Kinderkopf, draußen gesehen, durchwächst sich mit greisenhaften Zügen und kündet dem Zeichner den Tod (Abb. 56), der aus der Erde gezogene Rettich gemahnt an Christus mit Kelch und Oblate, Köpfe werden Schauplätze greulicher Figurenverschlingung (Abb. 53—54), auf Einlegesohlen tragen sich grausige Szenen zu, die alte Schrecknisse enthüllen (Abb. 71—72), Köpfe vereinigen sich, zwei Kaiser werden zu einem (Abb. 98), Leiber verschwinden zwischen Kopf und Beinen (Abb. 89), Christus steht nur an Stelle des Zeichners oder Schnitzers im Bildwerk usw. Solche kraft eigener Machtvollkommenheit des Urhebers aus wunderlichen und großenteils sicher wahnhaften Einfällen aufgerichtete Bedeutsamkeit wird gern durch orakelhafte Beischriften noch gesteigert — Erinnerungen an Erlebtes, Augenblickseinfälle, von Wünschen oder Angst bestimmt, Zauberabsichten , alles kann sich an harmlos aussehende Kleinigkeiten heften. Gerade dieser unverhältnismäßige Gegensatz zwischen einfacher tatsächlicher Bilderscheinung und der Bedeutsamkeit, die für den Urheber darin steckt, ist ein charakteristischer Zug, wenn auch der Kontrast nicht immer so grob ist, wie auf dem „Wald mit Drachen und Vögelchen" (Abb. 64).

Die Gewohnheit, alle Dinge der Außenwelt nur als Material für den eigenen seelischen Haushalt zu verwenden, führt nun auch verhältnismäßig einfache Begabungen unversehens zu einer mehr oder weniger symbolischen, jedenfalls aber ganz festen beständigen Formensprache — zu einem persönlichen Stil.

Man kann das an jedem unserer Hauptfälle ohne weiteres feststellen, aber auch die Mehrzahl der übrigen Fälle gelangt dahin. Insofern entspringt also gerade aus der autistischen Weltabgewandtheit und Selbstherrlichkeit eine Eigenschaft, die man im Bereiche der Kunst ziemlich hoch einzuschätzen pflegt, wenn auch erst der Vollendungsgrad oder die Spannungshöhe zwischen Lebendigkeit und Gestaltung über die Rangstufe entscheidet. Von dem substantiellen Gehalt der Symbolik wird noch zu reden sein. In der Gestaltungssphäre erhebt sich nur noch die Frage, wie weit die Zeichner für die Bedeutsamkeit, die sie in ihre Bildwerke legen, traditionelle Symbole verwenden, wie weit sie selbst neue schaffen und worin beidemal etwa das Auffällige liegt. Diese Frage ist in der Tat so fesselnd, daß sie einer ausführlichen Behandlung bedarf. Wir deuten hier nur die Hauptpunkte an: als Quellen der Symboltradition kommen in Betracht die Kirche, volkstümlicher Brauch und besonderes Studium. Sofern nun der Zeichner auf allgemein üblichem Vorstellungsboden sich bewegt, fließen ihm die beiden ersten Quellen von selbst zu. Was uns dann auffällt, ist die Vorliebe für dekorativen Aufbau der symbolischen Formen, für eine Art graphische Rekapitulation des Vorstellungsbereichs. Das ist ziemlich häufig auf allen Gestaltungsstufen. Die kompliziertesten Symboliker machen sich ein Studium daraus wie der Heiligenmaler Moog, der die kirchliche Symbolik und die allegorische Bedeutung der biblischen Szenen in erstaunlicher Weise beherrscht. Dagegen wird das Problem schwierig und spannend zugleich, wenn die Kranken eigene weltanschauliche Kämpfe mit Trieben und kulturellen Mächten ausfechten. Hierbei nämlich — der Fall, von dem Abb. 78 stammt, ist der Hauptvertreter dieses Typus — bedienen sie sich wohl traditioneller Symbole, aber aus den eigenen Konflikten, vielleicht auch mit Hilfe von Lektüre, erwachsen ihnen oft wohl ganz einfallsmäßig oder, von anderem Standpunkt, intuitiv neue Bedeutungen für alte Zeichen oder auch neue Zeichen.

Über ausdruckspsychologische Nuancen und ihre Deutung können wir, wie schon erwähnt, noch nicht viel beibringen, was systematisch zu belegen wäre, und verzichten deshalb lieber ganz darauf, von der Strichführung in Beziehung zum Charakter und zum seelischen Zustand des Bildners zu sprechen. Dagegen haben wir auf Abb. 168 Handschriftproben der Hauptfälle zusammengestellt, die für die noch völlig ungeklärte Frage, wie eine Geisteskrankheit sich im Schriftbild bemerkbar macht, wertvolles Material liefern, zumal die betreffenden Fälle ja ziemlich ausführlich geschildert sind. Nach vorläufiger Mitteilung von L. Klages scheint es in der Tat bei der großen Mehrzahl der Schizophrenen so gut wie ausgeschlossen, daß man Anzeichen ihrer veränderten Persönlichkeit in ihrer Schrift nachweisen kann — natürlich sind nicht Kranke in akuten Schüben, mit katatonischen Symptomen gemeint, sondern ruhige verschrobene Endzustände, Paranoide u. dgl. — Völlig ungeklärt ist auch noch die Frage, ob sich irgendeine konstante Neigung in der Farbenwahl bei allen Schizophrenen oder bei besonderen Typen nachweisen läßt. Unsere Versuche in dieser Hinsicht, die von fachkundiger Seite unterstützt wurden, haben bislang zu gar keinem Ergebnis geführt. Es ist keinerlei Regelmäßigkeit zu bemerken. Grellste Buntheit kommt ebensooft vor wie jede Art von Farbenauswahl, von kräftig kontrastierenden Akkorden bis zu matten Abtönungen um eine Mittelfarbe.

3. Der seelische Wurzelbereich des Ausdrucksbedürfnisses.

Wenn wir erst nach ausführlicher Behandlung der Gestaltungskomponenten auf die substantielle seelische Erlebnisgrundlage uns einlassen, so geschieht das gewiß nicht aus Neigung zu einem Formalismus, sondern rein aus methodischer Vorsicht. Die ideale Darstellungsweise auch von Gestaltungsproblemen würde von dem Weltbild und der seelischen Struktur einiger Individuen ausgehen und das Gestaltete möglichst lückenlos als Ausdruck dieser Individuen — freilich innerhalb einiger unentrinnbarer Gestaltungsprinzipien — nachweisen. Ist das schon bei einem Künstler, der sich zu den zentralen Problemen seines Daseins immerhin reichlich zu äußern pflegt, sehr schwierig, so wird es fast aussichtslos bei einem Schizophrenen, der in seiner seelischen Struktur und seinen Funktionen nicht mit unserem Maß zu messen ist. Mögen in unseren zehn Biographien von Schizophrenen viele Einzelheiten und manche überraschende Verknüpfungen noch so fesselnd sein — ihre Unzulänglichkeit als überzeugende Erlebnisgrundlagen für die Bildwerke wird keinem Tieferschauenden verborgen bleiben. Was wir an Tatsachen sammeln, ist ein Flickwerk aus Beobachtungen zahlreicher Ärzte; dem Spiel des Zufalls und der Marotte des Beobachters sind wir preisgegeben bei jeder dieser „objektiven Tatsachen". Fußen die Angaben aus dem Leben des Kranken etwa nur auf seinen eigenen Schilderungen, was oft genug aus der Krankengeschichte nicht ersichtlich ist, so können wir nicht beurteilen, wie weit er fabuliert hat. Berichten Angehörige, so kennen wir die Absichten nicht, nach denen sie ihre Mitteilung auswählten. Kurzum, der Glaube an die Objektivität von Krankengeschichten ist leicht zu erschüttern. Dagegen sind Bildwerke objektive Ausdrucksniederschläge. Und werden sie von einem Beobachter gedeutet, der seine theoretischen Voraussetzungen auf-

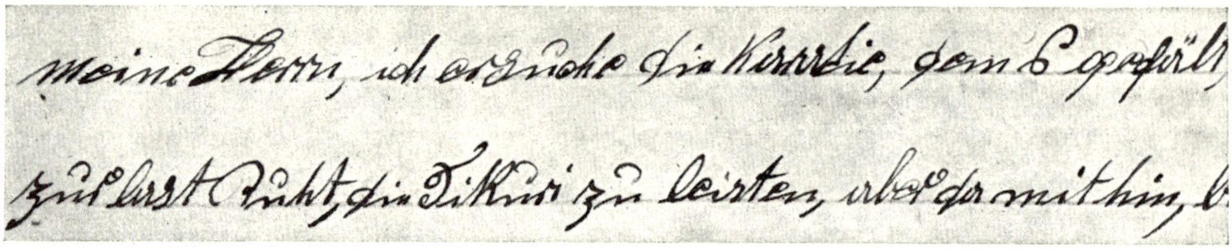

a

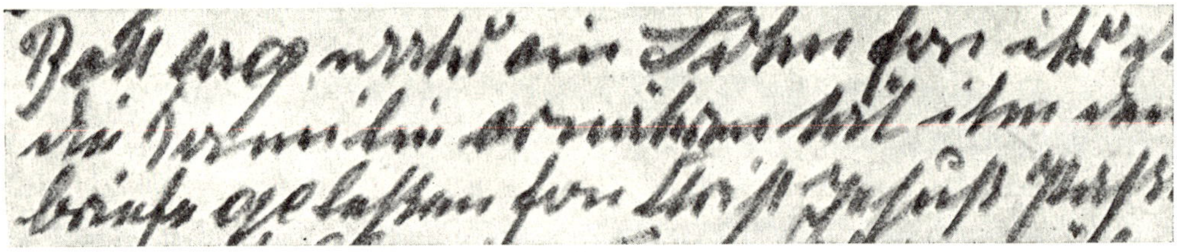

b

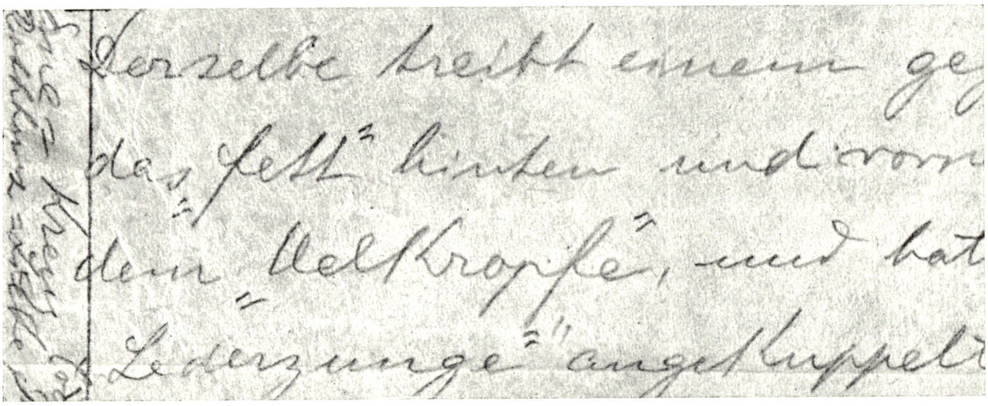

c

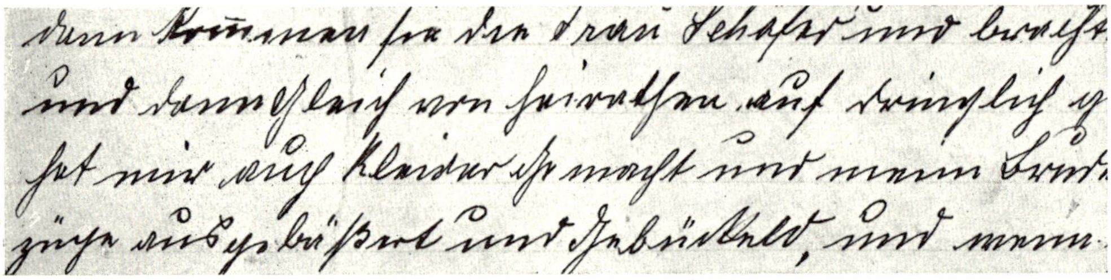

d

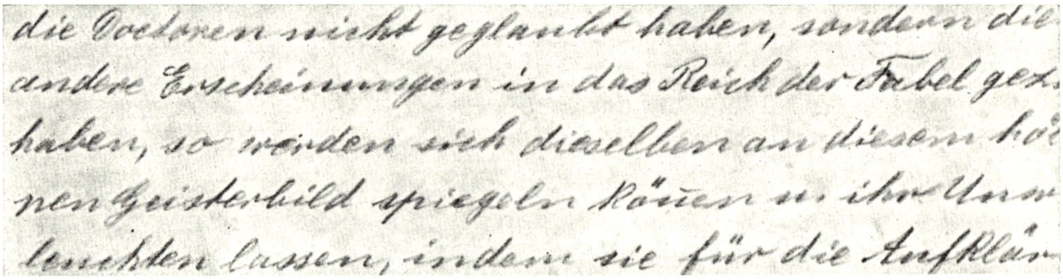

e

Abb. 168 a—e. Handschriften der Fälle 17 (a, b), 36 (c), 16 (d), 18 (e). Natürliche Größe.

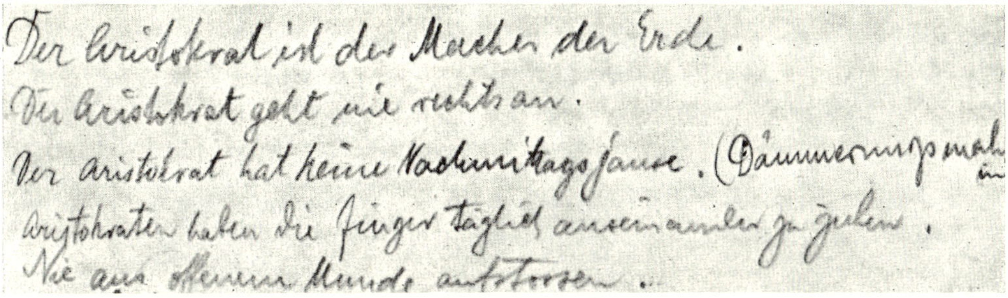

f

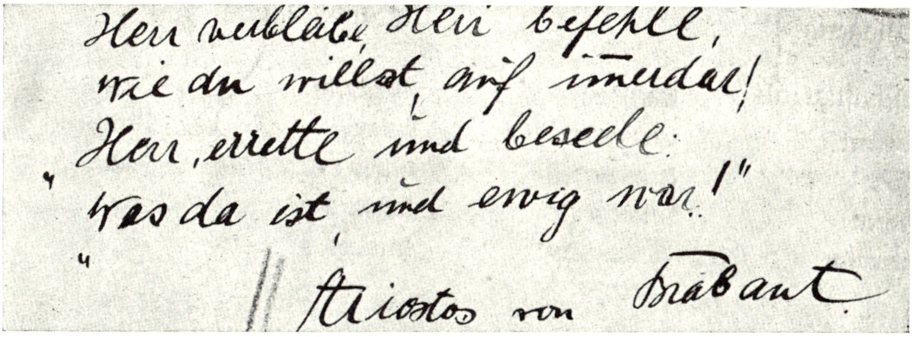

g

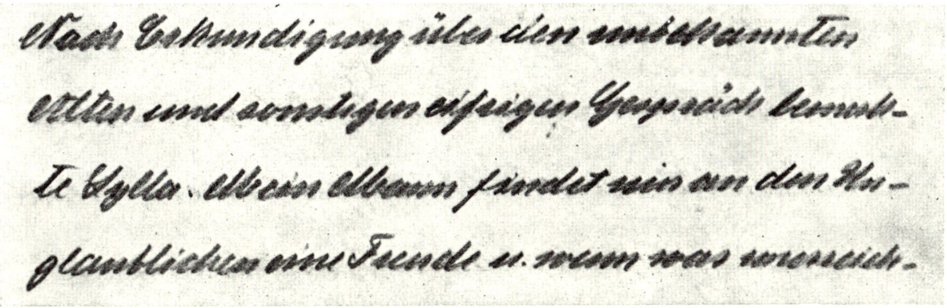

h

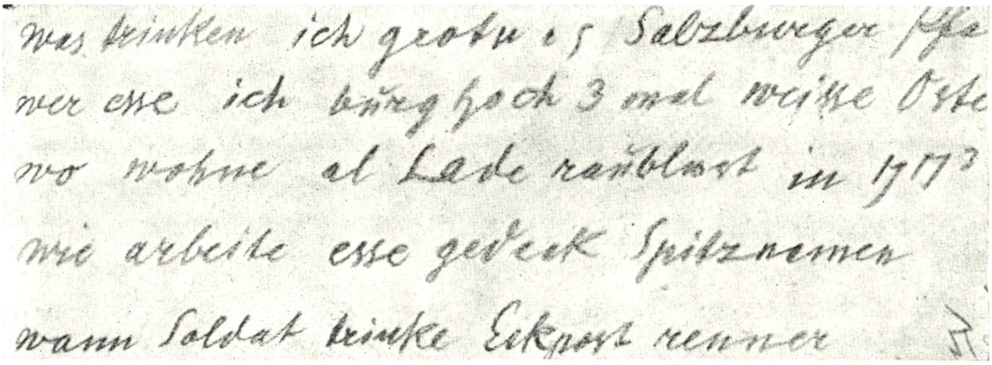

i

Abb. 168 f—i. Handschriften der Fälle 90 (f), 193 (g), 180 (h), 244 (i). Natürliche Größe.

deckt, so mag leicht auf diesem Wege ein höherer Grad von Objektivität erreichbar sein.

Aus solchen Bedenken heraus wird man unsere Zurückhaltung in der folgenden Darstellung der substantiellen seelischen Erlebnisse Schizophrener würdigen. Die rein psychiatrische Auffassung reicht nicht aus, die psychoanalytische ist gerade in der weitausgreifenden Symboldeutung fruchtbar, aber nur bei sehr großem Wissensschatz und Kritikfähigkeit; die ethnologisch-völkerpsychologische Bearbeitung des magischen und symbolhaften Denkens hat erst begonnen. Daher bergen Deutungsversuche, die nicht ausreichend fundiert sind, nur die Gefahr, Verwirrung in den lebendigen Bemühungen zu stiften, die von allen Seiten im Gange sind. Aus diesen Gründen begnügen wir uns einstweilen mit einem Überblick, der des Ausbaus von kundiger Hand sehr bedürftig ist[31]).

Wir vermißten schon in anderem Zusammenhange die Darstellung einfacher anschaulicher Erlebnisse bei unserem Material. Sie fehlen nicht, aber sie spielen nur eine geringe Rolle. Es wurde auch schon betont, daß solche Werke in realistisch abbildender Tendenz fast nur von Dilettanten und Künstlern stammen, nicht von Ungeübten. Daher liegt die Erklärung nahe, daß in diesen Fällen altgewohnte Reaktionsweisen mehr automatisch noch ablaufen, während bei neu entstehender Zeichenneigung solche schlichte Abbildeeinstellung dem Schizophrenen fernliegt. Ein Fall der Sammlung z. B., der in allen Künsten dilettierte, wiederholte an 40mal den Ausblick aus seinem Fenster in verschiedenen Beleuchtungen, meist auf Klosettpapier mit Aquarell, Bleistift und Tinte. Darin spiegelt sich, ohne jeden pathologisch verdächtigen Zug, das Ringen eines auf realistische Anschauung gestellten Dilettanten mit einem Motiv und seine Freude an Variationen über ein stoffliches Thema. Er war auf diesem Gebiete imstande, den Eigenwert und Reichtum der Objekte draußen gelten zu lassen und sie zu umwerben.

Sonst aber überwiegt weitaus das Ungewöhnliche, Besondere, und zwar vor allem mit der Bestimmung, daß es in außergewöhnlicher Beziehung zu dem seelischen Zentrum des Urhebers stehe. Hier nun müssen wir wiederum mit kurzem Hinweis abtun, was einer weitausholenden, zumal aber metaphysisch zu fundierenden Darlegung dringend bedürfte: Ein Durchblättern unserer Bilder — und damit übereinstimmend die biographischen Mitteilungen über die zehn großen Fälle — beweist eindringlich genug, daß in dem Seelenleben dieser Kranken die religiöse und die erotische Sphäre offenbar in ganz anderem Maße vorherrschen, als man dies bei Gesunden — bemerken kann, wollen wir vorsichtigerweise sagen. Denn ein Teil des Problems liegt ja in der Richtung, daß man den beliebten „Wegfall der Hemmungen" zitieren und ihm den Unterschied zur Last legen kann. Aber was bringt die Hemmungen zum Wegfall, müßte man weiterfragen. Darauf könnte man die autistische Entwertung der Umwelt, die Überbesetzung des Ich mit affektiven Regungen und dergleichen anführen. Aber man käme doch wohl nicht um einen positiven Faktor, der uns denn für die Schizophrenie so allgemeingültig zu sein scheint, wie nur irgendein Einzelsymptom. Das ist ein ausgesprochener metaphysischer Drang, der ja eigentlich durch die Umweltsentwertung und die Aufhebung des Unterschiedes Wirklich-Unwirklich schon gleichsam vorbereitet ist. Beunruhigend ist an dem Problem jedoch die Frage, ob denn der so fundierte metaphysische Drang des Schizophrenen dem des Gesunden wesensgleich sei, oder ob dieser auf anderen Voraussetzungen aufbaue. Man sieht, wir geraten immer wieder auf das Zielproblem: das Verhältnis der Gestaltungsgrundlagen beim Gesunden und beim Geisteskranken.

Wir sehen die Lösung in der gleichen Richtung wie bei allen derartigen Problemen: die Grundtendenz ist ihrem Wesen nach in beiden Fällen gleich. Sie erhält die näheren Bestimmungen, die dann ihre Eigenart und ihren (kulturellen) Wert ausmachen, erst sekundär durch andere Faktoren, z. B. durch die widerspruchslose Verarbeitung von Erkenntnistatsachen oder die überzeugende Rückführung menschlicher Bedürfnisse auf Grundtriebe u. dgl. m. Man könnte auch eine alltägliche Erfahrung als relativ geringfügige, doch immerhin zu erwägende Bestätigung für diese Auffassung eines einheitlichen, metaphysischen Grunddranges anführen: dem Positivisten und Realisten jeder Art hat noch stets aller metaphysische Drang an sich als verdächtig gegolten, zeige er nun in der Pubertät an, daß der junge Mensch, sich noch nicht von dem Utilitarismus einer rationalisierten Welt fangen läßt, oder verrate er gar die Proteststellung eines Erwachsenen, der sich nicht auf die platte Alltäglichkeit einrichten will.

Auf manchen Bildwerken sehen wir nun einfach kirchliche Themen angeschlagen. Das sind Reminiszenzen, die man nicht als Ausdruck aktiver seelischer Vorgänge ansehen muß. Aber es bleibt auch selten bei solchen Reminiszenzen. Zutaten und Beischriften weisen darauf hin, daß der Bildner den religiösen Problemen nachsinnt und eigene Kombinationen versucht, die bald durch wahllos spielerische Einstellung, bald durch leeres Systematisieren ein wunderliches Gemisch aus Unsinn und orakelhaft eindrucksvollen Wirkungen hervorrufen. Immer spiegelt sich das Milieu, aus dem der Kranke stammt und seine individuelle Entwicklung bis in das kleinste Detail. Was einen aber gerade wegen dieser persönlichen Bedingtheit der Einzelformen in Erstaunen setzt, sind die ganz starken Gesamtwirkungen, die von solchen scheinbar nachrechenbaren Werken ausgehen. Für diesen unbestreitbaren, immer wieder erprobten starken Eindruck gibt es zwei radikale Erklärungen, die völlig befriedigen, sobald man ihre Voraussetzungen anerkennt.

Nach der einen würde es sich lediglich um Zufallswirkungen handeln. Der Mann hätte hingezeichnet, was ihm gerade eingefallen wäre, und der Zufall hätte es gewollt, daß uns dies einen geheimnisvollen tiefen Eindruck machte. Dem Manne selbst läge alles das, was wir zu fühlen glaubten, völlig fern. Wer sich mit solchen Überlegungen zufrieden gibt, sieht eben das Problem gar nicht. Auch wenn der Urheber keine Ahnung hat, was er eigentlich macht, so ist das für das Gestaltungsproblem ganz sekundär, für die inhaltliche Deutung aber eine Erschwerung. Überträgt sich von einem Bild ein Unheimlichkeitsgefühl immer wieder auf jeden Beschauer, so ist damit erwiesen, daß hier eben eine Komponente des Bildes spricht, nicht eine Disposition des Beschauers. Steckt aber eine solche Unheimlichkeitskomponente in dem Bilde, so verdankt sie dem Zeichner ihr Dasein, und das Problem reduziert sich auf die Frage, ob dieser auch unbewußt zur Erzeugung einer solchen Wirkung fähig sei.

Darauf antwortet die andere, im entgegengesetzten Sinne radikale Erklärung, nämlich die mystische: diese Kranken stünden auf völlig irrationale Weise mit den tiefsten Erkenntnissen in Berührung und offenbarten, ihnen selbst unbewußt, erschaute Ewigkeitsbilder. Nehmen wir diese letzten Ausdrücke nicht so wörtlich, als handle es sich um irgendwo real lokalisierte substantielle Dinge oder Wesen, sondern setzen wir dafür menschliche Urphänomene oder urtümliche Bilder, so erhalten wir eine Erklärung, die uns mehr zusagt. Wir kommen in anderem Zusammenhang wiederum auf dasselbe Prinzip: es gibt seelische Äußerungsformen und entsprechende anschauliche Gestaltungen, die bei allen Menschen unter gleichen Bedingungen zwangsläufig fast gleich sein würden, ähnlich wie die physiologischen Vorgänge. Unter der Einwirkung von zivilisatorischen Sitten und beschränkenden Regeln ist ein solcher normaler Ablauf gestört und gehemmt. Ausnahmezustände aller Art aber, in denen die alltägliche Bindung aufgehoben ist, begünstigen jene urtümlichen Ablaufsformen.

Diese Auffassung käme auch den erotischen Erlebnissen zugute, die sich nicht minder frei und wesenhaft in unserem Material äußern wie die religiösen. Und zwar auch darin ähnlich, daß sie selten auf platte Tatsachen, häufig dagegen auf tiefgründige problematische Verwicklungen mit metaphysischem Hintergrunde ausgehen. Nicht als ob die simple obszöne Nuance fehle. Aber sie entspricht gewiß am ehesten dem „Gesunden". Wenn dagegen jemand einen Säemann Samen streuend ausschreiten läßt, und der Acker geht im Hintergrunde in einen weiblichen Schoß über, so ist in dem Manne uralte Fruchtbarkeitssymbolik lebendig und er ist metaphysisch eingestellt auf Lebensgesetze, nicht realistisch auf äußere Tatsachen. — Und wenn gar das Zwitterproblem nicht nur bei dem Plastiker, sondern bei mehreren anderen Schizophrenen gleichfalls in ähnlicher Form auftritt, so beweist das ebenso, daß diese Menschen Urphänomene hartnäckig umkreisen, wie wenig wirkliche Aufhellungsmöglichkeiten ihr geringes Wissen ihnen auch gewähren mag.

Ganz besonders charakteristisch aber ist die Vermischung von religiösen und erotischen Phantasien, die wiederum auf der Urstufe menschlicher Kultur ganz geläufig ist und uns daher als verschüttetes Gut gelten muß — wofern wir nicht auf die davon wenigstens nach außen gereinigte Zivilisation mit stolzer Befriedigung blicken. Wiederholt fanden wir, daß Christus (auf dem Wege der Selbstidentifikation) ebenfalls mit weiblicher Ergänzung — Christine oder die Jesin — vorgestellt wurde, offenbar zur Sanktionierung des eigenen Ergänzungsbedürfnisses. Ein anderes beliebtes Thema ist die Kreuzigung des Weibes, allein oder mit einem Manne gemeinsam. Ferner Christus mit Phallus, als eine Art Fruchtbarkeitsgott. Häufig genug sind die symbolischen Hintergründe undurchsichtig, wie etwa bei dem Bilde Christus mit dem Fischenglas (Abb. 77). Möglich wäre dabei immerhin, daß die „Reinigung" der Frau gemeint wäre. In jedem Falle ist es schwierig, solch ein vieldeutiges Werk nach allen Richtungen hin zu klären, selbst wenn genaueste Erläuterungen des Urhebers vorlägen. Denn die Entstehungsgeschichte im Individuum ist ja nur eine Seite des Problems, und zwar die äußerlichste. Der Gestaltungsvorgang als solcher führt schon tiefer. Aber erst eine überzeugende Darstellung der Symbolentstehung an sich könnte in dem Sinne erschöpfend sein, wie Phänomene, die sich der Meßbarkeit entziehen, überhaupt auszuschöpfen sind[32]. Für uns bleibt einstweilen nur die unanfechtbare Tatsache bestehen, daß unsere Kranken, in erster Linie die Schizophrenen, fast ausnahmslos von einem Streben nach dem Absoluten erfüllt sind, durch das sie oft zu tiefzielenden Problemstellungen gelangen. Wenn sie dann absurde Lösungen ernsthaft behandeln, so sehen wir darin zwar ein kritikloses Verfahren, d. h. eines, das unseren auf bestimmte rationale Begriffsbildung gestellten Denkkonventionen nicht angepaßt ist, und wir führen dieses auf die autistische Selbstherrlichkeit des Urhebers zurück. Aber wir dürfen uns nicht darüber täuschen, daß wir hiermit durchaus kein unterscheidendes Kriterium für die Einstellung des Schizophrenen in Händen halten. In der rationalen Sphäre ist die Einstellung eines Mathematikers, der auf Grund völlig unanschaulicher, aber nach einem logischen Prinzip folgerichtiger Annahmen mit einer vierten Dimension operiert, phänomenologisch schlechterdings nicht zu unterscheiden von der eines Schizophrenen, der als Erklärungsprinzip für bestimmte körperliche Sensationen statuiert eine elektrische Zentralstation, in deren Stromkreis er schwimmt. Das eine ist nicht richtiger, wirklicher, allgemeingültiger als das andere. Es gehört nichts dazu als die konsequente Einstellung auf das Grundprinzip und der Verzicht auf alltägliche Denkgewohnheiten. Erst die Rolle eines solchen „Denkens unter anderen Voraussetzungen" im Lebenslauf des Denkenden setzt den Unterschied. Dort ein freies Spiel, von dem in jedem Augenblick der Rückweg offen steht. Hier beim Schizophrenen ein zwangsmäßiges So-denken-Müssen, ein Gehetztsein, um unerträglichen Erlebnissen durch Systematisierung wenigstens einen Sinn zu geben. Diese affektive Seite verleiht solchen Deutungen jenen Erlösungscharakter, der allen absurden Einzelheiten zum Trotz für den Urheber lebendig ist, sei es, daß die in der Gestaltung gelungene Symbolisierung ihm eine gewisse Befriedigung gewährt, oder sei es, daß er in seinem System wenigstens die Widersacher personifiziert hat, die er nun statt anonymer Mächte bekämpfen kann. (Fall Sell.)

Mit einigem Staunen wird mancher zunächst die Tatsache aufnehmen, daß die Darstellung von Ausnahmeerlebnissen, insbesondere von sicheren Halluzinationen so selten ist. Aber wir dürfen eben die Bedeutung solcher Erlebnisse für den davon Betroffenen keinesfalls mit dem Maßstabe des interessierten Zuschauers richtig zu werten hoffen. Der sucht meist nach beschreibbaren Eigenschaften. Er will wissen, ob die Erscheinung farbig oder farblos, bewegt oder ruhig, bildartig oder leibhaft-körperlich usw. gewesen sei, und ist dann ärgerlich erstaunt, bei dem Halluzinanten fast nie auf Verständnis oder gar sachliches Interesse zu stoßen. In Wirklichkeit gehen aber alle beschreibbaren Qualitäten offenbar im Gesamterlebnis unter, etwa wie die zahlreichen Einzelklänge einer Symphonie einem begeisterten Hörer beim ersten Male kaum zum

Bewußtsein kommen, während der Theoretiker allerdings wohl auf viele Fragestellungen präzise Antworten wüßte. Schade nur, daß über eigene schizophrene Halluzinationen noch nie ein theoretisch Vorgebildeter berichtet hat. Es wäre spannend zu erfahren, ob seine Fragestellungen dem Erlebnis standhalten würden. Die Versuche mit Rauschgiften haben sich immer diesseits der Grenze bewegt, wo das halluzinatorische Erlebnis übermächtig wird. Erst dann aber würde man dem Wesen des Phänomens näher kommen. Und das scheint doch eben darin zu bestehen, daß die halluzinierten Menschen und Tiere nicht als Außenweltsobjekte erlebt werden, sondern als ganz besondere „Erscheinungen" mit überragender persönlicher Bindung an das erlebende Ich. Weniger in der täuschenden Vollsinnlichkeit und Leibhaftigkeit liegt ihre Bedeutung, als darin, daß sie Träger von Erleuchtungen, Offenbarungen, Enthüllungen und Weisungen sind.

Trifft diese Auffassung zu, so wird man es nicht mehr unverständlich finden, daß solche Halluzinationen selten dargestellt werden. Je höher der mystische Erlebniswert, desto geringer ist naturgemäß das Bedürfnis nach sinnlicher Darstellung. — Häufig werden halluzinatorische Erlebnisse erst nach langer Zeit gestaltend verwertet (Fall Neter und Brendel). Auch das würde sich zwanglos erklären: die aktuelle Bedeutung der Erscheinung wäre im Laufe der Zeit abgeklungen, aus der emotionalen in die rationale Sphäre übergetreten, wodurch das Erlebnis nun „Gegenstand" einer Darstellung werden kann. Wiederholt wurde betont, daß Träume nicht selten halluzinatorischen Charakter annehmen. Manche Kranke sind dauernd im Zweifel, ob ihre „Visionen" im Wachen oder im Traum aufgetreten sind. Bei manchen Kranken finden wir angegeben, sie zeichneten ihre Träume.[33]

Ebenso unsicher ist aber auch die Abgrenzung echter, leibhafter Halluzinationen von frei „phantasierten" Kombinationen. In beiden Fällen ist es möglich, daß die entstehenden Anschauungsbilder Wunschphantasien des Urhebers verkörpern. Darin kann also kein Unterscheidungsmerkmal gesucht werden. Wir müssen daran festhalten, daß nicht aus dem Werk, sondern nur aus den Erläuterungen des Kranken die halluzinatorische Entstehung zu sichern ist. Wieviel allein die Apokalypse und die prachtvolle Schilderung der Erscheinung Gottes Hesekiel 1 an ähnlichen Nacherlebnissen ausgelöst haben, ist nicht abzusehen. Und „Geister" sind immerhin noch so populär, daß sie bei unheimlichen, unerklärbaren Erlebnissen des halluzinatorischen Weges nicht unbedingt bedürfen, sondern schon durch begriffliches Einspringen das Ausdeuten unbestimmter Formen erleichtern.

Wir begnügen uns mit diesen Bemerkungen über die Rolle der vorwaltenden Erlebnissphären und charakterisieren nur noch zusammenfassend die Richtung, in der alle bevorzugten Inhalte liegen. Entscheidend ist wohl immer die Vieldeutigkeit der Objekte. Klare sichere Tatsachen haben wenig Anziehungskraft. Aber auch sie lassen sich leicht umdeuten: ein Haarschopf zu einem Adlerflügel, eine lange Perücke zu einer Wasserkaskade, ein halbes Gesicht zu einem Körper, eine Wurzel zu einem Ziegenfuß usw. Dabei gibt es verschiedene Verfahrungsweisen: Man kann etwa irgendeine Eigenschaft wirklich nehmen (die Haarwelle fliegt, der Baum steht usw.), oder man kann eine Form, von ihrer Funktion befreit, als Assoziationsanregung benutzen. Das wäre ein freies Ausdeuten, wobei der Kontur am stärksten spricht. (Fall Klotz.) Und schließlich kann man vom Wort aus klanglich und begrifflich assoziieren. Natürlich mischen sich diese Arten ständig. Und sie sind wiederum nicht an sich als pathologische Kriterien zu verwerten, wie unsere Ausführungen zu dem Spieltrieb beweisen, sondern erst ihr Wuchern auf Kosten des Gesamtwerkes macht sie verdächtig.

Nahe verwandt dem Vieldeutigen ist das Geheimnisvolle. Es beruht wesentlich auf jenem. Aber wiederum ist eine wirkliche, sachliche Vieldeutigkeit gar nicht einmal erforderlich: das Bedürfnis nach Geheimnisvollem und ebenso nach Unheimlichem kommt auch an den harmlosesten Objekten auf seine Rechnung, wie die Erklärungen der Kranken zu manchen scheinbar sehr klaren Bildern beweisen. Fragen wir nach dem Antrieb zu solchen Neigungen, so dringen wir tiefer in die eigenartigen Verschiebungen des Seelenlebens ein. Man ist gewohnt, von der mangelnden Aktivität der Schizophrenen zu sprechen, meint damit aber lediglich die auf zweckhafte Tätigkeit gerichtete. Die freilich fehlt ihm meist. Nicht aber jene Aktivität des Denkens, die man erst in letzter Zeit auf dem Umwege über das primitive Denken ein wenig zu verstehen beginnt. Wir haben in anderem Zusammenhang das rational-sachliche oder begriffliche oder analytische Denken in Gegensatz zu dem komplexen oder kollektiven Denken gestellt. Dort handelte es sich um den Wahrnehmungsakt, die Formung des Anschauungsbildes. Hier nun müssen wir eine andere Denkart in Gegensatz zum sachlichen Denken bringen, das magische „Denken". Wir wurden an mehreren Stellen darauf hingeführt, besonders bei den Fällen Welz und Brendel, sowohl in den Handlungen der Kranken (Erwürgen mit einem gespiegelten Sonnenstrahl, Bewegen der Sterne, Zeichnen mit dem Blick und ähnliches) wie in den Bildwerken (Ausdruckskurven, die Schuhsohlenzeichnungen). Wir klären gar nichts, wenn wir die Kritiklosigkeit der Kranken für solche fremdartigen Handlungsweisen verantwortlich machen. Den positiven Antrieb vielmehr gilt es aufzuzeigen. Und wenn wir den umschreiben als Drang, geheimnisvolle Beziehungen in Bildwerke zu legen, fremdartige Wirkungen mit ihnen auszuüben, die wir nur als Zauberei ansprechen können, so stehen wir damit eben auf dem Boden des magischen Denkens, das nicht auf Kritik und Wissen, sondern auf Wirken aus ist, und das eben nicht Objektivität sucht, sondern intensivste Ausgestaltung der Subjektivität. Es ist daher nicht eigentlich ein Denken, sondern ein Wollen.

Wenn man das Absurde, Zusammenhanglose vieler Bildwerke betont, so muß man doch auch gerechterweise die zahlreichen Fälle hervorheben, die sich durch Einheitlichkeit zum mindesten in der gefühlsmäßigen Einstellung auszeichnen. Wir nahmen mehrmals Veranlassung, das große Pathos mancher Bilder anzuerkennen, die Monumentalität ihrer Wirkung. Gewiß trifft das in erster Linie auf den künstlerisch vorgebildeten Fall Pohl zu. Aber auch Abb. 41, 55, 111, 121, 127, 139 und andere gehören dahin. Da wir in den sprachlichen Äußerungen der Kranken ein ganz entsprechendes Pathos kennen, das meist in Zusammenhang mit ihrem Größenwahn steht, so ist das weiter nicht verwunderlich. Nur daß Kranke, die sonst als Schulbeispiele für völligen Zerfall der Persönlichkeit angeführt werden könnten, solche einheitliche Leistungen von höchstem Pathos zustande bringen, das verständlich zu machen, gelingt allerdings auf der üblichen psychopathologischen Basis nicht. (Fall Pohl, Abb. 167.)

Viel verwickelter liegen die Verhältnisse auf der Gegenseite des Pathetischen. Das Komische tritt uns äußerst vielgestaltig entgegen, und es ist eine reizvolle Aufgabe, diesen verschiedenen Erscheinungsweisen im einzelnen nachzugehen. Zweifellos überwiegt die groteske Richtung. Am seltensten ist kontemplativer Humor, häufiger die ingrimmige Spielart. Ironie ist ihrem Wesen nach fast ausgeschlossen. Bezieht sie sich doch stets auf eine stillschweigend anerkannte Konvention, d. h. gerade auf etwas, das der Schizophrene in seinem Denken beseitigt hat. Derber, volkstümlicher, grotesker Scherz ist am beliebtesten, eine gewisse Freude an ungewöhnlichen, der Realität hohnsprechenden Kombinationen oft auch sprachlich nachweisbar (besonders bei Brendel, Abb. 79—101, Klotz, Pohl, Moog, Abb. 43—45, 50—54 u. a. m.).

II. Vergleichsgebiete

1. Zeichnungen der Kinder mußten bei der Analyse der einfachsten Kritzeleien schon herangezogen werden. Die Beziehungen zu unserem Material sind nicht auf eine Formel zu bringen. Über die Ähnlichkeit in der Darstellung der menschlichen Figur, die man so gern als Vergleichsobjekt wählt, kann kein Zweifel sein. Aber das hat nichts mit der Krankheit zu tun, sondern nur mit der Ungeübtheit. Ungeübte Erwachsene zeichnen überwiegend ebenfalls kindliche Typen. Für uns war solche von zahlreichen, schwer kontrollierbaren Faktoren abhängige Wirklichkeitsdarstellung weniger fesselnd als die Art der objektlosen ungeordneten Kritzeleien, über die nur wenige Vorarbeiten vorhanden sind. Die einzige Studie, die sich ihre Probleme in unserem Sinne stellt, ist die von Krötzsch[34]: „Rhythmus und Form in der freien Kinderzeichnung". Mögen auch manche Bedenken gegen begriffliche und terminologische Eigenheiten bestehen, so wird doch hier wenigstens einmal mit dem Zentrum des Zeichnens begonnen, dem rhythmischen Verlauf von Linien, die nun zunächst einfach Ausdruck von Seelischem sind, ehe sie irgendeiner anderen Zwecksetzung untergeordnet werden. Man merkt, daß der Autor nicht aus methodischen Überlegungen heraus Versuche macht, sondern daß er von vornherein weiß, worauf es ankommt. Er schildert die zeichnerische Entwicklung des Kindes so: im Anfang steht rein die Freude an der Bewegung, an die sich die Freude an der Hervorbringung von Strichen schließt. Der anfangs großtaktige Rhythmus verfeinert sich langsam. Eine Absicht zur Erzeugung bestimmter Formen besteht noch nicht, eine Deutung entstandener Formen ebensowenig. Die ersten Benennungen knüpfen nicht an Ähnlichkeiten an, sondern verwenden zufällig bekannte Worte. Erst mit der sprachlichen Beherrschung der Erscheinungswelt wird auch die Form Träger bestimmter Vorstellungen, und jetzt erst geht das Kind auf Ähnlichkeiten aus. Es findet die geschlossene Form, die Herrschaft des Objektes beginnt, die Kritzelstufe ist abgeschlossen. Der freie Bewegungsrhythmus tritt in der Folge in den Dienst der Schreibbewegung, der Abbildung und des Schmückens. Diese Entwicklung spielt sich in dem analysierten Falle ungewöhnlich früh, nämlich bis zum Abschluß des dritten Lebensjahres ab. Die für uns entscheidenden Beobachtungen von Krötzsch beziehen sich auf den Zustand „geminderter Bewußtheit", der bei normalen Kindern und Erwachsenen und bei normalen Erwachsenen sich gleich äußere, nämlich als Zurücksinken auf die frühe Kinderstufe: Herrschaft rhythmischer

Bewegung, Zurückdrängung der Form, Deutung von Ähnlichkeiten, auftauchende Absicht zur Formgebung, die aber doch wieder im Rhythmus ausklingt oder abbricht. „Willensabwesenheit, Willensschwäche, Ermüdung äußern sich in den spielmäßigen Malereien durch starkes Hervortreten eines Bewegungsrhythmus ohne Formgestaltung. Dauerndes Auftreten von Bewegungsrhythmen ohne Willen zur Formgestaltung oder dauerndes Abgleiten aus der Formgestaltung in Bewegungsrhythmus läßt auf innere Störung schließen."

Von Wert für uns sind außerdem fast nur die Arbeiten von Stern[35], und zwar vor allem wegen der Klärung der Raumwahrnehmung dadurch, daß grundsätzlich die Gestaltqualität der Raumform von der Raumlage unterschieden wird. Die erstere meint das gegenseitige Lageverhältnis der Dinge im Raum, Qualitäten wie rund, eckig, gerade u. dgl. Die letztere dagegen die egozentrischen Merkmale des Wahrnehmungsbildes, oben, unten, rechts, links, ausdrückbar durch Gesichtswinkel. Nicht mitgemeint ist die Tiefendimension, die auf besondere assoziative Weise im Anschauungsbild entsteht. Charakteristisch für das Kind ist nun das Auseinanderfallen von Raumform und Raumlage, die beim Erwachsenen — wir müssen hinzufügen, wenn er zeichnerisch durchgebildet ist — sich immer inniger verknüpfen. Nach diesen Gesichtspunkten ließe sich unser Material mit Kinderzeichnungen und solchen von gesunden ungeübten Erwachsenen noch genauer vergleichen. Als krankhaftes Symptom könnten wir diese Trennung von Raumform und Raumlage, mit anderen Worten die Vernachlässigung des einheitlichen Blickpunktes erst verwerten, wenn man nachwiese, daß der gesunde Erwachsene ohne Übung sich anders verhielte. Das kleine Material, das bislang verfügbar ist, läßt uns daran zweifeln.

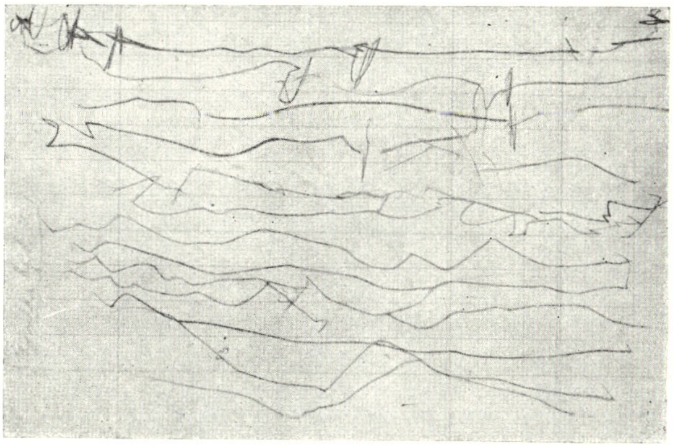

Abb. 169. Kritzelei. Mädchen $3^3/_4$ Jahr. (Bleistift.) 20×14

Mit der ganzen Masse der Kinderzeichnungen aus der Schulzeit ist für uns wenig anzufangen, außer mit Spontanzeichnungen, die sicher unabhängig von dem pädagogischen Milieu entstanden sind. Unter diesen finden wir gelegentlich phantastische Blätter, die in ihrer unbe-

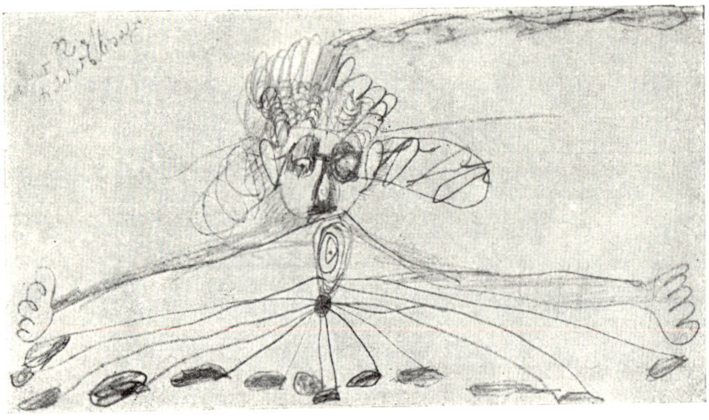

(Bleistift.) Abb. 170. Der Riese. 25×16
Zeichnung eines Knaben (6 Jahre).

fangenen Realitätsfernheit eine gewisse Ähnlichkeit mit unserem Material haben. Die Abb. 169—172 bringen einige typische Beispiele: 169 stammt von einem Mädchen, 3¾ Jahr alt, das sehr wenig gezeichnet hat und vor allem nie angeleitet worden ist. Bis über das vierte Jahr hinaus zeichnete es ausschließlich spielerisch mit zunehmender Freude an einfachen Ordnungsprinzipien: annähernde Parallelführung der meisten Linienzüge, Wiederholung ähnlicher Kurven u. dgl. Die erste Darstellung eines Menschen legte die Hauptbestandteile des Körpers völlig zusammenhanglos nebeneinander, obwohl das Kind in seinen Äußerungen eine besonders scharfe Beobachtungsgabe schon wiederholt kundgetan hatte und seine Bilderbücher sehr verständig und zutreffend zu erklären pflegte, ohne phantastisch auszudeuten. Der „Riese" dagegen wurde von einem ausgesprochen phantastisch veranlagten 6jährigen Knaben gezeichnet, der mit seiner älteren Schwester gern Märchen in Wort und Bild sich ausmalte. Ähnlich veranlagt war der Urheber von 171, der vor der Schulzeit ganze Serien solcher Fabeltiere mit ähnlichen Benennungen entwarf, was mit Beginn der Schule bald aufhörte. Die Landschaft 172 endlich stammt von dem kleinen Krötzsch im Alter von 6 Jahren. Hier ist besonders bemerkenswert, daß die realen Motive (Kirche, Baum, Haus) mit Punkten und kleinen Kreisen eingefaßt, also ornamental geschmückt sind, obwohl die Abbildetendenz durchaus vorherrscht. Und dies bei einem sehr aufgeweckten Knaben, der seit seinem

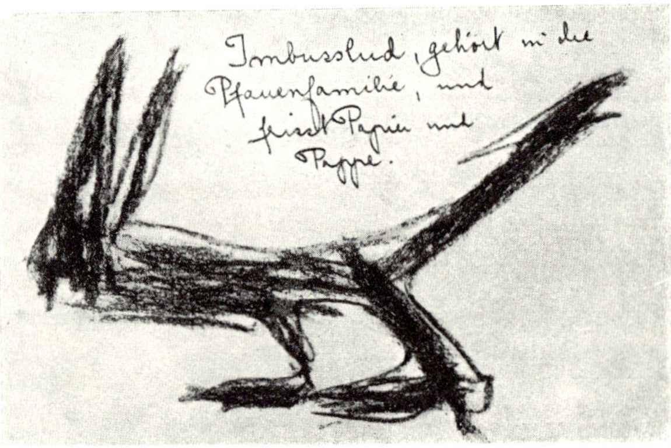

Abb. 171 a und b. Zwei Fabeltiere.

19. Monat viel zeichnet und als Beobachtungsobjekt dient. Gewiß ein Beweis, wie vorsichtig und zurückhaltend der Beobachter sich dem Kinde gegenüber benommen haben muß, das trotz aller Erziehungsgefahren so unbefangen geblieben ist.

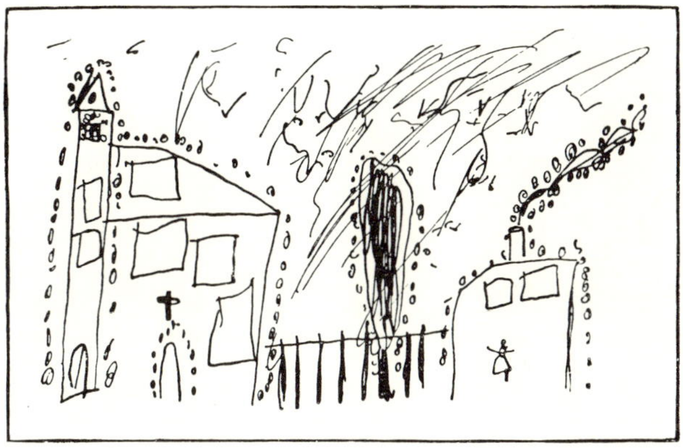

Abb. 172. Landschaft mit Häusern. Knabe $6^3/_4$ Jahr aus Krötzsch, Rhythmus und Form.

Noch nicht sicher geklärt ist die Frage, wie die Zeichenweise abnormer Kinder (taubstummer und schwachsinniger vor allem) sich unterscheidet von der des Durchschnittskindes. Die vorliegenden Untersuchungen decken sich nicht ganz in ihren Resultaten. Soviel kann man immerhin sagen, daß bei mäßigem Schwachsinn sehr wohl überdurchschnittliche Begabungen vorkommen und daß taubstumme Kinder ein lebendigeres Formengedächtnis haben, also ihre Vorstellungen mehr nach der Seite eines Anschauungsbildes als nach der des Begriffs entwickeln. Dieser Befund bestätigt unsere Meinung, daß Sprache und Begriffsbildung die Weiterentwicklung des Anschauungsbildes gefährden, wie das ja auch aus der oft gemachten Erfahrung hervorgeht, daß mit dem Eintritt in die Schule die selbständige Zeichenweise zumal phantasiebegabter Kinder verblaßt.

2. Zeichnungen gesunder ungeübter Erwachsener stehen ihrem Wesen nach als Anschauungsbilder auf kindlicher Stufe. Soviel läßt sich trotz der Geringfügigkeit des vorhandenen Materials wohl sagen. Am überzeugendsten geht das aus der schon erwähnten großen Serie von Zeichnungen ungarischer Analphabeten hervor, die zwar nicht spontan entstanden sind, aber dafür, da jeder Zeichner die gleichen sieben

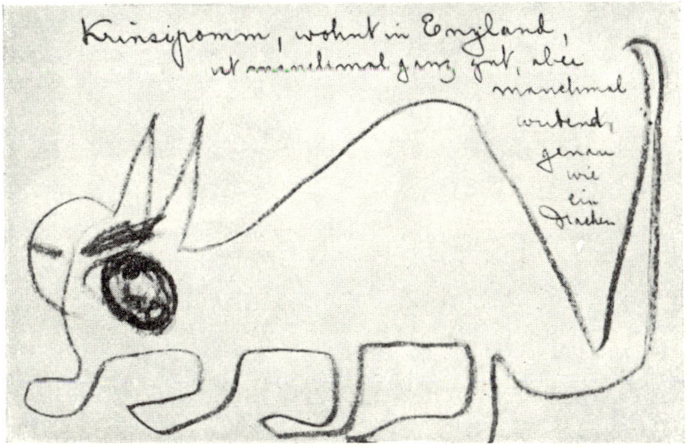

Von 6 jährigen Knaben (Kreide). je 11×7

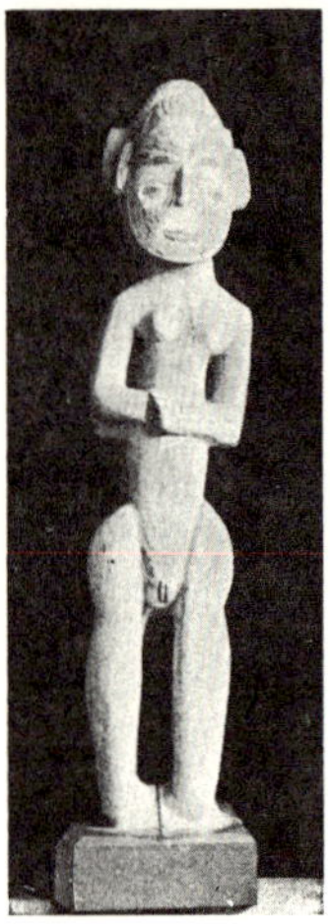

Abb. 173 a.

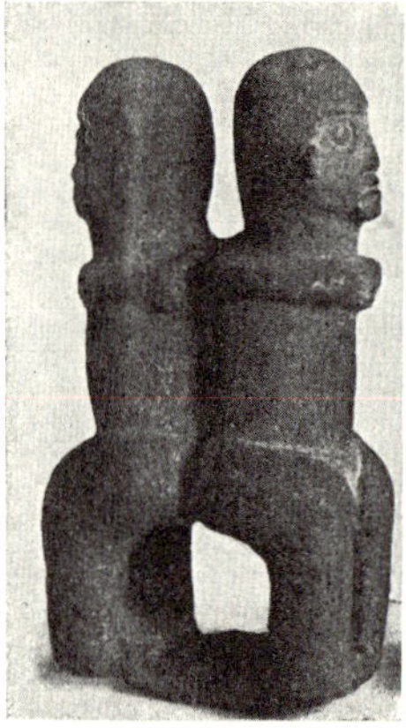

Abb. 176.

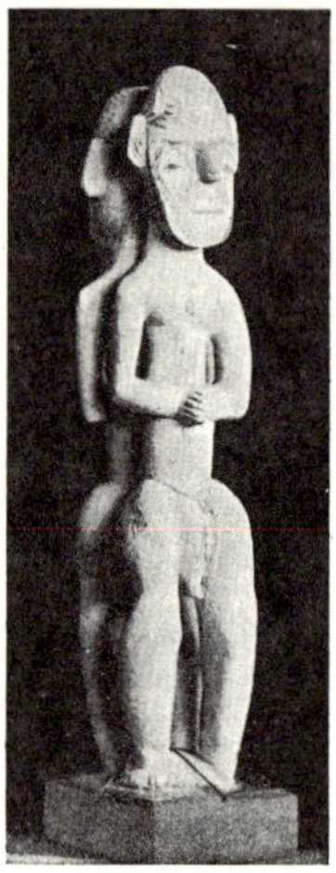

Abb. 173 b.

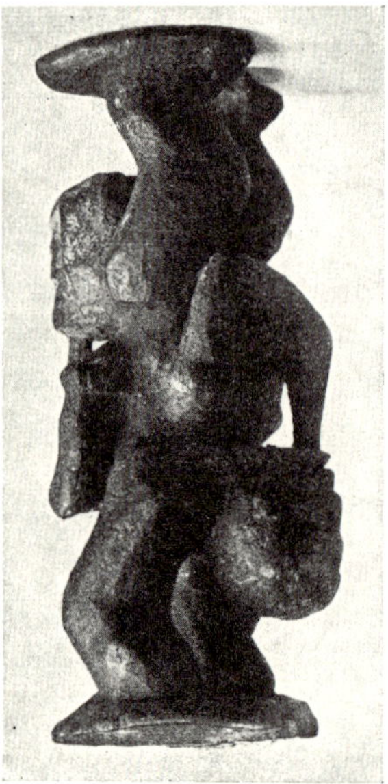

Abb. 174.

Abb. 173—176
Doppelfiguren.

Abb. 173 Neu-Mecklenburg (Stuttgart, Linden-Museum).
Abb. 174 Bamum.
Abb. 175 Soruba.
Abb. 176 Neu-Mecklenburg (Hamburg, Völkermuseum).

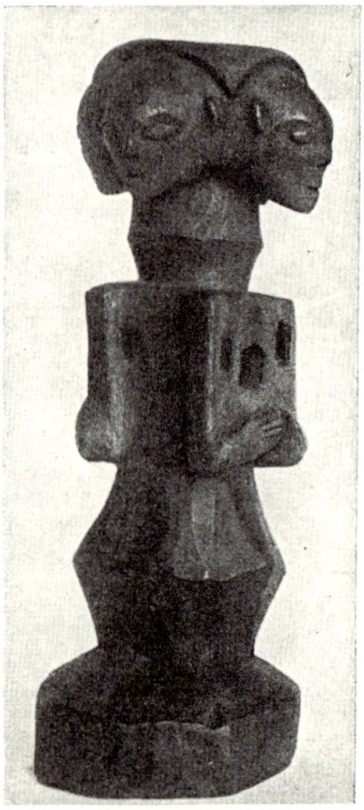

Abb. 175.

Themen behandelt, die Variationsbreite bei 20 jungen Leuten vom Lande deutlich macht. Sie ist gering, soweit sie das Anschauungsbild betrifft, größer in bezug auf die Rhythmik der Strichführung. Auch zwei Serien von Zeichnungen aus Gefängnissen weisen, wie schon erwähnt, in derselben Richtung. — In anderer Hinsicht müssen die Kritzeleien aus Langeweile oder Ungeduld, zumal auf Telephonblocks herangezogen werden. Es ist nicht schwer, darunter Blätter zu finden, die von den Kritzeleien der Geisteskranken kaum zu unterscheiden sind. Das wäre ein Hinweis darauf, daß die innere Einstellung des Zeichners in beiden Fällen wohl verwandt sein mag, wogegen psychologisch nicht viel einzuwenden wäre: die schlaffe Gleichgültigkeit, der Konzentrationsmangel, das Brüten über dem Nichts des gelangweilten Sitzungsteilnehmers enthält von der Persönlichkeit so wenig, daß man ihm durch einen Vergleich mit dem ähnlichen Gebaren eines Kranken kaum großes Unrecht zufügt. In der Hauptsache gilt auch hier gewiß, was wir mit Krötzsch für den Zustand „geminderter Bewußtheit" bei Kindern fanden: Ermüdung und ähnliches äußert sich in den spielerischen Kritzeleien durch starkes Hervortreten eines Bewegungsrhythmus ohne Formgestaltung. Doch lassen sich schon an unserem mäßig umfangreichen Material Unterschiede beobachten, die auf Grade solcher Ermüdung zurückgeführt werden müssen, und andere, die eine persönliche Note enthalten. Es scheint, daß man zu recht vielen Typen von Zeichnungen Geisteskranker bei Gesunden Parallelen finden kann, deren Unterscheidung sehr schwer ist[36].

3. Die Verwandtschaft vieler Bildwerke Geisteskranker mit solchen von Primitiven ist oft bemerkt worden. Wir geben einige Vergleichsstücke wieder und knüpfen unsere Erwägungen an diese an. — Bei dem Falle Brendel lernten wir eine ganze Serie mannweiblicher Doppelfiguren kennen (Abb. 89—92). Die Abb. 173—176 bringen ähnliche Doppelfiguren aus Neu-Mecklenburg, Bamum, Soruba[37]. Am nächsten kommen unseren Schnitzereien die Kalksteinfigur Abb. 173 aus Neu-Mecklenburg und die holzgeschnitzte vierköpfige Abb. 175 aus Westafrika. Bei jener ist vor allem die Stellung und Durchgestaltung der Beine sowie die Haltung der Arme eng verwandt, während die entschiedenere Trennung der beiden Halbfiguren und die mehr walzenförmige Ausgestaltung des Rumpfes als unterscheidende Kennzeichen auffallen. — Fast noch verblüffender wirkt die Strukturverwandtschaft der vierköpfigen Abb. 175 mit Abb. 90. Zwar ist die Beinpartie der afrikanischen Figur sozusagen im tektonischen Stadium eines Sockels oder Säulenfußes steckengeblieben. Aber die Andeutung der Beinkonturen genügt doch, um klarzumachen, daß hier eine ganz ähnliche geknickte Stellung der Beine im Anschauungsbild des Schnitzers lebendig war. Die Rumpfpartie aber hat hier wie dort einmal die kubische Grundform des Holzblocks ausdrücklich beibehalten und sodann zwei Seiten als (unter sich gleichwertige) parallele Vorder- und Rückfront herausgehoben, während die beiden anderen Seiten nur durch den darüber schwebenden Kopf

verselbständigt werden. Auch die Art, in der diese Vierkopfeinheit fast als selbständiger Sonderorganismus wie ein Aufsatz auf der Halssäule ruht, ist in den Grundzügen an beiden Werken gleich. Nur hat der Afrikaner viermal denselben Gesichtstypus gegeben, während unser Schnitzer deutlich zwischen einem bärtigen und einem bartlosen Typus scheidet. — Weniger in den Einzelformen als im Gesamttypus liegt die Ähnlichkeit bei Abb. 176. Dagegen zeigt Abb. 174 den Neger bei freier phantastischer Kombination von zwei menschlichen Gestalten, die ganz unserem Begriff der Kontamination oder Verschmelzung entsprechen: die beiden Menschen haben nur einen gemeinsamen Körper, der doppelt orientiert ist, so daß der Kopf des einen am Gesäß des anderen sitzt. Demgemäß kann die Figur auf jedes der beiden Beinpaare gestellt werden. Hier handelt es sich offenbar um ein Formspiel in erster Linie, wobei der groteske Scherz wohl die Hauptsache ist. Wir kennen diese Neigung ja gerade an derartigen kleinen Tonfigürchen aus allen Zeiten. Die bequeme Knettechnik, bei der man jeden Einfall schnell versuchen und wieder fallen lassen kann, erleichtert dieses freie Schalten mit dem ganzen Formenreichtum, den uns die Realität zu wenigen typischen Organismen gefügt hat, während zahllose Möglichkeiten unbenutzt blieben. Wir können uns diesen gegebenen Tatsachen beugen und die Weisheit des Naturgeschehens aus solcher Gesinnung heraus aufrichten. Aber wir können auch weiterbauen mit dem Formenschatz, den wir vorfinden. Wer die Gestaltungsversuche dieser letzten Jahrtausende auf unserem kleinen Erdball ungefähr übersieht, der weiß, daß alle Zeiten und Völker Beiträge zu solcher formschöpferischen Bemühung geliefert haben. Zwischen zwei Funktionen sind solche Neubildungen immer eingespannt: zwischen einfachem Spielen mit der Form und triebgebundenem Sinnen über tiefere oder mindestens andere Beziehungen unter den Umweltsgebilden, als die anschauliche Gestalt kundzutun vermag: gesteigerte Bedeutsamkeit, Symbolik, magische Bindungen sucht der Primitive, das Kind und fast jeder Schaffende.

Eine ganze Serie von 10 Vergleichsstücken zu den Kopffüßern Abb. 88 bringen die Abbildungen 177 und 183, die sich leicht noch um einige Stücke vermehren ließen. Die drei Figuren aus Französisch-Kongo kommen unseren flachen Holzplastiken am nächsten, wenn auch ihre Beine stärker schematisiert, unten ganz geschlossen und durch ein halsartiges Verbindungsstück mit dem Kopf verbunden sind. Jedenfalls aber ist hier eine Art Organismus angestrebt. Dagegen bedeuten die Füße unter der aufdringlichen Beninbronze wohl nichts als ein Stativ, einen aufgelösten Sockel, wie das bei der Sorubafigur mit ihrem

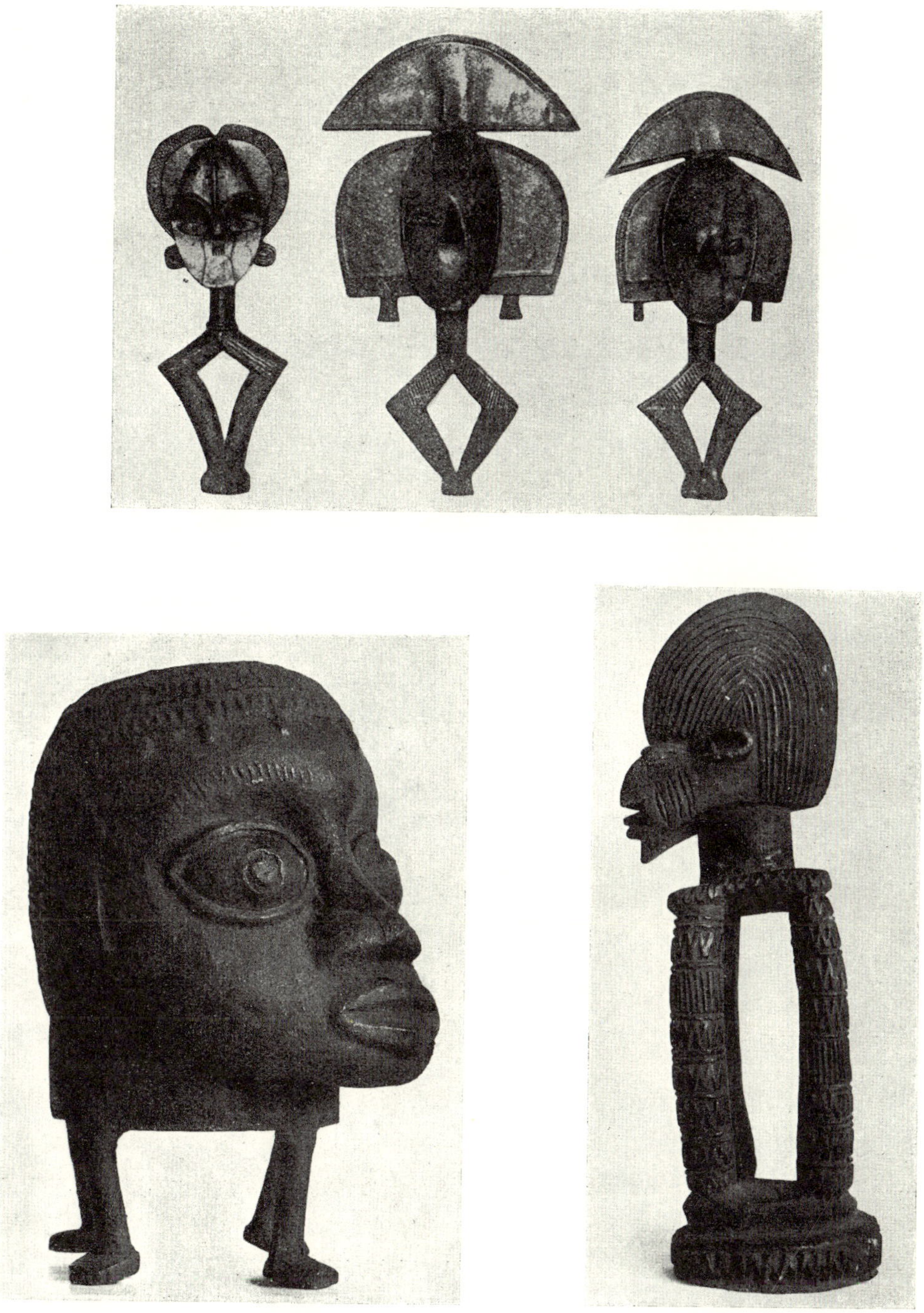

Abb. 177a—c. a) Drei Kopffüßer aus Französisch-Kongo (Göteborg, Museum). b) Benin-Bronze. c) Holzplastik aus Soruba (Völkermuseum Hamburg).

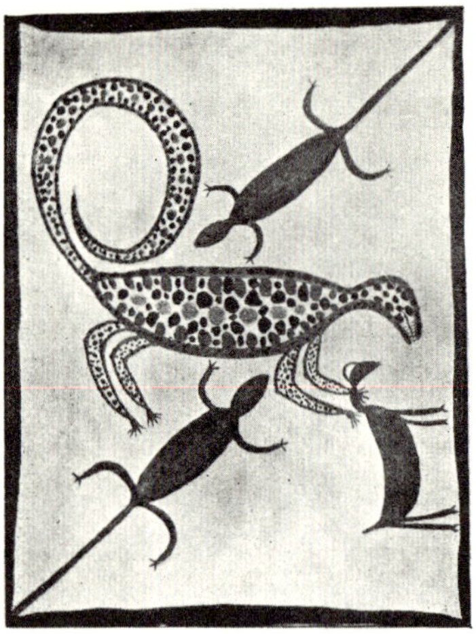

Abb. 178. Leopard, Eidechsen, Hund (Ekoiland, Afrika) aus Mansfeld, Urwalddokumente.

mehr kunstgewerblich verzierten dreisäuligen Untersatz konsequenter durchgeführt ist. Dazu gehören noch die fünf Figuren auf Abb. 183, die aus anderer Zeit und Umgebung stammen, weshalb das Kopffüßerproblem später behandelt wird. — Von den zahlreichen Parallelfiguren, die sich in jeder größeren ethnologischen Sammlung zu dem „Pfeifenstopfer", Abb. 47 und 48, finden, sind nur zwei abgebildet; eine von der Osterinsel und eine aus Neu-Guinea. Diese letztere zumal steht dem Pfeifenstopfer in Proportionen, Haltung und Ausdruck so nahe, daß man auch erfahrene Kenner stutzig macht, wenn man ihnen Abbildungen von beiden nebeneinander zeigt. Häufig finden sich die Betrachter nur mit Hilfe des Sockels aus der Verlegenheit, an dem man die lahmere Zivilisationsarbeit spürt. — Abb. 178 diene als Vergleichsstück zu Abb. 128, aber auch zu anderen Tierdarstellungen. Urheberin ist ein Weib in Ekoiland (Afrika), das die „Palaverhäuser" zu bemalen pflegte und mit diesem Stück dem Forscher eine Probe ihrer Hand in sein Skizzenbuch gestiftet hat. Weniger die Schematisierung der Tiere, die bei südamerikanischen Indianern zu ganz gleichen Gestalten führt, als die Komposition des Blattes veranlaßt uns zu der Wiedergabe. Was wir bei unserem Fall Knüpfer als Quelle des besonderen Reizes aufwiesen, das müssen wir auch hier namhaft machen: jene schwebende Spannung zwischen Regel und Willkür, die uns nicht zum Erkennen, zum „Feststellen" gelangen läßt, sondern uns immer wieder ansporent, unseren Spürsinn nach dem geheimen Schlüssel der irrational verwobenen Gruppe suchen zu lassen.

Wir lassen uns an diesen Beispielen genügen und verzichten darauf, die bekannten Ähnlichkeiten zwischen kindlicher und primitiver Menschen- und Raumdarstellung an dieser Stelle durch neues Material zu belegen und mit unseren Bildwerken in Beziehung zu setzen. Es wurde bereits mehrfach betont, daß prinzipiell jedem Ungeübten, woher auch immer er stamme, einige uns anerzogene Betrachtungsweisen gleichgültig sind. Weshalb wir z. B. das Spazierengehen auf dem Zeichenblatt wie auf einem Stück Land, wobei nur statt der Person das Blatt hin und her gewendet wird, zu allen Zeiten bei Völkern verschiedenster Rasse und Kulturstufe wiederfinden (vgl. S. 225). Einstweilen halten wir fest, daß zwischen Werken ungeübter Geisteskranker und primitiver Völker sich gelegentlich in seltsamen Motiven wie in der formalen Gestaltung eine höchst überraschende enge Verwandtschaft aufdrängt, die so weit geht, daß es schwer wird, die Unterschiede zu formulieren.

Wesentlich ist an diesem Befunde, daß eine solche enge Verwandtschaft besteht, ohne daß von einer direkten Beeinflussung die Rede sein könnte — sonst stünden wir vor einer relativ gleichgültigen Tatsache, die gerade das Registrieren lohnte. Der rationale Vorbildweg ist aber in allen Fällen so gut wie sicher auszuschließen. Damit gelangen wir zu einem Hauptproblem, von dem aus gesehen der Wert und die innere Berechtigung unserer Bearbeitung dieses Grenzgebietes für viele erst diskutabel wird. Die Leitgedanken, die alle Fragestellungen in dieser Richtung bestimmen, seien hier in gedrängter Kürze entwickelt. Sie haben für uns programmatische Bedeutung, weil sie auf ein noch wenig bearbeitetes, aber zweifellos sehr ergiebiges wissenschaftliches Neuland führen. — Die Völkerkunde hat in den letzten Generationen ein ganz ungeheures Material von Zeugnissen primitiver Kulturen angesammelt, aber bis vor kurzem den Hauptwert auf übersichtliche Ordnung dieser zahllosen Mythen und Märchen, Bildwerke und Gebrauchsgegenstände, sowie auf die Erforschung historisch-geographischer Zusammenhänge gelegt. Ein Führer der neueren Völkerkunde, Adolf Bastian, besaß zwar außer seinem vielseitigen Wissen so viel psychologische und philosophische Bildung, daß er die tiefblickende Unterscheidung von allgemeinen Menschheitsgedanken und auf Kulturkreise beschränkten Völkergedanken konzipierte. Diese grundlegend wichtige Einsicht trat aber später, vor allem unter dem Einfluß Ratzels, wieder zurück. Wir werden davon noch zu reden haben.

Die psychologischen Anschauungen der Ethnologen wurden vorwiegend bestimmt durch die Lehre vom „Animismus", die aus der englisch-amerikanischen Schule von Tylor und Frazer hervorging und mit durchaus rationalistischer Popularpsychologie moderne Seelenvorstellungen zur Erklärung der primitiven Denkweise heranzog. Dagegen hat sich nun in den letzten Dezennien ganz stetig eine psychologisch besser fundierte Anschauungsweise angebahnt, deren erste Vertreter in Deutschland Vierkandt und Preuss, in Frankreich die Soziologen Dürkheim und Levy-Brühl[38] waren. Ihnen und ihrer schnell wachsenden Gefolgschaft steht es fest, daß man das Seelenleben der Primitiven keineswegs erklären kann, indem man die unvollkommene oder einseitige Verwendung der uns geläufigen logischen Denkschemata bei ihnen aufzeigt — sondern daß den Primitiven eine qualitativ andere Denkweise eigen ist. Es handelt sich dabei kurz gesagt um die durchaus mystische kollektive Vorstellungsweise, die gern als prälogisch bezeichnet wird, weil für sie das Gesetz des Widerspruches noch nicht gültig ist. Die Glieder eines Stammes, dessen Totemtier die Eidechse ist, nennen sich selbst Eidechsen, d. h. sie identifizieren sich völlig mit ihrem Totem, nicht in dem logisch allein möglichen übertragenen Sinne. Das Schema dieser Vorstellungsweise wird von Levy-Brühl als das „Gesetz der Partizipation" formuliert. Die objektiven Merkmale der Dinge treten hinter den emotionalen Komponenten der Kollektivvorstellungen weit zurück. Die Fähigkeit, ein von der Gruppe unabhängiges individuelles Weltbild sich zu erwerben, fehlt dem Einzelnen. Geheimnisvolle, unsichtbare Mächte, die Dämonen, wirken im Naturlauf und im Menschenleben. Gegen sie sich zu schützen oder gar sie zu beherrschen ist das Ziel aller magisch-zauberischen Bemühungen.

Von psychologischer Seite hatte Wundt in seiner großangelegten Völkerpsychologie die ethnologischen Erkenntnisse des vorigen Jahrhunderts zusammenfassend auf die gleichmäßige Wirksamkeit von Grundgesetzen des Seelenlebens zurückzuführen versucht. Es liegt eine tragische Ironie des Schicksals darin, daß dieses Riesenwerk schon im Augenblick seiner Vollendung fast überlebt war, da inzwischen die entscheidende Wendung auf der ganzen Linie der ethnologischen wie der psychologischen und soziologischen Forschung eingesetzt hatte. Das wichtigste Symptom dafür war die bei aller vorsichtigen Ausdrucksweise sehr entschiedene Neuorientierung, die Wundts Schüler und Nachfolger Felix Krueger 1915 mit der Studie „Über Entwicklungspsychologie"[39] anbahnte. In engem Kontakt mit der neueren Ethnologie wird hier aus methodologischen entwicklungstheoretischen Erwägungen so der animistischen Lehre, der Wundt in der Hauptsache folgte, wie jeder intellektualistischen Ausdeutung des primitiven Seelenlebens ein Ende gemacht und zugleich der Weg bereitet für eine wahrhaft vergleichende Betrachtungsweise, die jeder Stufe seelischen Lebens, vom Tier angefangen, möglichst unvoreingenommen gerecht zu werden versucht. Besonders gründlich unterscheidet Krueger in der psychologischen Forschung die Analyse der Bestandteile eines gegebenen Phänomens einschließlich der Gesamtqualitäten von der Analyse seiner Bedingungen, die allein ja zu einer vergleichenden Untersuchung verwandter Phänomene führen kann. Und damit stellt er nach Ablehnung jeder atomistischen Mechanik des Psychischen aufs neue das Ziel auf: eine spezifische, aber möglichst einheitliche Gesetzmäßigkeit alles Psychischen nachzuweisen. Oder anders ausgedrückt: gesetzliche, rein funktionale Bedingungskonstanten des wirklichen Geschehens zu erkennen. Und diese Forderung ist ganz universal gemeint, sie schließt alle Formen seelischen Geschehens ein, wie es sich in Menschen aller Entwicklungsstufen und aller Zeiten abspielt. Besonders aber schließt sie das Seelenleben des Kindes, des Primitiven und des Geisteskranken ein, jene drei Gebiete, denen die ältere Psychologie am meisten Gewalt angetan hat.

In der Psychiatrie hat man schon früher gelegentlich von Ähnlichkeiten des seelischen Verhaltens dieser drei Gruppen gesprochen. Solche Parallelen drängen sich in der Tat jedem unbefangenen Beobachter auf. Ernst gemacht haben mit diesen meist vernachlässigten Beobachtungen wie mit so manchem anderen erst die gern geschmähten großen Anreger der neueren Psychopathologie, Freud und einige seiner Nachfolger, vor allem Jung. Freuds schon erwähnte Studie über „Totem und Tabu. Einige Übereinstimmungen im Seelenleben der Wilden und der Neurotiker“ (vgl. Anm. 3) bleibt die entscheidende Tat, durch die das Vergleichsgebiet uns erschlossen wurde, gleichgültig ob man sich seinen Folgerungen anschließt oder nicht. Seither hat Schilder unter direktem Einfluß von Krueger eine Reihe von gründlichen vergleichenden Studien in dieser Richtung gemacht, und man braucht die Möglichkeit solcher Vergleiche, die kürzlich auch von Kraepelin empfohlen wurden, heute nicht mehr theoretisch nachzuweisen.

Betrachten wir nun noch mal die Abbildungen 48, 88 ff., 173 ff., an denen wir die engste Verwandtschaft zwischen Bildwerken Geisteskranker und Primitiver geradezu anschaulich erlebten, so ist der soeben entworfenen problemgeschichtlichen Skizze nicht mehr viel hinzuzufügen. Zum Ausgangsmaterial für vergleichende Studien eignen sich am besten Objekte, die in einer Hinsicht mindestens einander so ähnlich sind, daß jede Rechtfertigung der Fragestellung überflüssig wird. Das ist hier der Fall. Und an die Vergleichung der äußeren Erscheinung dieser Bildwerke schließt sich zwanglos diejenige der psychologischen Bedingungen, aus denen sie erwachsen sind. Ein Resultat kann man aus den bisher angestellten Forschungen schon mit einiger Sicherheit formulieren: wenn zahlreiche Bildwerke Geisteskranker nachweislich ohne Beeinflussung durch Vorbilder die engste Form- und Ausdrucksverwandtschaft mit zahlreichen Werken primitiver Bildnerei zeigen, so ist das eine starke Stütze für die Menschheitsgedanken und gegen die wandernden, durch direkte Berührung sich ausbreitenden Völkergedanken. Oder in neuerer Terminologie: für das Vorhandensein von Elementargedanken und gegen die intellektualistische Übertragungstheorie. Demnach würden in jedem Menschen eine Reihe von Funktionen latent liegen, die unter bestimmten Bedingungen überall und immer zu wesensgleichen Abläufen zwangsmäßig führten. So z. B. bestünde ein Umkreis von formalen Varianten, in den jeder Versuch eines Ungeübten, zum ersten Male eine menschliche Figur zu formen, unbedingt hineinfiele, wenn man tatsächlich alle störenden individuellen Sonderkomponenten ausschließen könnte. Dies nun ist bei einem Anstaltsinsassen, der längere Zeit von der Außenwelt abgeschlossen wird, in hohem Maße der Fall. Damit brechen wir den problemgeschichtlichen Exkurs ab, der jedenfalls den wissenschaftlichen Ort unseres Grenzgebietes verdeutlicht haben wird, und fahren fort in der Besprechung der einzelnen Vergleichsgebiete.

4. Unsere Parallelen beschränken sich keineswegs auf primitive Kulturstufen, sondern drängen sich unvoreingenommener Betrachtung zu fast allen Zeiten auf. Wir begnügen uns wiederum mit wenigen Beispielen, die aus einer größeren Serie ausgewählt sind. Wo liegt etwa der strukturelle Unterschied zwischen Abb. 179, der Wand eines mykenischen Goldkästchens, und Abb. 107? Nicht von dem formalen Vollendungsgrad sprechen wir und nicht von dem rationalen Sinn oder der Möglichkeit, aus den Formteilen eine Begebenheit zusammenzufügen — sondern ausschließlich von der Art, wie diese Formteile auf der Fläche angeordnet sind. Und da wird niemand bestreiten, daß beidemal weder Bildeinheit noch Ordnungsregel ornamentaler oder dekorativer Art das Gefüge bestimmt. Sondern eine Form schmiegt sich immer in den Raum, den

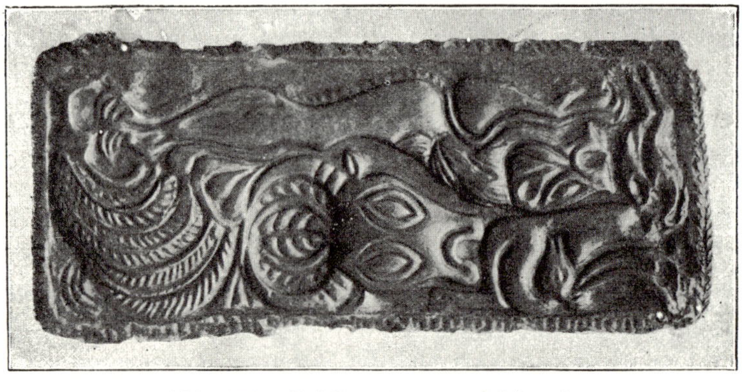

Abb. 179. Goldkästchen aus Mykenai.

die benachbarte gelassen hat, richtet ihre Hauptachse auch danach (der Stierkopf!), und die bewegte Füllung der Fläche ist ein Hauptziel. Solch lockeres Formgeschlinge, das doch durch die Randbindung und durch seine lebendig freie Rhythmik Geschlossenheit gewinnt, bietet uns orientalische Kunst reichlich dar, und auch das Abendland ist nicht arm daran. Es gibt z. B. in der irischen Buchmalerei Seiten, die auf das engste mit Blättern wie Abb. 109 und ähnlichen des Falles 66 verwandt sind. In der frühmittelalterlichen Kunst begegnen uns häufig genug Parallelstücke zu unserem Falle Moog. Abb. 180 zeigt ein zweites Vergleichsstück zu den schönen Vögeln des Falles Knüpfer. Sie stammt aus einem Holzschnittkodex von 1557.

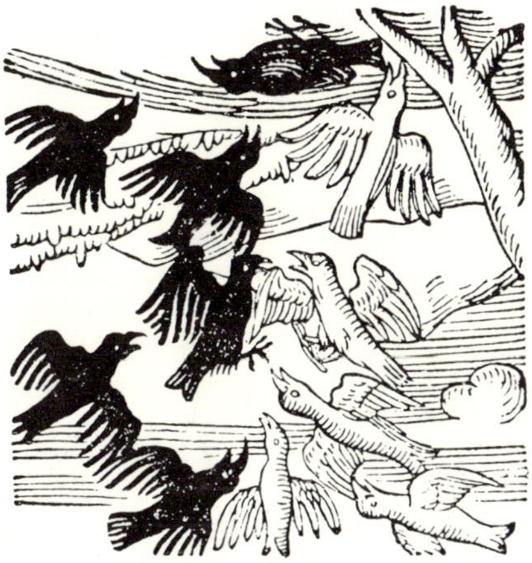
Abb. 180. Vögel aus Lycosthenes (1557).

Unschwer können wir auch Einzelsymptome, die als charakteristisch für Schizophrenie gelten, in älteren Kunstwerken wiederfinden. So etwa die Verschmelzung dreier Gesichter auf jener Hl. Dreifaltigkeit, Abb. 181, die uns an Abb. 53, 71, 72, 103 u. a. erinnert. Oder jenes Bauernhaus auf der Versuchung des hl. Antonius von Hieronymus Bosch, Abb. 182, in dessen Giebel der riesige Kopf einer Frau erscheint, als ob das Dach nur ein Kopftuch für sie wäre. Hier schließen sich dann nochmal einige Kopffüßer an, Abb. 183 und 184, von denen die letzteren, die auf Breughel zurückgehen, den „Songes drolâtiques de Pantagruel" 1869 entnommen sind. Die mittlere kommt unseren Holzfiguren wiederum ziemlich nahe, nur daß die Arme hoch angebracht sind und daß ein Erzählungsmotiv mit verwertet ist: der Kopf dient zugleich als Suppenterrine. Die beiden seitlichen Begleiter können als Muster ausschweifender grotesker Phantastik gelten. Die zwei auf Abb. 183 sind noch deutlicher als der Suppen-

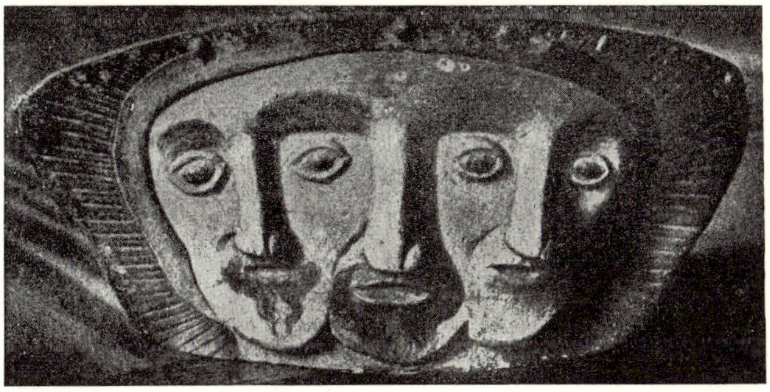
Abb. 181. Hl. Dreifaltigkeit. Kirche in Pau (Mecklenburg).

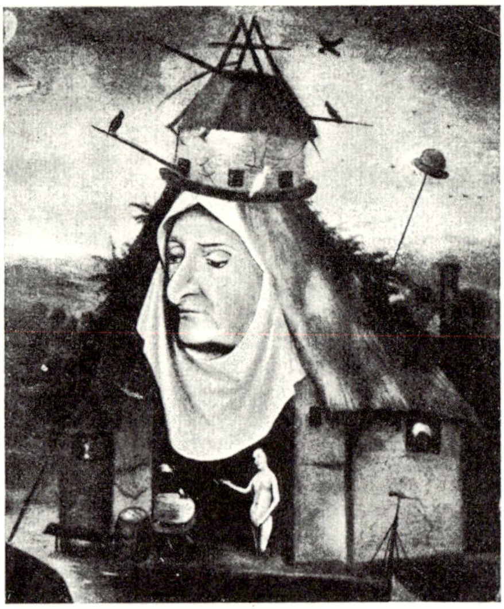

Abb. 182. Hieronymus Bosch: Versuchung des hl. Antonius (Ausschnitt).

mann eigentlich keine Kopffüßer, sondern ihnen ist das Gesicht auf den Rumpf gerutscht, sie sind kopflos, was psychologisch ganz andere Beziehungen wachruft als der echte Kopffüßer, dem eben der Rumpf fehlt. Sie entstammen einer Sammlung von Himmelszeichen und Mißgeburten aus dem Jahre 1557. Auch bei Bosch kommen Kopffüßer vor (und zwar echte), so z. B. auf dem „Hl. Hieronymus" und auf dem „Jüngsten Gericht" (Wien).

Zu den Mißbildungen des Holzschnitzers Brendel besonders auf Abb. 101 gibt Abb. 185 noch einige Parallelen aus der erwähnten Sammlung der Monstra, die der Autor Lycosthenes zum Teil auf zeitgenössisch bezeugte Mißgeburten zurückführt, zum Teil aber aus alter Tradition schöpft. Welche gewaltige Rolle die Groteske in der bildenden Kunst wie in der Literatur der Antike und des Mittelalters spielte, ist außerhalb der Fachkreise erstaunlich wenig bekannt. Man vergißt allzu leicht, daß Zyklopen, Lästrygonen, Skylla, Charybdis, Pygmäen, Greifen und was alles an solchen Fabelwesen feste Gestalt gewann, doch einmal der menschlichen Phantasie ent-

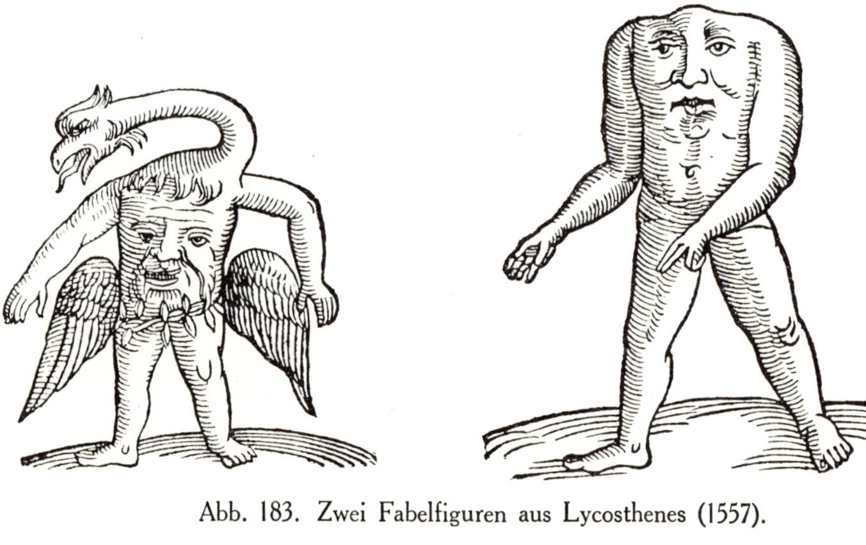

Abb. 183. Zwei Fabelfiguren aus Lycosthenes (1557).

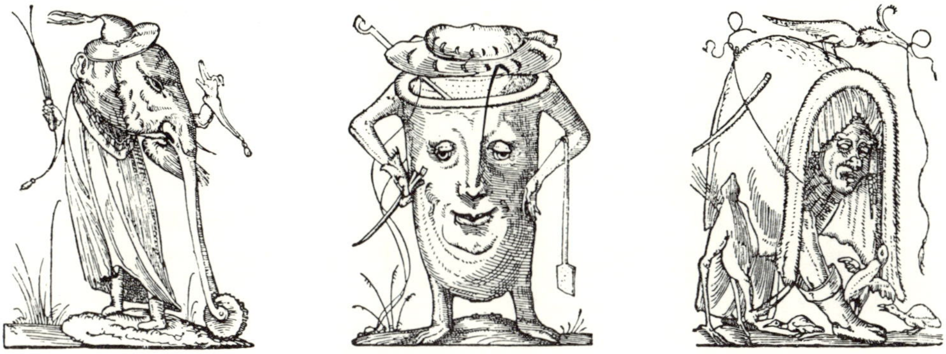

Abb. 184. Drei Kopffüßer nach Breughel.

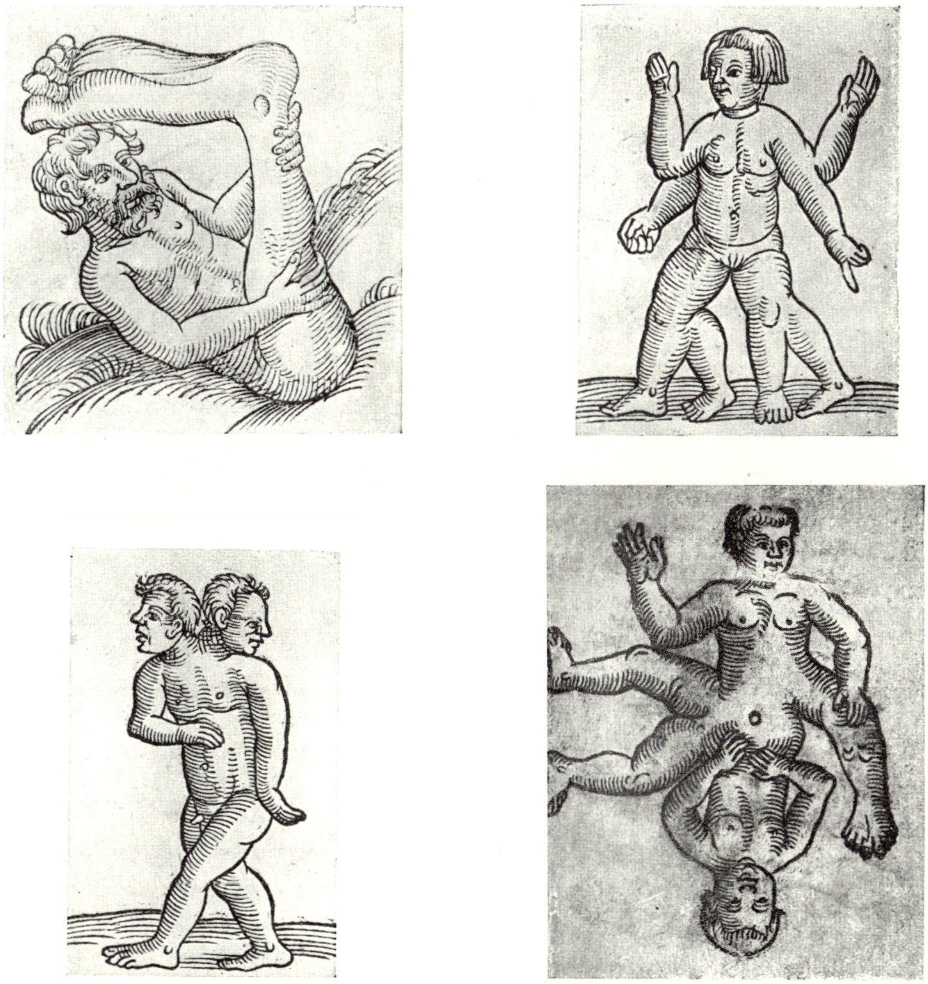

Abb. 185. Vier Holzschnitte aus Lycosthenes (1557).

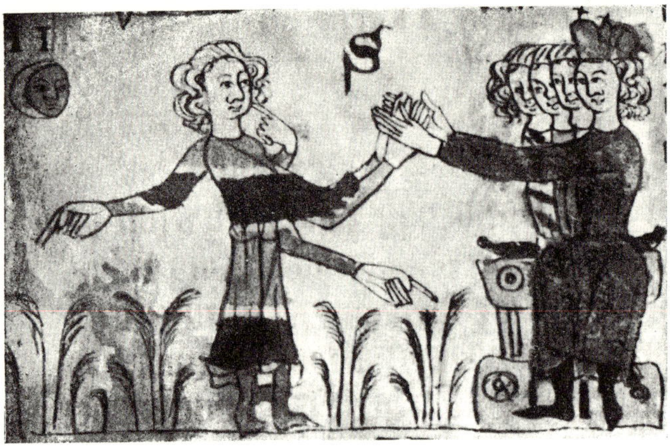

Abb. 186. Aus der Heidelberger Handschrift des „Sachsenspiegel".

sprang und daher psychologisch einen gewissen Sinn haben muß. Finden wir nun ähnliche Gestalten, die mit großer Wahrscheinlichkeit spontan, ohne Kenntnis jener früheren entstanden sind, so vermag eine kritische Prüfung der psychologischen Grundlagen dieser neueren Bildwerke doch vielleicht auch auf jene alten ein Licht zu werfen und umgekehrt. — Bei dem Mann mit einem Fuß, den er als Schattenspender benutzt, erinnern wir uns des halluzinierten „Wunderhirten" Abb. 123. Sein Vater aber ist Herodot, der solche Wesen neben anderen schildert, die so lange Ohren haben, daß sie sich damit zudecken können. — Wie vorsichtig man mit der Deutung auffallend realitätsfremder Gebilde sein muß, mag die fünfarmige Gestalt Abb. 186 zeigen. Sie findet sich in der Heidelberger Handschrift des Sachsenspiegels. Der Mann weist auf die Ähren als Symbole des von ihm zu Lehen begehrten Ackers, auf sich selbst als den Begehrenden und reicht dem rechts sitzenden Fürsten die Hände dar, damit er die Belehnung nach dem Zeitbrauch vollziehe. Hier handelt es sich nur darum, drei gedankliche Beziehungen durch drei entsprechende Gebärden simultan in einer Figur zu verkörpern — anders ausgedrückt, einen episch in der Zeit verlaufenden Vorgang szenisch auf einen anschaulichen Moment zu konzentrieren. Diese eine Darstellungstendenz überwiegt alle anderen Komponenten so stark, daß sie einfach dienstbar gemacht werden. Ein solches freies Spiel der Gestaltungskomponenten können wir nur bei unbefangener, von Kunstgesetzen noch nicht gebundener Bildnerei beobachten, die mancher vielleicht noch gar nicht in einem Atem mit großer Kunst nennen mag. Jedenfalls bietet unser Material gerade zum Studium dieser urwüchsigeren Gestaltungsmöglichkeiten reiche Ausbeute, die nur durch vielseitigen Vergleich mit Parallelerscheinungen aus der ganzen Geschichte der Kunst ganz aufzuschließen ist. Es bedarf noch gründlicher Einzelstudien, bis sich über diese Probleme Erschöpfendes sagen läßt.

5. An Volkskunst, die ja bis vor wenigen Generationen noch in Blüte stand und in einzelnen Landstrichen sich bis auf unsere Tage erhalten hat, wurden wir bei der Darstellung unseres Materials wiederholt gemahnt. Es ist ganz natürlich, daß solche Traditionen sich melden, wenn ein Mensch aus einfachen Verhältnissen, der wenig Bilder gesehen hat, plötzlich selbst zu produzieren beginnt. Dann steht ihm als Erinnerungsmaterial ja fast nur der Bilderschmuck der heimischen Kirchen, des Elternhauses und des Wirtshauses zur Verfügung. Und eben jener Gestaltungsdrang, der die Bauernkunst erzeugt und stellenweise zu schlichten Werken von großem Rang hinauftreibt, der lebt auch in unseren Patienten auf, meinen wir. Welche Rolle dabei die Krankheit spielt, davon später.

6. Ein Grenzgebiet gibt es noch, das besonders nahe Beziehungen zu dem unsrigen hat und das vor einigen Jahren viel von sich reden machte: die mediumistische Kunst[40]. Gehen wir von den seelischen Phänomenen aus, so steht dem Grundunterschied, daß es sich dort nicht um Geisteskranke, sondern um sozial mindestens „gesunde“ Individuen handelt, die eine große Verwandtschaft gegenüber: in beiden Fällen produzieren die Personen in einem veränderten seelischen Zustande. Nur daß dieser bei den Medien hervorgerufen wird, wieder schwindet und dem alltäglichen Zustand Platz macht, während bei unseren Patienten eine Dauerveränderung der ganzen Persönlichkeit eingetreten ist. Die verschiedenen Möglichkeiten, die sich aus dieser Situation ergeben, müssen noch genauer durchgeprüft werden. Soweit wir das verstreute mediumistische Material kennen, tritt es vorwiegend in zwei Typen auf: einmal als wuchernde ornamentale Zeichnung, aus kleinen Motiven teppichartig entwickelt. Die Hauptvertreterin dieser Art ist Wilhelmine Aßmann. Und dann als landschaftliche und figürliche Komposition mit tieferer Bedeutung, d. h. meist mit Beziehung auf die außerirdische Gegend (Mars z. B.), in der das Medium eben im Trancezustande sich zu ergehen pflegt. Dem Typus Aßmann kommt Abb. 5 und 6 so nahe, daß fast nur ein Unterschied der persönlichen Begabung übrigbleibt, kein grundsätzlicher. Dem anderen Typus, den etwa A. Machner und Helene Smith vertreten, haben wir ganz nahe Verwandtes nicht an die Seite zu stellen. Und zwar scheint der Unterschied darin zu liegen, daß bei den mediumistischen Zeichnern ähnlich wie bei den Hysterikern, wenn sie mit Schizophrenen wetteifern wollen, eine berechnende Komponente mit im Spiel ist. Man hat immer wieder den Eindruck des Ausgeklügelten. Die auffallendsten Neubildungen von Naturformen entstehen ganz antithetisch zu den bekannten, durch Negation oder Umkehr von Eigenschaften, weniger durch

freie Variation. Häuser sind etwa oben breiter als unten, ein Felsen wird gewichtslos gedacht, indem er auf dünnen Perlschnüren ruht, Blattpflanzen sind gelb und rot u. dgl. m. Sehr selten wird man in solchen Bildern etwas von dem triebhaft Gewordenen, dem unreflektiert Gewachsenen bemerken, das den schizophrenen Erzeugnissen in hohem Maße eigen ist.

Hier schließt sich eng an das Gebiet der kryptographischen Zeichnungen Hysterischer und Gesunder[41]. Abb. 187 stammt von einer 62 jährigen Hysterika, die aus schwierigen erotischen Konflikten eines Tages im Produzieren solcher Fisch- und Vogelmotive etwas wie einen erlösenden Ausweg fand. Der Zeichendrang kam über sie, als sie einen Brief schreiben wollte. Sie geriet in einen sonderbaren benommenen Zustand und fand zu ihrem eigenen Erstaunen plötzlich einen Hahn auf ihrem Briefbogen gezeichnet, den sie voll Angst verbrannte. Am nächsten Tag war es eine Art Elefant, der ebenfalls vernichtet wurde. Sie merkte aber, daß ihr diese Beschäftigung wohltat und setzte sie fort. Nun entstanden zahlreiche große Blätter der abgebildeten Art. Sobald sie zu zeichnen begann, geriet sie in einen traumhaften Zustand und die Hand bewegte sich automatisch mit dem Stift über das Papier. Von Zeit zu Zeit blieb der Stift zitternd stehen, dann entstanden die „Augen“ — und dabei wurde ihr so wohl und selig zumute, daß sie beten oder auch wunderliche Worte in einer ihr fremden Sprache rufen mußte, die sie manchmal auch auf der Zeichnung anbrachte. Diese Schilderung des Vorgangs, die uns die Frau machte, als sie zum ersten Male wegen der ihr unheimlichen zwangsmäßigen Erlebnisse Rat suchte, lassen keinen Zweifel, daß hier erotische Ersatzhandlungen zu orgiastischen Gefühlssteigerungen geführt haben. Formal sind die Zeichnungen von einem gewissen Reiz in demselben Sinne wie die mediumistischen des Aßmanntypus, unsere Abb. 5, 6, 137 u. a. Die gleichförmige rhythmische Bewegtheit der tierähnlichen Gebilde wie des Zitterstrichs und die einheitliche Füllung der ganzen Fläche mit solchen unbestimmten Gebilden machen diese Wirkung aus. Wir müssen aus diesem Fall immerhin die Lehre ziehen, daß wir einen Einblick in den seelischen Ursprungsbezirk solcher scheinbar rein spielerischen Kritzeleien unbedingt suchen müssen, auch wenn er uns nicht gleich dargeboten wird, wie bei dieser Frau.

Schwieriger liegen die Probleme der Kryptographie im strengeren Sinne; es kann keinem Zweifel unterliegen, daß in jedem Linienzug, den ein Mensch hinwirft, seine Persönlichkeit sich spiegelt. Aber bis heute besteht noch keine Klarheit darüber, welche Seiten der Persönlichkeit aus solcher Kurve wieder erfaßt werden können. Bei kritischer Prüfung der vorliegenden Arbeiten über

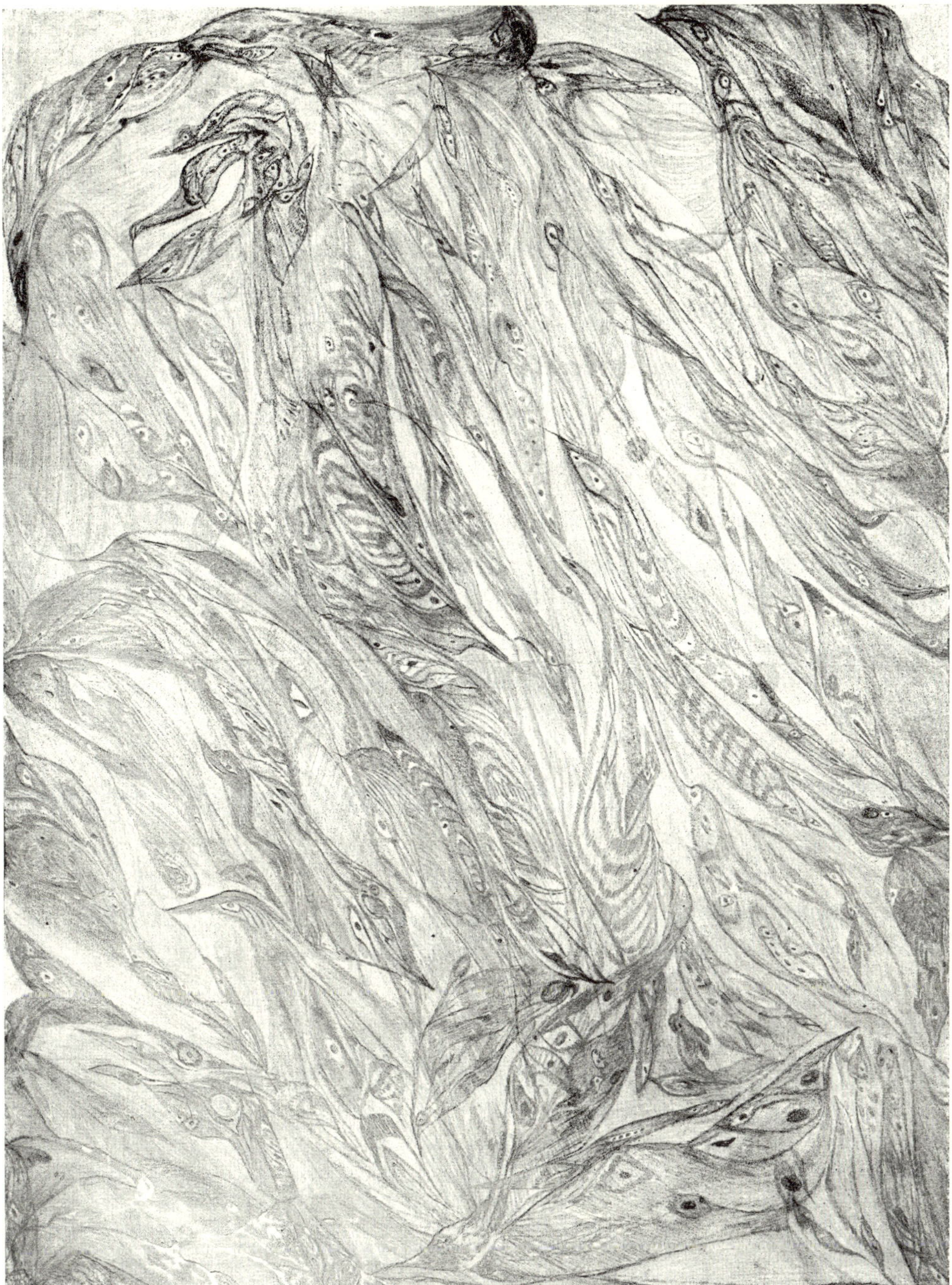

Abb. 187. Spielerisch-symbolische Zeichnung einer Hysterischen (Bleistift).

solche Deutungen von Ausdrucksniederschlägen muß man zugeben, daß hier noch wertvolle Erkenntnisquellen freigelegt werden können. Aber die Nachbarschaft pseudowissenschaftlicher Bemühungen um „Menschenkenntnis und Erfolg“ u. dgl. trübt das Arbeitsfeld ein wenig. Was die rationale inhaltliche Auflösung kryptographischer Kurven anlangt, wie sie Pfister am konsequentesten durchgeführt hat, so liegt nach unserer Meinung der Schlüssel, der die seelische Verfassung des Analysanden aufschließt, keineswegs in der Kurve, die er auf das Papier wirft. Sondern die Kurve hat ungeachtet ihres dynamischen Ausdruckswertes doch inhaltlich vorwiegend den Wert eines Anknüpfungspunktes und könnte durch andere sinnliche Reize ersetzt werden, die nicht von dem Analysanden auszugehen brauchen, z. B. Kurven, die ein anderer gezeichnet hat, Reizworte und ähnliches. Wir hoffen, diese für die Theorie der Ausdrucksbewegungen wie der psychoanalytischen Methode sehr wichtige Frage demnächst klären zu können. Nach unseren bisherigen Beobachtungen liegt die Sache so, daß ein aussprachebereiter Komplex auf jeder irgendwie gangbaren Bahn nach außen drängt. Man mag als Reiz benutzen, was man will, immer werden die Einfälle von dem herrschenden seelischen Konfliktsbereich gelenkt und münden in ihn. Aus dieser Funktionsbereitschaft affektiv überbetonter Komplexe kann jedoch noch nicht geschlossen werden, daß sie sich in Linienzügen sozusagen abbilden. Und diese Beziehungen zwischen Ausdruckskurven und dem mit ihrer Hilfe zu gewinnenden seelischen Material müssen einmal systematisch untersucht werden.

Von seiten der Psychoanalyse sind wiederholt Versuche gemacht worden, Bildwerke der Analysanden als Hilfsmittel der Analyse zu verwerten, d. h. Symboldeutung an ihnen zu treiben. Es ist sogar ein wenig Mode geworden, daß Patienten ihre Konflikte auf bildnerischem Wege symbolisch zum Austrag zu bringen trachten, gleichgültig ob sie bereits Beziehung zum Gestalten hatten oder nicht[42]. Die bisher bekanntgewordenen Bildnereien dieser Art sind leider ausschließlich stofflich von Interesse, als Gestaltungen dagegen höchst belanglos. Wir sind der Meinung, daß man auf diesem Wege an die Gestaltungsprobleme schwerlich herankommen kann und fühlen uns verpflichtet, durch einige grundsätzliche Bemerkungen hier zu betonen, was uns von der rein inhaltlich analytischen, symboldeutenden Betrachtungsweise trennt. Von Menschenhand gestaltete Gebilde ragen in eine eigene Wertsphäre, die nur unmittelbar erlebbar ist, und zwar in der besonderen, wesenhaft von allen anderen seelischen Haltungen verschiedenen Einstellung, die man die ästhetische nennt. Alles kommt darauf an, ob man veranlagt ist, diese ästhetische, völlig zweckgelöste Haltung einzunehmen. Da jedes gestaltete Werk noch in mehrere Wertreihen eingebunden ist — in die rein materielle, die kulturelle, die historische, die individualpsychologische usw. —, so kann man den realen Gegenstand freilich, das Werk, auf viele Arten kennenlernen. Aber sein Wesen erleben wir nur, wenn wir es als ein Gestaltetes ohne äußere Zwecke uns zu eigen machen. Dazu gehört nicht der Erlebnisgrund des Schaffenden als eines Privatmannes. Vielmehr fördert solche Kenntnis nur die volkstümliche Neigung zu kunstfremder Indiskretion. Mag man immerhin auch der Erlebnissphäre nachforschen, die im Werk sich spiegelt — wem es sich ernstlich um das Werk als ein Gestaltetes handelt, der wird den Akzent auf dem Allgemeinen, Überpersönlichen, Wesentlichen ruhen lassen. Und selbst dies ist noch sekundär, ist erschlossen aus dem im Werk unmittelbar sinnlich Gegebenen — als eine rationale Umschreibung dieses Einzigartigen. Wer ein Bildwerk nicht anschauend zu erleben vermag, ohne von einem Denkzwang zum Ergründen- und Entlarven-Wollen befallen zu werden, der mag ein guter Psychologe sein, aber an dem Wesen des Gestalteten geht er notwendig vorbei. — Wir erkennen also jede psychologische Aufhellung als solche an, sind aber gewiß, daß sie vom Werk wegführt zum Wissen um Intima. In vollem Bewußtsein, daß wir uns hiermit einer unentrinnbaren Zeitströmung, der jeder von uns in irgendeiner Weise Tribut zahlen muß, entgegensetzen, legen wir den Akzent auf die überindividuellen Komponenten des Gestaltens und ordnen diesem Gesichtspunkte alles unter. Aus derselben Gesinnung heraus mußten wir Berechtigung und Wert der pathographischen Behandlung produktiver Menschen stark einschränken und die eingehenden Lebensschilderungen unserer zehn großen Fälle eigens damit begründen, daß wir ihrer als Hintergrund für die rätselhaften Bildwerke bedurften. Und die Anonymität dieser Personen ermöglichte es uns erst, ihr Leben rückhaltlos aufzurollen

III. Die Eigenart schizophrener Gestaltung.

Nach dieser kurzen Umschau über die Vergleichsgebiete kindlicher, primitiver, mediumistischer usw. Gestaltung dürfen wir uns endlich getrauen, die Frage nach der Eigenart schizophrener Gestaltung aufzuwerfen. Nicht die Häufigkeit von Merkmalen wollen wir zählen, um dann etwa zu vergleichen, wie oft dieselben Merkmale auf anderen Gebieten auftreten. Mit so einfachen Berechnungen läßt sich unseren verwickelten Problemen nicht beikommen.

Grundsätzlich gilt uns ein Merkmal nur dann als unterscheidend eigenartig für eine Gattung, wenn es bei anderen Gattungen ungewöhnlich selten ist. Sonst hat das Merkmal nur die Geltung einer offen zutage liegenden beschreibbaren Eigenschaft. Den Umkreis dieser Eigenschaften unserer Bildwerke haben wir im ersten Abschnitt dieses Teiles zusammenfassend dargelegt. Nunmehr gilt es, mit Hilfe des Vergleichsmateriales die Merkmale auszusieben, die bei anderen Gattungen von Bildwerken vorzukommen pflegen, die wirklich „eigenartigen" davon zu sondern und von ihnen aus das Wesen schizophrener Gestaltung zu erschauen. Von vornherein sind wir dabei gewärtig, dieses „Wesens" nicht mehr im Bereiche sinnlicher Qualitäten habhaft zu werden, auch nicht im Bereich von Gestaltqualitäten, sondern lediglich im Bereiche des unmittelbar „Erschauten", wo Ausdruckswerte uns gefühlsmäßig offenbar werden, die wir nur dem umschreibend näherbringen können, der sie an seinem Teile erlebt hat. Wir sind der Sphäre des Beweisbaren damit entronnen und lassen uns gern von „Positivisten" aller Art der Spekulation zeihen, wenn wir nur für die Gleichgesinnten den wesentlichen Kern des Phänomens treffen.

Von den Hauptmerkmalen fanden wir das Überwiegen spielerischer Tendenzen im ganzen Bereiche des Gestaltens als Vorstufe: beim Kinde, beim ungeübten Erwachsenen, beim Primitiven und auch in der großen Kunst. Wir können dieses Symptom also nicht an sich pathognomisch verwerten, wohl aber das absichtliche Verweilen bei rein spielerisch einfallsmäßig Produziertem ohne jede Einfügung in übergeordnete Formgesetzlichkeiten. Doch weist das Symptom nicht etwa auf eine bestimmte Störung hin, sondern auf eine Gruppe von funktionalen Abweichungen, unter denen Ermüdung und Aufmerksamkeitsmangel die wichtigsten sind. Anders ausgedrückt: spielmäßige Betätigung auf zeichnerischem Gebiete zeugt nur dafür, daß ein motorischer Entäußerungsdrang vorhanden ist, auf den die intellektuellen Funktionen nicht regulierend gerichtet sind. Diese seelische Konstellation aber kann unter sehr verschiedenen Bedingungen eintreten und wird erst verdächtig, wenn ein erwachsener Mensch sich darauf festlegt, ohne daß andere Gestaltungstendenzen sich in ihm regen. — Ähnliches gilt von dem Wuchern des Schmucktriebes, das uns häufig auffiel — aber nicht nur in den Arbeiten Geisteskranker, sondern wiederum bei allen Vergleichsgruppen, besonders in mediumistischen Arbeiten. In dieser Üppigkeit, dieser Lust an ungehemmtem Ausschütten einer Formenfülle liegt etwas Barbarisches. Es wird darin ein Kultus der Quantität getrieben, wie er mancherorts im Anfange menschlicher Zivilisation und dann wieder, freilich nun durch traditionelle Schemata gestützt, in späten Verfallszeiten aufzutreten pflegt. Daher werden wir erwarten müssen, daß uns diese Tendenz überall begegnet, wo bei expansivem Naturell oder gehobener Stimmung keine Bindung durch feste kulturelle Tradition beschränkend und vereinheitlichend wirkt. Und dies kann unter anderem auch für einen psychotischen Zustand zutreffen. Spezifisch aber ist es dafür nicht.

Von den Merkmalen aus dem Bereich der Ordnungstendenzen, die mehrmals besonders charakteristisch schienen, wird man nach den Vergleichsbildern auch nicht mehr viele gelten lassen. Immerhin bleiben zwei eigenartig verschrobene Kombinationen als verdächtig bestehen: Aufbau eines konstruktiven Bildgerüstes für eine Art Schutt von Formenelementen und ferner die öfters aufgezeigte pointenlose Konsequenz in der Wiederholung von Detailformen oder in der Anwendung eines Ordnungsprinzips. Genau genommen handelt es sich dabei weniger um die formale Seite als um die inhaltliche. Was ausbleibt, ist die Setzung eines „Sinnes", liege dieser nun in einer Beschränkung der räumlichen Elemente, folgerichtiger Durchgestaltung oder in der Zuspitzung auf stofflichen Gehalt, Bedeutung und ähnlichem. Wir müssen der Formulierung von Krötzsch zustimmen, daß „dauerndes Auftreten von Bewegungsrhythmen ohne Willen zur Formgestaltung oder dauerndes Abgleiten aus der Formgestaltung in Bewegungsrhythmus" nicht nur auf Ermüdung, Willensschwäche, Konzentrationsunfähigkeit, sondern auf „innere Störung" schließen lasse. Aber wir können diese „innere Störung" nicht etwa auf die schizophrene Störung beschränken, sondern würden diese letztere nur durch eine Kombination der genannten Merkmale mit anderen für wahrscheinlich halten[43]. — Auch das willkürlich freie Schalten mit der Umwelt draußen, die nur Material ist, nicht mehr Wertobjekt, entzieht sich unserem Wunsche nach spezifischen Symptomen — denn in jeder Phantasiekunst und in jeder auf Abstraktion hinzielenden Gestaltung ist die gleiche Tendenz lebendig und oft genug viel konsequenter. Freilich herrscht in der Kunst meist überzeugend ein Gesetz formaler oder inhaltlicher Einheit trotz aller Lockerung der naturgegebenen Zusammenhänge. Man vermag einen „Sinn" in schwer zugänglichen Bildwerken wenigstens noch zu erfühlen. Für viele Zeichnungen von Kindern dagegen, von Medien und für manche Darstellungen Primitiver trifft dies Unterscheidungsmerkmal nicht mehr zu, wie denn andererseits nicht selten phantastische Werke Geisteskranker trotz weitgehender Realitätslockerung eines Sinnes durchaus nicht entbehren. Und ähnlich steht es mit der Symbolgestaltung. Absurde Diskrepanz zwischen dem anschaulich Gegebenen und dem damit Gemeinten weist am ersten auf schizophrene Störung hin. Aber im Grunde ist es nicht die schizophrene Seelenverfassung als solche, die sich in diesem Symptom äußert, sondern die kindlich spielerische Freude daran, einfallsmäßig Beziehungen zu stiften, wie sie außer dem Kinde auch dem Primitiven eigen ist, aber weiterhin dem „Schwachsinnigen“ jeder Art und schließlich jedem phantasiebegabten Erwachsenen, der sich gelegentlich von den Fesseln der Ratio befreit und sich in freiem Form- und Deutespiel ergeht. Der großen Beispiele aus der Kunst: Bosch, Breughel, Kubin u. a. muß man dabei stets eingedenk sein.

Daß eine Deutung des zeichnerischen Linienverlaufs als Ausdrucksbewegung im Sinne der Graphologie noch nicht genügend vorbereitet ist, wurde schon dargelegt. Immerhin darf man aufrechterhalten, daß es eine Art ungestümer Rhythmik der Strichführung gibt, die uns rein durch ihre atemberaubende Dynamik so stark beunruhigt, daß wir unmittelbar anschauend den befremdenden seelischen Zustand des Urhebers erleben. Gerade dieses Unheimlichkeitserlebnis an der Rhythmik des Werkes bereiten jedoch vorwiegend geübte Künstler, die einer schizophrenen Erkrankung verfallen: aus unserem Material liefert der Kunstschlosser Pohl das überzeugendste Beispiel und gemahnt darin an Vincent van Gogh in seinen letzten Bildern. Wem diese vertraut sind, der bedarf keiner umschreibenden Erläuterungen mehr, die der Ungeheuerlichkeit dieses Eindrucks doch nie gerecht werden können. Uns sind zwei weitere Maler bekannt, bei denen die Krankheit eine völlig entsprechende dynamische Eigenbewegung in das Strichgefüge brachte. Und es ist höchst wahrscheinlich, daß die Weiterentwicklung solcher Selbstentflammung des Striches, wie man auch sagen könnte, zu einer anderen Eigenschaft überleiten würde, die wir wiederholt betonten: nämlich zu der ornamentalen Behandlung der Darstellungsmittel, die neben ihrer darstellenden Funktion eine Art Sonderexistenz zu führen beginnen. Eine solche Sonderexistenz liegt einerseits in den bewegten Kurven, die unzweifelhaft einer höchst gespannten Erregung entstammen. Und dem entspräche auf der anderen Seite das lockere ornamentale Spielen mit den Darstellungsmitteln als Ausdruck eines ruhigen Seelenzustandes. Der aber ist ebenso wie jener erregte in einer Richtung dissoziiert oder gespalten: es klaffen auseinander die zwei Tendenzen, die abbildende und die ordnende, jede sucht sich rücksichtslos an den Strichkurven durchzusetzen. Man ist versucht, von einer Demonstration schizophrener Mechanismen in solchem doppelt orientierten Liniengefüge zu reden. Daß man sich trotz dieser höchst überzeugenden Zusammenhänge vor Schematisierung hüten muß, beweisen die meisten Zeichnungen des Falles Beil (Abb. 135—138) mit ihrem vereinheitlichenden Zitterstrich, der ebenfalls bei unzweifelhafter Abbildetendenz sich in Ornamentspielerei ergeht. Es handelte sich aber dort mit einiger Sicherheit um Manie, nicht um Schizophrenie.

Was uns von der stofflichen Seite eindeutig auf die Diagnose Schizophrenie führt, ist ebenfalls nicht gerade viel. Wir betonten und suchten auch nach Gründen dafür, wie selten Halluzinationen dargestellt werden. Man könnte geneigt sein, Unheimlichkeitserlebnisse als spezifisch anzusehen, wird aber finden, daß diese in der Kunst der Primitiven und in vielen Perioden der Kunstgeschichte eine bedeutende Rolle spielen. Wo dämonische Vorstellungen lebendig sind, wuchern gerade solche Darstellungen angsterregender Gestalten. Am weitesten hat es der asiatische Osten damit getrieben: Japan, China und besonders Tibet mit seinen typischen Gebetsfahnen, jenen Sammelstätten aller erschreckenden Geister und Dämonen. Auch ein flüchtiger Einblick in den Machtbereich solcher Unheimlichkeitsträger im westeuropäischen Mittelalter warnt uns nachdrücklich vor kurzsichtigen Verallgemeinerungen. So bleibt uns nur übrig, von einer Bevorzugung des Vieldeutigen, Geheimnisvollen, Unheimlichen zu reden und von einer Hinneigung zu magisch-zauberischen Beziehungen, wodurch wir wiederum die Verwandtschaft mit dem Primitiven auch auf stofflichem Gebiet anerkennen. Ausgeschlossen ist also kein Stoffgebiet. Vernachlässigt wird die schlichte Abbildung der realen Umwelt. Bevorzugt wird das für die eigene Person Bedeutungsvolle, das natürlicherweise vorwiegend auf religiösem und erotischem Gebiete wurzelt und gern mit magischen Vorstellungen verquickt ist.

Das Gesamtergebnis unserer Umschau ist bescheiden. Man kann nicht mit Sicherheit sagen: dies Bildwerk stammt von einem Geisteskranken, weil es diese Merkmale trägt. Dennoch drängte sich bei einer ganzen Anzahl unserer Bilder unmittelbar ein beunruhigendes Fremdheitsgefühl auf, das wir immer wieder auf die schizophrene Komponente glaubten beziehen zu müssen. Und zwar nicht nur per exclusionem, sondern weil wir ähnlicher Wirkungen von anderen Äußerungen unserer Kranken eingedenk waren. Messen wir solcher unmittelbaren Resonanz unserer aufnahmebereiten Person — anders formuliert: unserem spontanen Erfassen fremder Ausdrucksbewegungen — schon an und für sich die gewichtigste Bedeutung bei, wo immer wir uns bemühen, in fremdes Seelenleben einzudringen, so weist das magere Resultat unserer Merkmalprüfung uns zwingend darauf hin, unseren erlebten Gesamteindruck in Worte zu fassen. Es gilt mit möglichst geringer Schematisierung die Eigenart derjenigen Bildwerke zu kennzeichnen, die sich am stärksten von aller sonst bekannten Bildnerei unterscheiden. Und dies können wir nicht anders, als daß wir uns in den Bildner hineinversetzen und seiner Gesamthaltung in bezug auf Gestaltungstendenzen, Ich und Umwelt innezuwerden trachten. — Wir glauben dies zu finden (was auch aus dem Erlebnisgrunde heraufdrängen und in Gestaltetem Ausdruck suchen mag): Der Schizophrene richtet im Gestaltungsvorgang aus ungesiebten Zufällen und unbedachter Willkür eine Art von Formgesetzlichkeit auf, die nicht nach sinnvoller Einheit strebt. Indem sich Einfälle hemmungslos aneinanderreihen, entsteht aus der naiven Rhythmik der Strichführung eine äußere formale Einheitlichkeit. In günstigen Fällen schließen sich die beiden an sich divergenten Tendenzen (Stoffgestaltung und formale Einheitstendenz) ohne bewußte Führung zusammen — dann entstehen Werke, die auf dem Boden ernsthafter Kunst gewertet werden müssen. Meistens aber macht der Gestaltungsvorgang sozusagen kurz vor der eigentlichen Schöpfung halt — die Einfälle bewahren sich noch ihr selbständiges Dasein, ohne sich einer Obervorstellung einzuordnen, die Eigenbewegung der Kurven hält sich noch unabhängig von dem Rhythmus des Gesamtwerkes — oder aber dieser setzt sich rücksichtslos durch und vergewaltigt jede Einzelform. Mögen auch verschiedene Nuancen dieses Kampfes von autonom sich gebärdenden Einzeltendenzen auftreten, von zentraler Bedeutung ist wohl nur diese eine: das Verweilen auf dem Augenblick vor der Entscheidung, das denn allerdings in jeder Beziehung für den Schizophrenen kennzeichnend ist und in jeder Spaltungserscheinung, in jeder ambivalenten Einstellung steckt.

Man kann dies Verweilen in einem Spannungszustande vor der Entscheidung leicht in Verbindung bringen mit dem Autismus und der mangelnden Wirklichkeitsanpassung des Schizophrenen. Jedes Sichabwenden von der Umwelt, die sich doch in zahlreichen sinnlichen Eindrücken ständig aufdrängt, führt zu der Doppelorientierung, von der öfter die Rede war — der Kranke ist Gott, fegt aber willig die Stube, der Arzt ist Postbote und Kohlenträger. Wenn man auch heute in solchem Spiel nicht mehr eine Intelligenzstörung sieht, so wird doch vielleicht nicht genügend betont, daß offenbar in dem Spannungsgefühl solcher ambivalenten, gespaltenen, doppelt orientierten Phänomene das Weltgefühl des Schizophrenen gipfelt. Von hier aus ist auch schließlich der letzte, vielleicht allein ganz stichhaltige Unterschied typisch schizophrener Gestaltung von aller übrigen Gestaltung zu verstehen: alles Gestaltete rechnet seinem Wesen nach damit, in dem Mitmenschen Resonanz zu finden, so aufgefaßt zu werden, wie es gemeint ist. Die Gewißheit solcher Resonanz trägt jeden Künstler und nährt seinen Schaffensdrang. Auch hinter der verzerrtesten negativen Einstellung nicht nur zu dem Publikum, sondern auch zu der Menschheit, die das eigene Werk nie verstehen würde, lebt die Zuversicht, „die Welt" werde eines Tages beglückt aufnehmen, was der Verkannte voll Weltverachtung schafft. Auch der Einsamste lebt auf dem Grunde seines Weltgefühls noch im Kontakt mit der Menschheit — sei es auch nur durch Wunsch und Sehnsucht. Und dieses Grundgefühl spricht aus allen Bildwerken „Normaler". Dagegen nun ist der Schizophrene allerdings aus diesem Menschheitskontakte gelöst und seinem Wesen nach weder geneigt noch fähig, ihn herzustellen. Könnte er das, so wäre er geheilt. Von dieser völligen autistischen Vereinzelung, dem über alle Schattierungen psychopathischer Weltentfremdung hinausgehenden grauenhaften Solipsismus spüren wir in den typischen Bildwerken den Abglanz, und hiermit glauben wir die Eigenart schizophrener Gestaltung im Kern getroffen zu haben.

Es bleibt noch übrig, eine psychopathologische Frage aufzuwerfen, die auf Grund unserer Studien anders beantwortet werden muß als bislang. Den meisten Autoren, die sich über Bildwerke Geisteskranker geäußert haben, galt es von vornherein als ausgemacht, daß die Krankheit nur destruktiv wirke, daß man also nur Verfallserscheinungen an den Bildwerken feststellen könne und höchstens manche psychotischen Inhalte in unmittelbar eindrucksvoller Weise dargestellt finden würde. Bei Künstlern aber sollte stereotype Wiederholung des Gewohnten den Verfall einleiten. Demgegenüber lehren unsere Erfahrungen folgendes.

Wenn man die unbeholfenen mehr kindlichen Arbeiten ausschaltet, die mancher gesunde Erwachsene ähnlich machen würde, so kann man unter dem Rest mehrere Gruppen bilden, die sich jedoch keineswegs ausschließen, sondern jedesmal nur einen Gesichtspunkt zur Geltung bringen. Eine Art von Bildwerken entsteht nämlich durch starkes Überwiegen einzelner Gestaltungs- (zumal Ordnungs-) tendenzen, wobei nicht selten ganz originelle Leistungen herauskommen. Eine andere Art ist bestimmt durch die Verschrobenheiten des Urhebers und bringt daher schwer durchschaubare wirre Kombinationen von Formteilen, deren Beziehung sich nicht aus dem sinnlichen Eindruck entnehmen läßt. Hierbei sind Werke von wirklichem Gestaltungsniveau sehr selten. Anders würde eine dritte Gruppe aussehen, in der man die konsequente Darstellung von Erlebnissen der

Kranken vereinigte. Unter diesen gibt es eine große Zahl, die der Grundforderung aller Gestaltung vollkommen entspricht — nämlich dem Beschauer eindeutig ein Erlebnis zu vermitteln. Und solche Gestaltungsaufgaben zu lösen, zeigen sich die ungeübten Leute oft genug auch bei technischem Ungeschick sehr wohl befähigt. Man muß darin den Beweis erblicken, daß eben solche Erlebnisse, die den Kranken sehr nahe gehen, geeignet sind, ihre Gestaltungskräfte zu aktualisieren. Am stärksten drängt sich das in der Tat auf, wo es sich um Unheimlichkeit handelt. — Schließlich muß man unter dem Gesichtspunkt der angeborenen formalen Begabung das Material durchmustern und wird mit großer Wahrscheinlichkeit die Mehrzahl unserer ergiebigen Fälle in einer solchen Gruppe vereinigen. Überschlägt man dann, wie groß der Prozentsatz der überhaupt zeichnenden Kranken ist — er beträgt an dem ziemlich gründlich durchsuchten Material der Heidelberger Klinik noch nicht zwei Prozent — und wie viele ausgesprochene Begabungen sich darunter finden, so scheinen die Verhältnisse durchaus denen bei Nichtkranken zu entsprechen. Das heißt also, daß die Geisteskrankheit nicht etwa aus Unbegabten Begabte macht und mit größter Wahrscheinlichkeit niemanden zum Gestalten veranlaßt, der nicht eine konstitutionelle Bereitschaft dazu besitzt. Infolgedessen kann man bei wirklich Ungeübten nur von einer in der Krankheit auftretenden Mobilisierung eines latenten Gestaltungsdranges reden, ohne daß für die Verwendung des Verfallsbegriffes ein Anhaltspunkt sich böte. Und man muß zugeben, daß dabei im Ornamentalen wie in der Schilderung von Erlebnissen manche starke und originelle Leistung zustande kommt.

Anders stellt sich das Produzieren bei Geübten dar. Hier müssen wir unterscheiden zwischen einem Gestalten in gewohnten Bahnen, wobei lange Zeit keine Veränderung zu bemerken ist, und den Bemühungen, für das neue psychotische Weltbild — in dem autistische Vorstellungen jedem „Wirklichkeits"anspruch überlegen sind — bildnerischen Ausdruck zu finden. So verstiegen und sonderbar der Niederschlag dieser Bemühungen aussehen mag, so konnten wir in dem Falle Welz doch sicher nachweisen, daß gleichzeitig völlig harmlose Naturstudien in gewohnter Manier angefertigt wurden. Ein anderer Fall machte als verschrobener Endzustand zahlreiche ernsthafte Naturstudien wie früher, und der Fall Pohl entwickelte seine geläufige Technik weiter, während er schon vollkommen sprachverwirrt war. Es fehlt nicht an weiteren Belegen für die gleiche Erscheinung. Bestehende bildnerische Fähigkeiten werden also nicht notwendig von dem schizophrenen Prozeß zerstört, sondern können lange Zeit unverändert erhalten bleiben, soviel ist gewiß.

Damit hat es aber nicht sein Bewenden, sondern wir haben überdies bewiesen, daß im Verlaufe seines schizophrenen Prozesses, während der Kranke zu einem völlig verschrobenen, unzugänglichen Endzustande mit allen typischen Symptomen in höchster Steigerung verfällt, seine Produktion sich von äußerlicher kunstgewerblicher Gewandtheit zu einer Gestaltungskraft großen Stils entwickelt, die ihm Bildwerke von unbestreitbarer guter Qualität im Sinne der Kunst gelingen läßt. Und dies nicht nur in dem einen Falle Pohl, sondern bei mehreren anderen Fällen (besonders Moog und Brendel) drängte sich die gleiche Beobachtung auf. Dagegen war ein stufenweise auftretender Verfall, der dem Verfall der Persönlichkeit parallel gegangen wäre, bei keinem der begabten Bildner zu erkennen. Vergleichen wir damit, was wir von schizophrenen großen Künstlern wissen, so passen die Tatsachen nicht schlecht zusammen. Niemand wird bestreiten, daß van Gogh in seiner Krankheit einen Zustrom von produktiver Potenz erhielt, der ihn auf eine früher unerreichbare Gestaltungsstufe hob. Das gleiche gilt von zwei anderen, uns bekannten Fällen. Bei dem Schweden Josephson[44] liegen die Verhältnisse dagegen verwickelter, weil keine Arbeiten aus den ersten Jahren seiner Krankheit veröffentlicht worden sind, sondern erst Spätwerke, die trotz eines großen morbiden Reizes in der ornamentalen Sonderexistenz des Strichgefüges und ähnlichen Zügen etwas lahm wirken und allzu enge an Arbeiten ganz Ungeübter gemahnen. Nur die „Erschaffung Adams" läßt gegen seine früheren Werke aus gesunden Tagen einen starken Zuwachs an Gestaltungsintensität erkennen, während zugleich eine gewisse Lockerung der Mittel zusammen mit der Neigung zu ungewöhnlichen Raumverhältnissen dem Bilde etwas Befremdendes, Unheimliches verleiht. — Bleiben also gelegentlich trotz des schizophrenen Verfalls einer Persönlichkeit ihre bildnerischen Fähigkeiten ungestört, so erfahren sie in manchen Fällen nicht nur in der akuten Phase, sondern sogar im Stadium des Endzustandes eine Steigerung. Die Gestaltungskraft vermag aus dem schizophrenen Abbauprozeß eine produktive Komponente zu ziehen.

IV. Schizophrene Gestaltung und Kunst.

Haben wir bisher von Kunst so gut wie gar nicht geredet, so können wir uns doch jetzt der Frage nicht entziehen: was hat das alles mit ernster Kunst zu tun? Für eine gründliche Untersuchung dieser Frage ist freilich hier noch nicht der Ort, denn dazu fehlen einige unerläßliche Vorarbeiten, die wir in der äußerlich reichhaltigen Literatur zu diesem Problemkreis noch nicht geleistet finden[45]. Ehe wir nicht einige Klarheit darüber besitzen, wie sich geistige Störungen in den Werken unbestrittener Künstler äußern, dürfen wir keine solchen Prinzipienfragen aufrollen. Es genügt durchaus nicht, das Leben solcher Künstler pathographisch zu beleuchten und darin ohne weiteres eine „Erklärung" für ihr Schaffen zu sehen. Sondern darauf kommt es an, ob in ihren Werken aus der Zeit der Krankheit eine neue produktive oder lähmende Komponente aufzuzeigen ist, die sich mit großer Wahrscheinlichkeit auf die seelischen Veränderungen aus jener Krankheit zurückführen lassen. Nur um das Lebensschicksal des Privatmannes handle es sich, pflegt man beruhigend zu versichern, wenn man einen Schaffenden psychopathologisch auseinandernimmt, über das Werk sei damit nichts gesagt. Das ist wohlgemeint, aber die Wirkung ist stets eine andere. Wer sich nicht gegen das ganze Verfahren wehrt und in bester Absicht die vorgeschlagene Trennung zu vollziehen strebt, findet sich unversehens an die interessante Privatperson des Schaffenden gekettet und von seinem Werk abgelöst. Demgegenüber glauben wir der Geltung solcher Werke weniger Abbruch zu tun, wenn wir sie offen auf den Gestaltungsvorgang hin untersuchen und von der Persönlichkeit des Künstlers nur das Nötigste heranziehen. Vor allem suchen wir nach den produktiven Kräften, die etwa aus der Krankheit erwuchsen. Dabei wird grundsätzlich zu scheiden sein zwischen solchen Künstlern, die als konstitutionelle Psychopathen zu Ausnahmeerlebnissen neigten, anderen, die einer vorübergehenden Geistesstörung verfielen oder durch Rauschgifte ähnliche Zustände herbeizuführen suchten, und schließlich den wenigen, die durch eine Prozeßpsychose (Paralyse und Schizophrenie) als Persönlichkeit sich veränderten. Der Kreis der Künstler, aus deren Werken wir unter diesen Gesichtspunkten wertvolle Erkenntnisse werden schöpfen können, ist nicht groß, denn wir müssen uns auf diejenigen beschränken, deren Biographie genügend bekannt ist, um uns die psychopathologischen Daten zu liefern. Aber erst wenn wir dann noch die Darstellung von Irrealem, Phantastischem, Visionärem in der ganzen Geschichte der bildenden Kunst heranziehen, werden wir eine Basis gelegt haben, die breit genug ist zu den grundsätzlichen Erörterungen über die Beziehungen zwischen den beiden Seelenzuständen des Schaffenden (Inspiration und Gestaltung) und des Geisteskranken, besonders des Schizophrenen (Weltgefühl und Gestaltung) — welches Problem wir eingangs als Richtpunkt unserer Untersuchung aufstellten.

Hier müssen wir uns begnügen, in wenigen Andeutungen die Hauptfragen zu skizzieren. Bei aller berufsmäßigen bildnerischen Gestaltung haben Tradition und Schulung weitaus den Hauptanteil an dem entstehenden Werk. Das geht am klarsten daraus hervor, daß schon aus geringer Zeitdistanz die Kunst vieler Individuen durchaus als Gesamtkunst einer Generation erscheint, die noch durch Rassen und Länder in Gruppen geteilt werden mag. Die Kunstgeschichte spricht daher von Schulen, von Zeitstilen u. dgl. und läßt nur einzelne Persönlichkeiten aus der Menge der Schaffenden heraustreten, die durch die überragende Eigenart eines persönlichen Stils nun ihrerseits wieder schulbildend wirken. Es ist aber in der Geschichte der Kunst kaum ein Fall bekannt, daß ein Ungeübter, abgetrennt von der Welt, ganz auf sich gestellt, eines Tages den Stift ergriffen hätte, um von nun an Bildwerke hervorzubringen. Der Zollbeamte Rousseau steht mit seiner Entwicklung fast einzig da.

Alle Fragen nach dem Ursprung der bildnerischen Gestaltung gingen früher von einem theoretisch konstruierten Anfänger aus, der naturgemäß als Primitiver gedacht wurde. Und von diesem theoretischen Individuum aus suchte man sich an Hand der frühesten Gestaltungsdenkmäler den Ursprung der Kunst klarzumachen. Wir wiesen bereits auf die Unlösbarkeit dieses Problems hin, sofern es zeitlich gefaßt wird. Seit man nun an unseren Kindern das erste Auftreten und die früheste Entwicklung der bildnerischen Gestaltung zu beobachten gewohnt ist, auch zahlreiche Primitive beim Zeichnen zu sehen Gelegenheit hatte, sind zwar einseitige dogmatische Meinungen gefallen, die den ganzen, höchst vielfältig verwickelten Vorgang aus einem oder wenigen Erklärungsprinzipien herleiten wollten. Aber keineswegs ist der Gestaltungsvorgang ohne jede Wertung rein psychologisch ausreichend untersucht und geklärt worden. Die Personen, die unser Material produziert haben, zeichnen sich nun überwiegend dadurch aus, daß sie mehr oder weniger autonom arbeiten, ohne aus jenen Kraftquellen der Tradition und Schulung gespeist zu werden, denen wir den Hauptanteil an den üblichen Durchschnittsbildnereien zuschrieben. Gewiß sind sie nicht unabhängig von jeglicher traditionellen Bildvorstellung. Aber in einem Grade, den man unter keinen anderen Umständen mehr wird erreichen können (außer in anderen Erdteilen), stehen sie allem Erlernbaren der Gestaltung, allem Wissen und Können fern, wenn sie anfangen, spontan zu schaffen. Aus diesen Menschen bricht ohne nachweisbare äußere Anregung und ohne Führung der Gestaltungsvorgang zutage, triebhaft, zweckfrei — sie wissen nicht, was sie tun. Was man immer Einschränkendes über den Wert dieser Erkenntnisquelle sagen möge, gewiß ist, daß wir nirgends wie hier jene Komponenten des Gestaltungsvorganges, die unbewußt in jedem Menschen vorgebildet liegen, sozusagen in Reinkultur vor uns haben.

Konnten wir an unserem Material zeigen, daß aus diesen vorwiegend unbewußten Komponenten Bildwerke hervorwuchsen, die in mannigfach wechselnder Weise sich berufsmäßig entstandenen Kunstwerken aller Art annäherten, so folgt daraus: Tradition und Schulung vermögen den Gestaltungsvorgang nur an seiner Peripherie zu beeinflussen, indem sie durch Lob und Tadel Regeln und Schematismen fördern. Es gibt aber sozusagen einen Kernvorgang, zu dessen Ablauf in jedem Menschen die Fähigkeiten vorgebildet sind. Dieser Satz wird durch zahlreiche Erfahrungen gestützt. Wir wissen heute, daß die meisten Kinder einen originalen Gestaltungsdrang besitzen, der sich in geeigneter Umgebung frei entwickelt, aber schnell schwindet, wenn erst der rationale Überbau des Schulunterrichts aus dem triebhaft spielenden Geschöpf ein wissendes und zweckhaft wollendes macht. Dem entsprechen die Erfahrungen mit Primitiven und andererseits manche Traumerfahrungen. So gewiß nämlich Gestaltung eine Tätigkeit ist, und an sich mit Visionen und ähnlichem nicht viel zu tun hat, so gewiß weist die Fähigkeit, anschauliche Bilder in Träumen und hypnagogischen Halluzinationen zu erleben, auf eine ursprüngliche Gestaltungskraft hin. Wenn man daher, zumal in der Psychotherapie, immer wieder die Erfahrung macht, daß fast jeder Mensch unter geeigneten Umständen seine Konflikte in äußerst prägnanter symbolischer Einkleidung zu erleben vermag, so ist diese Tatsache ebenfalls in derselben Richtung verwertbar wie unsere Überlegungen. Wir würden also zu der Annahme gezwungen, daß ein originaler Gestaltungsdrang, der allen Menschen wesenhaft eigen ist, durch die zivilisatorische Entwicklung verschüttet worden ist.

Wenn nun bei Geisteskranken oft nach jahrelangem Anstaltsaufenthalt dieser Gestaltungsdrang sich spontan Bahn bricht, so läßt sich dieser Vorgang einmal auf Grund der soeben angestellten Überlegungen so erklären: eine Fähigkeit, die jedem Menschen zukommt, aber gewöhnlich latent bleibt oder verkümmert, ist hier plötzlich aktiviert worden. Als Ursache dafür käme in Betracht die innere Entwicklung oder Wandlung des Kranken, seine Abkehr von der Umwelt, seine autistische Konzentration auf die eigene Person und andererseits die Veränderung seines äußeren Lebens, des Milieus, zumal die Abtrennung von der Außenwelt mit ihren zahllosen kleinen Reizen, die Untätigkeit. Mißt man der Milieukomponente das Hauptgewicht bei, so müßten auch andere ähnliche Milieus, wie Klöster, Gefängnisse, das Freiwerden solcher Produktion begünstigen. Ferner wäre es theoretisch wahrscheinlich, daß auch innere Entwicklungen von introvertierendem Charakter die gleiche Wirkung hervorzubringen vermöchten. — Zweitens aber könnte man eine Erklärung auf ganz anderer Basis versuchen. Der Kranke würde danach unter der ganz spezifischen Einwirkung der Schizophrenie zu einer Gestaltungskraft gelangen, die ihm sonst versagt wäre, indem nämlich in seiner Psyche sich Vorgänge abspielen würden, die sonst dem Künstler vorbehalten sind. Beide Erklärungen scheinen uns einen Teil der Beobachtungen richtig zu deuten, doch läßt sich die Tragweite der zweiten erst näher festlegen, wenn wir uns Klarheit darüber verschafft haben, welche neuartigen Erlebnisweisen dem Künstler in der Psychose zuteil werden. Vor allem müßte man dazu wissen, ob ihm etwa vertrauter ist, was andere als völlig fremd überfällt.

Ein anderer Problemkreis geht mehr in die Soziologie der Gestaltung über. Welche Beziehungen herrschen zwischen schizophrener und dekadenter Gestaltung? Solche Fragen können jedoch nur aufgeworfen werden, wenn wir über den Begriff der Dekadenz oder Entartung uns klar zu werden vermögen, was wiederum einen Normbegriff voraussetzt[46]. Bei unserer rein psychologisch angelegten Untersuchung glauben wir auf eine Diskussion aller Wertprobleme verzichten zu sollen.

V. Das schizophrene Weltgefühl und unsere Zeit.

Wiederholt fand sich ein Anlaß, die aktuelle Bedeutung der schizophrenen Bildnerei für unsere Zeit hervorzuheben. Sie liegt in mehreren Richtungen. Einmal ist die besonders enge Beziehung eines großen Teils dieser Bildwerke zu der Zeitkunst offensichtlich. Dann aber zeigte die Erfahrung, daß Menschen ganz verschiedener Prägung, verschiedenen Alters und verschiedener Berufe ungewöhnlich stark und dauernd von diesen Bildwerken gepackt und nicht selten zu grundsätzlichen kulturellen und weltanschaulichen Fragestellungen gezwungen werden. Was die Beziehungen zur Zeitkunst anlangt, so konnten wir eine Reihe von Reaktionen beobachten, die ein grelles Schlaglicht auf den Einfluß affektiver Komponenten oder persönlicher Interessen in jedem Urteil warfen. Während nämlich kulturell konservative und historisch orientierte Personen entweder gar nicht auf die Eigenart der Bildwerke eingingen oder einen flüchtigen Eindruck alsbald zu kulturpolitischen Tendenzen zu verwerten suchten, gingen sämtliche Betrachter, die in den Problemen bildnerischer Gestaltung oder auch nur in der Psychologie des Abnormen intensiv leben, mit ungewöhnlichem Eifer gerade auf die fremdartigsten Werke ein. Unter den Künstlern gaben sich die einen (darunter sehr Gemäßigte und andererseits extreme Expressionisten) einem ruhigen Studium der Besonderheiten hin, bewunderten zahlreiche Stücke rückhaltslos und verwarfen andere, ohne an eine Scheidung von gesund und krank im mindesten zu denken. Andere aber, wiederum ganz verschiedenen Richtungen angehörig, verwarfen das ganze Material als Nichtkunst, widmeten sich jedoch trotzdem allen Nuancen mit großer Lebhaftigkeit. Und eine dritte Gruppe schließlich war bis zur Haltlosigkeit erschüttert, glaubte in dieser Schaffensweise den Urvorgang aller Gestaltung zu erkennen, die reine Inspiration, nach der man letzten Endes einzig trachte, und geriet zum Teil in ernsthafte Entwicklungskrisen, aus denen sie sich zu klareren Meinungen über sich selbst und ihre Produktion hinausfand.

Wie wir es ablehnen mußten, das Wesen schizophrener Gestaltung an äußeren Merkmalen darzulegen, so lehnen wir es nicht minder ab, durch Vergleich äußerer Merkmale Parallelen zwischen der Zeitkunst und unseren Bildern zu ziehen, wie das nicht nur von Laien, sondern sogar von namhaften Psychiatern in platter und sensationeller Weise in der Tagespresse geschieht. Abgesehen davon, daß damit, selbst wenn die mitgeteilten Parallelen stichhaltig wären, nur der Banause mit neuen Schlagworten unterstützt würde, liegt diesem Verfahren ein grober psychologischer und logischer Irrtum zugrunde. Es ist nämlich oberflächlich und falsch, aus Ähnlichkeit der äußeren Erscheinung Gleichheit der dahinterliegenden seelischen Zustände zu konstruieren. Der Schluß: dieser Maler malt wie jener Geisteskranke, also ist er geisteskrank, ist keineswegs beweisender und geistvoller als der andere: Pechstein, Heckel u. a. machen Holzfiguren wie Kamerunneger, also sind sie Kamerunneger. Wer zu so einfältigen Schlüssen neigt, hat keinen Anspruch, ernst genommen zu werden. Wir haben an einigen Beispielen gezeigt, wie die Bildwerke unserer Schizophrenen nicht nur an primitive Kunst, sondern auch an Werke aus großen Kulturzeiten anklingen. Und einige Werke ragten so tief hinein in die Sphäre unbestrittener Kunst, daß manche „gesunde“ Durchschnittsleistung weit dahinter zurückbleiben muß. Von der Seite der äußeren Merkmale werden wir also den unzweifelhaften tiefen Beziehungen nicht beikommen können. Weit ergiebiger scheint es, den verwandten Zügen in der allgemeinen Gefühlshaltung der letzten Kunst die Aufmerksamkeit zuzuwenden. Und da finden wir in der Tat als einen Grundzug die Abkehr von der schlicht erfaßten Umwelt, ferner eine konsequente Entwertung des äußeren Scheins, an dem die gesamte abendländische Kunst bislang gehangen hatte, und schließlich eine entschiedene Hinwendung auf das eigene Ich. Diese Formeln aber sind uns bei unseren Bemühungen, das Weltgefühl des Schizophrenen zu umschreiben, ganz geläufig geworden.

Damit stehen wir vor der überraschenden Tatsache, daß die Verwandtschaft zwischen dem schizophrenen Weltgefühl und dem in der letzten Kunst sich offenbarenden nur in den gleichen Worten zu schildern ist, woraus uns sogleich die Verpflichtung erwächst, nunmehr auch die Unterschiede zu formulieren. Und das ist nicht schwer. Dort beim Schizophrenen ein schicksalsmäßiges Erleben. Ihm legt sich die „Entfremdung der Wahrnehmungswelt“ als ein grauenhaftes, unentrinnbares Los auf, gegen das er oft lange kämpft, bis er sich fügt und langsam in seiner wahnhaft bereicherten autistischen Welt heimisch wird. Hier beim Künstler unserer Tage geschah die Abwendung von der einst vertrauten und umworbenen Wirklichkeit zwar im besten Falle auch unter einem Erlebniszwang, aber immerhin mehr oder weniger als ein Akt, der auf Erkenntnis und Entschluß beruhte. Sie geschah infolge quälender Selbstbesinnung, weil das überkommene Verhältnis zur Umwelt zum Ekel wurde, und sie ist daher oft getragen von Zweifeln, bösem Gewissen und Ressentiment. Andererseits hatte sie wenigstens theoretisch klare Ziele. Der Tendenz nach sollte die Loslösung vom Zwange der äußeren Erscheinung so vollkommen sein, daß alle Gestaltung nur noch mit unverfälschtem seelischen Besitz zu tun hätte und aus völlig autonomer Persönlichkeit quölle, die in einer unio mystica mit der ganzen Welt zu stehen sich anmaßte.

Der Zerfall des traditionellen Weltgefühls, aus dem diese verstiegene Haltung oft in großartiger, öfter in krampfhaft verzerrter Weise hervorwuchs, soll hier nicht weiter verfolgt werden. Jedenfalls ist es keine Angelegenheit des Expressionismus, wie Kurzsichtige anscheinend heute noch hoffen, sondern dieser ist umgekehrt der Ausdruck dieses Zerfalls und ein Versuch, das Beste daraus zu machen. Sieht man von dem Wust der Programme ab und versucht die treibende Idee zu erfassen, die immer wieder zu neuen Exaltationen treibt, so finden wir die Sehnsucht nach inspiriertem Schaffen, wie es von den Primitiven berichtet wird und aus großen Kulturzeiten bekannt ist. Damit stoßen wir auf die schwache Stelle unserer Zeit — ihre Tragik und ihre Grimasse. Eben jenes primäre Erleben, das vor allem Wissen steht und allein inspirierte Gestaltungen zeugt, das scheint uns versagt zu sein. Und nach allem verstiegenen

Wollen, nach allem entschlossenen Überwinden alter Irrtümer scheint es, daß wir schließlich fast nur intellektuelle Ersatzkonstruktionen in Händen halten.

Treffen diese Andeutungen das Richtige, so ist besonders die leidenschaftliche Erschütterung weicher Künstlernaturen vor unseren Bildwerken unschwer verständlich. Diese Werke sind tatsächlich aus autonomen Persönlichkeiten hervorgebrochen, die ganz unabhängig von der Wirklichkeit draußen sich selbst genug, niemandem verpflichtet, das verrichteten, wozu eine anonyme Macht sie trieb. Hier ist fern von der Außenwelt, planlos aber zwangsläufig wie alles Naturgeschehen, die Urform eines Gestaltungsprozesses abgelaufen. An solchen Eigenschaften einer Urgestaltung berauschen sich leicht Menschen, die gerade durch ihre mystischen Neigungen zu anarchischer Auffassung alles Kunstschaffens getrieben werden, wie der ehrwürdigste der an unserer Zivilisation Verzweifelnden, Tolstoj. Wir dürfen uns den Nachweis ersparen, daß die letzten Strömungen in der Kunst nicht als Privatunternehmen einiger Sensationslüsterner gelten können, welche harmlose und bequeme Meinung offenbar immer noch beliebt ist. Kulturelle Werte und Entwicklungen kann man niemandem zeigen, der sie nicht erlebnismäßig kennt. Und bei dem rasenden Tempo, in dem heute die Historisierung von Kulturmächten eintritt, lernt der Beschränkte schon nach wenigen Jahren als historische Tatsache kennen, was er eben noch als Phantasmagorie einzelner Schwärmer ignorieren zu können glaubte. Betrachtet man die Äußerungsformen unserer Zeit aufmerksam, so findet man überall, in der bildenden Kunst wie in allen Zweigen der Literatur eine Reihe von Tendenzen, die nur bei einem echten Schizophrenen ihr Genüge finden würden. Man beachte wohl, wir sind weit davon entfernt, in diesen Äußerungsformen Zeichen von Geisteskrankheit aufweisen zu wollen. Sondern wir fühlen überall eine triebhafte Neigung zu Nuancen, die uns bei Schizophrenen geläufig sind. Daraus erklärt sich die Verwandtschaft der Produktion, daraus die Anziehungskraft unserer Bildwerke. Was wir von dem Zerfall des traditionellen Weltgefühls bei den bildenden Künstlern sagten, gilt von der ganzen Zeitwelle durch alle Berufe. Und nicht minder allgemein verbreitet ist die Sucht nach unmittelbarem intuitiven Erleben mit mystischer Selbstvergottung, der metaphysische Drang, von dem echten philosophischen bis zum sektiererischen und theosophischen, in dem magische Mächte wieder eine Rolle spielen. Ja, wir sind versucht, unsere Formulierung für die Gesamthaltung der schizophrenen Gestaltung hier heranzuziehen und in der ganzen Zeit etwas von dem ambivalenten Verweilen auf dem Spannungszustand vor Entscheidungen zu finden. Die Tendenzen aber, die sich in dieser Hinneigung zu „schizophrenem“ Weltgefühl zeigen, sind in der Hauptsache die gleichen, die vor zwei Dezennien in den Ausdrucksformen und dem Weltgefühl des Kindes und des Primitiven Erlösung zu suchen begannen von dem wuchernden Rationalismus der letzten Generationen, in dem nicht die Schlechtesten zu ersticken meinen.

VI. Zusammenfassung.

Dies sind in knappen Worten die Ergebnisse unserer Untersuchung und die Probleme, die dadurch aufgeworfen wurden: Ungeübte Geisteskranke, besonders Schizophrene, schaffen nicht selten Bildwerke, die weit in den Bereich ernster Kunst ragen und im einzelnen oft überraschende Ähnlichkeiten zeigen mit Bildwerken der Kinder, der Primitiven und vieler Kulturzeiten. Die engste Verwandtschaft aber besteht zu der Kunst unserer Zeit und beruht darauf, daß diese in ihrem Drange nach Intuition und Inspiration seelische Einstellungen bewußt erstrebt und hervorzurufen sucht, die zwangsläufig in der Schizophrenie auftreten. Erleichtern uns solche Zeitströmungen, deren kulturelle und biologische Wertung hier außer Betracht blieb, den verstehenden Zugang zu dem schizophrenen Seelenleben, so gewinnen wir vielleicht rückläufig aus diesem Einblick Hilfsmittel zu einer Wertung der Zeitströmungen. Dabei ist jedoch der Fehlschluß von äußerer Ähnlichkeit auf seelische Gleichheit zu vermeiden. Nur im Lichte einer biologisch begründeten Norm und bei tiefdringender Wesensschau aller Faktoren ist eine sachliche und fruchtbare Kritik beider Vergleichgebiete möglich.

Für die Schizophreniefrage sind psychologische und indirekt auch systematische Erkenntnisse zu buchen. Wir haben mit Hilfe der Bildwerke einen neuartigen Einblick in das Seelenleben der Kranken gewonnen, besonders die Haltung des schizophrenen Weltgefühls in verschiedenen Spielarten verkörpert gesehen, wobei häufig auch Einzelsymptome sozusagen illustriert erschienen. Von erheblicher Bedeutung ist der Nachweis eines produktiven Faktors, der sich entgegen dem allgemeinen Verfall einer Persönlichkeit in der Gestaltung noch geltend macht. Die außerordentliche Mannigfaltigkeit der Bildwerke erlaubt nicht die Aufstellung einiger charakteristischer Merkmale und spricht dafür, daß in dem weiten Begriff der Schizophrenie recht verschiedenartige Zustände lose zusammengefaßt sind. Sehr entschieden tritt die persönliche Note noch bei dem spätesten Endzustand hervor. In der Neigung zu symbolartigen Gestaltungen drängt sich immer wieder die enge Verwandtschaft des schizophrenen Seelenlebens mit dem Traumleben und andererseits mit dem Weltgefühl und der Denkweise des Primitiven auf, was ja auch durch auffallende Ähnlichkeit mancher Bildwerke gestützt wird. Damit ist ein neuer Hinweis auf den in letzter Zeit schon öfters empfohlenen Umweg über die Völkerpsychologie gegeben, über den wir bei kritischer Verwertung analoger Erscheinungen zur Klärung und Lösung manches psychopathologischen Problems werden gelangen können.

Wie die unbestreitbare enge formale Verwandtschaft von Bildwerken so verschiedenen Ursprungs zu erklären sei, läßt sich mit den hier verwendeten methodischen Mitteln nicht zeigen. So bleibt denn die tiefe Frage in der Schwebe, wie Zeichen, Symbole und Bilder ursprünglich entstanden, wiefern sie im heutigen Menschen noch lebendig wenn auch verborgen wirken, und wie sie aus dem veränderten Weltgefühl des Geisteskranken leichter hervorsprießen — vorausgesetzt, daß wir überhaupt die Annahme aufrecht erhalten können, es handle sich in allen Fällen um den gleichen Vorgang. Wenn wir es vermieden haben, von phylogenetischen Resten, von Regression, von archaischem Denken zu reden, so geschah das, weil diese Schemata uns den Tatsachen nicht völlig gerecht zu werden scheinen, wieviele sie auch zu sinnvollem Zusammenhang gefügt haben. Vielleicht wird es gelingen, die realistisch-naturwissenschaftliche Denkweise, die solchen vorwiegend kausal gerichteten Erklärungsversuchen zugrunde liegt, zu überwinden durch eine Betrachtungsweise, in der den schöpferischen Faktoren des Seelenlebens wieder die Stelle zugewiesen wird, die ihnen gebührt.

Psychologische Fragen im engeren Sinne sind durch die vorliegende Untersuchung erst vorbereitet. Sie richten sich einmal auf die Theorie der einfachsten Ausdrucksbewegungen und ihrer Niederschläge, dann auf die Symbolbildung und schließlich allgemein auf die Psychologie des primitiven Seelenlebens, seiner Parallelerscheinungen beim Kinde und beim Schizophrenen, seine Rudimente in allen Kulturen.

Die Abgrenzung unserer Bildwerke von bildender Kunst ist heute nur auf Grund einer überlebten Dogmatik möglich. Sonst sind die Übergänge fließend. Von der These ausgehend, daß bildnerische Gestaltungskraft in jedem Menschen angelegt ist, müssen wir Tradition und Schulung als äußere kulturelle Verbrämung des primären Gestaltungsvorganges ansehen, der unter günstigen Umständen aus jedem Menschen hervorbrechen kann. Diesen Kernvorgang, in dem die unbewußten Komponenten der Gestaltung sich fast rein verkörpern, können wir an keinem Material besser studieren als an diesem. Daß die Geisteskrankheit in den Bildner nicht eigentlich neue Komponenten hineinträgt, ließ sich mit Hilfe des Vergleichsmaterials zeigen. Es entstehen nur Varianten des sonst Üblichen, und aus diesen läßt sich das Wesentliche um so überzeugender herausschälen. Wie weit die Theorie der bildnerischen Gestaltung von einer Nachprüfung der geltenden Anschauungen an unserem Material Vorteil ziehen wird, bleibt abzuwarten. Doch spricht manches dafür, daß der Ertrag reicher sein würde, als der aus der Kunst der Kinder und der Primitiven bereits gezogene.

Bei allen diesen Ausblicken ist das Problem im Auge zu behalten, das geradeaus auf dem Wege dieser Arbeit liegt und der Richtpunkt für alle Bemühungen bleibt: die Beziehungen zwischen dem Weltgefühl des Schaffenden und des Geisteskranken, die freilich erst auf dem Boden einer Metaphysik der Gestaltung zum Austrag zu bringen sind, zu der in jüngster Zeit die ersten Bausteine zusammengetragen werden. Vielleicht daß bis dahin unser mattes „Ignoramus", das keine festen Grenzen zu setzen sich getraute, von einer zukunftsfroheren, lebensvolleren Generation in ein instinktsicheres „Sic volumus" gewandelt wird, das alle skeptische Erkenntnis übertönt.

Anmerkungen.

[1]) S. 3. Diese Wiederbelebung des wenig mehr gebrauchten, aber sinnvollen und schönen Wortes „Bildnerei" bedarf eigentlich kaum einer Rechtfertigung. Immerhin seien für Leser, die zunächst über das ungewohnte Wort stutzen, einige Hinweise gegeben, die es ihnen erleichtern werden, sich mit dem Terminus zu befreunden. Wenn man heute geneigt ist, Bildnerei ausschließlich als „Bildhauerei" zu verstehen, so entspricht das in der Tat der ursprünglichen Bedeutung des Zeitwortes „bilden". Noch Winkelmann vermerkt, das „Bilden" sei auf Farbe, Leinwand und Pinsel weniger gerecht, obschon der Maler ein Bild und Bildnis male. Aber in der klassischen Literatur findet sich doch die Verwendung des Wortes in dem weiteren Sinne bei Klopstock, Wieland, Goethe, Schiller, Bürger u. a. (Lessing: Wie die Alten den Tod gebildet z. B.), so daß Grimm zusammenfassend sagt: „begreiflich entwickelt sich aus jenem künstlerischen Bilden des Holzes oder Steines die allgemeine Bedeutung des Darstellens überhaupt". Und Sanders (Wörterbuch der deutschen Sprache) definiert kurzweg: „Bildner = ein Bildender, namentlich insofern es sich um künstlerisches Bilden handelt", und ferner: „Bildnerei = die Tätigkeit und das Werk des Bildners". Gerade die einheitliche Bedeutung der meisten von dem gleichen Stamme abgeleiteten Wortformen macht den Terminus besonders tragfähig. Betont wird durch die Benennung aller „Gebilde", die im Sinne der „bildenden Kunst" produziert werden, als „Bildnerei", daß über die Wertung solcher „Bildwerke" unter dem herkömmlichen Begriffe der „Kunst" noch nichts ausgemacht ist.

[2]) S. 3. Über den größten Teil der Veröffentlichungen von psychiatrischer Seite wird kritisch referiert in: Prinzhorn: „Das bildnerische Schaffen der Geisteskranken", Zeitschr. f. d. ges. Neurol. u. Psych. Bd. 52, 307—326. 1919. Die erst später meist durch freundliches Entgegenkommen der Autoren zugänglich gewordene italienische Literatur enthält noch einige gute Einzelstudien. Auch aus England und Amerika vermochten wir einige Arbeiten zu erhalten, die aber wenig Wichtiges brachten.

[3]) S. 3. Mohr: „Über Zeichnungen von Geisteskranken und ihre diagnostische Verwertbarkeit". Journal für Psychologie und Neurologie Bd. 8. 1906. Das kleine Buch von Rèja: „L'Art chez les fous", Paris 1907, ist ein gewandter Essai über das ganze Gebiet, einschließlich der Poesie, geht aber den Problemen psychopathologischer wie kunsttheoretischer Art aus dem Wege. Morgenthaler hat phylogenetische Gesichtspunkte für die Vermischung von Zeichnen und Schreiben anzuwenden versucht. Schilder ging in seiner Studie „Wahn und Erkenntnis", Berlin 1918, über die reine Beschreibung hinaus, indem er mit Hilfe von Zeichnungen solchen seelischen

Vorgängen bei Geisteskranken näher zu kommen versuchte, die in enger Parallele mit der Denkweise der Primitiven stehen. Die entscheidenden Anregungen zu solchen vergleichenden Studien gehen freilich von Freud, Jung und ihren Anhängern aus, richten sich aber nicht auf bildnerische Gestaltung, sondern auf die Verwandtschaft heutiger individualpsychologisch wichtiger Seelenvorgänge mit der Symbolik in Mythos, Märchen, Ritus und Volksbrauch. Wir kommen auf dieses Problemgebiet, das wir aus mehreren Gründen in diesem Buche meiden, obwohl wir es mehrmals streifen werden, an einer anderen Stelle nochmals zurück (vgl. Anm. 31).

[4]) S. 4. Die Sammlung Lombrosos ist an das Istituto di Medicina legale der Universität Turin übergegangen, dessen Direktor Prof. Carrara die Heidelberger Sammlung durch Stiftung von Photographien und Publikationen zu Dank verpflichtet hat.

[5]) S. 4. Dem Direktor der Klinik Prof. Wilmanns, mit dem gemeinsam der Verf. die Bildersammlung errichtet und ausgebaut hat, gebührt auch an dem Zustandekommen dieses Buches ein erhebliches Verdienst. Hat er doch durch Entlastung von der klinischen Arbeit und fast unbeschränkte Beurlaubung zu Arbeitszwecken erst die Möglichkeit zu den ausgedehnten Reisen und Studien gegeben, die erforderlich waren. Nicht weniger sind wir den Kollegen zu Dank verpflichtet, die sich nicht sträubten, die Mehrbelastung mit klinischer Arbeit durch Monate auf sich zu nehmen. Mögen sie von dem Resultat ihres Opfers nicht zu sehr enttäuscht sein.

Vielleicht ist es gut, die Geschichte der „Bildersammlung der Psychiatrischen Klinik Heidelberg" hier kurz niederzulegen. Als Verf., aus dem Felde zurückkehrend, im Winter 1918/19 in die Klinik eintrat, hatte Prof. Wilmanns bereits einige Zeichnungen Geisteskranker aus der Klinik bereitgelegt und bot sie zur Bearbeitung an. Es waren mehrere Hefte und Einzelblätter, die man schon länger aus den Krankengeschichten entnommen und nach Diagnosen geordnet, mit Schriftproben zusammen in der Lehrmittelsammlung aufbewahrt hatte. Der Plan, dies Material einmal zu bearbeiten, war zumal von Prof. Wilmanns wiederholt erwogen worden. Verf., der bei der ersten Besprechung 1917 schon betont hatte, daß ihn in erster Linie das Grenzgebiet zwischen Psychopathologie und künstlerischer Gestaltung fessele, lehnte den Vorschlag zuerst ab, weil das Material zu knapp und belanglos sei, gab aber dann brieflich zu erwägen, ob man nicht von anderen Anstalten so viel Material bekommen könne, daß die Arbeit sich verlohne. Darauf wurde zunächst an persönlich bekannte Anstaltsleiter ein Rundschreiben gesandt, das sogleich überraschend guten Erfolg hatte, indem einige der schönsten Fälle gestiftet wurden. Diese persönlichen Beziehungen des Direktors ebneten auch weiterhin die Wege. Nachdem Verf. seinen Plan, das ganze Gebiet auf breitester Grundlage aufzurollen, gegen den ersten Plan durchgesetzt hatte, demzufolge verschiedene Bearbeiter Einzelfälle mehr in klinisch-kasuistischer Form hätten publizieren sollen, widmete er dem Ausbau des Unternehmens zwei Jahre hindurch den größten Teil seiner Tätigkeit. Auf Reisen von Anstalt zu Anstalt wurde weitergesammelt, durch Vorträge und Aufsätze geworben, Privatmittel flüssig gemacht. Das vorhandene Material wurde, soweit es bei den knappen Mitteln möglich war, durch Aufziehen und Einkleben in Passepartouts geschützt. Eine ausführliche Katalogisierung auch nach formalen und inhaltlichen Sondergesichtspunkten wurde durchgeführt, die Anordnung der Bildwerke auf dem engen verfügbaren Raum geregelt, so gut es ging. Alle diese Dinge fanden verständnisvolle Unterstützung durch den Direktor. Allein verantwortlich ist Verf. jedoch für die Problemstellung, besonders soweit sie vom Boden der Psychiatrie auf andere Gebiete führt — also für alles, was in diesem Buche steht und in Vorträgen gesagt wurde.

An dieser Stelle sei auch noch der Anstalten gedacht, denen wir zu danken haben für das hier verwertete Bildermaterial, für Krankengeschichten und Auskünfte über die Kranken, die oft nicht ohne persönliche Mühe der Anstaltsleiter und Ärzte zu beschaffen waren. Es sind dies die Anstalten: Eickelborn, Lindenhaus-Lemgo, Eglfing, Haar, Weissenau, Rottenmünster, Schussenried, Weinsberg, Tübingen, Tannenhof, Klingenmünster, Wiesloch, Emmendingen, Konstanz-Reichenau, Haina, Kennenburg, Eberswalde, Schwetz, Dösen, Langenhorn, Neufriedenheim, Obersendling, Göttingen, Hubertusburg, Sonnenstein, Strecknitz, Kreuzlingen, Münsterlingen, Herisau, Wil, Waldau, Münsingen, Schaffhausen, Werneck, Erlangen, Bayreuth.

[6]) S. 5. Die ersten Studien über Zeichnungen Geisteskranker von Simon 1876 und 1888 stellen den diagnostischen Gesichtspunkt in den Vordergrund. Auch Mohr geht davon aus, erweitert aber die Problemstellung stark.

[7]) S. 16. Die Theorie dieser Ausdruckslehre und zugleich ihre Abgrenzung gegen die (außer Piderit) weit abweichenden Vorgänger wird am entschiedendsten gegeben in der soeben erschienenen 2. Aufl. von Ludwig Klages: „Ausdrucksbewegung und Gestaltungskraft. Grundlegung der Wissenschaft vom Ausdruck". Leipzig 1921. Einer Verwertung dieser wichtigen Erkenntnisse in der Psychologie der bildenden Kunst stehen zwar große Schwierigkeiten entgegen, die z. T. in der Vieldeutigkeit des „Ausdrucks"-Begriffes selbst liegen, z. T. in dessen vielfältiger Verquickung mit dem an sich schon komplizierten Gefüge des Gestaltungsvorgangs. Obgleich nun Klages auf dem von ihm theoretisch ausgebauten Gebiet der Handschrift in erster Linie und sodann auf dem der Sprache fußt, so scheinen uns doch seine Schlaglichter nach der bildnerischen Gestaltung hinüber weit erleuchtender zu sein, als die meisten theoretischen Bemühungen von seiten der Kunstwissenschaft. Man darf gespannt sein, ob die Fülle der Anregungen, die in dem weit angelegten Gedankenbau von Klages steckt, auch nach dieser Seite wieder vorwiegend anonym wirken wird, wie seine grundlegenden Arbeiten auf charakterologischem Gebiet.

[8]) S. 17. Für das ganze Gebiet der einfachsten graphischen Niederschläge ist am wichtigsten das Buch von W. Krötzsch: „Rhythmus und Form in der freien Kinderzeichnung. Beobachtungen und Gedanken über die Bedeutung von Rhythmus und Form als Ausdruck kindlicher Entwicklung". Leipzig 1917. Die Bedeutung dieser Studie an einem Knaben liegt schon in der Grundeinstellung. Es gelingt Krötzsch, die Reflexionen des Erwachsenen so konsequent in zweite Linie zu stellen, daß man in einem sonst selten erreichten Ausmaße das kindliche Gestaltungserlebnis rein und unverfälscht übermittelt bekommt. Dabei arbeitet Krötzsch, wenn auch manchmal in anfechtbarer Terminologie, sehr klar die Hauptprobleme einer Ausdruckspsychologie des Zeichnens heraus, ohne sich auf statistische u. a. Fragen einzulassen, deren breite Behandlung allzuoft die verwertbaren Erkenntnisse gerade in der Literatur über Kinderzeichnen verdeckt.

[9]) S. 23. Vgl. Krötzsch (Anm. 8), S. 17.

[10]) S. 23. Vgl. Koch-Grünberg: „Südamerikanische Felszeichnungen", Berlin 1907. Ferner derselbe: „Anfänge der Kunst im Urwald", Berlin 1906 und „Zwei Jahre unter den Indianern", Berlin 1909.

[11]) S. 24. Im Felde stand die Fertigkeit, die Wurzelknollen dünner Stämme, die sich zu Spazierstöcken eigneten, durch leichte Bearbeitung zu phantastischen Gebilden auszugestalten, hoch im Kurse. Und es fanden sich recht viele Männer aus verschiedenen Berufen, die anderen Freude und sich kleine Sondereinnahmen damit bereiteten. Auch bei zahlreichen Primitiven gibt es Bei-

spiele dafür. Und ein gebildeter Großstädter hat sogar eine ganze Sammlung solcher selbstverfertigter Wurzelwerke veröffentlicht: Strauch: Wurzelplastik. Eßlingen. 1920.

[12]) S. 25. Joh. Müller (der Physiologe) hat seine Beobachtungen niedergelegt in der Schrift: „Über die phantastischen Gesichtserscheinungen", Koblenz 1826. Ausführliche Zitate in Jaspers: „Allgemeine Psychopathologie". 2. Aufl. S. 41 u. 43.

[13]) S. 26. Lionardo da Vinci: „Das Buch von der Malerei". Ausg. v. H. Ludwig, Wien 1882. Teil II, Abschn. 60 und 66. Vgl. auch die Stelle aus Kellers „Grünem Heinrich", Anm. 43.

[14]) S. 31. Vgl. die konsequente und wegen ihrer streng-begrifflichen Geschlossenheit so viel verkannte Lehre Schmarsows. Hier ergäbe sich eine Gelegenheit, auf die kunsttheoretischen Arbeiten der letzten beiden Generationen einzugehen und das, was wir hier skizzieren, auf bestimmte Ahnen zurückzuführen. Nur der Fachmann weiß, wie schwierig das in Kürze wäre, da dieses Gebiet mit Mißverständnissen und allseitigem Ressentiment wohl mehr als irgendein anderes geladen ist. Es genüge daher die Bemerkung, daß wir diese Skizze keineswegs ad hoc auf Grund einer schnellen Orientierung entwerfen, sondern auf Grund eines mehr als 15 jährigen Vertrautseins mit den kunsttheoretischen Forschungen, das sich auch unter dem Einfluß von Schmarsow und Lipps 1908 zu einer Dissertation und einigen Aufsätzen verdichtete. Wie weit auch der hier gegebene Entwurf der psychologischen Wurzeln der Gestaltung sich von den strengen und oft begrifflich-dogmatischen Systemen eines Semper, Riegl, Wickhoff, Schmarsow entfernt, so mag der Kenner doch leicht die Fäden bemerken, die zu ihnen laufen, obgleich wir mit völlig anderer Einstellung an die Gestaltungsprobleme herantreten. Und gerade deshalb, weil wir uns von wertenden Gesichtspunkten relativ frei gemacht zu haben glauben (wozu es wohl unerläßlich ist, daß man der Bindung des Spezialfaches ledig ward), wagten wir den rein psychologisch gemeinten Versuch. Will man ihn also außerhalb des Zusammenhanges prüfen, in dem er hier erscheint, so ist zu berücksichtigen, daß er jenseits aller traditionellen Wertung steht und daher schwer erreichbar ist für Einwände, die nicht psychologisch fundiert sind, sondern in den Postulaten einer Kunstlehre. Soviel wir sehen, vertragen sich diese psychologischen Wurzeln sehr wohl mit solchen Prinzipien, die aus unmittelbarem Kontakt mit den Werken geschöpft sind und sich darin ständig erneuern, wie bei Fiedler, Wölfflin, Worringer, um nur wenige zu nennen. Auf eine Auseinandersetzung mit der sehr regen jüngeren Psychologie der Kunst muß hier, wo es sich noch vorwiegend um die Mitteilung des neuen Materials handelt, verzichtet werden. Bei der erklärten Bereitschaft, psychopathologische Grenzgebiete zu berücksichtigen, wie sie Utitz, Müller-Freienfels u. a. haben, wird in der späteren Diskussion dazu Gelegenheit genug sein.

[15]) S. 36. Das Problem: wie verhält sich bei Primitiven das Ornament zum Naturvorbild? ist gewiß eines der spannendsten, die im Gebiete der Kunsttheorie überhaupt vorhanden sind. Was die Ethnologen bislang dazu beigebracht haben, ist durchweg unergiebig, weil die psychologischen Voraussetzungen fehlen. Nichts kann das herrschende Dilemma eindrucksvoller vor Augen führen, als eine genaue Prüfung des Buches von Stephan: „Südseekunst", Berlin 1907. Dieser früh gestorbene Arzt und Forscher war gerade in der Kunsttheorie nicht ungebildet und versuchte sich mit zähem Eifer an einem Nachweise der Ornamententstehung. Wenn er aber die übereinstimmende Ornamenterklärung zahlreicher Eingeborener als Beweis annahm, so erlag er aus Mangel an bildnerischer und psychologischer Erfahrung schweren Fehlschlüssen, zumal in der richtigen Einschätzung dekorativer Komponenten. Die Leute bezeichnen etwa den schmalen Zwischenraum

zwischen zwei Dreiecken (= Vogelflügel) als Schlange — unmöglich kann doch daraus hervorgehen, daß sie in diesem Streifen eine Schlange dargestellt haben. Es ist ebenso wahrscheinlich, daß sie für solchen „Streifen" kein Wort besitzen und die lange dünne Form ein für allemal Schlange nennen. Jedenfalls muß viel entschiedener der Grundunterschied festgehalten werden, der zwischen der Entstehung (dem psychomotorischen Vorgang) und der späteren Wahrnehmung und Beschreibung besteht. Dem Primitiven bleiben einfache Formelemente Repräsentanten realer Objekte, weil er sie nicht anders benennen kann. Wie sich diese Tatsache mit den mehr spielerischen und dekorativen Tendenzen verquickt und von magischen Absichten wiederum überlagert wird, das kann nur an großem Material und an Hand zahlreicher guter Einzeluntersuchungen verfolgt werden. Niemals wird man sagen können, ein Ornament sei rein abbildend oder rein abstrakt entstanden, sondern man wird in jedem Falle die beteiligten Gestaltungskomponenten kritisch abwägen müssen.

[16]) S. 38. Am übersichtlichsten sind die Probleme des Zeichens als Bedeutungsträger immer noch dargestellt bei Th. W. Danzel, „Die Anfänge der Schrift", Leipzig 1912.

[17]) S. 38. Daß diese übliche Begriffsbestimmung ganz äußerlich und unzulänglich ist, sei eigens betont. Es lag uns aber daran, die verwickelte Problematik des Symbolbegriffs gar nicht erst aufzurühren, da wir zu unserem Material noch keine Forschungen in dieser Richtung vorlegen können.

[18]) S. 40. Wir sind uns völlig klar darüber, daß die gedrängte Formulierung dieser für das Verständnis von Gestaltungsvorgängen wichtigsten Tatsachen terminologisch anfechtbar ist, da wir es vermeiden, uns mit der seit einem Dezennium sehr regen psychologischen Einzelforschung über Gestalt, Vorstellung u. a. m. auseinanderzusetzen (Witasek, Koffka, Wertheimer, Köhler, Bühler, Jaensch u. a.). Gegenwärtig erschien es wichtiger, die seelischen Gegebenheiten unseres Grenzgebietes möglichst rein herauszuarbeiten, als zwischen den noch ungeklärten Meinungen psychologischer Schulen hindurch zu lavieren. Nach unseren Erfahrungen in mündlicher Diskussion ist am meisten zu befürchten, daß man unsere Problemstellung nicht verstehe aus mangelndem Verhältnis zur bildenden Kunst. Nur wer als Produzierender, oder als Freund eines solchen, oder durch wirkliche Versenkung in Berichte über künstlerisches Schaffen den Zugang zu unserem Material findet, steht auf unserem Boden. Ja, man ist versucht, die innere Einstellung noch schärfer zu pointieren: als Verstehender kommt noch nicht in Frage, wer seine Neigung zur Kunst etwa durch freiwillige Anerkennung öffentlich längst anerkannter Künstler beweist, oder wer stolz ist, den persönlichen Eigenheiten eines ihm bekannten Künstlers nachsichtig gerecht zu werden. Sondern letzten Endes nur, wer innerlich stets bereit ist, den Gestaltungsvorgang noch in jeder Abart, sei es auch bei einem grotesk-verstiegenen Anfänger oder bei einem ruinenhaften Künstlergreise, als ein im Grunde ehrwürdiges Phänomen zu betrachten und den billigen Spott über die allerdings oft genug absonderlichen Begleiterscheinungen des Produzierens dem dazu berufenen Spießer überläßt.

[19]) S. 43. Conrad Fiedlers Schriften über Kunst, herausgegeben von Marbach, Leipzig 1896. Darin besonders „Der Ursprung der künstlerischen Tätigkeit".

[20]) S. 43. Was bei Fiedler als philosophische Betrachtung eines Kunstfreundes frei entwickelt wird, nimmt bei Adolf Hildebrand (Das Problem der Form in der bildenden Kunst, 5. Aufl. 1905) und H. Cornelius (Elementargesetze der bildenden Kunst. 1908) einen strengen lehrhaften Charakter an und stützt seither jene Richtung der philosophischen Ästhetik, die von einem absoluten Formbegriff ausgeht.

[21]) S. 44. Hans Volkelt: „Über die Vorstellungen der Tiere", Leipzig 1914, eine Arbeit, die nicht nur wegen ihrer Ergebnisse, sondern auch wegen ihrer sorgsamen und umsichtigen Methode in der psychologischen Deutung des Beobachteten bemerkenswert ist.

[22]) S. 47. Es ist notwendig, dies angesichts der starken Wirkung, die Max Verworns kleine Schriften ausüben (Die Anfänge der Kunst, 1909; Ideoplastische Kunst, 1914; Zur Psychologie der primitiven Kunst, 2. Aufl. 1917), einmal nachdrücklich zu betonen. Die Suggestivwirkung einer jeden Zweiteilung schwer überschaubarer Gebiete zieht allzu schnell die schlagwortmäßige Ausnutzung solcher Unterscheidungen nach sich. Einen polaren Gegensatz kann das Begriffspaar Ideoplastik-Physioplastik gewiß bezeichnen, aber nur mit der Einschränkung, daß psychologisch ein einziger Grundvorgang sich abspielt. Die sehr anschaulichen und drastisch illustrierten Darlegungen Verworns sind gerade wegen ihrer Einfachheit für Unerfahrene verführerisch und erzeugen bei diesen einen allzu bequemen Schematismus.

[23]) S. 53. Auf eine Stellungnahme zu den schwebenden Schizophrenieproblemen muß verzichtet werden. Mehr für Nichtpsychiater so viel: nachdem Kraepelin aus der großen Fülle der Geisteskrankheiten, für die wir eine körperliche Grundlage noch nicht kennen, die Gruppen des manisch-depressiven Irreseins und der Dementia praecox herausgehoben hatte, rückte die letztere mehr und mehr in den Vordergrund des Interesses. Man bemühte sich, an Stelle der früheren Zustandsbilder die Verlaufsformen immer klarer herauszuarbeiten, wobei denn natürlicherweise mehr und mehr psychologisch verständliche Zusammenhänge sich aufdrängten. Unter dem Einfluß von Freuds Lehren stellte dann Bleuler für die Dementia praecox-Gruppe den psychologisch konzipierten Schizophreniebegriff auf. Mit diesem Worte (Spalthirnigkeit oder Hirnspältigkeit) werden die verschiedenartigen Spaltungssymptome getroffen, die nie fehlen. Wurde der Begriff der Schizophrenie anfangs noch als gleichbedeutend mit Dementia praecox gebraucht, also rein als Krankheitsbegriff, so wurde er im Laufe der Jahre immer mehr psychologisch aufgelöst, bis neuerdings der Begriff des „schizoiden Typus" rein konstitutionell-charakterologisch von Kretschmer u. a. ausgebaut wurde. Eine Neuorientierung aller Schizophreniefragen ist gegenwärtig im Fluß. Auf der einen Seite stehen die Bemühungen, möglichst viele Verhaltungsweisen der Kranken psychologisch zu erfassen, wobei man sich in steigendem Maße der vergleichenden Betrachtung bedient. Man lernt also die früher kurzweg als Krankheitssymptome aufgefaßten Erscheinungen durch Vergleich mit ähnlichen Verhaltungsweisen der Primitiven, der Kinder und der Erwachsenen (besonders bei ungewöhnlichen Anlagen, ganz allgemein gesagt, und in Ausnahmezuständen) großenteils ganz gut verstehen. Das heißt man gelangt dazu, die seelischen Bedingungen aufzuzeigen, die für eine bestimmte Verhaltungsweise gegeben sein müssen, wobei man zugleich die eigene Fähigkeit weiterbildet, Einstellungen anzunehmen, die aus unserer rationalen, zweckhaft gerichteten Denkweise durch die zivilisatorische Entwicklung planmäßig ausgemerzt werden. Es ist klar, daß solche Bemühungen die Grenzen jedes Krankheitsbegriffes verwischen, da sie eben auf das Gemeinsame in allem seelischen Geschehen aus sind. Daher werden sie notwendig zu einer Auflösung der „Krankheitsbilder" führen und drohen ständig in allgemeine humanitäre Tendenzen zu münden. — Dem stehen nun auf der anderen Seite die Bestrebungen gegenüber, wirkliche Krankheitsbilder sicher abzugrenzen, was streng genommen eben doch wohl nur auf Grund körperlicher Symptome angeht. In der Tat erscheint dann von diesem klinisch-systematischen Standpunkt aus die rein psychologische Forschung leicht als eine „Verirrung". Für unsere Probleme kam, nachdem wir

erkannt hatten, daß die diagnostische und auch noch die psychopathologische Problemstellung unserem Material nicht gerecht zu werden vermöchten, nur die rein psychologische Untersuchung in Betracht. Es sei nochmals ausdrücklich betont, daß wir hier jegliche differentialdiagnostische Erwägung grundsätzlich ausgeschlossen haben, da sie das Betrachtungsfeld noch weiter komplizieren würde, ohne entsprechenden Erkenntnisgewinn zu bringen. Derartige Spezialuntersuchungen können an dem großen Material später leicht angestellt werden.

[24]) S. 58. Die von Ludwig Klages ausgebaute Methodik der Handschriftendeutung (vgl. Handschrift und Charakter, 4. Aufl. Leipzig 1921) und seine theoretische Grundlegung der Ausdruckslehre geben ein tragfähiges Fundament für jegliche derartige Untersuchung ab, die freilich viel Geduld und Kritik erfordert. Heranzuziehen ist ferner das erwähnte Buch von Krötzsch: „Rhythmus und Form usw.“, die Arbeit von Mohr und besonders für die Erscheinungsweise organisch bedingter Schreibstörungen Erlenmeyer: „Die Schrift, Grundzüge ihrer Physiologie und Pathologie“, Stuttgart 1879; Köster: „Die Schrift bei Geisteskranken“, Leipzig 1903; Rogues de Fursac: „Les Ecrits et les Dessins dans les maladies nerveuses et mentales“, Paris 1905.

[25]) S. 75. Die Perspektivefrage ist ein beliebtes Thema in den Arbeiten über Kinderzeichnungen geworden und findet sich in jedem der bekannten Bücher von Kerschensteiner, Levinstein u. a., auch mit Parallelen zu primitiver und Frühkulturkunst. Trotzdem fehlt es noch an einer Darstellung der perspektivischen Probleme, die ohne wertendes Vorurteil alle Möglichkeiten und den anschaulichen Sinn der verschiedenartigen Lösungen jener ewig neuen Aufgabe behandelte: auf zweidimensionaler Fläche Abbilder von räumlichen Objekten und von Beziehungen zwischen Objekten zugleich mit Symbolen nichtanschaulicher Erlebnisse und dies alles unter der Wirkung verschiedener Gestaltungstendenzen niederzulegen. Das Ideal der „richtigen“ perspektivischen Wiedergabe eines Gesichtseindruckes in realitätsgemäßer Weise müßte dabei völlig ausgeschaltet werden. Eine solche Betrachtung würde soweit auf theoretisches Gebiet führen, daß sie hier auch im Umriß nicht versucht werden kann.

[26]) S. 117. Über diesen Fall erscheint soeben eine Monographie von Morgenthaler: „Ein Geisteskranker als Künstler“, Bern 1921. Darin wird mit 24 Abbildungen die sehr fesselnde Lebensgeschichte des Mannes dargestellt und vorsichtig in psychoanalytischem Sinne gedeutet. Für die Gestaltungsfragen glauben wir hier brauchbare Gesichtspunkte entwickelt zu haben.

[27]) S. 119. Dieser Fall ist wegen der durchgängigen Parallelen seiner schriftlich oft in gebundener Sprache niedergelegten Betrachtungen zu den überaus fein ausgeführten farbigen Bildern ganz besonders ergiebig und wird in Kürze monographisch veröffentlicht werden. Allerdings gibt er in der Richtung der Symbolbildung (Tradition oder spontanes Neuschaffen) sehr schwierige Rätsel auf.

[28]) S. 150. Wir haben inzwischen ein großes Vergleichsmaterial zu dem Thema gesammelt und besonders bei Leo Frobenius, der uns in seinem Afrika-Archiv ganze Serien einschlägiger Bildwerke zugänglich machte, und bei Prof. Warburg (Hamburg) vollstes Verständnis für das Problem gefunden.

[29]) S. 294. Prof. Többen-Münster hatte die Freundlichkeit, eine ganze Serie anfertigen zu lassen, eine andere vermittelte Herr Pfarrer Bertsch-Ludwigsburg.

[30]) S. 296. Diese verdanken wir Herrn Prof. Nagy-Budapest, während uns die Sammlungen Levensteins nicht zugänglich waren, da es erst nach Abschluß des Buches gelang, seinen Wohnsitz ausfindig zu machen.

[31]) S. 304. Es sei jedoch ausdrücklich betont, daß dies nur vorläufig aus arbeitsökonomischen Gründen und aus wissenschaftlicher Vorsicht geschieht. Der Hauptreiz und auch der eigentliche Erkenntniswert unserer Bildwerke wird erst klar, wenn man in der Symboldeutung vorzudringen vermag. Doch ist die Symbollehre heute noch nicht genügend allseitig begründet, als daß man sich ihr einfach anvertrauen könnte. Vor allem fehlt eine kritisch besonnene Überlieferung des esoterischen Wissens, das durch halbgebildete Zirkel heute so kläglich ins Populäre verwässert ist, daß die Gebildeten der letzten Generationen völlig außer Kontakt mit diesen großen Kulturmächten geraten sind. Selbst die Symbolik der christlichen Kirche hat noch keine befriedigende wissenschaftliche Darstellung gefunden. Die einzigen Anregungen großen Stils, die einer Symbollehre wieder den Boden bereitet haben, sind von Freud, Jung und ihren Nachfolgern ausgegangen. Ganz gleichgültig, welche Einschränkungen der Einzelne bei jeder Symboldeutung aus diesem Kreise glaubt machen zu müssen: wenn heute das Verlangen nach Vertiefung in die rätselhafte Entstehung der Symbole und ihre Wirksamkeit im Leben des Einzelnen wie der Gesamtheit wieder lebhafter einen größeren Kreis von Menschen bewegt, so geht damit nicht zum wenigsten eine Saat der Freudschule auf, auch bei deren Gegnern. Besonders in der Fortbildung, die Freuds Gedanken bei Jung gefunden haben, stecken unter dem schwer durchschaubaren Gemisch von Tatsachen und Deutungen aus weitverzweigten Wissensgebieten einige Erkenntnisse, die noch fruchtbar ausgebaut werden müssen und ganz unabhängig von der Stichhaltigkeit irgendwelcher Einzelheiten sind. Wir meinen vor allem den Begriff der urtümlichen Bilder, der zwar auf Goethe zurückgeht und von Jakob Burckhardt auch gern verwendet wird, aber erst bei Jung konsequent zur Aufhellung individueller Erfahrungen herangezogen wird (vgl. besonders: „Wandlungen und Symbole der Libido" 1912). Selbst wenn man sich eines Tages gezwungen sähe, die Grundlagen dieser ganzen Denkweise als Zeitirrtümer zu verwerfen, bleibt die Bedeutung dieses kühnen Vorstoßes gegen die mehr antiquarische, katalogisierende Betrachtungsweise einer von naturwissenschaftlich-realistischem Tatsachen-Glauben gefesselten Wissenschaft bestehen. Von ganz anderer Seite aber erhoffen wir eine philosophisch begründete Symbollehre, die uns eben jene verschütteten Quellen uralter Weisheiten wieder aufdeckt und vielleicht auch die psychoanalytischen Bemühungen gerade deshalb befruchten kann, weil sie nicht auf ihrem Boden steht: Ludwig Klages deutet in seiner Schrift: „Vom Wesen des Bewußtseins" (Leipzig 1921) an, daß er seine Symbollehre endlich zu veröffentlichen gedenke.

[32]) S. 307. Vgl. Anm. 31 Schluß.

[33]) S. 309. Leider bietet unser Material nicht genügend Anknüpfungspunkte, solchen Traumanregungen nachzugehen, weil eben die Fälle, von denen berichtet wird, sie zeichneten ihre Träume, heute keine bestimmte Auskunft mehr geben oder gestorben sind. Wir ziehen es daher vor, hier nur anzudeuten, daß Träume eine wichtige Anregungsquelle für unsere Zeichner und vor allem die wichtigsten Zugangspforten für uns zum Verständnis inspiratorischer Vorgänge — der freien schöpferischen Komponente alles Seelischen — und symbolhafter Bedeutungs-Erlebnisse sind.

[34]) S. 312. Vgl. Anm. 8.

[35]) S. 313. C. und W. Stern: „Entwicklung der zeichnerischen Begabung eines Knaben vom 4. bis zum 7. Jahre". Zeitschr. f. angewandte Psychologie Bd. 3. 1910. W. Stern: „Die Entwicklung der Raumwahrnehmung in der ersten Kindheit". Ebenda Bd. 2. 1909. W. Stern: „Psychologie der frühen Kindheit" 1914.

[36]) S. 317. Vgl. Anm. 43.

[37]) S. 317. Wir verdanken diese Abbildungen der Freundlichkeit von Prof. Thilenius (Hamburg) und Prof. Koch-Grünberg (Stuttgart), die sich auch mit Rat und Auskunft stets hilfsbereit erwiesen.

[38]) S. 321. Am wichtigsten ist Levy-Brühl: „Les fonctions mentales dans les sociétés inférieures", Paris 1910. Das Buch erscheint soeben deutsch unter dem Titel: „Das Denken der Naturvölker" (Wien 1921) und ist zweifellos berufen, der Mittelpunkt der vergleichenden Untersuchungen über primitives Denken u. dgl. zu werden.

[39]) S. 322. F. Krueger: „Über Entwicklungspsychologie. Ihre sachliche und geschichtliche Notwendigkeit". Bd. 1, Heft 1 der „Arbeiten zur Entwicklungspsychologie", Leipzig 1915.

[40]) S. 329. Ausführlichste, aber unzureichende Darstellung: Freimark: „Mediumistische Kunst" 1914.

[41]) S. 330. Dr. O. Pfister (Zürich) stiftete das Blatt und gab uns Gelegenheit, die Frau persönlich zu sprechen, wodurch er uns zu besonderem Dank verpflichtete. Vgl. von seinen Schriften, die häufig auf bildnerische Probleme eingehen, besonders „Die psychologische Enträtselung der religiösen Glossolalie und der automatischen Kryptographie" 1912 und „Kryptololie, Kryptographie und unbewußtes Vexierbild bei Normalen". Freuds Jahrbuch Bd. 5.

[42]) S. 332. Mehrere Psychoanalytiker besitzen solches Material und haben es zum Teil schon veröffentlicht. So Bertschinger, Freuds Jahrbuch usw. Bd. 3. 1911; Pfister: „Der psychologische und biologische Untergrund des Expressionismus" 1920. Derselbe: „Die Entstehung der künstlerischen Inspiration". Imago 2. 1913. Nichts wurde bisher von den sehr fesselnden und problemreichen bildnerischen Arbeiten veröffentlicht, die im Bereich von C. G. Jung als anschaulicher Niederschlag seelischer Entwicklungsphasen entstanden sind. Vergleichsmaterial von dieser Seite wäre zur Klärung der hier aufgeworfenen Fragestellungen besonders willkommen. Über den beschränkten Wert individualpsychologischer Deutung für die Gestaltungsprobleme vgl. S. 332 dieses Buches.

[43]) S. 335. Die klassische Schilderung des Seelenzustandes, der hier gemeint ist und zugleich eines Kritzelei-Verfahrens, das auf das lebhafteste an die Kritzeleien in unserem Material gemahnt, findet sich in Gottfried Kellers „Grünem Heinrich" Bd. 3, S. 270: „Aber kaum hatte ich eine halbe Stunde gezeichnet und ein paar Äste mit dem einförmigen Nadelwerke bekleidet, so versank ich in eine tiefe Zerstreuung und strichelte gedankenlos daneben, wie wenn man die Feder probiert. An diese Kritzelei setzte sich nach und nach ein unendliches Gewebe von Federstrichen, welches ich jeden Tag in verlorenem Hinbrüten weiterspann, so oft ich zur Arbeit anheben wollte, bis das Unwesen wie ein ungeheures graues Spinnennetz den größten Teil der Fläche bedeckte. Betrachtete man jedoch das Wirrsal genauer, so entdeckte man den löblichsten Zusammenhang und Fleiß darin, indem es in einem fortgesetzten Zuge von Federstrichen und Krümmungen, welche vielleicht Tausende von Ellen ausmachten, ein Labyrinth bildete, das vom Anfangspunkte bis zum Ende zu verfolgen war. Zuweilen zeigte sich eine neue Manier, gewissermaßen eine neue Epoche der Arbeit; neue Muster und Motive, oft zart und anmutig, tauchten auf, und wenn die Summe von Aufmerksamkeit, Zweckmäßigkeit und Beharrlichkeit, welche zu der unsinnigen Mosaik erforderlich war, auf eine wirkliche Arbeit verwendet worden wäre, so hätte ich gewiß etwas Sehenswertes liefern müssen. Nur hier und da zeigten sich kleinere oder größere Stockungen, gewisse Verknotungen in den Irrgängen meiner

zerstreuten, gramseligen Seele, und die sorgsame Art, wie die Feder sich aus der Verlegenheit zu ziehen gesucht, bewies, wie das träumende Bewußtsein in dem Netze gefangen war. So ging es Tage, Wochen hindurch, und die einzige Abwechslung, wenn ich zu Hause war, bestand darin, daß ich, mit der Stirne gegen das Fenster gestützt, den Zug der Wolken verfolgte, ihre Bildung betrachtete und indessen mit den Gedanken in die Ferne schweifte." Mit der letzten Wendung ist die Verbindung mit dem mehr passiven Formspiel hergestellt, für das wir S. 24 ff. vorwiegend Goethe und Lionardo als Zeugen aufriefen.

[44]) S. 341. Veröffentlicht wurden von Zeichnungen Josephsons aus der Zeit seiner schizophrenen Erkrankung etwa 40 Blätter in einer Mappe, herausgegeben von Paulson, Stockholm 1919 („Josephsons Teckningar"). Einige Blätter davon sind reproduziert in dem Aufsatz von Hartlaub „Der Zeichner Josephson" Genius Bd. 2. 1920. Eine zusammenfassende Bearbeitung der Werke von sicher geisteskranken Künstlern hoffen wir in einiger Zeit vorlegen zu können.

[45]) S. 342. Da an dieser Stelle noch keine grundsätzlichen Untersuchungen dieser Frage angestellt werden sollen, so erübrigt sich eine Auseinandersetzung mit der vorhandenen Literatur. Schriften wie Stadelmann: „Psychopathologie und Kunst" München 1908, können nur ganz flüchtig über einiges Material orientieren. Hellpach: „Das Pathologische in der modernen Kunst" Heidelberg 1911, gibt Gesichtspunkte vorwiegend für die Dichtkunst. Von Aufsätzen aus Zeitschriften ist der beste, weil er Wesentliches in aller Kürze erfaßt, Jolowicz: „Expressionismus und Psychiatrie". Das Kunstblatt 1920. Vgl. außerdem Pfister, Anm. 41 und 42.

[46]) S. 345. Ansätze zur Aufstellung eines neuen Normbegriffes des Menschen, in dem schöpferische Gestaltung als wichtigste Eigenschaft gilt, machen sich in letzter Zeit wieder bemerkbar. Vgl. vor allem den strengen klaren Versuch von Kurt Hildebrandt in seinem Buche „Norm und Entartung des Menschen" Dresden 1920. Rein psychologisch entwickelt Gruhle die abnormen seelischen Erscheinungen aller Art in dem Bande „Psychologie des Abnormen" des im Druck befindlichen Handbuches der vergleichenden Psychologie (bei E. Reinhardt-München). Für den Nichtpsychiater, dem die bekannte „Allgemeine Psychopathologie" von Jaspers (2. Aufl., 1920) vielleicht zu konsequent auf psychiatrische Bedürfnisse zugeschnitten ist, wird durch die Arbeit von Gruhle wohl zum ersten Male das ganze Gebiet zugänglich. Reichliches Material aus allen Zeiten bringt Birnbaum: „Psychopathologische Dokumente" Berlin 1921. — Von soziologischer und kunstwissenschaftlicher Seite kommen manche Versuche diesen psychopathologischen Arbeiten entgegen, z. B. E. von Sydow: „Die Kultur der Dekadenz" Dresden 1921.